全国中医药行业高等教育"十三五"规划教材

全国高等中医药院校规划教材（第十版）

骨科手术学

（供中医学、中西医临床医学等专业用）

主　编

侯德才（辽宁中医药大学）

副 主 编

王　琦（云南中医学院）　　　　　朴成哲（沈阳医学院）

章建华（浙江中医药大学）　　　　冷向阳（长春中医药大学）

曾意荣（广州中医药大学）

编　　委（以姓氏笔画为序）

王上增（河南中医药大学）　　　　邢秋娟（上海中医药大学）

米　琨（广西中医药大学）　　　　谷福顺（天津中医药大学）

林　翔（福建中医药大学）　　　　侯　斌（辽宁中医药大学）

徐无忌（湖南中医药大学）　　　　高　曦（黑龙江中医药大学）

谭龙旺（陕西中医药大学）　　　　薛远亮（山东中医药大学）

学术秘书

邓小磊（辽宁中医药大学）

中国中医药出版社

·北 京·

图书在版编目（CIP）数据

骨科手术学/侯德才主编. —北京：中国中医药出版社，2016.10（2025.1重印）

全国中医药行业高等教育"十三五"规划教材

ISBN 978 - 7 - 5132 - 3626 - 3

Ⅰ.①骨…　Ⅱ.①侯…　Ⅲ.①骨科学 – 外科手术 – 中医药院校 – 教材　Ⅳ.①R687

中国版本图书馆 CIP 数据核字（2016）第 222821 号

中国中医药出版社出版

北京经济技术开发区科创十三街31号院二区8号楼
邮政编码　100176
传真　010 64405721
北京盛通印刷股份有限公司印刷
各地新华书店经销

开本 850×1168　1/16　印张 24.5　字数 600 千字
2016 年 10 月第 1 版　2025 年 1 月第 3 次印刷
书　号　ISBN 978 - 7 - 5132 - 3626 - 3

定价　56.00 元
网址　www.cptcm.com

服务热线　010 64405510
购书热线　010 64065415　010 64065413
微信服务号　zgzyycbs

书店网址　csln.net/qksd/
官方微博　http://e.weibo.com/cptcm

淘宝天猫网址　http://zgzyycbs.tmall.com

全国中医药行业高等教育"十三五"规划教材

全国高等中医药院校规划教材（第十版）

专家指导委员会

名誉主任委员

王国强（国家卫生计生委副主任、国家中医药管理局局长）

主 任 委 员

王志勇（国家中医药管理局副局长）

副主任委员

王永炎（中国中医科学院名誉院长、中国工程院院士）

张伯礼（教育部高等学校中医学类专业教学指导委员会主任委员、
　　　　中国中医科学院院长、天津中医药大学校长、中国工程院院士）

卢国慧（国家中医药管理局人事教育司司长）

委 员（以姓氏笔画为序）

马存根（山西中医学院院长）

王　键（安徽中医药大学校长）

王国辰（中国中医药出版社社长）

王省良（广州中医药大学校长）

方剑乔（浙江中医药大学校长）

孔祥骊（河北中医学院院长）

石学敏（天津中医药大学教授、中国工程院院士）

匡海学（教育部高等学校中药学类专业教学指导委员会主任委员、
　　　　黑龙江中医药大学教授）

吕文亮（湖北中医药大学校长）

刘振民（全国中医药高等教育学会顾问、北京中医药大学教授）

安冬青（新疆医科大学副校长）

许二平（河南中医药大学校长）

孙忠人（黑龙江中医药大学校长）

严世芸（上海中医药大学教授）

李秀明（中国中医药出版社副社长）

李金田（甘肃中医药大学校长）

杨　柱（贵阳中医学院院长）

杨关林（辽宁中医药大学校长）

杨金生（国家中医药管理局中医师资格认证中心主任）

宋柏林（长春中医药大学校长）

张欣霞（国家中医药管理局人事教育司师承继教处处长）

陈可冀（中国中医科学院研究员、中国科学院院士、国医大师）

陈立典（福建中医药大学校长）

陈明人（江西中医药大学校长）

武继彪（山东中医药大学校长）

林超岱（中国中医药出版社副社长）

周永学（陕西中医药大学校长）

周仲瑛（南京中医药大学教授、国医大师）

周景玉（国家中医药管理局人事教育司综合协调处副处长）

胡　刚（南京中医药大学校长）

洪　净（全国中医药高等教育学会理事长）

秦裕辉（湖南中医药大学校长）

徐安龙（北京中医药大学校长）

徐建光（上海中医药大学校长）

唐　农（广西中医药大学校长）

梁繁荣（成都中医药大学校长）

路志正（中国中医科学院研究员、国医大师）

熊　磊（云南中医学院院长）

秘　书　长

王　键（安徽中医药大学校长）

卢国慧（国家中医药管理局人事教育司司长）

王国辰（中国中医药出版社社长）

办公室主任

周景玉（国家中医药管理局人事教育司综合协调处副处长）

林超岱（中国中医药出版社副社长）

李秀明（中国中医药出版社副社长）

全国中医药行业高等教育"十三五"规划教材

编审专家组

组　长

王国强（国家卫生计生委副主任、国家中医药管理局局长）

副组长

张伯礼（中国工程院院士、天津中医药大学教授）

王志勇（国家中医药管理局副局长）

组　员

卢国慧（国家中医药管理局人事教育司司长）

严世芸（上海中医药大学教授）

吴勉华（南京中医药大学教授）

王之虹（长春中医药大学教授）

匡海学（黑龙江中医药大学教授）

王　键（安徽中医药大学教授）

刘红宁（江西中医药大学教授）

翟双庆（北京中医药大学教授）

胡鸿毅（上海中医药大学教授）

余曙光（成都中医药大学教授）

周桂桐（天津中医药大学教授）

石　岩（辽宁中医药大学教授）

黄必胜（湖北中医药大学教授）

前　言

为落实《国家中长期教育改革和发展规划纲要（2010-2020年）》《关于医教协同深化临床医学人才培养改革的意见》，适应新形势下我国中医药行业高等教育教学改革和中医药人才培养的需要，国家中医药管理局教材建设工作委员会办公室（以下简称"教材办"）、中国中医药出版社在国家中医药管理局领导下，在全国中医药行业高等教育规划教材专家指导委员会指导下，总结全国中医药行业历版教材特别是新世纪以来全国高等中医药院校规划教材建设的经验，制定了"'十三五'中医药教材改革工作方案"和"'十三五'中医药行业本科规划教材建设工作总体方案"，全面组织和规划了全国中医药行业高等教育"十三五"规划教材。鉴于由全国中医药行业主管部门主持编写的全国高等中医药院校规划教材目前已出版九版，为体现其系统性和传承性，本套教材在中国中医药教育史上称为第十版。

本套教材规划过程中，教材办认真听取了教育部中医学、中药学等专业教学指导委员会相关专家的意见，结合中医药教育教学一线教师的反馈意见，加强顶层设计和组织管理，在新世纪以来三版优秀教材的基础上，进一步明确了"正本清源，突出中医药特色，弘扬中医药优势，优化知识结构，做好基础课程和专业核心课程衔接"的建设目标，旨在适应新时期中医药教育事业发展和教学手段变革的需要，彰显现代中医药教育理念，在继承中创新，在发展中提高，打造符合中医药教育教学规律的经典教材。

本套教材建设过程中，教材办还聘请中医学、中药学、针灸推拿学三个专业德高望重的专家组成编审专家组，请他们参与主编确定，列席编写会议和定稿会议，对编写过程中遇到的问题提出指导性意见，参加教材间内容统筹、审读稿件等。

本套教材具有以下特点：

1. 加强顶层设计，强化中医经典地位

针对中医药人才成长的规律，正本清源，突出中医思维方式，体现中医药学科的人文特色和"读经典，做临床"的实践特点，突出中医理论在中医药教育教学和实践工作中的核心地位，与执业中医（药）师资格考试、中医住院医师规范化培训等工作对接，更具有针对性和实践性。

2. 精选编写队伍，汇集权威专家智慧

主编遴选严格按照程序进行，经过院校推荐、国家中医药管理局教材建设专家指导委员会专家评审、编审专家组认可后确定，确保公开、公平、公正。编委优先吸纳教学名师、学科带头人和一线优秀教师，集中了全国范围内各高等中医药院校的权威专家，确保了编写队伍的水平，体现了中医药行业规划教材的整体优势。

3. 突出精品意识，完善学科知识体系

结合教学实践环节的反馈意见，精心组织编写队伍进行编写大纲和样稿的讨论，要求每门教材立足专业需求，在保持内容稳定性、先进性、适用性的基础上，根据其在整个中医知识体系中的地位、学生知识结构和课程开设时间，突出本学科的教学重点，努力处理好继承与创新、理论与实践、基础与临床的关系。

4. 尝试形式创新，注重实践技能培养

为提升对学生实践技能的培养，配合高等中医药院校数字化教学的发展，更好地服务于中医药教学改革，本套教材在传承历版教材基本知识、基本理论、基本技能主体框架的基础上，将数字化作为重点建设目标，在中医药行业教育云平台的总体构架下，借助网络信息技术，为广大师生提供了丰富的教学资源和广阔的互动空间。

本套教材的建设，得到国家中医药管理局领导的指导与大力支持，凝聚了全国中医药行业高等教育工作者的集体智慧，体现了全国中医药行业齐心协力、求真务实的工作作风，代表了全国中医药行业为"十三五"期间中医药事业发展和人才培养所做的共同努力，谨向有关单位和个人致以衷心的感谢！希望本套教材的出版，能够对全国中医药行业高等教育教学的发展和中医药人才的培养产生积极的推动作用。

需要说明的是，尽管所有组织者与编写者竭尽心智，精益求精，本套教材仍有一定的提升空间，敬请各高等中医药院校广大师生提出宝贵意见和建议，以便今后修订和提高。

国家中医药管理局教材建设工作委员会办公室

中国中医药出版社

2016 年 6 月

编写说明

骨科手术学是研究人体四肢骨与关节、脊柱及软组织伤病手术治疗的一门学科，是中医骨伤科治疗学的重要组成部分。本教材以骨伤科手术学的基本知识、基本理论、基本技能为基础，突出思想性、科学性、先进性、启发性、适用性，并根据中医骨伤科手术的临床实际进行编写。全书共有二十章，分为基础手术和局部手术两大部分。基础手术部分为第一章至第十三章，本部分根据骨伤科手术的特点，结合手术学基本理论和基础知识，概括性介绍骨伤科常用的基础手术。局部手术部分为第十四章至第二十章，本部分主要介绍人体四肢、脊柱、骨盆的骨、关节及软组织伤病治疗常用手术，具体介绍各部位的局部解剖、常用手术入路、基本术式及基本操作步骤，并配有插图，同时收集了本学科较为成熟的新技术。本教材适用于中医院校中医学、中西医临床医学专业本科生使用，也可作为临床医师及研究生入学考试的参考书。

本书编写分工：绪论由侯德才执笔，第一章由朴成哲执笔，第二章由王上增执笔，第三章由邢秋娟执笔，第四章由王上增执笔，第五章由章建华执笔，第六章、第七章由高曦执笔，第八章、第九章由侯斌执笔，第十章由徐无忌执笔，第十一章由米琨执笔，第十二章由侯斌执笔，第十三章由王上增执笔，第十四章由王琦执笔，第十五章由薛远亮执笔，第十六章由林翔执笔，第十七章第一节至第五节由曾意荣执笔、第六节由徐无忌执笔，第十八章第一节至第六节由谷福顺执笔、第七节及第八节由米琨执笔，第十九章由谭龙旺执笔，第二十章由冷向阳执笔。

本教材编委来自全国各地十余所高等医学院校，他们有坚实的理论基础和丰富的临床经验，为教材的编写付出了辛勤劳动，谨在此向他们表示衷心的感谢！

本书中难免有不妥之处，恳请广大读者提出宝贵意见，以便进一步修订提高。

《骨科手术学》编委会

2016 年 9 月

目 录

绪论　骨科手术学发展概况

中医骨伤科手术疗法历史悠久，源远流长，是中华各族人民长期与疾患做斗争的经验总结，具有丰富的学术内涵和卓越的医疗成就，对中华民族的繁衍昌盛和世界医学的发展，产生了深远的影响。中医骨伤科手术疗法也是中医骨伤科的重要组成部分。

（一）骨伤科手术的萌芽时期　[远古至春秋时期　（远古 ~公元前 475 年）]

早在远古时期，我们的祖先就在实践中创造了原始工具，发现尖状器不仅可用来刺杀猎物，也可以刺破脓肿，原始手术器械就产生了。据《素问·异法方宜论》记载："东方之域……其病皆痈疡，其治宜砭石。"说明砭石可以用于切割痈疡。又如《左传·襄公二十五年》《史记·扁鹊仓公列传》等史书都记载有砭石的用途，主要用于切割痈疡。这证明中国医学在新石器时代已有了外科工具石制的砭镰，并已运用于治疗外科感染性病证。据《韩非子·安危》记载：扁鹊治病"以刀刺骨"，说明"金属刀"已经作为外科手术工具用于临床了。

《礼记·曲礼》还记载有"头有创则沐，身有疡则浴"，已见用清创疗法治疗开放性创伤思想的萌芽。

（二）骨伤科手术的雏形期　[战国至秦汉时期　（公元前 475 ~220 年）]

《黄帝内经》记载了人体骨骼的大体结构及各骨骼长短，全身主要骨骼都有了名称。《灵枢·经水》载："若夫八尺之士，皮肉在此，外可度量，切循而得之，其死可解剖而视之"。这是最早主张解剖的文献记载，反映了中国医学早期对人体解剖和骨骼形态结构的认识。《灵枢·痈疽》记载运用截趾术治疗"脱痈"病，并记载了化脓性关节炎切开引流的禁忌及指征："如坚石，勿石，石之者死，须其柔，乃石之者，生。"这就是中医手术疗法的萌芽。《五十二病方》还载有治痈的手术记录："抉取若刀，而割若苇，而刡若肉。"大意是用刀切开排脓要轻快准确。马王堆医书《足臂十一脉灸经》中载有"阳病折骨绝筋无阴病，不死"；《阴阳脉死候》载有"其病折骨列（裂）肤死"，分别记述了当时对闭合性骨折和开放性骨折的诊断和预后的认识。

（三）骨伤科手术的形成期　[三国两晋南北朝时期　（220 ~581 年）]

骨科在这一历史时期较前期有了长足的进步，骨伤科的扩创术和病灶清除术已应用于临床。《三国志·蜀书》记载着历史上著名的对关羽实施"刮骨疗毒"的故事——当时医家认为"矢镞有毒，毒入手臂，当破骨作创，刮骨去毒"，并在实践中予以实现，它是中医骨科第一例文字记载较确切的扩创手术。外科鼻祖华佗进行了史载的第一例骨髓炎手术，并使用麻醉药"麻沸散"。《三国志·魏志》载华佗治疗河内太守刘勋之女的病证，从所述的症状及所取之物的形态看，乃手术治疗慢性骨髓炎，取出死骨的病案。晋代葛洪在《肘后方》中论述了开放性创口早期清创处理的重要性；对腹部创伤肠断裂，采用桑白皮线进行肠缝合术；记载了颅脑损伤、大动脉创伤出血等危重症的救治方法。葛洪还运用蛇衔膏外敷使断指再植成功，这是他对创伤骨科的又一大贡献。晋代陈延之使用过简单的骨科手术，治"腕折、四肢骨折方、若有聚血在折上，以刀破去之"。采用的是一般切开取出血肿术。

姚僧垣在《集验方》中记载了骨疽切开排脓的方法，"按之即复者有脓，当上破之，脓出不尽，稍深蚀骨，骨碎出，当以鱼导侧际。从下头破，令脓出尽，出尽则骨生愈"。强调切开排脓要彻底，切口需在下方，并注重引流。

南北朝时对骨折治疗还运用了切开复位法。《小品方》记有"若有聚血在折上，以刀破去之"，指切开清除瘀血。据《北史·长孙冀归传》载，"子彦少常坠马折臂，肘上骨起寸余，乃命开肉锯骨，流血数升，言戏自若，时以为逾关羽"，这是对骨折行扩创复位手术，这时中医骨科切开复位术已经萌芽。

（四）骨伤科手术的成长期　[隋唐五代十国　（581～960 年）]

隋唐时代的骨伤学科出现了前所未有的好局面，由于全身麻醉术的运用，促使骨伤科手术得到了较大发展。

隋代巢元方等编著《诸病源候论》对开放性创口和开放性骨折感染的病因症状进行了详细的论述，提出了一系列具有现代意识的观念，一是清创要早，二是清除异物，三是分层缝合，四是正确包扎，这与现代医学对开放性骨折实行清创术的原则是相符的。由于成书之时正值祸乱，导致其有些学术成就未得传世，书中所记载开放性骨折治法及其外科技术，在唐代无多大发展。

唐代蔺道人《仙授理伤续断秘方》记载了对于开放性骨折的一整套治疗方案，主张先行清创，然后手术复位，最后缝合伤口，在伤口处外敷药物，以防感染，此处理原则与现代骨科的治疗原则非常吻合。对开放性骨折的手术首先提出"煎水洗"以清洁伤口，并用适当的器械"刮骨去毒"，待伤口清洁干净用"绢片包之，不可见风着水"，做到尽量避免病邪附在伤口或从伤口侵入。而且提到切开复位缝合技术，对于闭合性骨折，指出若手法复位不成功的，可"拔伸不入……用快刀割些，捺入骨…欲用针线缝合其皮"施行切开复位缝合术。

（五）骨伤科手术的发展时期　[宋元时期　（960～1368 年）]

宋元时期的骨伤科手术继承前代经验，并有创新。宋代张杲著《医说》记载有随军医生应用切开复位法治疗小腿多段骨折。另据《夷坚志》所载，当时的外科医生用植骨的方法治疗颐骨缺损，这是世界上最早的骨移植手术。

元代危亦林在《世医得效方》中记载治疗粉碎性骨折常采用手术切开复位，他对骨伤手术的应用很慎重，认为"切不便轻易自恃有药，便割、便剪、便弄。须用详细审视，当行则行，尤宜仔细"。这种思想就是在现在仍有可取之处。对于复杂骨折必须手术复位者及开放性骨折等损伤，要进行手术治疗，创造了刀、剪、钩、凿一套较完整的骨科器械。以"麻缕"或"头槌桑白皮为线"进行缝合创口，为避免创口感染，缝合线要"用花蕊石散敷线上"，可以起到止血、消毒、预防感染的作用。

元代太医院编著的《回回药方·折伤门》吸收中医和阿拉伯医的伟大成就。它在理论上难能可贵认识到了动、静脉的区别，指明出血的四种原因及相应的五种止血方法，其中"瘀伤损处，将劈开用器钓起伤损血道……或丝绵拴两头，后放药……血流不流。"这种结扎血管法及运用止血带等止血法较隋唐经验是一次有意义的飞跃。而且《回回药方》独一无二地突出了重视手术的思想原则，它详细描述扩创术、死骨摘除术、肠吻合术操作具体步骤，比起现存各种医籍更加详细全面，特别是所载开颅减压术，代表了当时最高成就。

（六）骨伤科手术的停滞期　[明清时期　（1368～1911年）]

明清时期，由于对元朝重要成果未加以应有的重视和继承，使得伤科手术未循《回回药方》方向发展，而是重新回到隋唐的经验和思路基础上前进。虽然对隋唐以来的开放性骨折清创缝合技术有运用，但无多大发展。

《金疮秘穿禁方》记载用银丝线缝合伤口，处理开放性骨折时，主张把穿出皮肤已污染的骨折断端切去，以防感染。明代杨清叟《外科集验方》中叙述了骨痈的临床表现，尤其是死骨形成后慢性期的局部表现，提出了切开清除死骨的手术方法，指出需待死骨出尽才能愈。而且提出了用"绳""绢带"作止血带，缚扎四肢以止血的方法，并具体运用于肢体创伤大出血的止血。陈实功在《外科正宗》中记载其截肢术，"用软绢条尺许缠裹黑色尽处好肉节上，以渐收紧扎之，庶不通血络，次用利刀放准，依节切下"。《名医类案》所载取髂骨死骨、《虞初新志》的开颅术等实践反映了明朝手术的成就。《秘传刘伯温家藏接骨金疮禁方》称："凡骨跌折又出肉外，折处两头必如锋刀，或长短不齐，不能复入，用麻药麻定方用锉之，或用小锯锯齐，然后接入"，并指出要取出碎骨"如骨肉有声即是骨碎，以刀割开……然后取出碎骨，以别骨补好"。提出用骨移植术治疗骨缺损，突破了前人单纯摘除碎骨的经验。

清代由于封建思想的禁锢，严重阻碍了自然科学的发展，骨伤科手术也由盛转衰，基本处于停滞状态。清代的医药文献中记载的骨伤手术疗法较少，《伤科补药》《云南通志》记述当时的名医陈风典有换骨的技术，称"易骨术"，也就是骨移植；清代陈士铎《石室秘录》有主张去除死骨治疗骨疽的记载；姚德豫《洗冤录解》有骨移植术运用的记载。

清代钱秀昌所著《伤科补要》序文中有杨木接骨的记载，这是利用人工假体代替骨头植入体内治疗骨缺损的一种尝试。

（七）骨伤科的没落期　[民国至新中国成立　（1911～1949年）]

1840年鸦片战争以后，中国沦为半封建半殖民地国家，中国传统医学受到严重摧残，中医骨伤科面临危机。晚清时期，由于西医解剖生理学传入，骨科传统经验与解剖学知识相结合，在临证方面有了一定进步，正骨技术得以传承下来。然而，前期萌芽的骨折切开复位术、内固定术等不仅没有发展，反而基本上失传了。

19世纪末20世纪初，西医外科技术传入中国，使中国骨科发生了深刻变革。骨科先驱们学习国外先进的骨科技术，1930年牛惠生在上海徐家汇创立了中国第一所骨科医院。1937年中华医学会上海总会成立，骨科小组由牛惠生、胡兰生、叶衍行三人组成，这标志骨科已成为独立的专科。

（八）骨伤科手术的复兴期　[新中国成立后　（1949年～）]

新中国成立后，随着党和政府采取了一系列有效措施，骨伤科迎来了前所未有的机遇，得到了实质发展。20世纪50年代，天津医院根据骨关节结核病理变化，首创了病灶清除术结合抗生素治疗骨关节结核，并总结了一套完整的经验。1958年尚天裕教授主持建立了中医研究院骨伤科研究所。尔后，天津市中西医结合治疗骨折研究所也宣告成立。在这一时期中国中西医结合学会骨伤科委员会成立。60年代方先之教授总结了中西医治疗骨折的新方法，编著了《中西医结合治疗骨折》，奠定了中西医结合治疗骨折的临床基础，成为我国骨伤科发展史上的一座丰碑。70年代中西医结合治疗骨折迅速普及并提高，先后总结了中西医结合治疗开放

NOTE

性骨折感染、脊椎骨折、关节内骨折及陈旧性骨折的成功经验。同时人工关节发展迅速，我国相继自行研制成功人工股骨头、全髋、膝、肩、肘、指等关节假体。各种不同的矫形手术、脊柱手术及其他新术式不断涌现。

综上所述，中医手术疗法在诊治疾病及应用手段上已初步形成一个具有鲜明中医特色的治疗体系。中医手术疗法的形成虽然很早，但发展却很缓慢。究其原因，其解剖生理学发展的停滞，麻醉、消毒、止血、止痛技术等问题没能很好地解决，以及中医传统重内轻外的思想都影响了中医手术疗法的发展。在社会高度发展的今天，科学技术日新月异，无形之中为传统中医手术疗法的发展提供了一个崭新的契机。祖国医学在坚持传统理论的基础上，更需要与时俱进，探索出规范化、定量化的指标，进一步发展出具有中医特色的现代化中医手术治疗手段，如此才能赋予传统中医手术疗法不朽的生命力。

第一章　骨科手术的基本知识

第一节　骨科手术的基本原则

骨科手术的基本原则包括以下五个方面的内容:

(一)正确掌握手术适应证

切开复位内固定除具体适应证外,另外还有一个手术医生的适应证。美国著名创伤学家 Watson-Jones 指出:如果一个外科医生在掌握骨折治疗原则之前就为患者进行手术,他要对患者的残疾负责,如果一个外科医生不懂得如何进行手术而为患者进行手术,他要对患者的生命负责。Muller 等也曾指出,骨折手术治疗是个很有价值,但很困难且有要求的治疗方法,内固定不能由一位未经过正规训练的外科医生操作,也不能在无设备和不严格的无菌手术室条件下进行。所以,掌握切开复位内固定适应证的首要条件是有丰富经验的医生。

(二)术前计划和手术入路

所有的骨科手术都需要在术前仔细地设计手术时机、手术计划,还有合适的手术入路,这一点非常重要。比如在早期外固定架的临时固定就要计划好外固定架 Schanz 螺纹针的植入位置,一方面要避免妨碍后期软组织皮瓣的位置,另一方面要尽量避开日后的手术切口。还有同一部位骨折可有多种手术入路及固定方法,因患者的身体条件及骨折周围皮肤条件、骨折类型等因素就要选择不同的手术方法及手术入路,做出周密计划。

(三)严格按无菌术技术完成手术

切开复位内固定手术必须严格遵循一般外科手术原则,内固定手术对无菌观念和无菌技术比一般外科要求更高,更严格,遵循无创技术,尽量少损伤局部和骨膜血运,消灭死腔,减少血肿,无张力缝合。

(四)微创技术的掌握及应用

骨折的解剖复位有利于骨折的稳定,可靠的内固定有利于早期功能锻炼。但是,骨折解剖复位不应以牺牲骨折块的血运为代价。随着 BO 理念的不断完善,微创技术成为骨科手术的未来发展趋势。微创手术减少了对骨折端周围软组织的损伤,但在微创手术操作时因只能借助术中设备来完成手术,无法在直视下操作,这就要求手术医生具备良好的解剖知识与很高的技术。

(五)早期功能锻炼的重要性

骨折内固定的最终目的是实现肢体功能最大限度的恢复。其根本办法是进行可靠的内固定,为早期的功能锻炼创造条件。功能锻炼应在医护人员指导下循序渐进地进行。

NOTE

第二节 骨科手术一般手术器械及设备

手术器械是手术医生使用的工具，多以不锈钢为原料制造而成。进行骨伤科手术，除普遍的手术器械外，还必须有骨伤科专用的手术器械。骨科医生必须熟悉这些器械的性能和掌握使用技术，而且能应用自如，才能圆满地完成手术，达到治疗目的。骨伤科的特殊手术器械，将在叙述相关手术时介绍，本节只介绍骨伤科一般常用的手术器械。

1. 牵开器 在骨与关节的手术中，为了充分显露手术视野，避免不必要的损伤，除了常规使用的拉钩，还设计了一些特殊部位的专用牵开器（图1-1）。牵开器按其作用和外形有多种，骨伤科手术较常用的有胫骨牵开器和自动牵开器两种。其作用是将切口两侧的软组织分开并固定在一定位置上，充分显露手术野，有压迫软组织以协助止血的作用，使手术顺利进行。自动牵开器多用在脊柱手术中。

2. 椎板拉钩 椎板拉钩是为脊柱手术中便于拉开软组织暴露椎板的一种器械，属牵开器的一种，宽20~25mm，两端呈不同方向的弯度，其中一端呈尖状（图1-2）。

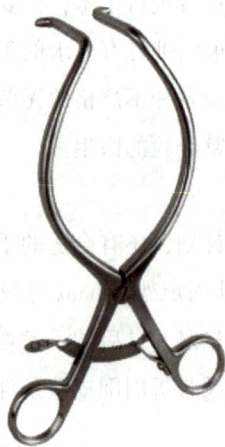

图1-1 牵开器

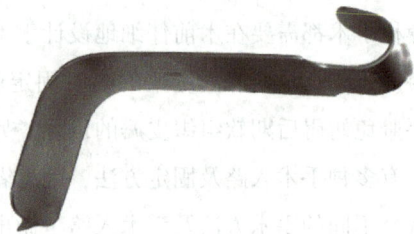

图1-2 椎板拉钩

3. 骨膜剥离器 骨膜剥离器又称骨膜起子或骨衣起子。形状多样，把柄有长短，刃面有宽窄，其刃的锐利程度也不同，能把附着在骨面上的外骨膜、骨痂及软组织剥离下来（图1-3）。

4. 持骨器 持骨器有骨钳和骨夹两种，骨钳的开口内壁呈锯齿，能牢固地钳夹骨折两断端使之复位，并能保持复位后的位置，便于进行内固定（图1-4）。

5. 刮匙 刮匙的把柄有长短不等、弯度不同多种类型，可用以刮除骨腔内的死骨、肉芽组织和瘢痕组织。不同部位的手术用不同型号的刮匙（图1-5）。例如做脊柱结核手术时，可用弯度大、柄长的刮匙刮除死骨和干酪样坏死组织。

6. 骨钻和钻头 骨钻分手摇钻、电动钻和气钻（图1-6）。手摇钻构造简单，容易操作，使用方便。常用的钻头有15~32号等不同直径。选用钻头时，注意它与螺丝钉的比例。做颅骨牵引常用15号钻头。

7. 骨锤　金属制成，按重量分轻、中、重三型（图1-7）。轻型的主要用于手指骨、趾骨及小关节的手术；中型的主要用于尺桡骨及脊柱的手术；重型的主要用于股骨颈、股骨干、肱骨干及大关节的手术。

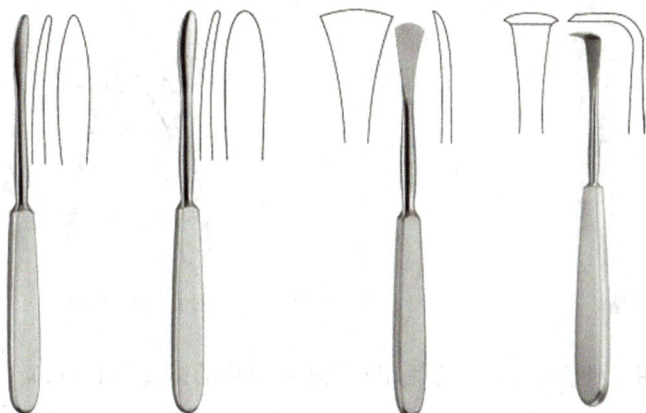

图1-3　骨膜剥离器

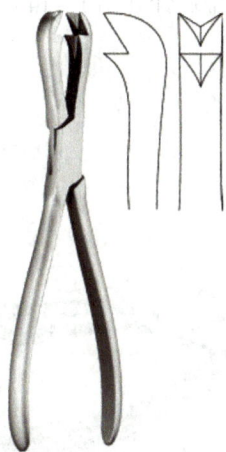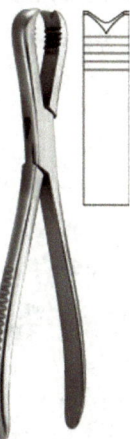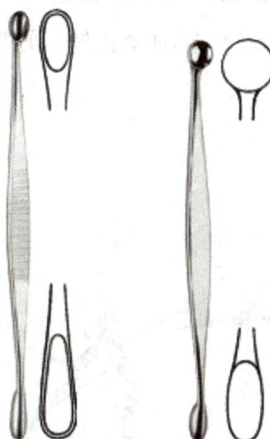

图1-4　持骨器　　　　　　　　　　图1-5　刮匙

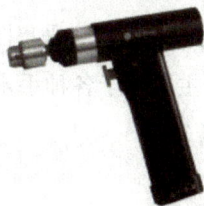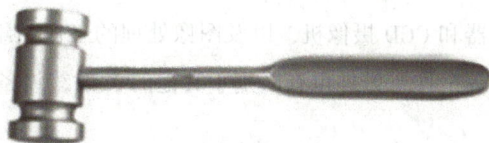

图1-6　电钻　　　　　　　　　　　图1-7　骨锤

8. 骨凿和骨刀　骨凿的头部仅有一个斜坡形的刃面，主要用于修理骨面和取骨（图1-8）。骨刀则由两个相等坡度的斜面相遇于一个刀口而构成，主要用于截骨和切骨（图1-9）。骨凿和骨刀有各种宽度，最窄的为0.2cm，最宽的为5cm，均由不锈钢制成。

9. 骨剪和咬骨钳　骨剪用于修剪骨片和骨端（图1-10）。咬骨钳用于咬除软骨及骨端的尖刺状或突出的骨缘（图1-11）。骨剪和咬骨钳有各种不同的宽度和角度，有单关节和双关节之分。

NOTE

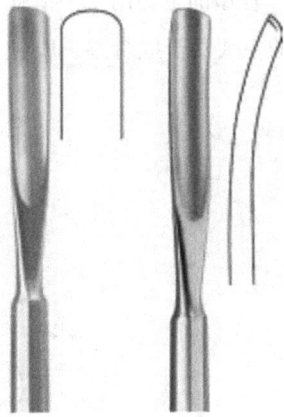

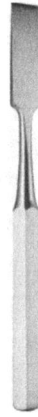

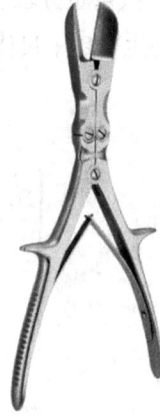

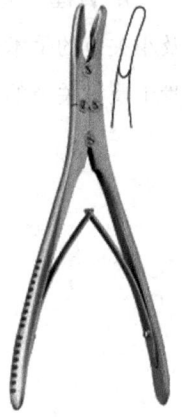

图1-8　骨凿　　　　　图1-9　骨刀　　　　图1-10　骨剪　　　图1-11　咬骨钳

10. 椎板咬骨钳　椎板咬骨钳是专用于咬除椎板骨质的钳（图1-12）。状如手枪形，由不锈钢制成，分大、中、小三号。用于椎板减压等手术。

11. 骨锉　骨锉用于锉平骨的断端（图1-13）。其锉面有扁平的和圆的两种形式。

12. 克氏钳　克氏钳的主要作用是钳夹或剪断金属丝及较细的金属针（图1-14）。术中多用以扭扎钢丝、弯曲克氏针、剪断钢丝或克氏针等。

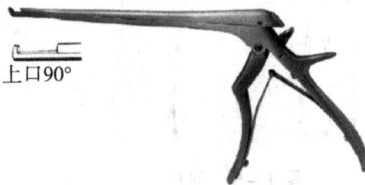

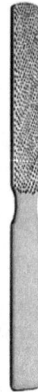

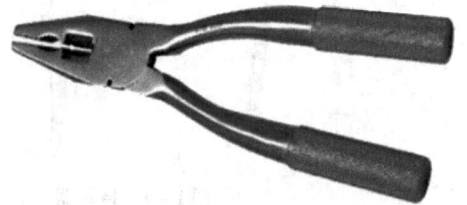

图1-12　椎板咬骨钳　　　　　图1-13　骨锉　　　　　图1-14　克氏钳

13. C型臂X光机　顾名思义，该设备由C型的机架、产生X射线的球管、采集图像的影像增强器和CCD摄像机，以及图像处理的工作站组成（图1-15）。主要用于各种手术中的透视造影等工作。另外也有区别于其他的X射线设备，如G型、U型臂等。

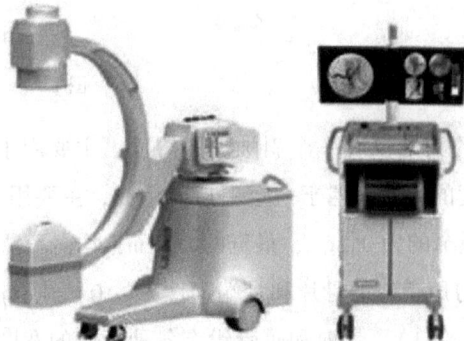

图1-15　C型臂X光机

14. 骨科手术牵引床　手术当中骨科牵引床的应用，可以让患者很容易地在 C 型臂 X 光机的透视下通过调整牵引装置达到良好的复位，并且在术中操作时始终保持良好的复位效果，不易发生体位改变，明显有助于手术的操作进展。特别是微创骨科的发展（比如现在针对粗隆间骨折手术所应用的 PFNA 内固定），越来越多的骨科手术须借助牵引床来完成手术（图 1 - 16）。

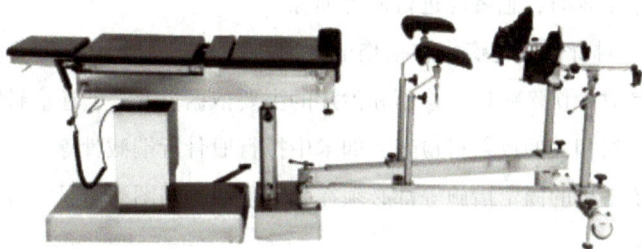

图 1 - 16　骨科手术牵引床

第三节　围手术期

一、术前准备

手术前的准备工作是整个手术治疗中的重要组成部分。充分做好术前准备，手术既能顺利进行又能达到治疗的目的，否则会给患者带来不应有的痛苦，甚至造成残废。

（一）术前拟定手术方案

手术方案是根据患者伤病的性质、部位及日后对功能的影响情况拟定的。因此，手术者必须掌握病史、临床检查及辅助检查的资料。

1. 病史　病史是骨伤科伤病发生、发展的过程，要详细询问受伤的时间、地点、受伤机制和现场急救及运送过程中的处理。分析暴力的性质、大小和方向，以便于确定创伤的部位和性质。

对骨与关节的疾病，要详细询问发病原因、发展过程、治疗经过。

对其他系统疾病的病史和既往史也需要询问详细。

2. 检查　体征是疾病的主要表现，是重要的客观证据，因此，查体要全面系统仔细。查体包括体温、脉搏、呼吸、血压及其他各系统。检查运动系统时，要求患者躯体暴露要广，肢体两侧要对比，按照望、触、叩、量（测量长度、周径、角度）进行逐一检查。

随着生活水平的提高与老龄化社会的到来，老年人骨科疾病的发病率正在增高，所以术前医生在完善心、肺、肝、肾功能等检查的同时，还应详细询问患者是否存在冠心病、糖尿病、高血压、哮喘等疾病，评估患者对手术的耐受力。术前针对一些有内科疾病的患者要及时会诊，对患者接受手术的能力和手术中、手术后可能发生的问题进行全面的评估，排除手术禁忌证。

某些骨病要化验血磷、血钙和碱性磷酸酶等，这对其诊断治疗有指导意义。

3. 术前下肢血管彩超检查的必要性　比如髋部骨折的患者多为高龄，长期卧床使下肢血

NOTE

流处于相对滞缓状态，有导致下肢静脉血栓的危险，如果发现不及时，血栓就有可能脱落，沿血流到达肺动脉导致肺动脉栓塞。因为手术需要搬动患者，外力的作用容易使血栓脱落，所以在术前必须进行相关检查，以使手术更安全。

4. 术前训练   为更好地配合手术，患者应在术前进行一些与手术后康复有关的训练，如在术前练习床上饮食及排便等。又如颈椎前路的手术前，患者应练习气管牵拉训练等；局麻、硬膜外麻醉行胸腰椎手术时，患者应进行俯卧训练。

5. 放射科检查   对骨骼系统疾病和损伤的放射科检查，主要是 X 线检查，这是一项重要的辅助检查方法，是对骨伤疾病进行诊断和治疗的主要依据。此外，还应针对具体的手术进行一些与手术部位等密切相关的放射科检查，如术中拟行股骨近端截骨等，在术前，截骨线的设计、矫正的角度及矫正后的固定措施等都必须在手术前通过描图、测量等计划好，以期术中能达到预期矫正的目的。

凡是参加手术的人员要共同从病史、检查等所获得的资料加以归纳、整理，认真讨论，细致分析，最后进一步明确诊断。根据正确的诊断，针对伤病及功能恢复的估计，指出手术指征、是否存在禁忌证等，然后制定出可行的手术方案。

手术者要反复熟悉手术的全过程，掌握每个环节，做好多种准备，以备应急。要考虑到术中可能发生的异常情况，制订出相应的防治措施，做到有备无患。

(二) 术前备皮

骨科手术的目的是解除患者的痛苦，尽快恢复其正常的功能活动。这不但要求手术者具有高水平的手术操作技能，同时还要求手术前认真仔细地做好手术区皮肤的准备，避免切口感染，这对保证手术效果也是一项重要措施。既往的术前 3 天连续 3 次剃毛消毒并用无菌巾包扎的方法虽能降低皮肤表面细菌，但难以达到骨科备皮的严格要求，现在的观点认为备皮时间距手术时间越近越好，而不去除毛发仅清洁局部皮肤是最佳备皮方法。术前 1 天要求患者洗浴 1 次，如果卧床患者就要求患者家属将患者手术部位的皮肤用肥皂水洗净，毛发较多影响手术者要求在术前 30 分钟入手术室前备皮。

如果患者患有手癣或足癣，须治愈后再行手术。

皮肤的准备范围，依手术部位而不同。对四肢的皮肤准备一般要超过手术部位的上、下各一个关节，为手术中需临时扩大手术范围做准备。具体准备范围如下：

手部手术：上界超过肘关节，下界包括全手。

前臂部手术：上界达上臂的中部，下界包括全手。

肘部手术：上界平肩峰，下界达腕关节。

肩、臂部手术：上界的前方平甲状软骨，后方平乳突；下界平肋弓最低点，在臂部向下超过肘关节；前、后界均须超过躯干中线。

足、踝部手术：上界超过膝关节，下界包括全足。

小腿部手术：上界过膝关节，下界包括全足。

膝部手术：上界至腹股沟，下界包括踝关节。

大腿部手术：上界超过髋关节，下界达小腿中部。

髋部手术：上界平肋弓，下界达膝关节，前、后均须超过躯干中线。

颈椎手术：上界至头顶，下界平肩胛骨下角，两侧均须至腋中线。

胸椎手术：根据部位的高低不同，上界平乳突，下界平髂嵴，两侧均须至腋中线。

腰椎手术：上界平腋窝，下界平骶尾部，两侧均须至腋中线。

（三）术前备血

根据手术的部位、大小，估计术中出血量的多少，做好输血准备。并检查与输血有关的项目，如肝炎病毒、HIV、梅毒等，若术前患者轻度贫血或因某原因造成血容量不足，应术前输血予以纠正。

（四）术前用药

骨伤科手术要求绝对无菌，除严格要求备皮、无菌操作外，如果是无菌手术，一般在手术前 60 分钟开始应用静脉使用抗生素，如果手术时间过长可在术中增加一次。

（五）术前牵引

某些骨与关节畸形，或先天性畸形的患者，如先天髋关节发育不良等，要求手术矫形，术前 2～3 周需要行患肢牵引，以缓解关节的挛缩，不致造成手术时整复困难；还有某些四肢骨折的患者，如因其他原因（比如合并其他科疾病或皮肤条件欠佳等）手术延期 1 周后的可行术前牵引。

（六）术前挑选手术器械

矫形外科手术所用的器械较多，其种类和规格也有不同，术者的使用习惯亦有所差异，手术中为了得心应手，利于操作，手术前 1～2 天，术者可亲自选好器械，经适当灭菌后备用。

（七）术前与患者、患者亲属谈话

主管医生应把患者的病情、手术计划以及手术中和手术后可能出现的情况，例如术中麻醉意外、由于手术的刺激可能导致患者心跳停止、术后切口感染、肢体功能恢复不理想等情况，向患者、患者亲属实事求是地讲清楚，并征得他们的同意和配合，履行手术知情同意的程序。

二、术后处理

为了保证手术的成功，术后处理是非常重要的。所以手术的终了并不是治疗的结束，仅是治疗的一个阶段。医护人员要根据病情的轻重和手术的大小，耐心细致地对手术后的患者进行局部处理和全身处理。

（一）短期全身处理

手术患者从手术室返回病室后，首先观察患者的呼吸、脉搏、血压、体温及意识。

1. 失血反应　手术患者回病室后，如果血压低并有继续下降的趋势，症见脉微弱、面色苍白、精神恍惚，这是由于术中失血过多，体内血容量不足引起。在排除继续出血的同时，要继续保持输血、输液，直至血压回升并保持相对稳定为止。

2. 麻醉反应　手术患者采用的麻醉方法是全身麻醉，回到病室后如果尚未苏醒，应特派护士进行床边护理，直至清醒。患者回病室后，如果逐渐出现意识不清、不能回答简单问题、呼吸困难时，如血压保持相对稳定，可考虑麻醉反应，急请麻醉医生协同处理。

3. 止痛　手术后麻醉药作用消失，切口出现疼痛是患者的一大痛苦，影响休息和饮食。术后 3 日，尤其第 1 日可给予适量的镇痛剂，如度冷丁 50mg 或吗啡 8～10mg 肌内注射。镇痛剂不宜过多使用，一般 6 小时 1 次，建议结合非甾体类抗炎药（NSAIDs）效果更佳。目前采用针灸止痛，效果亦佳。

4. 排尿　手术后 6～8 小时未排尿者，应采取措施。开始可在下腹部放置热水袋或行针灸、按摩。若无效，应施用导尿术。手术时间过长的患者，手术前要行导尿术，术中和术后要保留尿管，待排尿恢复正常后，方能将尿管拔除。

截瘫患者，术中和术后均保留导尿管，并按留置导尿管的要求进行护理。

5. 术后饮食　局部麻醉的患者，术后可随时进食；全身麻醉的患者，在术后 6 小时，待麻醉清醒后方能进食。手术后水分和营养物质的摄取是促使机体恢复的主要问题，应尽量调节饮食，选择营养丰富且易消化的食物。

6. 预防感染　骨科手术一旦感染可引起严重后果。目前 I 类切口手术即清洁手术，患者预防性使用抗生素的比例不超过 30%，时间不超过 24 小时，要求术前 30 分钟使用 1 次抗生素，术后 12 小时再使用 1 次，如果手术复杂、术野暴露范围广、时间超过 6 小时在术中增加一次。关节置换手术预防性用药时间可延长到术后 48 小时。只要手术前准备充足，术中严格无菌操作，切口感染的机会很少，一般可不用抗生素。

7. 术后深静脉血栓（DVT）的预防　深静脉栓塞是创伤骨折患者最常见的并发症之一。虽然大多数 DVT 并无临床症状，但栓子一旦脱落形成肺栓塞将会导致生命危险。现在骨科大手术人工髋膝关节置换、髋部周围骨折等，术后应常规给予预防措施，包括使用药物（低分子肝素等），利用机械性原理（足底静脉泵、间歇充气加压装置等）促使下肢静脉血流加速，降低术后下肢 DVT 发病率。

（二）短期局部处理

手术后回到病室的患者，观察其局部情况亦很重要，一旦发现问题，应及时处理。

1. 观察切口出（渗）血情况　骨与关节手术后常因骨面继续渗血或术中止血不彻底，导致术后切口内出血。观察敷料或石膏上的血迹，可以了解出血情况。如果渗血不多，可用棉垫、绷带加压包扎，出血自止。如果出血不止，虽经过输血，血压仍不稳定，敷料上的渗血越来越多，就需要考虑再次手术探查以止血。

2. 更换敷料　切口出血过多，将包扎用的纱布、棉垫、绷带及石膏全部湿透时，可在控制出血的情况下，于 24～48 小时内，将敷料全部更换，重新上石膏固定，以消除细菌滋生环境。

3. 观察患肢血液循环情况　下肢手术后要触摸足背动脉和胫后动脉，上肢手术后要触摸桡动脉和尺动脉，观察皮色，测皮温。结合患者的主观感觉，如果有异常，可考虑是否包扎过紧而引起，并及时处理。

4. 抬高患肢　四肢手术后一般都需要抬高，以利于静脉血的回流，加快消肿，促进切口愈合，否则患肢肿胀加重，严重影响血运，不利于切口愈合。抬高的原则是将患部抬至心脏水平以上，且患肢远端高于近端。以膝部为例，膝部须抬至高于心脏水平，足和踝最高，而髋部最低。不正确的做法是将膝部抬至高位而远、近两端都在低位，这样，肢体远端的静脉血液反而不能畅通回流。抬高肢体的用具有支架、枕头、沙袋等。

5. 拔引流　切口内如果放置引流用具，一般在 24～48 小时后拔出，引流用具如果放置过久，可引起切口感染。若引流后渗液仍多，可将引流用具延迟取出。

术后患者诉切口疼痛不减、局部肿胀、皮温高，应检查切口，若有感染征象，则应尽早间断拆线，继续引流。

（三）长期局部处理

1. 感染创口的处理　切口如有感染，手术后 3～4 天即出现症状，患者体温高，白细胞计数上升，切口周围肿胀，皮肤红热，压痛，或按之有波动感。治疗原则是引流排脓。引流要彻底，换药要及时，可选择清热凉血解毒的中药治疗，或根据创口分泌物的培养和药敏试验结果，选用相应的抗生素。

2. 拆线 骨科手术的拆线时间，在正常情况下是术后 10 ~ 14 天。

（四）长期全身处理

1. 术后并发症的防治 下肢及躯干手术的患者或截瘫的患者，由于长期卧床不翻身、不活动，极易出现坠积性肺炎或褥疮，尤其是年老体弱和营养不良的患者。这些并发症一旦发生，如果不积极治疗，有使患者丧失生命的可能。

褥疮，是长期卧床患者的常见并发症之一，尤其是截瘫患者或行髋人字石膏固定的患者极易并发的症状。只要 2 ~ 5 小时不翻身、不变体位，局部皮肤又不清洁、不干燥，就能在骶部或股骨大转子部、足跟等处压迫形成褥疮。褥疮愈合困难，若是多处，面积又广又深，则对患者的消耗甚大，可致患者衰竭而死。为预防褥疮，应对该患者进行定时翻身，做被动活动和按摩，在其骨突和受压部位上贴上水胶体敷料，以减轻皮肤的剪切力和摩擦力，预防褥疮发生。如已出现褥疮，除加强护理外，用生理盐水擦洗干净褥疮表面。如果有水疱，应先将水疱抽干，直接贴上水胶体敷料，也可采用有效的中药验方内服外敷或用新霉素与醋酸强的松龙合剂做喷雾或用紫草油纱布做敷料，使褥疮周围的炎症及早消退，并增加蛋白质和其他营养物质的摄入。

坠积性肺炎及尿路感染的患者，除定时翻身、配合四肢活动外，还要鼓励患者主动活动，加强深呼吸和咳痰。留置导尿管的患者，要用无菌生理盐水定期冲洗膀胱。

对腹胀排便困难的患者，按辨证选用通下的方药，常可取得较满意的效果。

2. 功能活动锻炼 骨科手术后需要长时间卧床治疗和外固定，从而影响了局部和全身的正常生理活动，造成骨和软组织废用性萎缩，使肌肉、肌腱、韧带、关节囊发生挛缩及粘连，患肢的血液循环和营养下降，影响愈合。所以，骨科手术后的功能锻炼是一项非常重要的治疗措施，要贯彻始终，没有任何药物可以代替。但这项重要的术后治疗法常被忽视，而导致患肢功能恢复欠佳，应引以为戒。

初期：在术后 1 ~ 2 周内，此期间虽以休息为主，但要鼓励患者尽早活动，恢复功能，防止关节僵硬、筋肉萎缩。躯干手术的患者，要定时翻身，局部按摩。如为上肢手术，应让患者早离床下地活动，同时做耸肩、握拳等动作；如为下肢手术，除应该经常活动上半身和未被固定的关节处，同时还要做踝关节及趾间关节屈伸活动、股四头肌等长收缩活动等。

中期：这是从手术切口愈合到拆除牵引或外固定物的一段时期。在此阶段要继续并加强初期的功能锻炼，也可配合简单的器械锻炼，达到全身近乎正常的活动，使患肢恢复大部分功能。

后期：这是从骨与关节等组织的伤病已经愈合起，到恢复全身和局部正常功能的一段时间。在此阶段要采用器械加强活动锻炼，例如一般常用蹬车、手拉滑车、手搓转胡桃或小铁球等。按时做徒手操或器械操。以上中、后两期要配合中医理伤手法、中药熏洗及各种物理疗法治疗。

NOTE

第四节　无菌操作

凡进入手术室的人员必须自觉遵守无菌操作原则。严格的无菌操作技术对每个手术患者都非常重要，尤其对骨科手术患者则更为重要。因为骨组织的血液供应较肌肉和其他软组织差，所以其抗感染的能力比软组织弱并且反应也缓慢。在一些骨感染的病例，炎症虽已静止，但因手术带来的刺激和创伤，炎症有可能再复发。另外，骨科手术常需要置入各种类型的塑料、粘固剂或不锈钢等物，有时还需要做各种组织移植手术，例如骨移植、肌腱移植、游离神经移植等。手术虽然精细成功，若一旦发生感染，不仅手术失败，而且还增加了患者的痛苦，给患者带来严重后果，甚至导致不可弥补的损失。故在骨科手术进程中要时时注意无菌操作，在剥离、切（截）断或移植骨、肌腱、神经、血管等及使用内固定物时，要步步坚持无菌原则和轻巧而准确的技术操作。对不必要剥离的组织，绝不做过分剥离，以免损害软组织、骨和关节的血运。

所有参加手术的医生、护士、手术室工作人员都必须严格无菌操作，重视每一个细节和步骤。进入手术室要换穿手术室的清洁衣、裤和专用鞋，戴上专用帽子和口罩（图1-17）。手术帽应把头发全部遮住。修剪好指甲，并除去甲缘下的积垢。

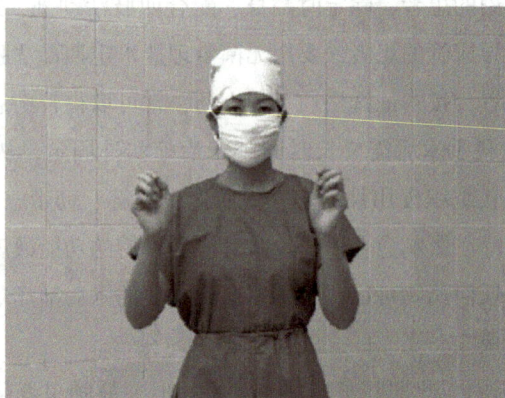

图1-17　进手术室前戴好口罩、帽子，
换穿手术室的清洁衣、裤

1. 手术人员刷手　手的皮肤藏着很多细菌，尤其是指甲、皮纹、毛囊、汗腺和皮脂腺中。手术人员的手达到无菌状态是非常重要的。所以刷手是防止手术感染的重要一环，务必重视，不可忽略。

手臂消毒包括清洁和消毒两个步骤：先用皂液或洗手液，按"六步洗手法"彻底清洗手臂（图1-18），去除表面各种污渍，然后用消毒剂做皮肤消毒。刷手范围包括手、前臂、肘及上臂下1/3。

目前常用的手消毒剂有乙醇、异丙醇、氯己定、碘伏等。消毒方法有刷洗法、冲洗法和免冲洗法。

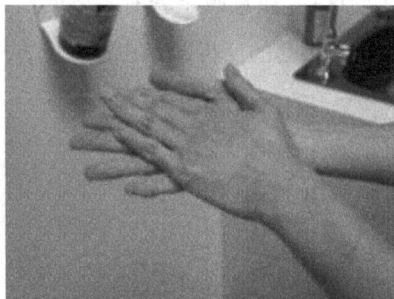

第一步　掌心相对，手指并拢相互摩擦

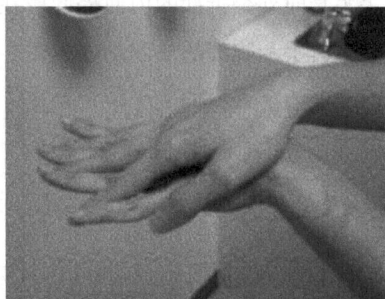

第二步　手心对手背沿指缝相互搓擦

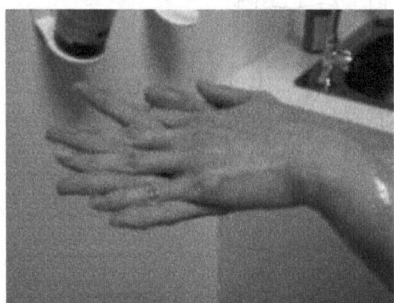

第三步　掌心相对，双手交叉沿指缝相互摩擦

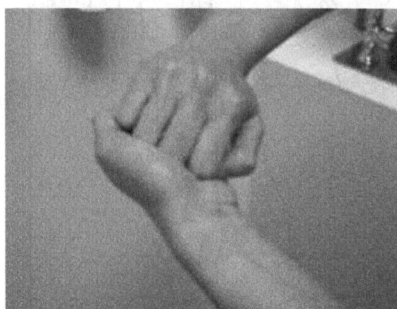

第四步　双手指交锁，指背在对侧掌心

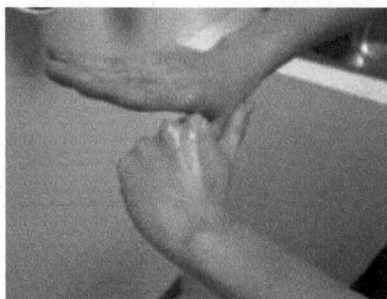

第五步　一手握另一手大拇指旋转搓擦，交换进行

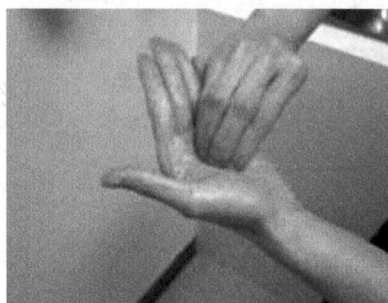

第六步　指尖在对侧掌心前后擦洗

图 1-18　六步洗手法

2. 穿手术衣和戴手套　穿无菌手术衣时要在空间较宽大的地方，远离其他人员和器具、物品等。双手接过器械护士递给的手术衣（图 1-19），提起衣领两端抖开全衣，不要使其触及地面和自己（图 1-20），最好将手术衣向空中轻抛，立即就势将两手伸入出袖口外（图 1-21），由巡回护士从身后手术衣里面协助穿好手术衣，再把两上肢交叉，手提起腰部衣带向外后方，交由护士在身后将腰带系紧（图 1-22）。目前很多医院在使用包背式无菌手术衣，也叫穿无菌手术衣法之全包式，保证颈以下和腰以上的胸前、双手、前臂、侧胸及手术衣后背无菌。接着两手戴手套。

戴干手套法：打开手套包袋，先用少量滑石粉涂擦两手后，用右手提取左手的手套向外翻折的部分，戴好左手手套，注意不要触碰手套外面，随后用自己戴好手套的左手伸

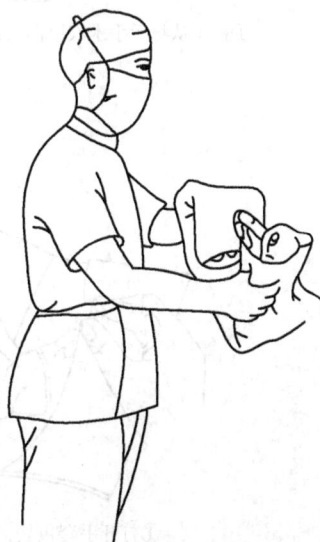

图 1-19　双手接过护士递给的手术衣

NOTE

入到右手手套向外翻折部的内面提起戴在右手上（图 1 - 23）。注意戴手套时不要使已戴手套的左手触碰右手和腕部的皮肤。分别用左手和右手翻回对侧手套的反折部套在袖口上，用生理盐水将两套上的滑石粉冲洗干净。

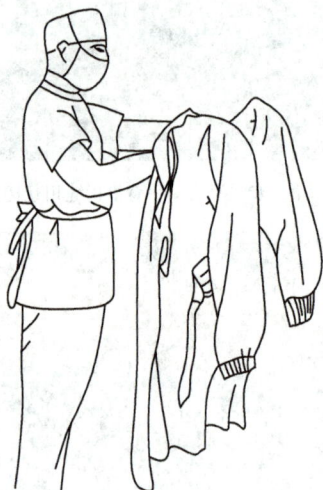

图 1 - 20　提起衣领两端抖开全衣

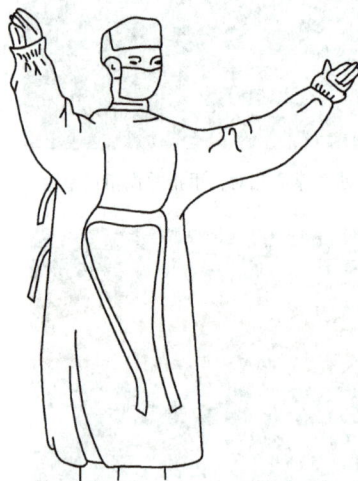

图 1 - 21　两手伸入出袖口外

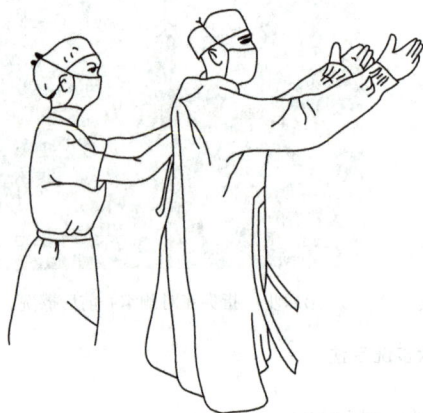

①护士从身后手术衣里面协助穿好手术衣

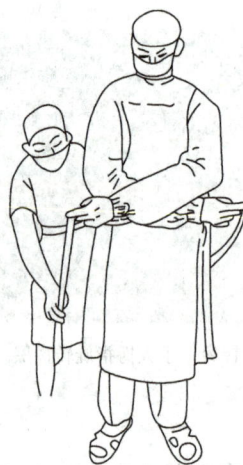

②护士在手术者身后提起手术者递给的
　腰部长带，稳妥结扎，将腰带系紧

图 1 - 22　护士协助穿整齐手术衣

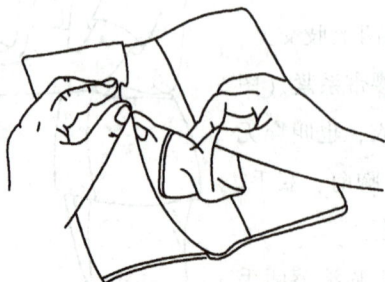

①打开手套包袋，提起左手手套

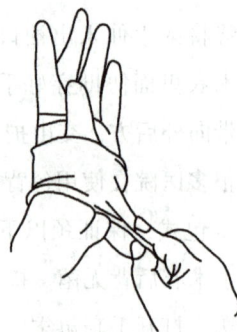

②戴好左手手套

图 1 - 23　戴干手套法

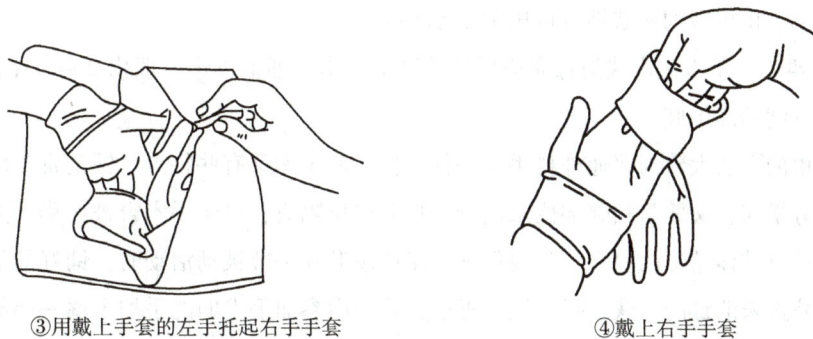

③用戴上手套的左手托起右手手套　　　　④戴上右手手套

图 1 – 23　戴干手套法（续）

　　手术人员的背部、腰部以下、身两侧及肩颈以上都属有菌区域，为了防止手术者衣背侧触碰无菌区域或消毒器械，必要时在手术衣外加穿一件无菌背心（图 1 – 24）。

　　3. 麻醉与体位　手术患者采用的麻醉不同，体位摆放与麻醉的先后顺序也不一。如果手术患者采用全身麻醉或臂丛神经阻滞麻醉或硬脊膜外麻醉，则应先行麻醉，后摆体位，随之上止血带、皮肤消毒和铺无菌巾；如果手术患者采用局部麻醉，则应先摆体位，随之皮肤消毒、铺无菌巾，后进行局部麻醉。

　　手术按照要求顺利地进行并取得良好的效果，与安全有效的麻醉是分不开的。选择理想的麻醉方法，除根据患者的全身状况外，还要根据手术的特点和要求，这需要由麻醉师来决定。

　　骨科手术部位是四肢和脊柱，根据手术部位和手术要求，摆放患者的体位，不仅要方便手术操作、适应术中对抗牵引、利于骨折复位或矫正畸形，而且还要在必要时能将切口延长，同时还不干扰无菌术，患者又能感到舒适不易疲劳。此外，还应注意保持呼吸道通畅，避免胸、腹部受压迫，保护骨突部位以免发生压疮。

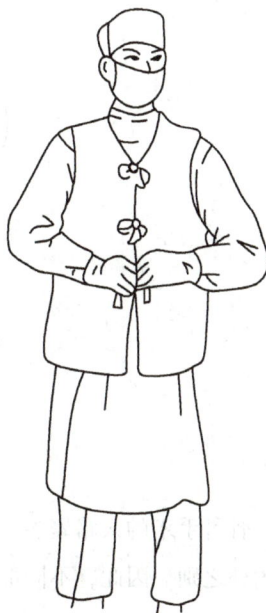

图 1 – 24　手术衣外加穿一件无菌背心

　　4. 绑扎止血带　四肢手术时使用止血带最理想。按绑扎止血带的方法，在上臂中上段或大腿中上段绑好止血带，待充气。

　　5. 皮肤消毒　患者进入手术室，按要求的体位躺卧在手术台上接受手术人员进行手术区皮肤消毒。皮肤消毒是避免切口感染、保证手术效果的一项重要措施，要严格认真地执行。消毒范围与术前的皮肤准备范围基本一致。传统的 2.5% 碘酒涂擦皮肤 1 遍、略干后再用 75% 酒精脱碘的消毒方法已经很少使用，现在则用碘伏消毒皮肤 3 遍。

　　消毒上肢时须由非手术人员提起手指，将手部、前臂、上臂及肩部的皮肤消毒后，由助手用无菌纱布垫托起前臂（即接过由非手术人员提着的手指），再做手指皮肤的消毒。对下肢皮肤消毒时，同样由非手术人员托起足跟部，将足部、小腿、大腿及髋部的皮肤消毒后，由助手用无菌纱布垫托起小腿，再做足跟部的皮肤消毒。涂擦碘伏时要顺着同一方向前进，避免来回乱擦，或从手术区中心部开始逐渐向外围顺序涂擦。对有感染切口的皮肤消毒，则应自清洁的周围开始逐渐涂擦到伤口。

NOTE

对会阴部、供皮区的皮肤消毒可用1‰新洁尔灭。

6. 铺消毒巾　手术区皮肤消毒完毕后接着铺消毒巾。铺消毒巾一般由2～3名手术人员执行。铺巾后继续抬高患肢。

铺消毒巾的方法大致与普通外科手术一样，但骨科手术又有些特点。铺消毒巾时，既要保证手术野充分暴露，又要与相邻部位未消毒的皮肤严格隔离，以防手术野被污染，尤其是对多发性骨折和严重肢体畸形的患者，又要保证在术中患肢和关节被动活动时，铺好的消毒巾不松动，也不会外露未消毒的皮肤。每一块消毒巾，均应由参加手术的洗手护士逐一递给铺巾的手术者，按无菌要求进行铺巾（图1-25）。

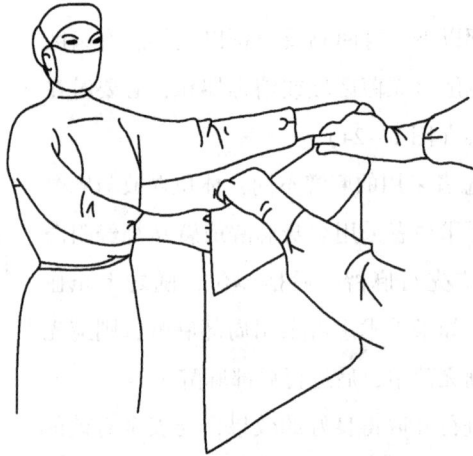

图1-25　洗手护士递给手术者无菌巾

骨科手术的入路繁多，不同部位的手术入路不同，即使是同一部位的手术，其入路也有前后内外之别。因此，不同部位的手术铺消毒巾也不同。

（1）手和腕部的铺巾法　手和腕部的手术一般都在侧台上进行。继皮肤消毒之后，在侧台上先铺一块对折叠成两层的中消毒巾，另将一小消毒巾折叠成两层，将其一端反折1/3，用反折部分包缠住肘部及其以上的止血带，用消毒巾钳固定（图1-26），以免肢体活动时露出未消毒的皮肤。最后用两块中消毒巾遮盖住患者的上半身和臂部以上，用消毒巾钳将其与铺在侧台上的小消毒巾固定（1-27）。

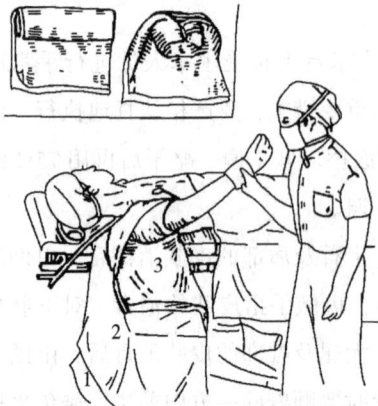

图1-26　用小消毒巾反折部分包住
臂部及止血带

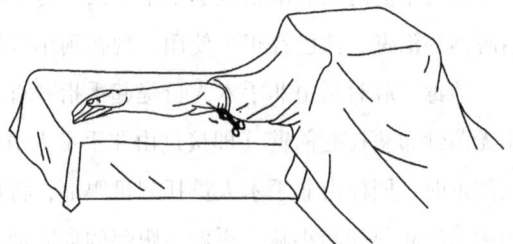

图1-27　前臂和肘部的铺巾法

（2）前臂和肘部的铺巾法　具体操作与手和腕部铺巾法相同。只是用一块两层小消毒巾包住手腕部或手腕和前臂，并用无菌绑带包扎，也可将其套上棉织套。

（3）臂部的铺巾法　患者仰卧于手术台，由非手术人员牵拉起患肢的手部，将患肢外展抬起离开手术台面。①用两块中消毒巾铺在侧台上，消毒巾铺到患侧肩后，其近侧边缘要超过腋后线，另用两块中消毒巾先后铺在患者的胸部和肩峰以上，消毒巾的一侧边缘要下垂手术台的边缘并用消毒巾钳固定（图1-28）。②手术者和助手用双层小消毒巾接过由非手术人员牵着的患肢，将其手部、前臂部包缠起来，用无菌绑带包扎住。③用一消毒剖腹单，使手和前臂穿出剖腹单洞口，在腋窝部按住洞口，打开剖腹单，一侧盖住侧台，一侧盖住头架、胸腹部及下肢，收紧洞口并用消毒巾钳固定（图1-29）。

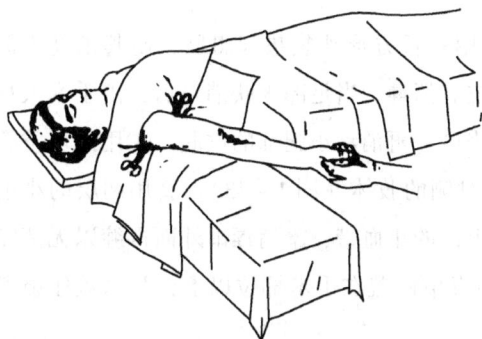

图1-28　拉起患肢铺消毒巾

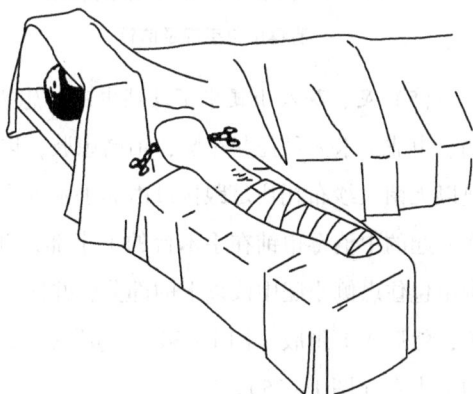

图1-29　铺消毒剖腹单

（4）肩部铺巾法　患者仰卧于手术台，头颈转向健侧。在患侧的肩胛下垫一沙袋，使肩胛部与胸前壁等高，以便在延长切口和处理肩上、肩峰处病变时，不影响无菌操作。①非手术人员站在患者健侧，一手提拉起患侧的上肢，另一手掀拉患侧的下胸壁后外侧，使肩部及躯干部离开手术台面并稍向健侧倾斜。此姿势下，在肩胛后侧铺一两层的中消毒巾。消毒巾的远侧边缘平脊柱，上侧边缘平发际耳垂，下侧边缘平肋弓，近侧边缘下垂手术台（图1-30），而后使患者恢复仰卧。②患侧上肢继续外展上举，在肩后部和背外侧纵行铺一小消毒巾；自腋窝后经腋窝顶至胸前铺一小消毒巾；自腋前侧至锁骨中1/3处铺一小消毒巾；自锁骨以上横铺一小消毒巾至肩峰后下部。在上述四条消毒巾的四个相互遮盖处用消毒巾钳固定。手术者和助手同时提起一条消毒巾的四个角，接过非手术人员放下的上肢（图1-31），包缠好该上肢并用

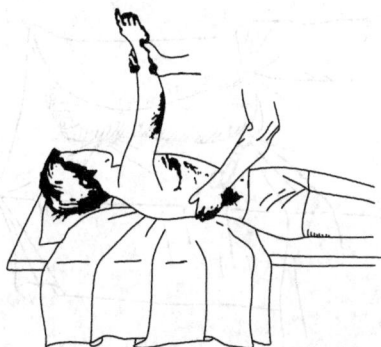

图1-30　提起肩部及胸壁后外侧，铺一消毒中单

NOTE

无菌绑带包扎固定。③用一剖腹单,使患肢穿出洞口,使洞口环绕固定在肩胛部,分别展开剖腹单的上部和下部,使其遮盖住患者全身。收紧洞口,消毒巾钳固定(图1-32)。

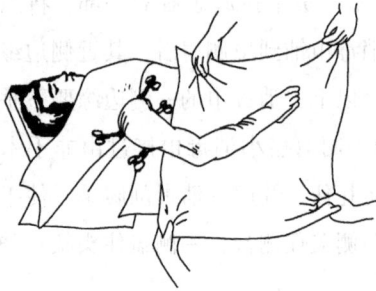

图1-31　四条消毒巾用消毒巾钳固定,
消毒巾包手部及前臂

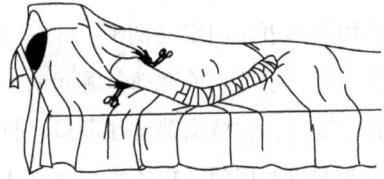

图1-32　铺消毒剖腹单

(5) 足、踝及小腿中下段铺巾法　患者仰卧,用一长方形沙袋垫起患肢,使其稍高于健侧。由非手术人员托起小腿,抬高患肢,以便进行皮肤消毒。当足部皮肤消毒后,由手术人员垫以无菌大纱布托住足跟接过由非手术人员放下的患肢,再消毒小腿部的皮肤。①用两块重叠在一起的中消毒巾铺在手术台的下半部,并遮盖住对侧的肢体(图1-33)。②用两层的小消毒巾包住患侧小腿中段以上的部分,并向上包住膝上部的止血带,于消毒巾外面再缠以无菌绷带,然后放下患肢(图1-34)。③最后以一块中消毒巾铺盖在手术部位以上,并遮盖住患者的上半身(图1-35)。

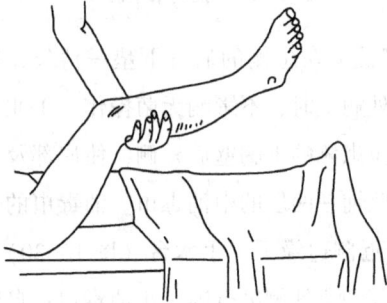

图1-33　用两块重叠在一起的中消毒巾铺在
手术台的下半部,并遮盖住对侧的肢体

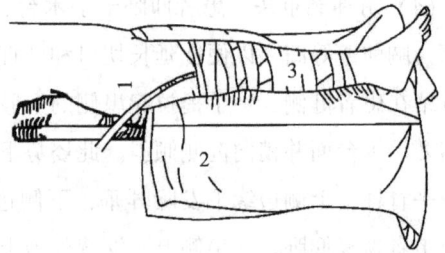

图1-34　用两层的小消毒巾包住患侧小腿中段
以上的部分,并向上包住膝上部的止血带,于
消毒巾外面再缠以无菌绷带,然后放下患肢

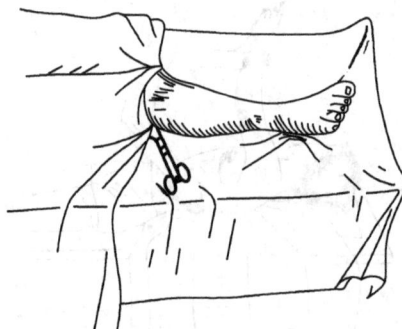

图1-35　最后以一块中消毒巾铺盖在手术部位以上,
并遮盖住患者的上半身

（6）膝部铺巾法　患者仰卧位，由非手术人员自足跟部抬起患肢离开手术台面。①自臀部起铺一双层大消毒单于手术台的下半部；用两边对折成长条状的小消毒巾，环绕大腿中 1/3 处，用消毒巾钳固定（图 1-36）。②由第一、二助手同时提起一条两头对折的中消毒巾的四个角，接过由非手术人员放下的患肢，放在手术台面，严密包缠住小腿中下段和足部，并用无菌绷带包扎（图 1-37）。③用一剖腹单，使患肢足部和膝部穿出洞口，在膝上部按住洞口，并用消毒巾钳固定。而后分别打开剖腹单上、下部，用上部遮盖腹、胸、头部，并跨过头部支架，下部遮盖对侧下肢和手术台尾部（图 1-38）。

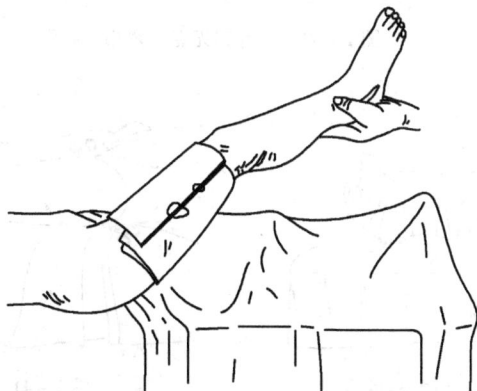

图 1-36　手术台下半部铺一大消毒单，用两边对折成长条状的小消毒巾，
环绕大腿中 1/3 处，用消毒巾钳固定

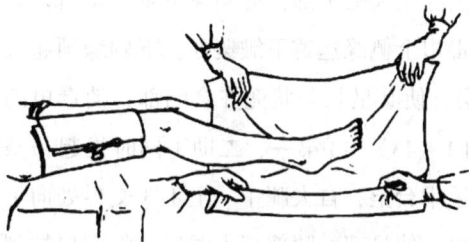

图 1-37　严密包裹小腿和足

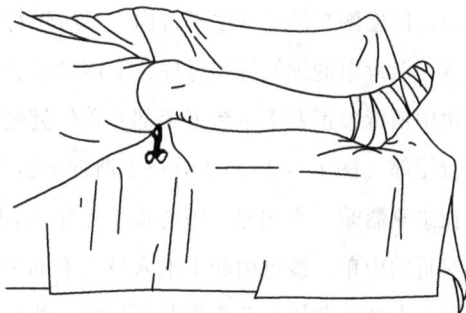

图 1-38　剖腹单遮盖全身

（7）大腿部铺巾法　患者仰卧，用长形沙袋垫高患肢，并高于对侧下肢。①由非手术人员自踝部抬起伸直外展的患肢，离开手术台面，自大腿根部向下铺一双层的中消毒巾，遮盖住对侧下肢和手术台尾部。②沿臀横纹铺一小消毒巾，自臀横纹内侧（大腿根内侧）经会阴和腹股沟部至髂前上棘内上侧铺一小消毒巾，于髂前上棘处横铺一小消毒巾，于臀横纹外侧纵铺一小消毒巾。在上述四条消毒巾的四个角相遮盖处，分别用消毒巾钳固定（图 1-39）。③由第一、二助手同时提起一条两头对折的中消毒巾的四个角，接过由非手术人员放下的患肢，放在手术台上，而后严密包缠膝部、小腿和足部，并用无菌绷带包扎（图 1-40）。④用一剖腹单，使患肢足部、膝部穿出洞口，在大腿根部按住洞口，并用消毒巾钳固定，而后分别展开剖腹单上、下部，用上部遮盖住腹胸部和头部，并跨过头部支架，下部遮住对侧下肢和手术台尾部（图 1-41）。

NOTE

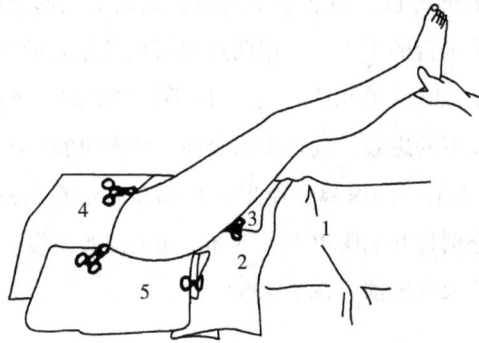

图 1－39　髋部铺无菌手术巾

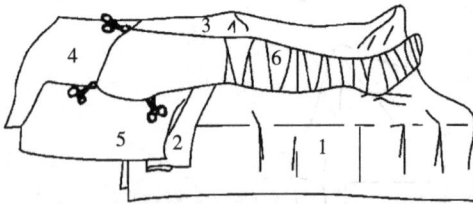

图 1－40　严密包缠膝部、小腿和足部

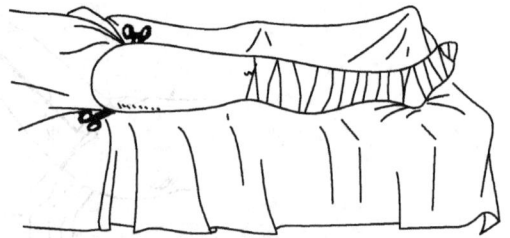

图 1－41　剖腹单遮盖全身

（8）髋部铺巾法　患者仰卧于手术台，用海绵垫子垫在患髋下面，使其向健侧倾斜约 30°，便于手术操作。非手术人员站在患者的健侧，用于托住患肢踝部，抬高患肢，同时用力牵拉，使患侧臀部离开手术台面。然后进行皮肤消毒。①用两块重叠在一起的中消毒巾铺在臀后侧，消毒巾的远侧缘平脊柱，上侧缘达肋弓，下侧缘至大腿中部，近侧缘下垂手术台。另用两块中消毒巾铺在手术台下半部并盖住健侧肢。消毒巾上侧缘达臀下皱襞处，下侧缘须超过手术台尾部（图 1－42）。②用一小消毒巾折叠成四层，使其呈长条状兜在会阴部，消毒巾的两端在患侧髂嵴上方相遇，用消毒巾钳钳夹固定（图 1－43）。③第一、二助手同时提起一条两头对折的中单，接过由非手术人员放下的下肢放在手术台上，自大腿中、上 1/3 交界处向下包住整个下肢，并用无菌绷带严密包缠，然后用剖腹单，使足部、膝部穿出洞口，将洞口拉到臀部，在髂嵴以上用手按着剖腹单的洞口上部，展开剖腹单的上、下部，上部遮盖腹、胸部和头架，下部遮盖健侧下肢和手术台下半部，收紧洞口，用消毒巾钳固定（图 1－44）。

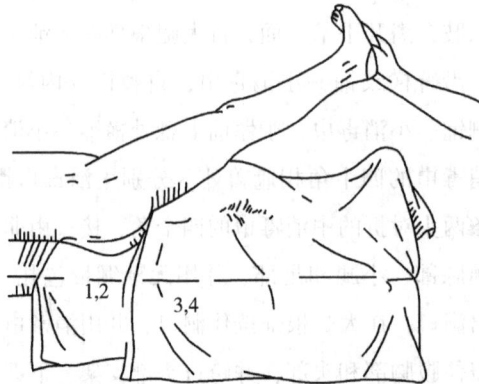

图 1－42　两块中消毒单铺在臀后，另两块铺在手术台下半部

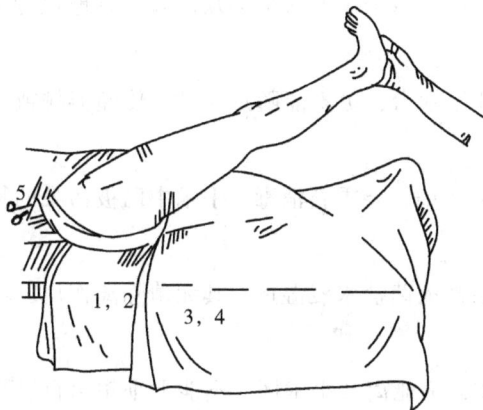

图 1 - 43　长条状消毒巾兜在会阴部

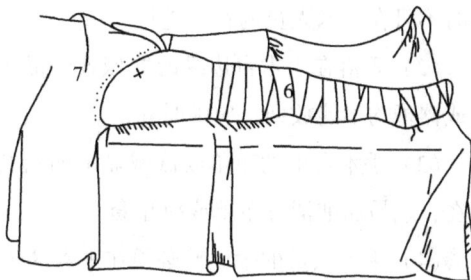

图 1 - 44　剖腹单遮盖全身

（9）脊柱部铺巾法　患者俯卧于手术台，在胸前和两侧髂前上棘平面以下及两足踝前侧均用适当厚度的长方形枕垫起，以免压迫胸部和腹部（1 - 45）。在预计要做手术的棘突纵线两侧 5~6cm 处，各纵行铺一折边的消毒巾；在预计切口的上、下两端分别各横铺一折边的消毒巾。在上述四块消毒巾互相遮盖处用消毒巾钳钳夹固定（图 1 - 46）。将剖腹单洞口放在切口部位，而后展开剖腹单的上、下部，上部遮盖躯干上部和头架，下部遮盖躯干下部、两下肢和足部至下垂手术台（图 1 - 47）。

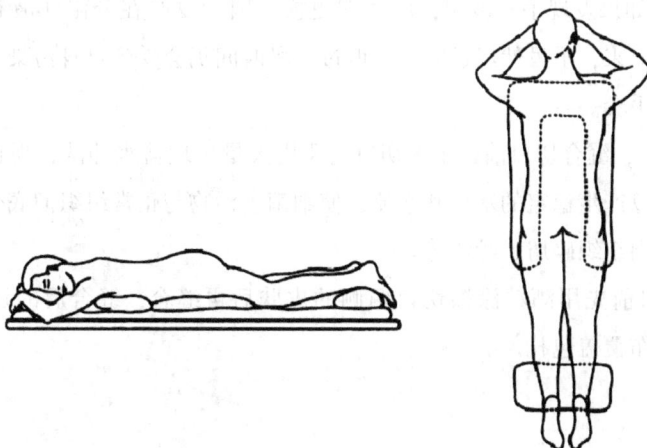

图 1 - 45　用枕垫垫好胸和两侧髂前上棘平面以下及两足踝前侧

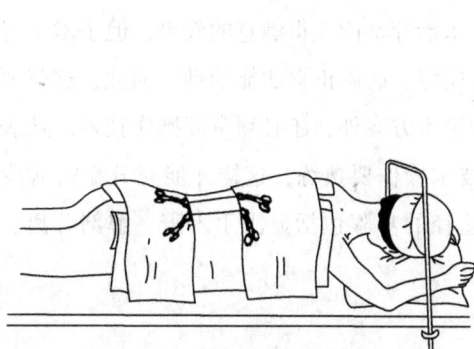

图 1 - 46　四块消毒巾互相遮盖处用消毒巾钳钳夹固定

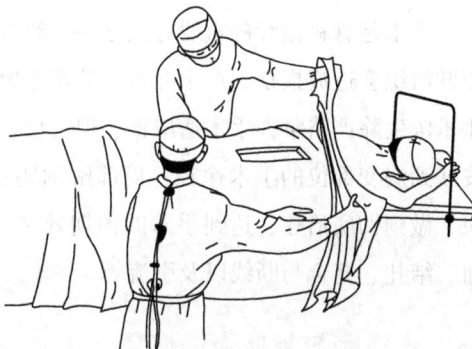

图 1 - 47　剖腹单放在刀口部位并上下展开

NOTE

7. 手术进行中的一般无菌规则 手术进行过程中，每个手术人员必须严肃认真地执行无菌操作，违者必须立刻纠正。

（1）手术人员各就各位站定位置后，不能离开手术台，更不能随意走动。传递器械或物品时不可在手术人员的背后进行。

（2）垂落在手术台边缘的器械或物品均视为被污染，要重新消毒。手术中已被污染的物品或器械均不能放回，应随时弃换。

（3）手术台上的布单或器械盘上的盘套，如果被灭菌盐水浸湿透，其无菌隔离作用已不存在，应另加铺消毒布单或换盘套。

（4）手术人员的手、臂必须在手术区内做动作，不能离开手术区，不能下垂超出自己腰部以下或抬高超过肩部，亦不能触及手术台边缘。

（5）手术操作时要聚精会神，避免议论与手术无关的话题。不能朝向手术区咳嗽或打喷嚏，更不能让汗珠滴入手术区。

（6）在切开皮肤、皮下组织前，贴一次性外科手术贴膜。

（7）手术操作要按步骤循序渐进，动作要轻柔，随时都要注意保护好暴露的肌肉、肌腱、神经、血管和骨骼等组织。

（8）手术过程中，手术人员的手应尽量不接触或少接触切口内的各组织和手术器械的前段部分。对各种内固定器材或移植的骨片、肌腱等组织，应垫以无菌纱布取拿或用器械夹持。

（9）手术过程如果发现手套破裂，应立即更换。因为皮肤在分泌汗液和皮脂时，能把深部的细菌带到表面上来，手虽然经过刷洗，但过一段时间仍会受到自身污染。所以手术中要戴上无菌密封的橡皮手套。

（10）手术结束，缝合切口前，手术切口内要用大量生理盐水冲洗，现在多使用脉冲冲洗器。脉冲冲洗器可以产生稳定的水压和水流，使细菌、污物与正常组织彻底分离，能有效清除游离的淤血块、肌肉组织碎屑、骨屑等。

（11）缝合切口前先用酒精涂擦切口两侧的皮肤后再缝合，缝合后的切口用酒精再涂一遍，最后用消毒纱布覆盖包扎。

第五节　骨科手术基本操作技术

手术是骨科治疗的重要方法之一，绝大部分手术治疗都能获得满意的效果，但手术本身对正常组织会造成损伤，产生痛苦，甚至遗留某些后遗症，妨碍正常功能活动。因此，这就要求手术医生除严格掌握手术适应证、拟定切合病情的手术方案外，还必须掌握操作技术。从表面皮肤到病变部位的手术途径，局部解剖要熟悉，技术操作要熟练，这样才能充分显露病变部位，做到彻底治疗，达到手术的预期效果。手术途径的步骤包括显露手术野、解剖分离、止血、结扎、缝合与断线以及引流等。

一、止血带与驱血带的应用

止血带除用于四肢大出血的暂时性止血外，在四肢手术时亦常用。四肢手术时用止血带，可控制手术所致的出血，使术中失血减少到最低限度；并可使手术野清晰，易于辨认各种组织，便于操作，缩短手术时间。手术使用时，多是先用驱血带驱血，然后再上止血带控制血流。应用时必须掌握其使用的部位、方法、压力和时间，否则应用不当时可导致止血带损伤的发生。

1. 驱血带及其应用　驱血带是一条约 5~8cm 宽、300~500cm 长的橡皮带子，经灭菌消毒后，供手术前驱使肢体血液回流躯体用。肢体有感染、肿瘤及血管病变者禁用。在驱血前先将患肢抬高 3~5 分钟，把橡皮驱血带从肢体指（趾）端开始，拉紧后于近心端做螺旋式缠绕，至肢体绑扎止血带处。驱血带对肢体的压力要求与止血带大致相同。待止血带达到控制血流的目的并固定妥，便解除驱血带。

2. 止血带及其应用

（1）**止血带的种类**　止血带有胶皮管式和充气式两种。胶皮管式止血带，因其管径较细，压迫范围小，即在单位面积上所承受的压力较大，容易造成肌肉、血管和神经损伤，又不能测定其压力，所以一般多用于四肢创伤出血的临时止血，手术时则较少用。充气式止血带（图 1-48），其压迫面积较广，压力均匀，附有压力表（图 1-49），使用时充气，从压力表上随时可观察到压力的大小，能按要求控制压力的大小，使用起来安全、方便，所以目前临床上常采用。

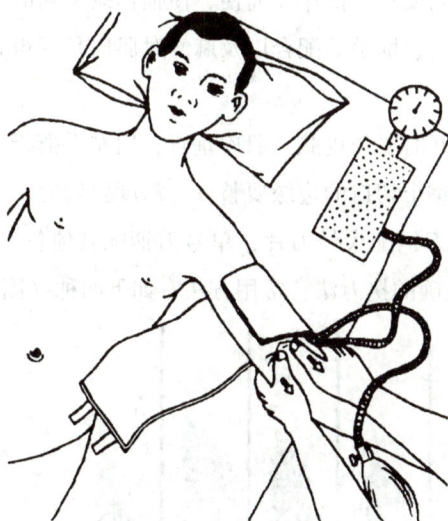
图 1-48　止血带

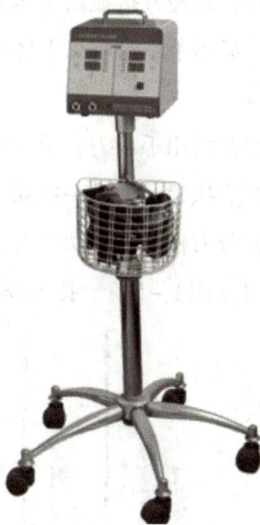
图 1-49　压力表

（2）**绑扎止血带的部位**　四肢手术，绑扎止血带安全而有效的部位：上肢是上臂的上 1/3；下肢是大腿的上 2/3 的位置；如仅在指（趾）中节及末节手术，则可用细橡皮条绑在指（趾）近侧的根部。但须注意，尽量避免扎在上臂中 1/3 处，以防桡神经受伤；在前臂及小腿绑扎止血带无止血效果。

（3）**绑扎止血带的方法**　绑扎的止血带与皮肤之间要平顺地垫上软纱布。使用前对止血带、气囊、压力表均应做一次检查。

（4）**止血带的充气压力**　向止血带内所充的气，其压力大小，因年龄、部位以及肌肉发育情况而异。所充的压力应比血管收缩压高 9.3kPa（70mmHg）。在下肢成人为 46.7~53.3kPa（350~400mmHg），儿童不超过 33.3kPa（250mmHg）；在上肢成人为 33.3~40kPa（250~300mmHg），儿童不超过 26.7kPa（200mmHg）。

NOTE

使用过程压力要适当，如果压力太小，只能阻断静脉回流而不能阻断动脉血流，会导致组织内充血而增加出血；如果压力太大，则可损伤局部组织。

（5）绑止血带的时间　阻断肢体血流时间一般在 1 ~ 1.5 小时内。如果手术时间较长，应在 1.5 小时内将止血带松开 5 ~ 10 分钟，然后再充气绑扎。第二次所绑止血带的时间应短于 1.5 小时，这样可以继续使用 4 个小时。如果不分阶段地连续使用，可因时间过长而导致组织缺氧，毛细血管内皮细胞变性，渗透性增加，当松开止血带后，大量血浆渗入该肢体组织内，使肢体出现肿胀，或因时间过久而造成肌肉缺血性坏死或挛缩及神经变性坏死。

3. 使用止血带的禁忌证　对动脉硬化、血栓闭塞性脉管炎及淋巴管炎的患者，禁用止血带。幼儿和明显消瘦的患者一般不用止血带。对患有恶性肿瘤或局部炎症的患者，可使用止血带，但不能驱血。

4. 注意事项　患肢皮肤消毒时，勿使消毒液流入止血带下，以防该处皮肤化学烧伤。

二、显露

显露手术野的重要步骤是选择合适的切口。脊背部以及四肢手术的切口，其大小和部位的选择要结合局部解剖，并须从有利于手术伤口愈合快、功能恢复早且完全等方面考虑，即要避开主要血管、神经直接显露手术野，其所需时间要短、操作要简便，使损伤减少到最低。

此外，显露手术野与患者体位、手术台照明、助手的配合以及麻醉时肌肉是否得到松弛等密切相关。

组织切开需用手术刀，手术刀要锐利，切开时要与皮肤、肌肉垂直，用左手拇指和示指固定皮肤，右手执刀，力求一次切开皮肤全层，整个切口的边缘要整齐，深度要均匀。

手术刀分刀柄和刀片两部分，一般是双号刀柄配大号刀片，单号刀柄配其他各种小刀片，按需要选用（图 1 - 50）。持刀操作时，应按正确的执刀法，常用方法有如下四种（图 1 - 51）。

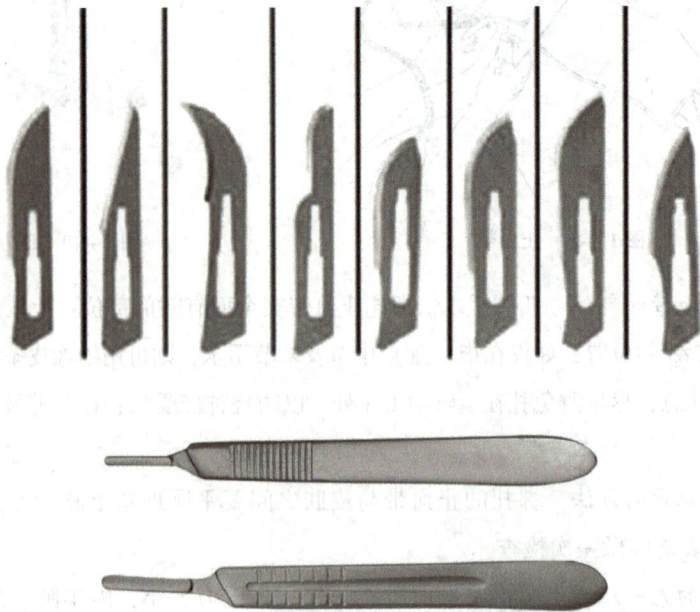

图 1 - 50　手术刀

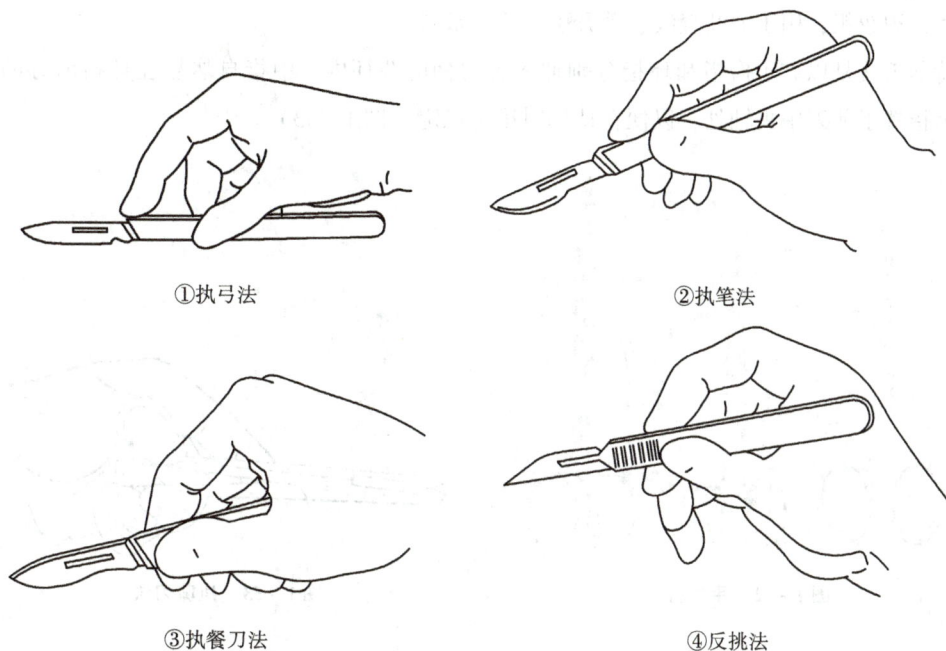

①执弓法　②执笔法
③执餐刀法　④反挑法

图 1 - 51　各种执刀法

1. 执弓法　为最常用的一种执刀方法，用拇指及示、中指捏刀，刀柄置于手掌下方，力量放在腕部。用于脊背部、四肢较长的皮肤切口以及胸腹部切口等。

2. 执笔法　用拇指与示指捏刀，刀柄置于拇指与示指间的指蹼上方，中指支持。用于小切口及精细操作，如解剖血管、神经等。

3. 持餐刀法　用拇指与中指捏刀，示指置压在刀背上，刀柄置于手掌下方。用于切割范围较广，用力较大的切口，如截肢、切割肌腱与韧带或坚硬的皮肤等。

4. 反挑法　将刀刃朝上，以执笔法持刀，依靠指端及腕部的力量，从下向上挑开组织。用于浅部组织的脓肿切开以及深部组织的切开，可以避免邻近组织器官损伤。

三、解剖分离

显露深部组织和病变部位，解剖分离是关键。应按正常解剖组织层次进行，这样操作起来既容易简便，对组织损伤也小，出血也少，也不会误伤正常组织或器官。但在遇到手术部位的组织粘连或瘢痕时，操作起来就比较困难。分离的方法可分为锐性分离和钝性分离。

1. 锐性分离　操作要用手术刀或手术剪，在直视下，看清楚后再进行割剪。如遇到血管应及时钳夹，结扎后剪断。用于分离关节附近的肌腱、韧带的附着处，肿瘤周围的组织或有粘连的组织。

2. 钝性分离　常用刀柄、止血钳、剥离器、手指及纱布等逐步进行分离。可在非直视下凭手指的感觉操作。用于无主要血管、神经组织的部位，如分离皮下组织、正常肌肉、筋膜及良性肿瘤包膜外的疏松结缔组织等。该动作较粗糙，注意不要造成主要组织结构的损伤和大面积的撕裂伤。

解剖分离时所用的手术剪刀有弯剪和直剪两种，每种又有尖头、圆头、长柄和短柄等形式（图 1 - 52）。弯剪前端较薄而尖，有一定弯度，刃锐利而精细，用于分离和剪断组织。直剪头

NOTE

钝而直，刃较粗，用于剪断缝线、剪开引流管或敷料。

持剪刀法是以右手拇指和环指分别伸入剪刀柄的两环内，中指自然靠在环指前方的剪柄上，示指置于剪刀中央轴处，以便在使用时维持稳定（图1-53）。

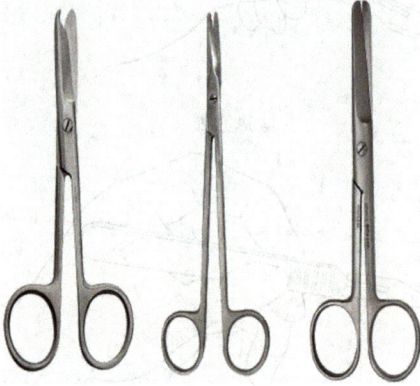

图 1-52　手术剪刀

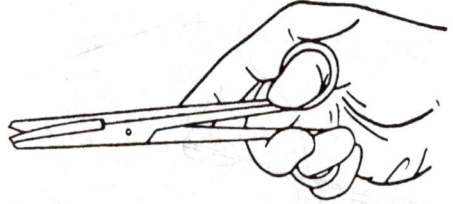

图 1-53　执剪刀法

四、止血

止血是手术中自始至终随时都遇到又需立即处理的操作。组织切开、分离和病灶的切除均会导致出血，出血就必须彻底止血。完善的止血不仅能保证手术野显露清楚，便于操作，不会误伤器官，而且还能减少失血量，保证患者安全，使切口愈合良好，预防感染。

手术过程中止血的方式方法较多，大多用止血钳对出血点进行迅速而准确地钳夹，或电凝、纱布垫压迫，以及外用明胶海绵、骨髓腔出血用骨蜡封闭等均有止血效果。

血管钳分直血管钳和弯血管钳，有长有短，大小不一，种类繁多。直血管钳用于手术野表浅或皮下止血，弯血管钳用于深部组织止血，细小的出血可用蚊式血管钳止血（图1-54）。

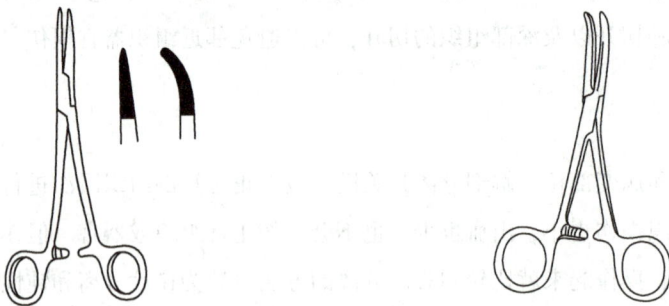

图 1-54　血管钳

血管钳除用以钳夹出血点外，还用于分离组织、牵拉缝线、把持和拔出缝针等。正确执血管钳的姿势是将拇指和环指分别伸入钳柄的两环内，中、示指靠拢置于环指前方的钳柄上。

放开止血钳时，将已伸入血管钳两柄环内的拇指与环指相对挤压，同时做旋开的动作，即可松开；若用左手，以拇、示指捏住左上侧柄环，中指将右下侧环柄向下推旋（图1-55）。

松开大血管钳或深部止血钳时，不宜用上法，仍然应将拇指与环指伸入止血钳的环柄内，逐渐松开咬合齿，以免出现滑脱。

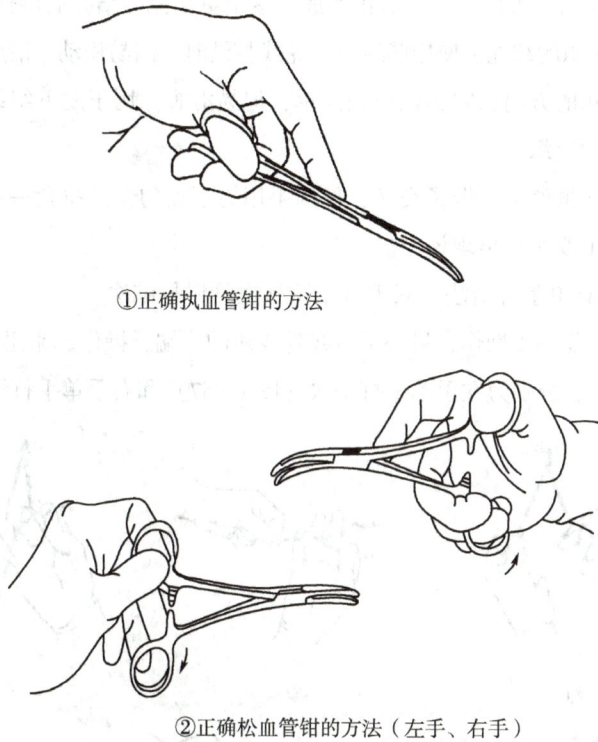

①正确执血管钳的方法

②正确松血管钳的方法（左手、右手）

图 1 - 55 正确执血管钳及放开血管钳的方法

五、结扎

若想有效地结扎止血，必须正确掌握打结技术，使结扣牢固，不易松动、脱落。若打结不正确，可使结扎线滑脱，造成术后继发性出血，给手术患者带来不应有的痛苦，甚至危及生命。

1. 结扣的种类 结扣的种类很多，常见的有方结、外科结、三重结、假结和滑结（图 1 - 56）。

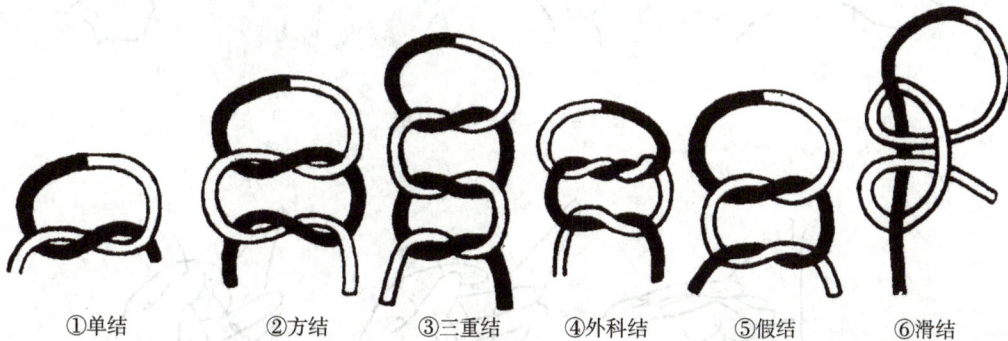

①单结　　②方结　　③三重结　　④外科结　　⑤假结　　⑥滑结

图 1 - 56 常用的手术结扣

方结：为手术中最常用的一种，是由方向相反的两扣组成。该结扣打成后愈拉愈紧，不易松开或脱落。用于结扎一般血管和各种缝合后的结扎。

外科结：在打第一道结扣时重复绕两次，其摩擦面大，打第二道结扣时就不易松脱。该结扣牢固可靠，用于结扎大血管。

三重结：打成方结后，再加上一道结扣而成。该结更牢靠，结扎后即使滑脱一道也无妨碍。用于较大血管或大块组织的结扎。使用肠线或尼龙线打结时，因易松动、滑脱，常采用该结扣。

假结：构成两结扣的方向相同，该结扣简单，但易滑脱。用于皮下组织的结扎，不使用于结扎血管和张力较大的组织。

滑结：打方结时，虽然两手做了交叉，但两手用力不均匀，只拉紧一根线，结果形成了滑结，容易滑脱。操作中要避免出现该结。

2. 打结的方法   有单手打结法、双手打结法和血管钳打结法。

单手打结法：主要靠一手操作，另一手持线卷或线的一端，操作起来迅速方便而可靠。单手打结法又有左右手之分，分别为左手单手打结法（图1–57）和右手单手打结法（图1–58）。

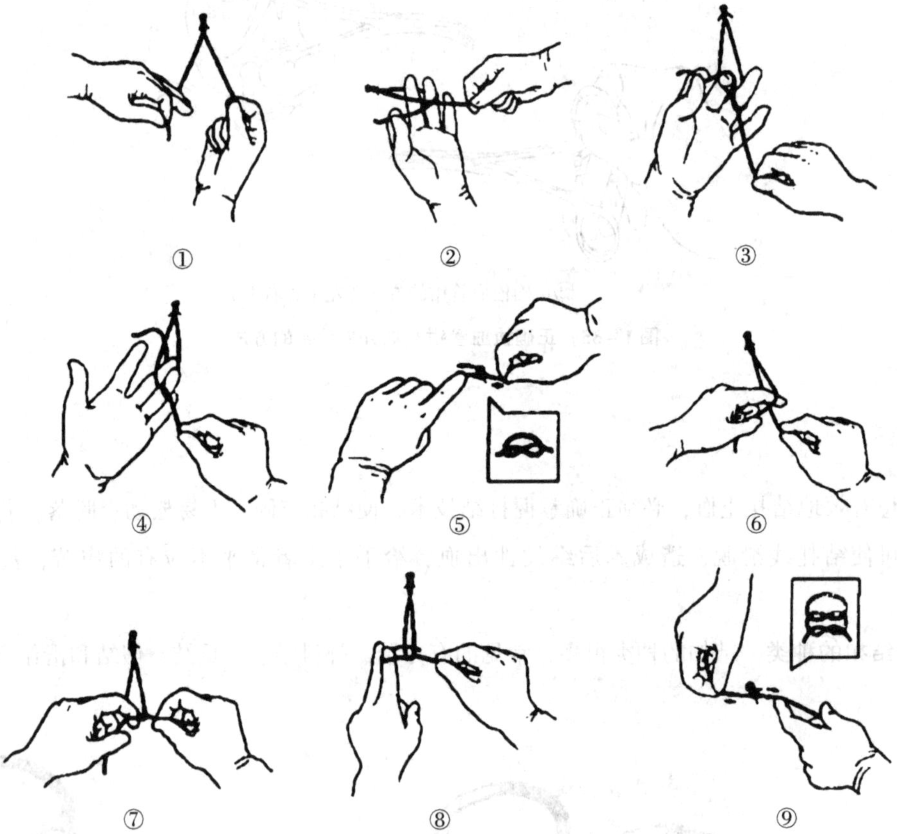

图1–57   左手单手打结

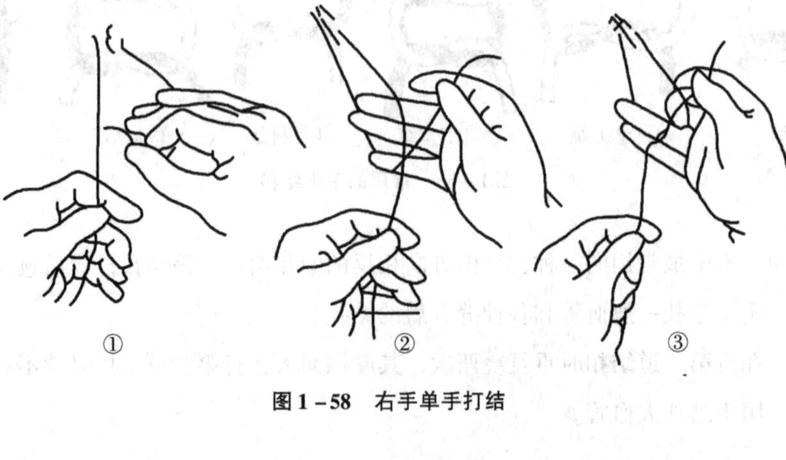

图1–58   右手单手打结

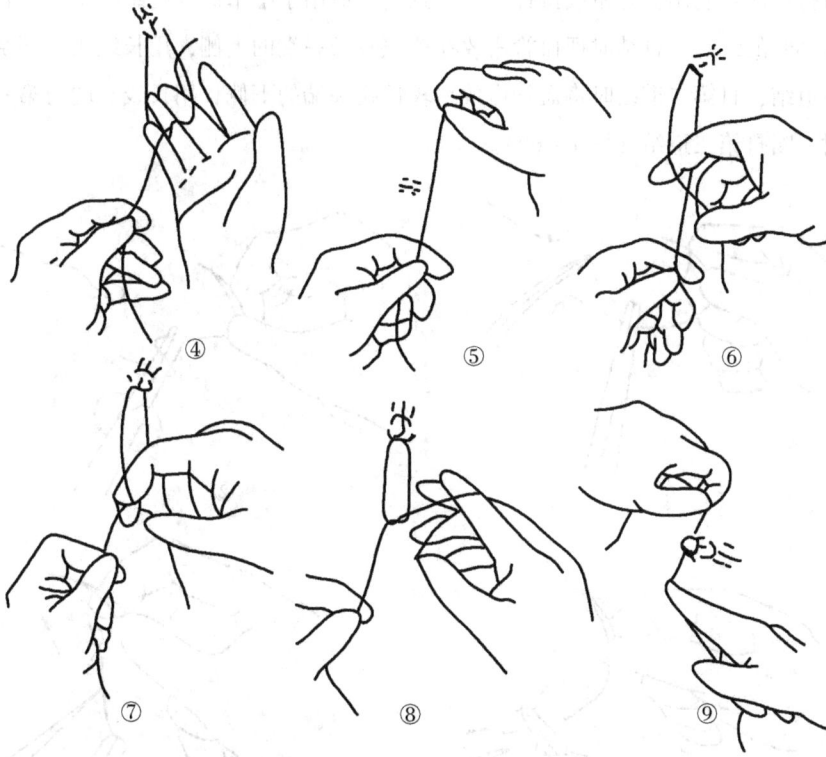

图 1-58　右手单手打结（续）

双手打结法（图 1-59）：双手进行操作，常用于手术野深部组织的结扎或缝扎。

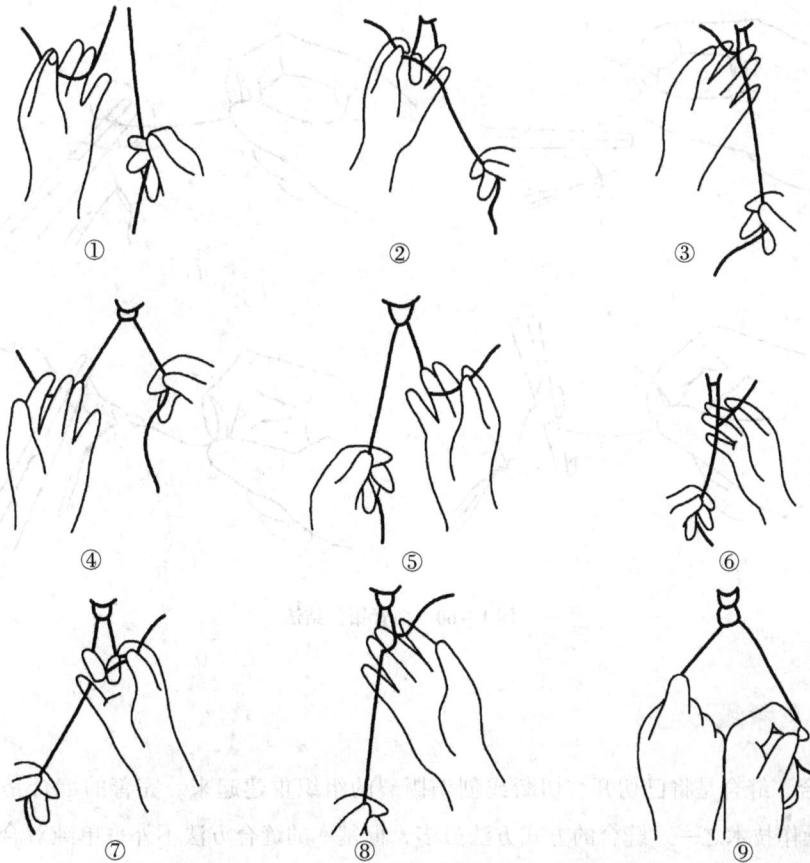

图 1-59　双手打结法，两手动作相同但方向相反

NOTE

血管钳打结法：利用血管钳或持针器进行打结。适用于手术深处的结扎或线头较短、手术操作空间较小时的结扎。打结时把血管钳放在缝线较长一端的上侧，用长线头端环绕血管钳一圈后打第一道结，打第二道结时将血管钳放在较长线头端的下侧，用长线头端与第一道结相反环绕血管钳一圈打第二道结（图1-60）。

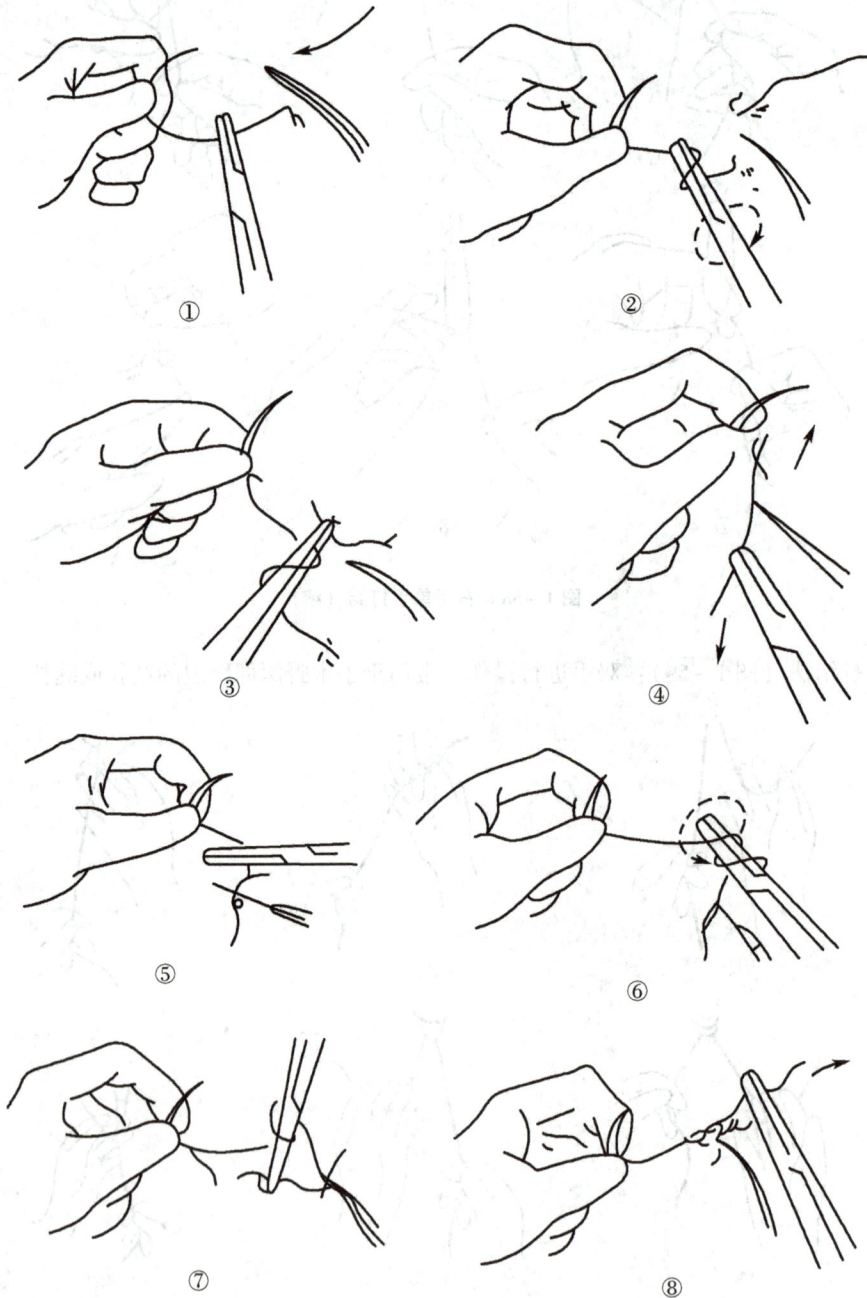

图1-60　血管钳打结法

六、缝合与断线

1. 缝合　缝合是将已切开、切断或创伤撕裂的组织重建起来。完善的缝合是保证良好愈合的基本操作技术之一。缝合的方式方法虽多，但基本的缝合方法不外乎单纯对合缝合、内翻缝合和外翻缝合三类，每类又分间断缝合和连续缝合两种。

骨伤科手术常用单纯间断缝合、"8"字形缝合和间断外翻缝合（图1-61）。用于缝合切开的关节囊、韧带、肌腱、筋膜、皮肤等。

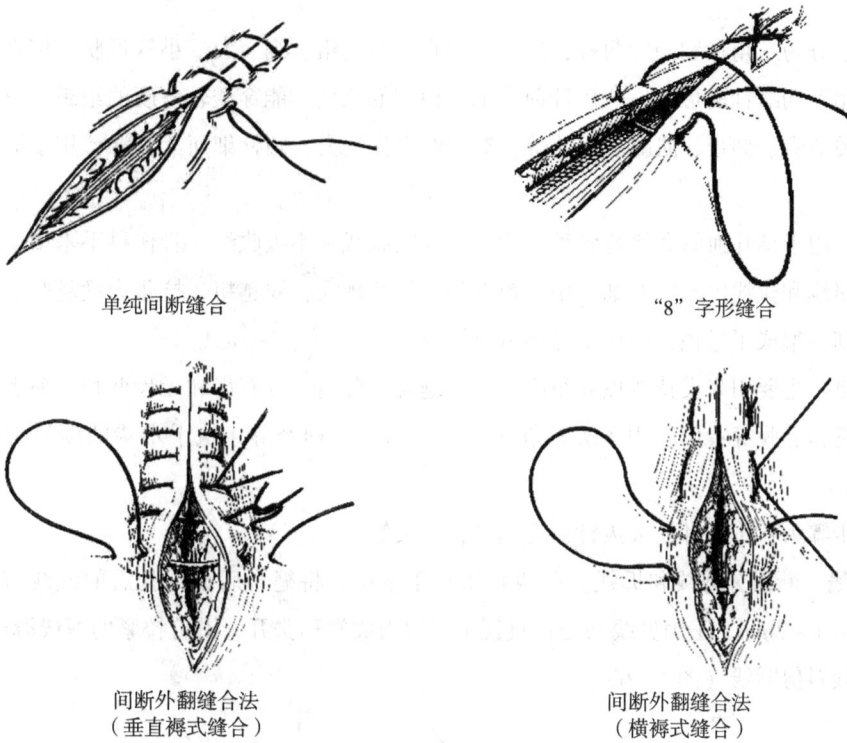

单纯间断缝合　　"8"字形缝合

间断外翻缝合法
（垂直褥式缝合）

间断外翻缝合法
（横褥式缝合）

图1-61　缝合

进行缝合需用持针器、缝针、缝线、手术镊（图1-62）。

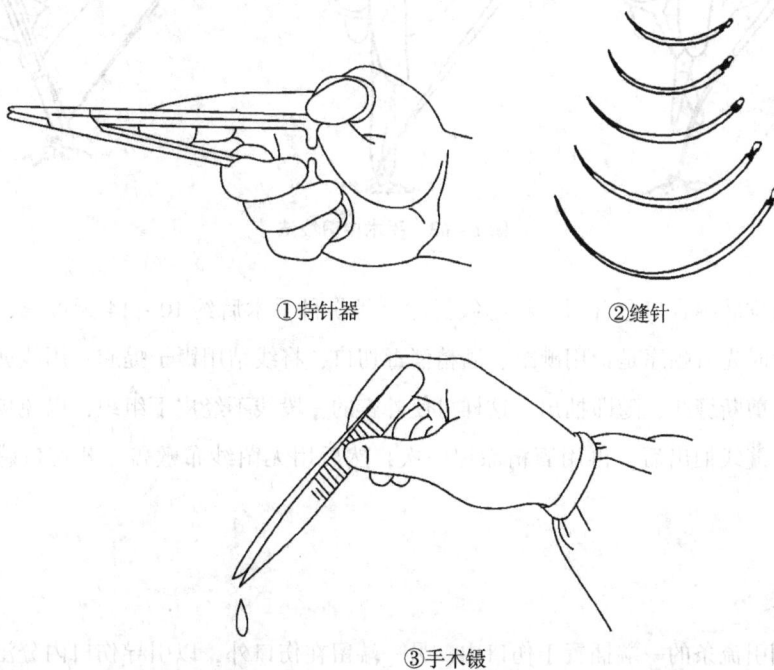

①持针器　　②缝针

③手术镊
图1-62　缝合工具

持针器：用于夹持缝针，缝合已切开的各种组织。正确使用持针器的方法是：应将缝针夹在持针器的前端，夹于缝针尾端的 1/3～1/4 处。缝合时将持针器握于手掌，为了方便灵活不必将拇指和环指伸入柄环内。拔针时可将拇、环二指分别伸入两柄环内。勿钳夹缝针之尖端以免折断。

缝针：分为三角针和圆针两种，二者又有直、弯、粗、细、大、小等形状。依据缝合不同组织，选用不同缝针的形状。三角针前半部有锐利的三棱，能穿透较坚硬的组织，故多用于缝合软骨、关节囊、韧带、肌腱、皮肤等，对组织损伤较大。圆针细而无棱缘，用于缝合一般软组织等。

缝线：用于结扎血管和缝合各种组织，分为吸收线和不吸收线。骨伤科手术中常用不吸收线，即金属线和丝线。丝线有细、中、粗三档，号数越大，线越粗，抗张力度越强。根据抗张力度和粗细，编成了号档，即从 1 号到 10 号。

手术镊：主要用来夹持或提起组织，便于缝合、分离。分有齿和无齿两种。前者用于夹持皮肤、肌腱、筋膜等；后者用于夹持软组织，如血管、神经等。执手术镊的姿势为拇指对合示、中指。

缝合步骤为：①进针；②拔针；③出针；④夹针。

2. 断线　断线分剪线和拆线。剪线是指在手术中，将缝合后或结扎后的缝线剪断，剪断后的丝线留 1～2mm。正确剪线法是在直视下将剪刀尖端稍张开，沿着拉紧的缚线滑至结节处，并稍向上倾斜剪断线（图 1–63）。

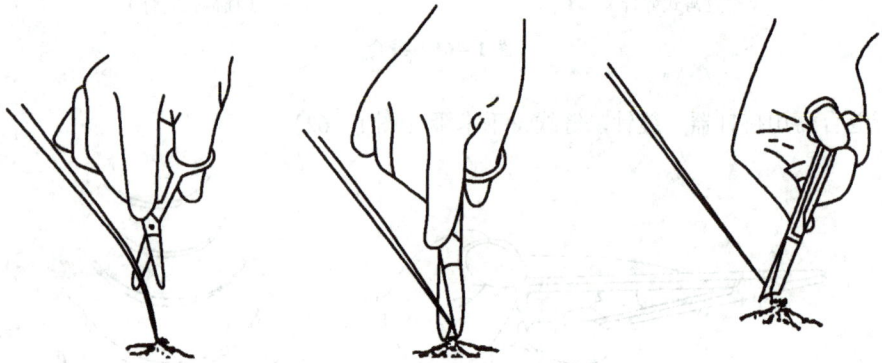

图 1–63　手术中剪线法

拆线是指皮肤缝合口愈合后，将缝线拆除。骨伤科手术后约 10～14 天拆线，有时也可分期拆除。拆除时先后顺序是：用碘酊、酒精消毒切口，将线结用镊子提起，用线剪置于线结之下靠近皮肤处剪断缝线，随即抽出。这样可使外露的一段线不经皮下组织，以免皮下组织的针孔遭受污染。缝线抽出后，再用酒精涂擦一次，然后用无菌纱布敷盖。若切口感染，应提早拆线。

七、引流

引流是用引流条的一端插置于伤口内，另一端留在伤口外，以引导伤口内分泌物流出的一种局部性治疗方法。正确的引流能防止感染的发生和扩散，保证缝合伤口的良好愈合，减少并发症而不必要的引流则可增加感染的机会。

1. 引流物　引流物的种类较多，形状多是条状或管状，因此多称为引流条或引流管。常用的引流物有如下几种。

胶片引流条：是一薄的橡皮片，可用橡胶手套裁剪而成。

胶管引流条：卷烟粗细的胶管，把它插置创口内的一段剪若干个侧孔，亦可把胶管纵向剪成两半用。

烟卷状引流条：用薄橡胶膜松松卷着纱布条，形似卷烟条。亦有以半边胶管为中心做成的烟卷状引流条。

油纱引流条：一般用药物油纱或凡士林油纱条做引流条。

负压引流管：一般是直径0.3～0.5cm的胶管，插置于创口内的一段剪若干侧孔，另一端在体外接连负压吸引器。

胶片引流条一般放在浅层，以皮下、筋膜层为主，适用于分泌物较少的创口。其余的引流条多放在深层组织间，可用于分泌物较多的创面。负压引流属闭式引流，其体外有容器盛载分泌物，伤口能保持干洁，故日渐多用。创口经手术处理，缝闭前放置引流物。为避免引流物自行移动、脱落，可把引流条与出口处的皮肤做适当固定。

2. 适应证

（1）开放性损伤，伤口污染严重，异物遗留难以彻底清创时。

（2）各种伤病手术，切口内渗血未能彻底止住或有继续渗血可能者。如陈旧性骨折畸形愈合的患者手术后。一般持续引流24～48小时。

（3）积脓或积液切开排脓排液术后，急性骨感染手术后。为使继续形成的脓液或分泌液不断排出体外，放置引流后能使脓腔或液腔逐渐缩小至愈合。

（4）胸部创伤后所导致的气、血胸手术后，为了达到减压的目的，需用负压吸引装置以保证肺膨胀。

（5）胃肠道或肝胆、泌尿系统手术后。

第二章   清创术

清创术是对开放性损伤的污染伤口进行清洗去污、清除血块和异物、切除失去生机的组织等处理，使之尽量减少污染，甚至变成清洁伤口的手术。

通过清创可以使伤口达到消灭细菌和清除细菌滋生繁殖基地的目的；并能一定程度上减轻损伤部位的炎症反应对局部组织的压力，减轻肿胀或水肿对局部组织造成的循环障碍，增加血供以保存组织活力，增强抗感染能力。清创术以及清创后缝合还可以消灭死腔，使创腔内壁无张力地对合，以求创口达到一期愈合。

开放性伤口一般分为清洁、污染和感染三类。严格地讲，清洁伤口是很少的，意外创伤的伤口难免有程度不同的污染，如污染严重，细菌量多且毒力强，8小时后即可变为感染伤口。头面部伤口局部血运良好，伤后12小时仍可按污染伤口行清创术。清创术是一种外科基本手术操作。伤口初期处理的好坏，对伤口愈合、受伤部位组织功能和形态的恢复起决定性作用，应予以重视。

【适应证】

开放性损伤。

【禁忌证】

开放性损伤可存在许多并发症，因此选择清创术前应排除危及生命的并发症。

（1）创伤伴有休克；

（2）伴有其他危重合并伤，如颅脑损伤、胸腹部损伤；

（3）危及生命的急性大出血。

【术前准备】

清创术前必须做全身及局部的检查，以做好相应的术前准备。

1. 认真检查，明确诊断   清创前须对伤员进行全面检查，如有休克，应先抢救，待休克好转后争取时间进行清创，如颅脑、胸、腹部有严重损伤，应先予以处理。无禁忌证后再仔细检查四肢的自主活动、皮肤感觉、末端血运，以了解神经、血管损伤情况；仔细检查创口的部位、大小、深度、组织损伤性质及程度、污染程度；术前影像学检查，了解骨组织损伤性质及程度。

2. 预防破伤风   注射破伤风抗毒素1500~3000单位。皮试阴性后肌内注射，若阳性者需脱敏注射。

3. 抗感染治疗   如伤口较大，污染严重，应预防性应用抗生素，在术前1小时、手术中和手术毕分别用一定量的抗生素。

4. 备血   估计清创术前及术中的失血量。

5. 器械准备   根据伤情准备相应器械。如一般器械：消毒钳、持针器、镊子（有齿及无齿镊)、缝合线、剪刀、引流条或橡皮膜、纱布、棉垫、绷带等;骨折者备内固定器械;大血管断裂者备血管吻合器等。

【麻醉】

上肢清创可用臂丛神经阻滞麻醉;下肢清创可用椎管内麻醉;较小较浅的伤口可使用浅表局部麻醉;小儿或伤情复杂严重的则可选用全麻。

【体位】

根据创伤部位采用不同体位,一般以患者创口向上或向侧方的体位为宜。

【手术步骤】

1. 皮肤及创口的清洗和消毒 手术人员常规洗手消毒戴手套,给患者皮肤刷洗与消毒。

(1) 备皮 用无菌纱布盖住伤口,剃除伤口周围皮肤的毛发,如有油腻,先用汽油或乙醚擦去,再用肥皂水充分清洗,用生理盐水冲洗干净后擦干,按备皮要求剃除局部的毛发。

(2) 洗刷皮肤 以大量生理盐水冲洗伤口,用消毒镊子或小纱布球轻轻除去伤口内的污物、血凝块、异物及游离和失活的组织。根据污染情况用过氧化氢冲洗创口深处,可按生理盐水、过氧化氢、生理盐水顺序,连续冲洗3遍后,擦干皮肤(图2-1)。

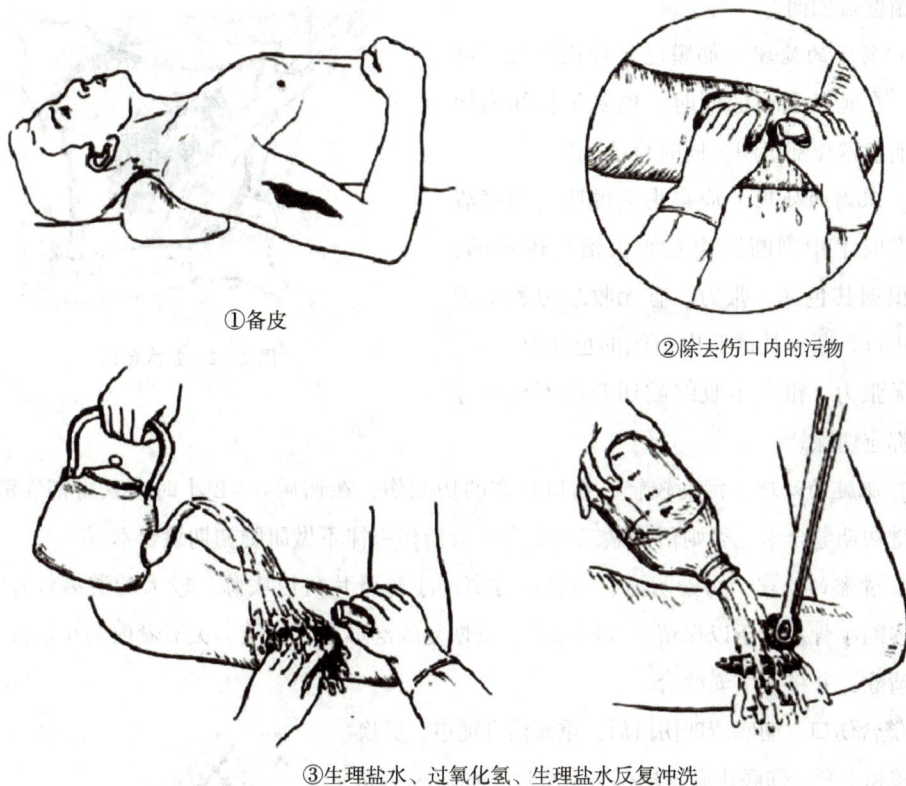

①备皮

②除去伤口内的污物

③生理盐水、过氧化氢、生理盐水反复冲洗

图2-1 备皮、洗刷皮肤

(3) 消毒与铺巾 更换手套和器械后再次洗手后穿手术衣戴手套,按无菌常规要求再次消毒皮肤,按常规要求消毒,铺无菌巾及手术单,显露手术部位。

2. 扩大创口 伤口延长的方向,应根据具体情况而定。为了更好地清除创口内的异物和坏死组织,必要时可适当有次序地由浅到深地扩大伤口或切开筋膜,清理至伤口较清洁,创缘和创面有良好的血液循环。在四肢的伤口,可沿肢体纵轴方向切开,经过关节的切口应呈 S

NOTE

形。清创应由浅及深有次序地进行（图2-2）。

3. 损伤组织的处理　仔细检查伤口，包括
创口大小、深度、污染程度，以及是否有活动
性出血，是否损伤肌肉、神经、血管、肌腱、
骨骼等，清除血凝块和异物，切除失活和严重
挫伤的组织。

（1）皮肤的处理　创缘整齐没有明显挫灭
的则不必切除；创缘不整齐、呈锯齿状的可用
手术刀沿创缘周围切除约2mm，但对手部皮肤
应尽量少切除，以免因皮损过多造成功能障碍；
皮肤已呈现暗紫色，割之不出血，则证明皮肤
已坏死，应将皮肤切除至出血为止；皮肤大片
撕脱，则不可切除，如果整个皮肤血运已严重
损害，则应将撕脱皮肤切下，修整为适当厚度
皮片回植覆盖创面。

（2）筋膜的处理　筋膜已经挫灭坏死，可
以切除。在延长创口的同时，也要延长筋膜切
口，既能显露深部组织，同时也能减压。

（3）肌肉的处理　应将失活的肌肉彻底清
除，但有时术中判断肌肉是否失活是困难的，
一般可根据其色泽、张力、有无收缩力和是否
出血等进行判断。凡遇肌肉组织的色泽有改变、
变软、无张力、钳夹不收缩或切开后不出血等
情况，都应切除。

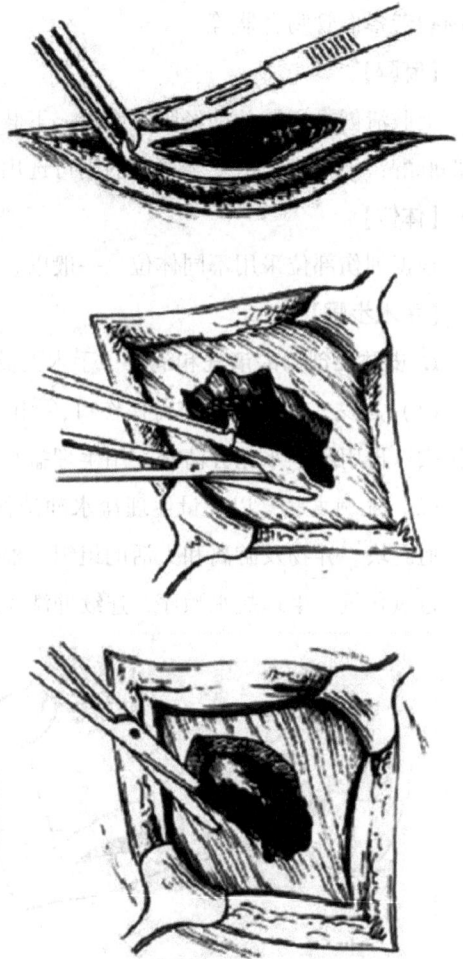

图2-2　扩大创口

（4）肌腱的处理　污染较轻、伤口整齐的切割伤，在伤后6～8小时内获得彻底清创者，
可做肌腱初期缝合术，否则留待做二期缝合。火器伤一律不做肌腱初期缝合术。

（5）骨骼的处理　污染明显、与骨膜分离的小碎骨片可以去除。较大的游离骨片或与软
组织相连的小骨片，予以保留，放回原位，以恢复解剖形态及功能。关节囊内的小游离骨片必
须彻底清除，并将关节囊缝合。

4. 缝合伤口　彻底清理伤口后，重新消毒铺巾，更换
无菌器械和手套，彻底止血。根据污染程度、伤口大小和
深度等具体情况，决定伤口缝合时机和方式（图2-3）。

初期缝合：创口污染较轻，软组织挫灭不严重，在
6～8小时内清创，且伤口张力不大，在清创和软组织妥
善处理后即缝合皮肤；大而深的伤口，在初期缝合时应
放置引流条；如果创口条件符合初期缝合，但伤口张力
较大，可在创口旁边做减张切口，再进行初期缝合；头、

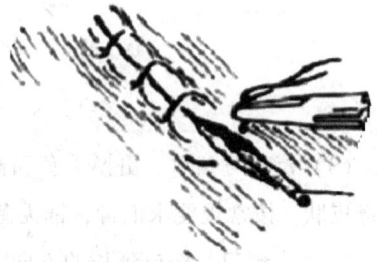

图2-3　缝合伤口

面部血供好，愈合力强，只要无明显感染，均应争取初期缝合。

延期缝合：污染重的或特殊部位不能彻底清创的伤口，虽在 6～8 小时内施清创，应延期缝合，即在清创后先于伤口内放置凡士林纱布条引流，待 4～7 日后，如伤口组织红润，无感染或水肿时，再做缝合。

二期缝合：创口污染严重，周围软组织挫灭范围广，清除又超过 10 个小时，创口应完全敞开，用消毒油纱布松松填塞，待炎症消退、肉芽长满时再予以缝合。

5. 引流　引流是清创术中一个重要环节，是预防伤口感染及治疗化脓性病变的重要措施。一般创口经过上述处理后，在关闭伤口前，用引流条或引流管的一端插入伤口内，引导伤口内分泌物流出。

【术后处理】

1. 固定　对有骨与关节损伤，血管、神经、肌腱伤修复术后和植皮术后，均应用石膏固定肢体，以防止骨折断端移位，保证受伤软组织得到休息，利于血液循环，促进愈合。

2. 维持适当体位　如伤肢适当抬高，促进血液循环，以减轻肿胀；胸腹部脏器伤术后取半卧位等。

3. 全身治疗　术后根据患者全身情况，进行必要的输血、输液、抗生素及其他中西药物应用，维持术后患者体液及电解质平衡，预防伤口感染，促进肿胀消退等。

4. 伤口引流条　一般应根据引流物情况，在术后 24～48 小时内拔除，负压引流装置放置时间相对长一些。如果伤口感染，可推迟拔引流的时间。

5. 观察伤口及换药　清创后注意观察伤肢血运、伤口包扎松紧是否合适、伤口有无出血等，注意预防伤口感染和继发性出血。清创术后创口分泌物渗出，凡外层敷料渗透，即予以更换；术后注意观察伤口是否出现红、肿、热、痛等炎症表现，如伤口活动性出血或发生感染时，应拆除全部或部分缝线，并放置引流条，检查原因，进行处理。

附：骨与关节火器伤的处理

骨与关节火器伤在战争期间颇为常见，和平时期偶有发生，由于现代武器的发展，现代火器伤又呈现出新的特点。火器伤由于损伤范围大，损伤及污染严重，常有异物存留，在早期清创时其组织坏死界限不清楚，因此清创很难彻底，感染发生率高。

1. 现代火器伤的基本特点　枪弹和弹片具有高速、高温、高压、高能量的特点。

（1）软组织坏死多　高温可直接使创伤周围的皮肤和软组织产生不同程度的烧伤。

（2）损伤的广泛性与不均匀性　除局部伤道及周围组织的损伤外，常见的广泛性的损伤，如出现远离伤道的肌膜下血肿、出血，甚至肌肉坏死、伤道外组织器官的损伤。

（3）伤道的复杂性　高速而旋转的枪弹击入人体，遇阻发生方向变化，弹道曲折多变，增加了枪弹与组织的接触面积，如致物在人体可形成既有入口、又有出口的贯通伤，也可形成仅有入口、没有出口的盲道伤。

（4）感染的严重性　伤道污染严重、软组织挫伤严重、伤道复杂、战斗人员高度应激状态与失血、脱水、免疫功能抑制等，也为细菌感染创造了条件。

2. 现代火器伤的初期外科处理原则

（1）全面了解伤情，分清轻重缓急　在全面了解伤情的基础上，应重点监护伤员的生命体征，对影响呼吸、循环功能、出血不止或上止血带的伤员，优先处理；休克伤员须在伤情稳定后清创。

（2）尽早清创　在伤后6~8小时内尽早清创，越早效果越好，即使伤后时间超过6小时也应尽早清创。一部分患者可在有效的抗感染药物作用下，根据气候及全身和局部情况，推迟清创时间，但最长不超过72小时。对已感染的伤口，应清除可见的坏死组织和异物，改善引流。

（3）充分暴露伤道　为了充分暴露伤道便于清创，利于减压、引流，应扩大伤口，切开筋膜，切除失活组织，取出异物。伤道中心区是高温、高压直接破坏区，该区的组织完全挫灭坏死，应把伤道中心区以及周围区的异物、凝血块、破碎组织、失活的肌肉筋膜等彻底清除。

（4）冲洗引流　伤道中心区及周围区经过处理后，可用过氧化氢和大量生理盐水进行反复冲洗。冲洗后用盐水纱布或浸润有抗生素的纱布松松填塞伤口，既能一定程度上消灭死腔，又能起到引流作用。

（5）严禁初期缝合　由于火器伤高温、高能量的特点，即使早期"彻底"清创，也不能认为已把所有失活、坏死组织及异物完全清除，必须坚持清创后开放引流，视伤口情况延期缝合。头颈部、面部、手和会阴等清创后可部分缝合或定位缝合。

（6）固定　采用石膏或牵引固定伤肢。

第三章　皮肤移植

皮肤是人体的主要器官之一。一般成人的皮肤总面积为 15000～17000cm²，重量约占体重的 1/16，是人体一个很大的器官。皮肤不仅具有感觉、调节体温以及分泌排泄等功能，而且还能阻止病菌或其他有害物体的侵入，防止体液、电解质和蛋白质等的损失，保护生命和维持机体与环境相适应。另外，要保持体表器官的正常外形与肢体的功能活动，也必须有赖于完整的皮肤。如果身体皮肤有严重缺失而不能及时获得补偿时，就会失去体表器官正常的外形与肢体的功能活动，甚至危及患者的生命。因而皮肤移植是骨伤科治疗中不可缺少的最基本和最常用的方法之一，是封闭伤口和创面、修复体表的完整、恢复肢体功能简单而有效的方法。

第一节　皮肤的游离移植

一、皮肤的组织学特点及其游离移植的分类

（一）皮肤的组织学特点

皮肤分为表皮和真皮，平均厚度约为 1.15mm，女性较薄，又因部位不同而有所差异。真皮下面为皮下组织。

1. 表皮　由上皮细胞构成，分为生发层、棘细胞层、（粒）颗细胞层和角质层。各层均由生发层（基底细胞层）不断发生丝状分裂演变而来，向真皮层突入的部分（上皮脚）与真皮层突出的部分（真皮乳突）紧密结合，形成皱褶起伏、不规则的交界。

2. 真皮　由胶原纤维、弹力纤维和网状纤维组成。胶原纤维和弹力纤维给皮肤以韧性和弹性，能耐受一般摩擦和挤压。

3. 附属器　毛囊、皮脂腺和汗腺等都是皮肤的附属器，它们深入到真皮层深部，都有上皮细胞包绕。在表皮缺损时，真皮内上皮细胞的有丝分裂就成为表皮再生的来源（图 3 - 1）。

（二）皮肤游离移植的分类

1. 表层皮片　仅含表皮层及部分真皮乳突层，成人厚度约为 0.2～0.25mm。它无论移植在新鲜创面还是有感染的肉芽创面上，均易生长。但由于皮片较薄，缺乏真皮层的弹性纤维，因此在皮片移植后挛缩性较大，不耐外力摩擦和挤压。面颈部和关节活动部位或肌腱、肌肉创面，不适宜用此种皮片移植，以免引起挛缩畸形，影响功能和外形。由于表层皮片移植后缺点较多，故临床应用受到限制。目前这类皮片主要用于暂时消灭创面，以待做进一步处理。

2. 中厚皮片　包含表皮和部分真皮，约为全层皮肤厚度的 1/3～3/4。按其厚度又分为薄厚两种，其厚度分别为 0.28～0.5mm、0.63～0.8mm。因此中厚皮片兼有表层皮片和全厚皮片

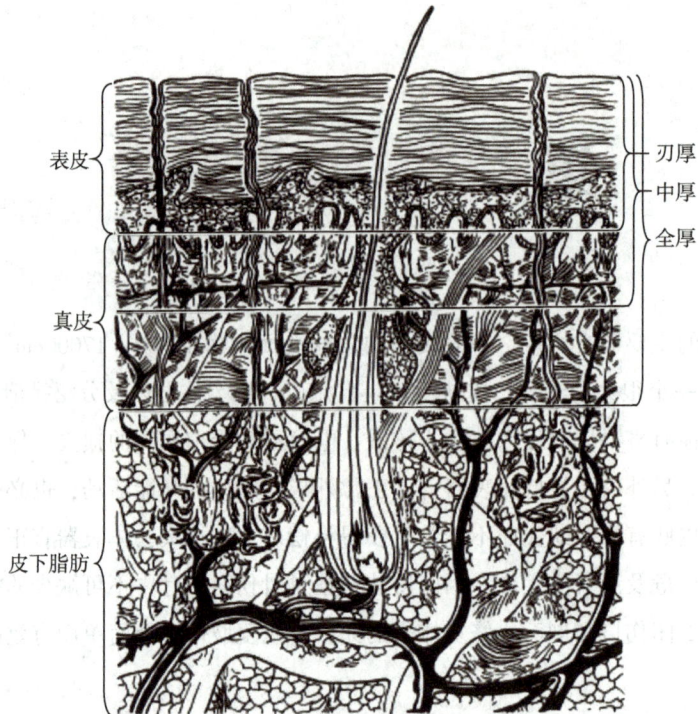

图 3-1　皮肤组织解剖和皮片分类

的优点，是应用最广的一种皮片。由于它包含有较厚的真皮层纤维组织，成活后质地柔软，能耐受一般的摩擦和挤压，也较易成活，收缩程度较小，能获得比较理想功能的效果。但较厚的中厚皮片移植在感染肉芽创面或面、颈部位，往往不易全部生长，供皮区常易形成瘢痕组织。较薄的中厚皮片成活后有一定程度挛缩和色泽变深。

3. 全厚皮片　包含皮肤的全层组织，是游离植皮中效果最好的一种皮片。皮片成活后挛缩程度最小，能耐受摩擦和挤压，质地柔软，活动度好，色泽变化小。但在污染创面和肉芽创面上皮片难以成活，又因供皮区创面已无上皮组织存留，取皮后必须进行直接缝合，若大面积供皮后不能直接缝合时，还须另取表层或中厚皮片覆盖，因此使供皮量受到限制，一般只适宜在较小面积的无菌创面上移植，大面积全厚皮片移植，则供皮区还需进行中厚皮片移植。

4. 保留真皮下血管网皮片　包括表皮、真皮全层并含真皮下血管网。保留真皮下血管网皮片较全厚皮片厚，借助真皮下血管网皮片易建立循环，术后弹性好，不收缩，柔软近于正常，色泽亦好。适用于面、颈、手掌、足底等部位瘢痕、肿瘤切除后的创面覆盖，耐磨性较好。不适用于肉芽创面的移植。

二、皮肤游离移植的适应证及禁忌证

（一）表层皮片移植的适应证及禁忌证

表层皮片移植后容易成活，供皮区能很快自愈而不留瘢痕。常用于消灭新鲜创面和肉芽创面，或暂时地消灭创面，以待进一步处理。因其较薄，移植后常有收缩和留有瘢痕，头、面、颈部、关节活动部位、肌腱、肌肉等创面不宜使用此种皮片移植。

（二）中厚皮片移植的适应证及禁忌证

1. 新鲜创面　皮肤撕脱伤后的新鲜创面或由于其他创伤及手术后造成的创面，或体表病理组织及瘢痕组织切除后，均可立即进行中厚皮片移植。皮片厚度一般以 0.4 ~ 0.45mm 为宜。

2. 肉芽创面 由于外伤等原因所造成的肉芽创面，或皮肤烧伤切痂后的创面，可以使用较薄的中厚皮片移植，厚度一般以 0.38mm 左右为宜。

3. 黏膜缺损 口腔、鼻腔、阴道等黏膜部位的缺损及所造成的畸形，可用较薄的中厚皮片移植，一般厚度以 0.3 ~ 0.35mm 为宜。这种皮片虽不能形成黏膜，但能逐步适应温湿环境，质地柔润，不致发生糜烂。但应特别注意术后皮片的固定，防止因皮片滑脱而致皮片不易成活，常放置支撑物予以保护，以防止皮片收缩。

4. 负重部位和深部组织 手掌、足底等负重部位，或肌腱、骨膜、神经及大血管等深部组织裸露创面，中厚皮片仍难起到保护作用，移植后效果也不理想，一般不采用中厚皮片移植。

5. 颜面部位 中厚皮片移植后，有收缩及色素改变现象，因此面部的中厚皮片移植很难达到理想效果，一般不采用中厚皮片移植。

（三）全厚皮片移植的适应证及禁忌证

1. 面部五官 全厚皮片最适应于小面积畸形矫正术，如面部五官的畸形矫正术。由于小儿腹部组织松弛，可供较大面积的全厚皮片，创口可直接拉拢缝合，但未成年患者切忌采取带有毛发区的全厚皮片，以免因发育而使植皮区生长毛发而影响外形。

2. 负重部位 手掌及足底负重部位，应用足背、足弓全厚皮片移植，能耐受摩擦和挤压，达到满意效果。

3. 面、颈部位 面、颈部位的瘢痕挛缩所引起的畸形，矫正手术的瘢痕组织切除后，或病理组织如血管瘤、色素痣等切除后的创面，以全厚皮片移植，常可取得满意效果。

4. 修复眉睫 可以切取带毛发的全厚皮片移植，以修复眉毛、睫毛。切取皮片时应注意保护毛囊，勿使破坏。

5. 肉芽创面 全厚皮片移植不适用于肉芽创面的移植。

三、供皮区选择的原则

1. 皮肤的质地及色泽 供皮区尽量选择与植皮区皮肤质地及色泽相似和容易被衣物遮盖的部位为宜。

2. 供皮区与植皮区的距离 在肉芽创面上植皮，原则上应选择远离植皮区的部位，以防发生交叉感染。

3. 面、颈部植皮 面、颈创面应选择皮肤细薄少毛、质地色泽接近的部位。如面积较小者，选择锁骨上、下窝部位皮肤；面积较大者，可选择上臂内侧或上胸部皮肤。

4. 大面积植皮 一般大面积植皮以选择大腿和背部皮肤为佳。通常情况下，成人一侧大腿可取 200cm² × 4 皮片，背部皮肤较厚，可切取面积较大和较厚的皮片。移植成活后，不论在功能或色泽外形，都较大腿部皮肤为好，供皮区愈合快，不易产生增殖性瘢痕，但操作时的体位和术后包扎均较麻烦。

5. 特殊部位的选择 若自体供皮特别困难时，可选择头皮、足跖部位为供皮区。头皮血运丰富，愈合快，能重复切取表层皮片以供植皮。面颊、颈项、关节、手足、会阴等部位不适宜选作供皮区（图 3 - 2）。

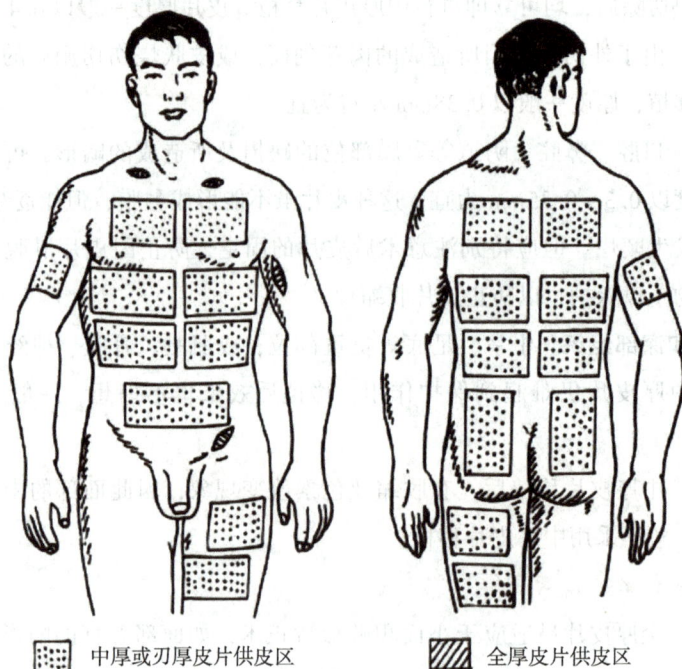

▦ 中厚或刃厚皮片供皮区   ▨ 全厚皮片供皮区

图 3 - 2 供皮区部位

四、皮片厚度确定的原则

（一）按植皮的部位和目的确定

1. 颜面、手掌、足跖及关节活动部位植皮，选择较厚的中厚皮片或全厚皮片，以使功能和外形都能获得较好的效果。

2. 躯干及四肢非关节部位植皮，选择较薄的中厚皮片，甚至可采用表层皮片。因这些部位对活动或外形影响不大，植皮只是为了消灭创面。

（二）按供皮区创面的性质及大小确定

1. 除了根据植皮的目的、部位、创面性质和大小以外，还应考虑到供皮区取皮后创面的愈合。取皮过厚，往往使供皮创面愈合困难，愈合后还会遗留增殖性疤痕。如背部皮肤较厚，可切取较厚皮片，而腹部皮肤较薄，则应切取较薄皮片。

2. 在选用邻近感染创面皮肤移植时，皮片厚度要偏薄，以防止供皮区继发感染和减少愈合上的困难。

（三）按患者的性别与年龄确定

1. 女性较男性皮肤为薄，幼儿及老年人皮肤较青壮年为薄，取皮时应考虑到这些差异。

2. 妇女腹部皮肤，因孕产而变薄，缺乏弹性，应避免使用。必须选用时，皮片切取应尽量偏薄，以免发生供皮区愈合困难。

总之，供皮区的选择和厚度的确定，应根据患者本身植皮与供皮部位的不同而灵活运用，应以植皮区既能恢复功能和外形，供皮区又能获得如期愈合目的为准。

五、皮肤移植技术操作

（一）植皮的术前准备

1. 一般准备 患者一般健康状况良好，应无手术禁忌证。对早期损伤需要植皮的患者，如有水和电解质紊乱、血红蛋白过低等现象，应在术前予以纠正。还应注意患者精神状态，以取得患者的充分合作。

2. 局部准备 在患者一般情况许可时，按第二章第三节中"术前备皮"的要求准备，但不用碘酒等刺激性较强的杀菌剂，以免皮肤损伤，影响皮片成活。手术部位有瘢痕组织者应在术前2~3日开始皮肤准备，用1‰新洁尔灭溶液浸泡，每日2次，以消毒巾包扎。

（二）取皮方法

1. 表层皮片切取 常用滚轴式取皮刀或剃发（须）刀。滚轴式取皮刀取皮，刀片安装时要压紧刀片压板，按所需皮片厚度调节旋钮刻度，共分四档，每档按0.25mm递增。另备约10cm×15cm×0.5cm大小两块木板，令助手压紧皮肤两端，使之紧张平坦，并涂以少许石蜡油润滑。固定好皮肤的两端，使皮肤绷紧，以免切取皮片时滑动。术者握刀柄将取皮刀紧压在皮肤上，先以刀面与皮面约40°角切入皮肤后，改用10°~15°角，做拉锯式滑动并逐步向前推进，皮片取到所需长度时，改变刀架角度，轻而均匀地拉动切取皮肤。皮片的厚度以透过皮片隐约可见刀片或所取下皮片的深面有一层薄白色的真皮组织即可。也可用剃发刀代替，其方法与上述相同（图3-3）。取皮刀取皮方法和器械设备简单，操作容易掌握，但不易取得厚度均匀和面积完整的皮片，边缘往往参差不齐，也不便于在皮面不平或松弛部位如腹部取皮，所以取皮刀取皮一般只适应于较小面积取皮。

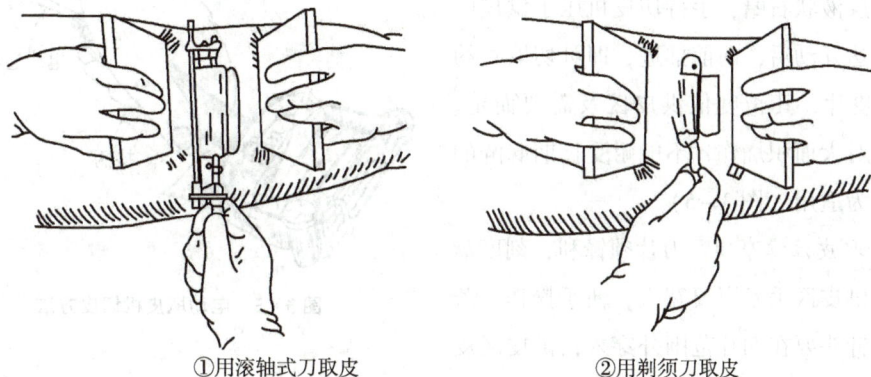

①用滚轴式刀取皮　　②用剃须刀取皮

图3-3 应用切片刀徒手取皮法

2. 中厚皮片切取 目前常用的器械有鼓式取皮机、电动取皮机。其中以鼓式取皮机切取的皮片较好，优点是厚薄均匀、面积较大。

（1）鼓式取皮机操作方法 使用切皮机前，应检查机件是否完整、轴部是否光滑，必要时以少许石蜡油润滑。先安放刀片，推上夹刀，调刻度盘指针在零位上，按所需皮片厚度，逆时针方向调正刻度，每格为0.1mm递增。供皮区消毒、铺手术巾及麻醉成功后，用纱布蘸乙醚擦拭皮肤及鼓面，去除油垢。再用医用胶水（市售补内胎胶水亦可）厚薄均匀地涂在供皮部位及鼓面上，鼓的前端亦应涂上少许胶水。待2~3分钟，胶水干后，手术者左手持鼓，右手持刀柄，将鼓的前端轻压在拟切取的皮肤一端，使鼓的前面、端面与皮肤密切接触2~3分钟。慢慢将鼓面向前上方转动，使在鼓的前端有少许皮肤翘起，再把刀落下，缓慢均匀地拉动刀柄，切入皮肤。在切取皮肤的同时，应将鼓面向前上方转动，最后将鼓的尾端略抬起切断。为了获得长条皮片，可以在取完一鼓后不切断皮片，把鼓取下，于皮肤远侧涂上胶水再连续切取即可获得40cm长的条形皮片（图3-4）。

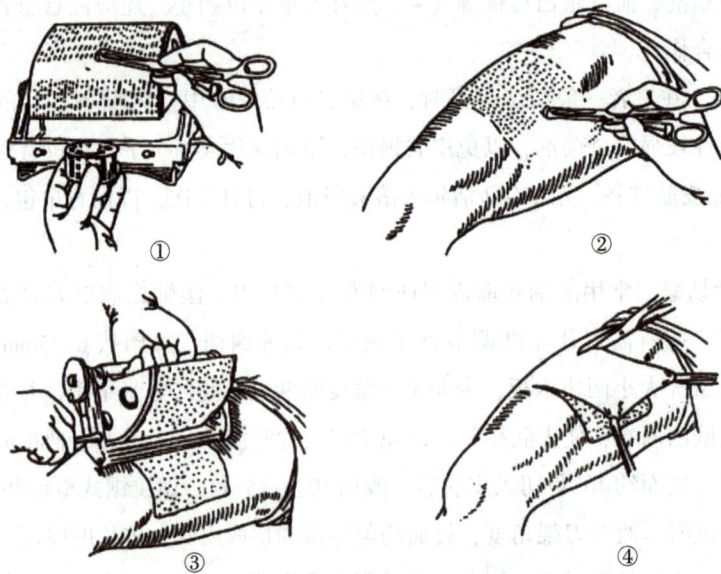

图3-4　鼓式取皮机切皮方法

（2）电动取皮机操作方法　较为简便，切取迅速，可缩短手术时间。先在供皮区及切皮机上涂一层液状石蜡，手持切皮机压于供皮区上，当马达开动后，向前推进，即可切取宽约7.5cm的皮片，其长度依供皮区及需要而定。此种方法对大面积烧伤、不能耐受长期麻醉的伤员，较为适用（图3-5）。

（3）取皮注意事项　刀片须锋利，刻度盘要准确；供皮区手术野要宽大，便于操作，若局麻时，针头要在切片范围外穿入；供皮区皮

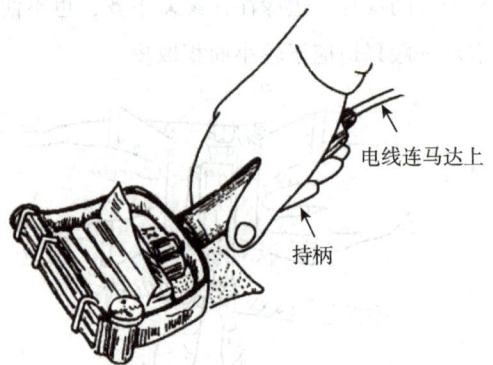

图3-5　电动取皮机切皮方法

肤凹陷部位可注射生理盐水充填平坦；切皮时用力要匀，压力要均衡，使皮片厚薄一致；若发现皮片不符合厚度要求，可随时调整刻度纠正；取下皮片，用冷生理盐水纱布衬托皮片，并将皮片及衬托的纱布一起卷成卷状，暂时存放，防止皱褶与干燥；取皮器械应与植皮器械分包，取皮后更换手套再行植皮。

3. 全厚皮片切取方法　全厚皮片移植，一般只限于较小面积时应用，全厚皮片不包括皮下组织。切取全厚皮片时，先根据植皮部位的大小与形状，以1%亚甲蓝将植皮区的大小与形状在供皮区画出。在划区外，依皮纹划一梭形线，皮片的长轴最好与皮纹平行。切取全厚皮片时，助手应将局部皮肤向外撑开，以增加其张力。依梭形线切开，深及真皮，但不切入皮下脂肪。然后用钩针（或穿过一缝线）牵引一端，助手用两钩针将切口向外牵引，可见一层白色纤维粘连于皮下组织，以锐利刀片依此白色纤维层浅面剥离（图3-6）。

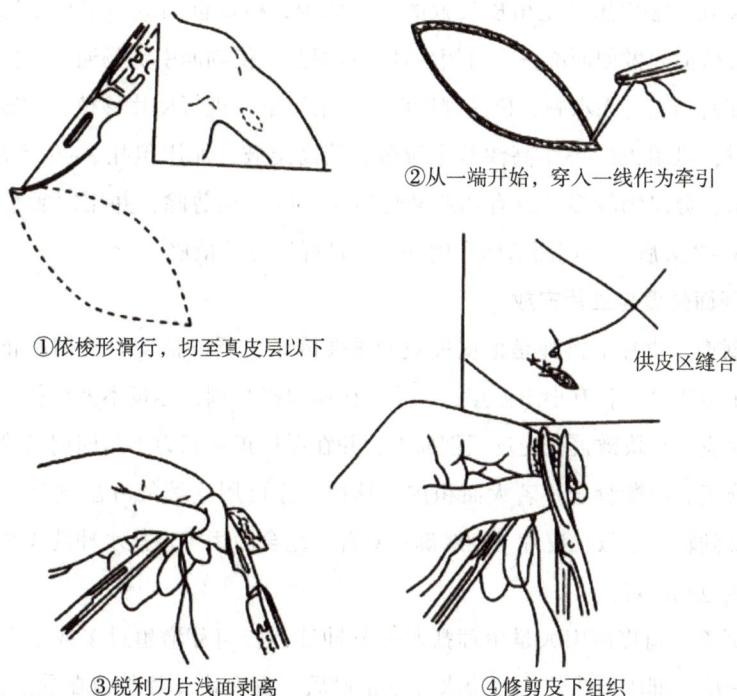

②从一端开始，穿入一线作为牵引

①依棱形滑行，切至真皮层以下

供皮区缝合

③锐利刀片浅面剥离

④修剪皮下组织

图 3 - 6 全厚皮片切取法

（三）供皮区的处理

1. 表层或中厚皮片

（1）创面处理 皮片切取完后，忌对供皮区创面进行不必要的擦拭、止血或其他接触，以免损伤与污染。先以温热的盐水纱布压迫止血后，再以凡士林油纱覆盖创面，外加纱布及棉垫（不少于 5cm 厚度）予以加压包扎。

（2）早期暴露 如果术后创面渗液较多，或因天气炎热出汗较多，可采取早期创面暴露法处理，即在取皮后 4～6 天，去除外层棉垫和纱布，保留覆盖创面的油纱，使创面与外界隔离，以保证创面愈合。创面一般暴露 2 天后即可干燥。

（3）供皮区处理 手术后局部如无感染迹象，一般在 2 周后多能一期愈合。下肢的供皮区在未完全愈合前，应避免下地活动，防止局部肿胀、出血或损伤，以免延长愈合时间。中厚皮片供皮区，若所取中厚皮片较厚时，为防止日后的破溃与瘢痕增生，可以考虑在术中用自体薄皮片覆盖。

（4）供皮区创面感染的处理 可按肉芽创面处理方法解决。供皮区创面愈合后，其新生上皮较为柔嫩，容易损伤和破溃，须在数日内予以保护。

2. 全厚皮片 设计供区以取皮后能直接缝合为佳。供皮区创面较小者，可直接拉拢缝合；如果供皮区面积较大者，则需切取中厚皮片移植来修复创面。

（四）植皮区的处理

1. 植皮区创面的准备

（1）新鲜无菌创面，或污染而行清创术后的创面 如手术切除病理组织后造成的皮肤缺损创面，或创口较干净而无感染征象，则可在 24 小时内进行彻底清创，然后进行中厚皮片移植。

（2）肉芽创面   创面感染是植皮失败的主要原因，植皮创面应尽量控制感染。感染的肉芽创面，皮片移植前须做创面准备，可用生理盐水湿敷，使创面引流畅通。在肉芽创面分泌物少、肉芽组织细密结实、无水肿、色泽健康鲜红的情况下，进行皮片移植，才容易成活。若肉芽组织有水肿时，可用2%~3%高渗盐水湿敷，抬高患肢，加压包扎3~7天后可进行植皮；若创面感染较重，分泌物较多，或有坏死糜烂组织，应及早剪除，并用次氯酸钠溶液湿敷创面。一般准备3~7天后，待创面清洁和肉芽生长良好后可行植皮。

2. 植皮区创面处理与皮片安放

（1）新鲜创面   皮片下血肿是植皮失败的重要因素，所以植皮时要彻底止血，可用温热生理盐水纱布压迫止血。若有小出血点，可用止血钳钳夹片刻，尽量不做结扎，以免线头引起异物反应。皮片应一整块敷盖在受皮区创面上，并在保持正常张力下与四周创缘缝合，缝合时先固定数针，修正后间断缝合。若大面积皮片移植，亦可用连续的方法缝合，以缩短手术时间。操作时要做到轻巧细致，皮片与创缘确切对合。缝合后用生理盐水冲洗皮片下创面，驱除积血后再行加压包扎固定。

（2）肉芽创面   植皮前用大量生理盐水充分冲洗，若肉芽增殖过多或不平坦，可用手术刀削平或切去一层，继用温热的生理盐水轻压止血后，将大块皮片敷植在受区创面。缝合后，可用小尖刀在皮片上做多处小切口，以利引流，避免因渗出较多时引起皮片漂浮，影响成活。亦可用邮票式植皮，即把取下的皮片切成若干如邮票大小的小皮片，分别敷贴在受区创面上，这样引流效果更好。若皮片来源不足时，可用点状皮片或筛状皮片植皮法。

3. 皮片固定方法

（1）加压包扎法   一般常用于较小创面及四肢易于包扎的部位。无菌创面上的皮面，可先用凡士林油纱覆盖，外加干纱布、纱头和吸水力强的棉垫和无菌绷带包扎。肉芽创面的皮面，先用网眼纱布覆盖，外加生理盐水或抗生素溶液纱布，再用凡士林油纱覆盖，以防止液体蒸发，再用棉垫、绷带加压包扎（图3-7）。加压力量要适当，以达到消灭死腔和固定的目的，一般以4~6.7kPa（30~50mmHg）压力为宜。压力过大，易造成皮片受压、血运受阻而坏死。关节活动部位要制动肢体，避免皮片滑移。

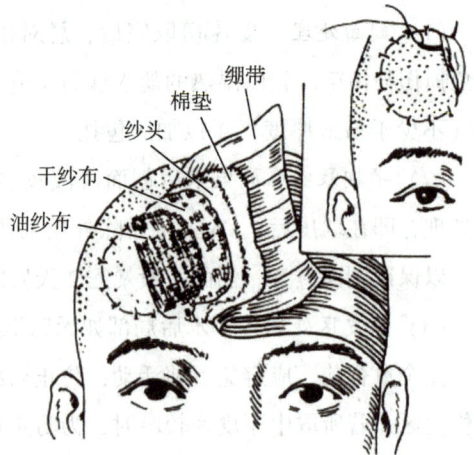

图3-7　加压包扎法

（2）打包加压固定法   适应于颜面、头项、腋窝、会阴等不易包扎固定的部位。植皮区边缘，每缝合2~3针留一长线头，用止血钳夹持，缝毕，盖上油纱、干纱，再放置松软小块碎纱布或棉球等。创面凹陷处，尚可做皮片与创面间缝合固定，但有引起出血的可能，要注意检查。将长线相对打结，把敷料打成包状固定（图3-8）。此种方法的优点是既能维持必要的压力，又不至于因敷料松脱滑移，皮片与创面间能紧密结合，有利于皮片成活。

（3）包模植皮法   适应于不易包扎或加压的部位，如在口腔、鼻腔、眼窝、阴道等与体表相通的腔穴内进行植皮。植皮时用印模胶加温软化后，塑造与创面形状大小相似的模型，将

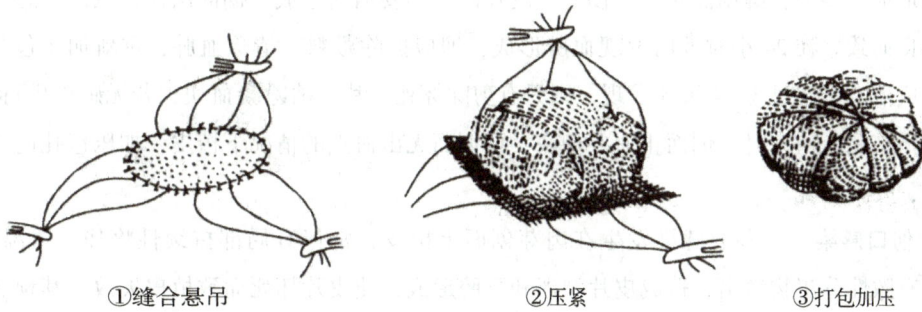

①缝合悬吊　　　　　　　　②压紧　　　　　　　　③打包加压

图 3 - 8　打包加压法

已切取的皮片，创面向外包绕胶模，皮片创缘缝合数针，防止移动，然后塞于腔穴内，使皮片与创面密切接触，最后，外面予以妥善固定包扎。

（4）暴露植皮法　适应于大面积灼伤创面或颜面、会阴及臀部等不易包扎的部位植皮。感染严重的创面，不宜加压包扎时，亦可用暴露植皮法。皮片贴敷到创面上后，不加任何敷料，但必须将肢体固定制动；植皮应注意保护，防止衣物、被褥污染。此种方法的优点是在暴露植皮过程中，便于观察局部情况和皮片的成活过程，可及早排除不利因素，如水肿、积液等，以保证皮片成活。加强护理，防止皮片移动或脱落，预防感染，是提高皮片成活率的重要环节。

（五）术后处理

1. 皮片移植后的处理　皮片移植术后，主要是维持皮片紧贴在创面上不发生感染，多能成活。合理更换敷料和观察皮片情况，则是术后处理的关键。首次更换敷料的时间，无菌创面，一般表层皮片移植需固定 4~5 天后，中厚皮片移植固定 6~8 天后，全厚皮片移植固定 8~10 天后。更换敷料时进行拆线，观察皮片生长情况。若皮色红润，皮片附着紧密，表示皮片已成活。若皮片呈现暗紫色，或有波动感，可能是血肿形成，应抽出或切开，清除凝血后加压包扎，皮片仍有可能成活，以后间日更换敷料一次。若皮片干性坏死时，应将坏死部分切除，可再行植皮。肉芽创面植皮后，应在手术后 3~4 天更换敷料。并根据皮片情况做相应处理后，重新加压包扎。以后每日或间日更换敷料，直到创面愈合。一般在首次更换敷料时全部或部分拆除缝线，继续包扎 2~3 周后，开始功能锻炼，并配合物理疗法治疗。

2. 皮片的收缩及预防

（1）皮片早期收缩　在皮片切取后产生的皮片收缩，称早期收缩。植皮时应将其张力恢复到原来的程度后，再行植皮缝合，有利于成活。

（2）皮片晚期收缩　皮片成活后逐渐产生的收缩，称晚期收缩，也称继发性收缩。其收缩程度与皮片的厚度有关，皮片越薄，收缩性越大。另外，也与植皮创面的基础情况有关，如瘢痕组织创面、感染肉芽创面或软松部位创面，其收缩性较大。继发性收缩往往影响功能恢复，所以植皮后应早期进行预防，如加压、固定、肢体制动等。后期应进行功能锻炼，配合物理疗法，如红外线、超声波、蜡疗、水疗、按摩、中药熏洗等，以防止皮片收缩，促进功能恢复。

六、植皮失败的原因及预防

1. 皮下血肿形成　由于植皮后，皮下出血形成血肿，使皮片与创面分隔，导致皮片坏死。

血肿的形成，多为新鲜创面止血不彻底、皮片固定不妥当而造成。创面出血，或由于患者凝血机制不良而致。在24小时以内发现血肿形成，即应拆除敷料，清除血肿，重新加压包扎，皮片仍可成活。若超过3~4天才发现，则只有剪除坏死皮片，清除凝血块，若无感染再行植皮。其预防措施是：植皮时，创面止血要彻底；在创面无出血点的情况下植皮，加压包扎前检查有无积血，妥善包扎。

2. 伤口感染　大多数感染发生在肉芽创面上植皮，常伴有局部持续性疼痛，体温升高，植皮区有脓性分泌物溢出，造成皮片漂浮和死腔形成，使皮片坏死而致植皮失败。其预防措施是：强调术前肉芽创面的准备工作要细致，重视无菌操作，彻底止血，消除血肿和死腔的发生，而且要合理使用抗生素。

3. 皮片移动　皮片移植后，如固定不良，使皮片移动，就可导致皮片与创面间新建血运破坏，皮片不能及时得到营养补充而坏死。所以，良好的缝合、包扎、术后制动是十分重要的预防措施。

4. 皮片压力不当　压力以4~6.7kPa（30~50mmHg）为宜。压力过小，皮片容易和创面间形成死腔，接触不良；压力过大，新生血运易受到障碍，生长受到影响。两者都可使皮片缺乏营养而坏死。

5. 皮肤移植方法选择不当　在深部裸露组织，如骨骼、肌腱、软骨上植皮，由于血运不佳，移植皮片均难获得生长，应考虑采用带蒂皮瓣移植术解决，或以邻近皮下组织带蒂转移覆盖裸露组织后，再行皮片移植。

第二节　皮瓣移植

皮瓣，是一由具有血液供应的皮肤与皮下组织所组成的组织块，除其基部或蒂部与供皮部位相连接以保持血流供应外，其他三面及其深面均与本体分离。皮瓣移植术是把在患者身体上造成的皮瓣移植到伤病处，并做适当缝合与固定，以修复邻近或较远处缺损的手术。

根据皮瓣的血供来源一般分为带蒂皮瓣和游离皮瓣两类。带蒂皮瓣又分为带皮肤蒂皮瓣与带血管蒂皮瓣两种。带血管蒂皮瓣，又称岛状皮瓣。皮瓣形成时，连同一知名动脉与伴行的静脉一并游离，但血管不切断。游离皮瓣是在皮瓣的形成过程中，连同一知名动脉及伴行的静脉一并游离、切断，移到受区做血管吻合。所以带血管蒂皮瓣和游离皮瓣移植术，实际上是显微外科手术，在此不做介绍。带皮肤蒂皮瓣分为瓣和蒂两部分，在皮瓣形成和移植过程中，供移植部分的皮肤及其附着的皮下组织层称为瓣，与身体相连接处称为蒂（图3-9）。皮瓣的血运与营养在早期全依赖蒂部供应，所以皮瓣有一个或两个蒂，而且蒂的宽度必须保证。

对于大面积的皮肤缺损，自体皮源不足，必须采用皮肤替代物进行创面的临时或永久性的覆盖。理想的皮肤替代物应具有与皮肤相同的功能，并能长期存活。皮肤替代物根据其有无组织活性可分为活性皮肤替代物和机械性皮肤替代物。活性皮肤替代物根据其来源可分为天然活性皮肤替代物和人工活性皮肤替代物。天然活性皮肤替代物有异体皮、异种皮、羊膜等；人工活性皮肤替代物是细胞工程或组织工程人工皮肤。机械性皮肤替代物又可分为纤维素敷料、合成敷料和生物敷料。

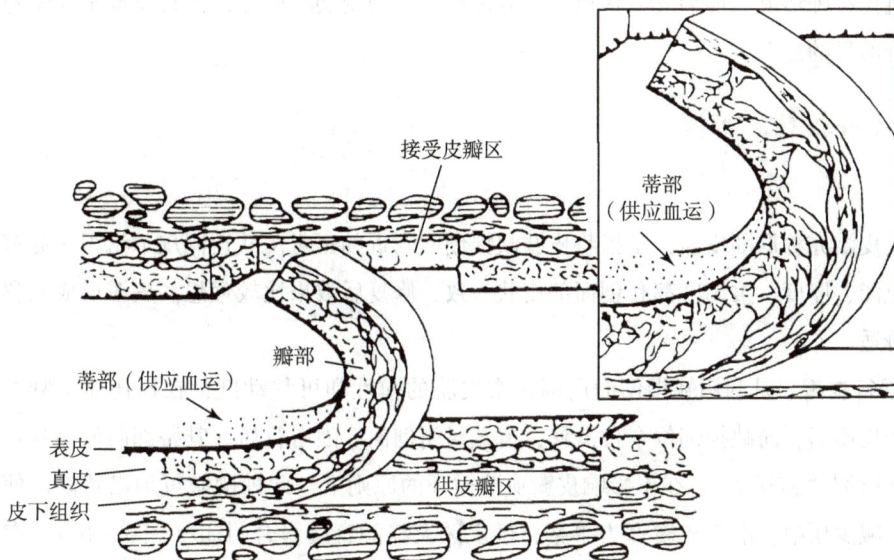

图 3-9 皮瓣移植示意图

一、带皮肤蒂皮瓣的设计原则和形成操作

创面覆盖程度决定于皮瓣的设计，皮瓣的成活情况决定于合理的设计与形成过程的无创伤操作。

（一）带皮肤蒂皮瓣的设计原则

皮瓣的设计一般需注意如下几点。

1. 局部条件与治疗的关系 设计皮瓣前，根据皮肤缺损的部位、形状、大小等具体情况，选择较为理想的供皮部位。同时对供皮区的皮肤色泽、厚薄、柔韧度、手术次数和疗程时间、是否需要"延迟"手术及制动方法等，都需要进行详细而周密的研究和考虑，避免不必要的间接转移。转移过程中，要考虑到患者有较为舒适的体位固定，正确估计转移时手术的次数和可能收缩的程度。皮瓣设计时面积应较缺损部创面面积大，应根据皮瓣的血运情况和面积大小来考虑皮瓣的切口及留蒂位置。

2. 皮瓣长宽比例 皮瓣的长与宽之比，一般据部位不同而异，以不超过 1.5：1 为宜，最宽处不超过蒂的基底部宽度。在头颈部，由于血液循环较好，比例可增加至 2：1。

3. 皮瓣的走向 皮瓣长轴须与血管走行方向一致，蒂部应设计在血管走行的近心端。

（二）带皮肤蒂皮瓣的形成操作

1. 皮瓣的形成 为避免造成组织损伤，皮瓣的制备及移植必须严格按照无创伤操作原则要求，运用整形手术器械，根据术前的设计，垂直于皮肤表面切开皮肤及皮下脂肪层，直达筋膜表面，用锐性器械把筋膜及皮下脂肪层分离至蒂部，便形成皮瓣。

2. 皮瓣的操作要求 皮瓣形成后，既要妥善止血，又要保证皮瓣的血供，应以生理盐水纱布包敷，待血管痉挛消除后，观察血运情况。若皮瓣色泽红润，远端皮下出血活跃，则表示皮瓣活力良好。若色泽苍白，创缘血运欠佳，可能是动脉供血不足，或暂时性血管痉挛所致，应继续用温热的盐水包敷片刻。若仍无好转，表示皮瓣血运不畅，应原位缝回，做"延迟"手术，避免损伤皮瓣血管。皮瓣移植到受区，必须与缺损部创面做严密缝合，防止空隙，以利

NOTE

愈合，避免血肿形成。远端皮瓣移植后，应进行良好的制动和固定，保持皮瓣不受牵拉，达到顺利愈合的目的。

二、皮瓣移植技术操作

（一）邻近皮瓣

邻近皮瓣亦称局部皮瓣，是指将皮肤缺损创面附近的正常皮肤连同皮下组织一起移植。因其皮瓣色泽、厚度、柔韧度都和创面部皮肤一致，修复后效果比较理想。皮瓣形成及移植时患者较为舒适。

1. 滑行皮瓣　是利用缺损创面周围正常皮肤的弹性和可移动度，在损伤部位侧方设计皮瓣。切开皮瓣后，向缺损部位牵拉滑移，覆盖封闭创面。因滑行后在其蒂部两外侧各形成皮肤皱起，即所谓"猫耳朵"，在不影响皮瓣血液循环的原则下，此种褶皱可加以整修以使创缘对合齐整，减少瘢痕。滑行皮瓣多为单蒂，供皮区大都能直接缝合封闭（图 3 - 10）。有时也可设计双蒂皮瓣，如小腿外侧双蒂皮瓣修复胫骨前缺损（图 3 - 11）、手指末端背皮瓣修复指端创面等（图 3 - 12）。但滑行植皮后，供皮创面须用中厚皮片植入封闭之。

"猫耳朵"的修整方法如下：先将褶皱钩起并牵向一侧，用 1% 亚甲蓝画出一投影线，然后依投影线做弧形切口；将褶皱的皮肤摊开并切除多余的皮肤，伤口即可平整缝合（图 3 - 13）。

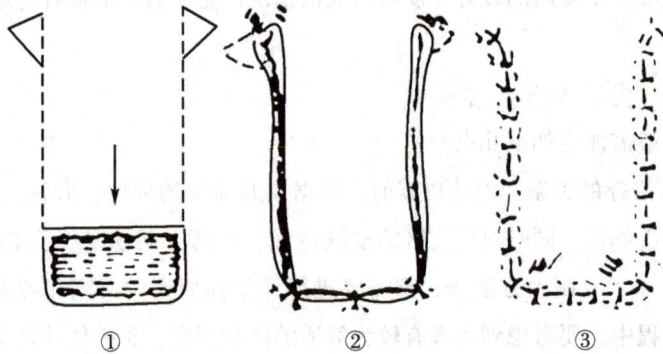

①　　　　　②　　　　　③

图 3 - 10　滑行皮瓣

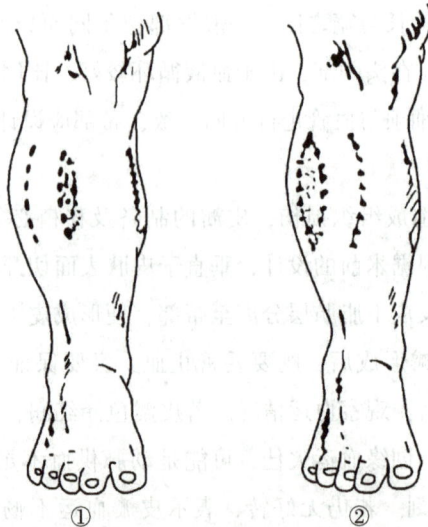

①　　　　　②

图 3 - 11　双蒂滑行皮瓣

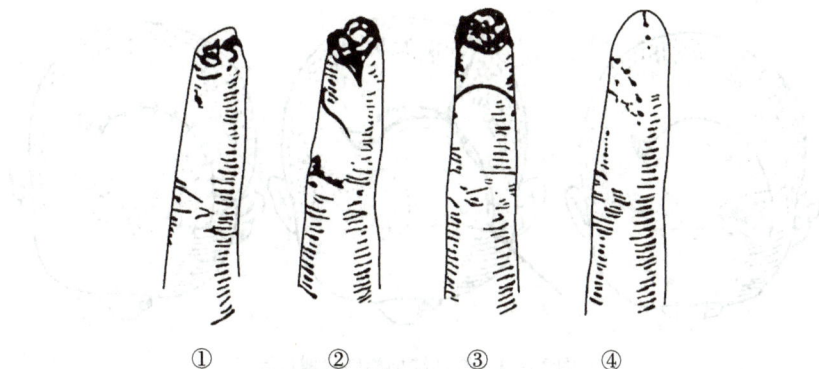

图 3 - 12 双蒂滑行皮瓣修复指端缺损

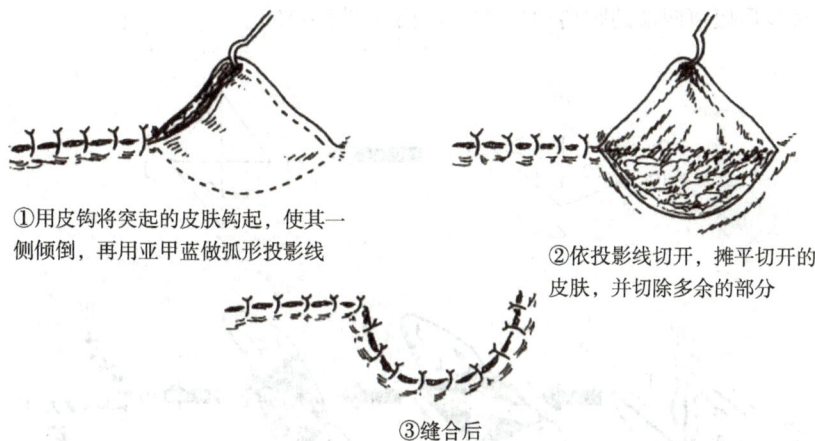

①用皮钩将突起的皮肤钩起，使其一侧倾倒，再用亚甲蓝做弧形投影线

②依投影线切开，摊平切开的皮肤，并切除多余的部分

③缝合后

图 3 - 13 "猫耳朵"的修整方法

2. 旋转皮瓣 自缺损的一侧或邻近的皮肤，经设计并剥离后使其依一定轴线旋转移植于缺损部位的，称之为旋转皮瓣。供皮区一般可以直接缝合，如有困难，可用游离植皮修复。

其操作方法依情况而异。

（1）缺损的形状如近似三角形，则可以依三角形的底边做延长切口，并使成弧形。游离此弧形切口所形成的皮瓣，使向缺损方向转移，以修复缝合缺损部分。

"1""2""3"为一三角形缺损，依"2""3"做延长切口，皮下剥离后使"3"点旋转至"2"处缝合，"4""5""6"为多余的皮肤突起成为"猫耳朵"，可以切除缝合使成平整的缝合线。

（2）如圆形或近似圆形的缺损，则可以在缺损的一侧做一长条形皮瓣，其末端为圆形，宽度与缺损直径相等或略小，经游离后旋转至缺损处。供皮区的缺损可以将创缘皮下组织进行游离后缝合（图 3 - 14）。

3. 交错皮瓣 或称为 Z 字成形术或对偶三角皮瓣。较为常用。多应用于线形挛缩或蹼状瘢痕畸形的修整。这种方法可以改变瘢痕的方向，使之与皮纹相符合；同时可以增加局部的长度。其操作步骤如下。

（1）依设计用 1% 亚甲蓝将切口绘出。

（2）先将长轴"甲乙"切开或将长轴的瘢痕切除，再切开斜线"甲丙"及"乙丁"及游离长轴两侧的皮瓣。

NOTE

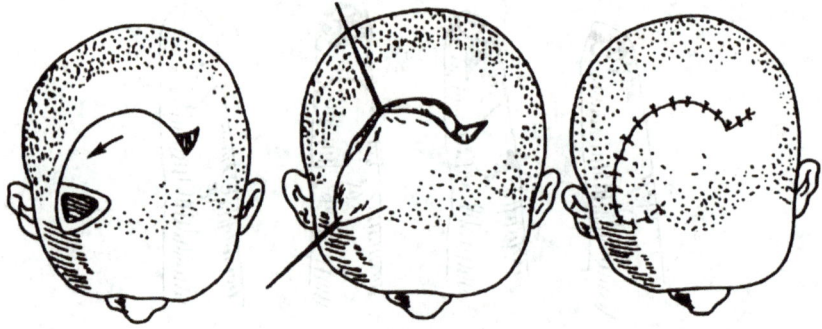

图 3 – 14   圆形缺损旋转皮瓣设计

（3）相互转移皮瓣使"1"移至丙点，"2"移至丁点；主轴线"丙丁"与原瘢痕的方向成垂直；原来线形瘢痕两端的距离"甲乙"增长（图 3 – 15）。

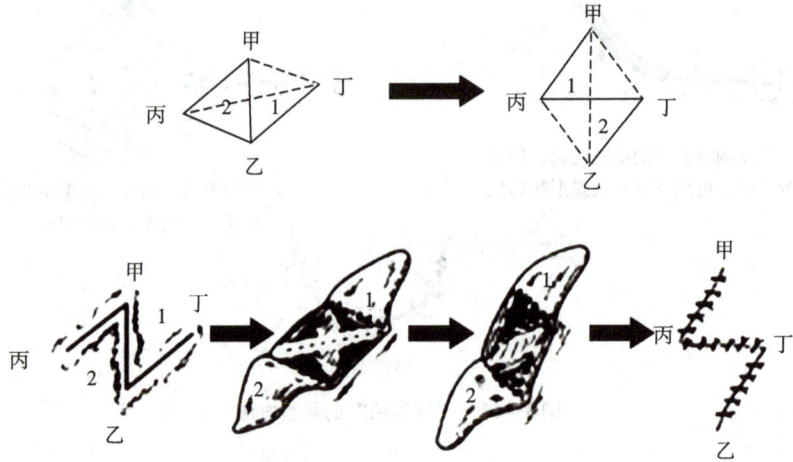

图 3 – 15   Z 字成形术原理

（4）交错皮瓣上不宜有深部瘢痕，最好是完全没有瘢痕。因为如果皮瓣有瘢痕，其血液供应多有缺陷，严重时可影响皮瓣成活。

（5）预期增加的长度与下列两因素有关：①与转移皮瓣的角度成正比：角度为 30°时，约增长 25%，45°时为 50%，60°时为 75%，但一般以不超过 60°为宜。虽然长度可因角度增大而增加，但转移时所造成的周围组织张力亦增加，常不能达到理想的位置。②与交错皮瓣边缘长度有关：如果皮瓣角度不变，则皮瓣的边缘越长，所增加的长度也越多。因此一般多采用几个小型的 Z 形皮瓣，以分散张力，效果较单一大 Z 形皮瓣好。

（6）采用 Z 字成形术修整瘢痕挛缩，常易发生皮瓣的尖端坏死。故皮瓣设计时应注意：基底要较宽；尖部形成钝圆形；皮瓣的基底或中央不应有瘢痕横过；缝合张力不可过大并减张缝合；手术止血应彻底，以免由于血肿而影响皮瓣的血运等。

（二）远位皮瓣

如果皮肤缺损，邻近缺乏正常组织供采取皮瓣之用，或使用后会造成新的畸形时，则必须在离植皮区较远的部位采取皮瓣进行修复。远位皮瓣通常只有一个蒂部，需 2～3 次手术方可完成修复，不受供皮区限制，可在任何部位采取大量皮瓣修复较大缺损。但是，从远处转移的皮瓣，无论在皮肤色泽、厚度、柔韧性及毛发分布上，均难完全符合植皮区的需要，故一般不适于头面及肢体裸露部位的植皮。另外，植皮过程中供皮和植皮肢体间须长时间进行固定，可使患者不适和引起关节疼痛。

1. 开放性皮瓣 在远位皮瓣移植过程中，将供皮区肢体和植皮区肢体联结固定在统一体位时，皮瓣下方常留有一部分裸露创面，往往容易导致感染，故宜将蒂部缝制成管状，或以中厚皮片移植修复，争取创面一期愈合。如修复手部缺损应用对侧上臂皮瓣，称双臂交叉皮瓣；或足部缺损应用对侧小腿皮瓣，称下肢交叉皮瓣，这些都属远位皮瓣（图 3-16）。

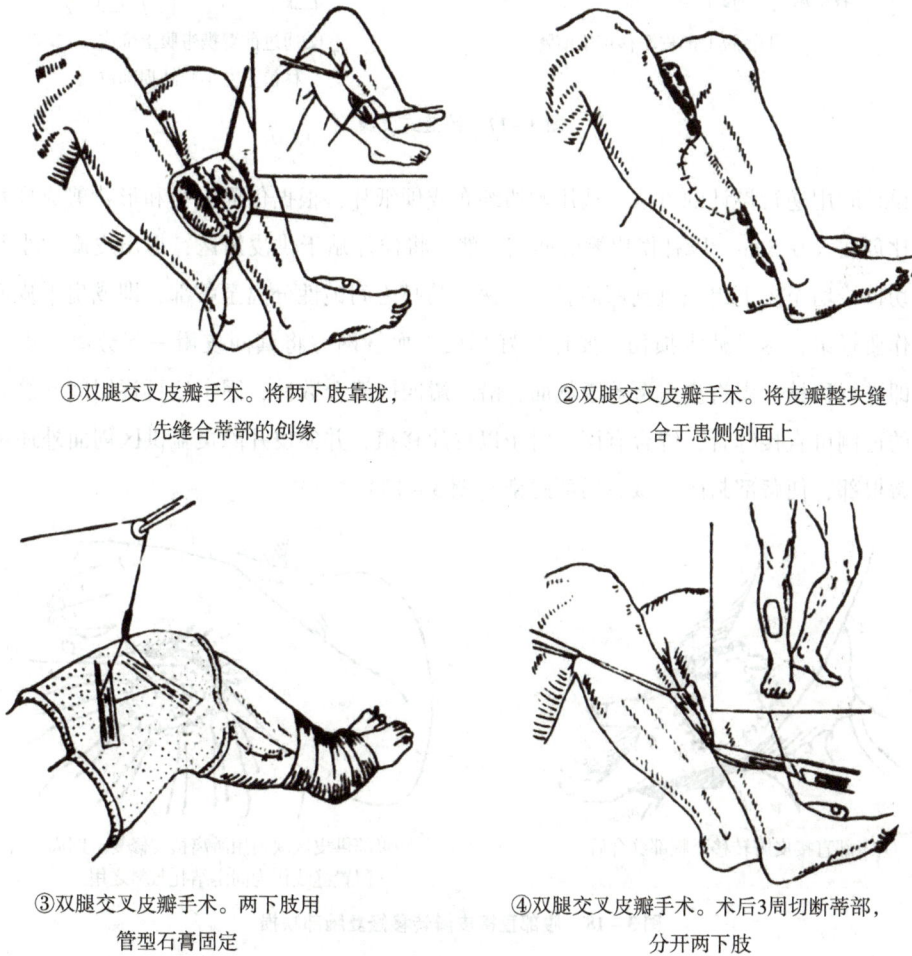

①双腿交叉皮瓣手术。将两下肢靠拢，
先缝合蒂部的创缘

②双腿交叉皮瓣手术。将皮瓣整块缝
合于患侧创面上

③双腿交叉皮瓣手术。两下肢用
管型石膏固定

④双腿交叉皮瓣手术。术后3周切断蒂部，
分开两下肢

图 3-16 远位开放性皮瓣

2. 铰链式皮瓣 是利用前臂为媒介携带皮瓣，移植于下肢缺损的方法，所以也叫间接转移皮瓣方法。手术时，先分别在腹部及臂部设计矩形皮瓣，将前臂皮瓣做180°翻转，创面与腹部创面相吻合，状似门窗铰链。2~3周后，将皮瓣切断，利用上肢携带，与下肢植皮区缝合。最后一次手术，将皮瓣全部移植到下肢上，前臂皮瓣则重新缝回原处（图 3-17）。

（三）直接皮瓣

直接带蒂皮瓣（或称直接皮瓣）即皮瓣自供皮区直接转移至较远处的缺损处，常用于四肢。利用此种方法修复缺损既快又好，手术较简便。

手或前臂的皮肤及组织缺损，可采用腹部皮瓣；肘附近的则可用躯干部的皮瓣；小腿皮肤缺损，可用下肢交叉皮瓣；手指端缺损，可用邻指皮瓣。因此，具体操作方法因缺损部位而异。兹以手腕缺损修复为例，介绍如下。

NOTE

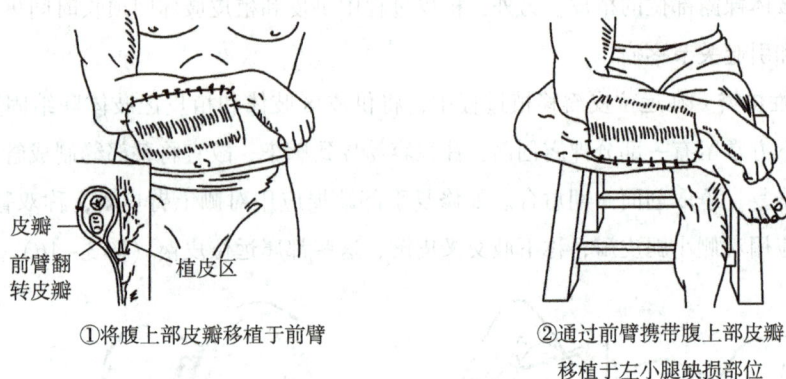

①将腹上部皮瓣移植于前臂　　　　　　②通过前臂携带腹上部皮瓣
　　　　　　　　　　　　　　　　　　　　　移植于左小腿缺损部位

图 3 - 17　铰链式皮瓣

在设计时用逆行设计的方法，选用硬质纱布或硬纸片，根据创面大小和形状剪成样片，样片应略比创面大 0.5cm，以补偿皮瓣的回缩，然后将样片贴于供皮瓣区，标出皮瓣大小及切口线，沿切口线切至皮下组织直到深筋膜，在深浅筋膜之间钝性分离至蒂部，即成扁平皮瓣。分离时操作要轻柔，尽量减少损伤。要保护好真皮下血管网并将其同皮瓣一起分离。皮瓣形成后，立即进行移植。先将皮瓣覆盖于创面，沿皮瓣四周缝合数针，固定后再逐层间断缝合。供皮创面的远侧可直接缝合，缝合有困难时予以皮片移植，并使皮片除覆盖供区创面外还可覆盖于皮瓣蒂根部，使蒂部封闭，减少局部感染（图 3 - 18）。

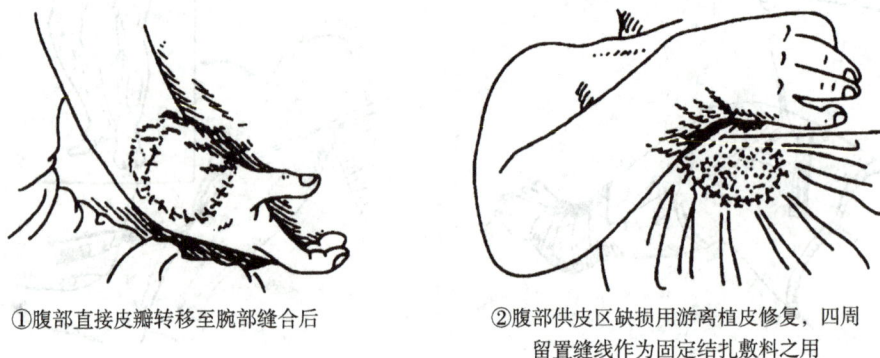

①腹部直接皮瓣转移至腕部缝合后　　②腹部供皮区缺损用游离植皮修复，四周
　　　　　　　　　　　　　　　　　　　留置缝线作为固定结扎敷料之用

图 3 - 18　腹部直接皮瓣转移修复腕部缺损

（四）皮管

管状皮瓣是一种密封式皮瓣，在移植过程中可无任何创面暴露。它是一块两侧边缘平行，在深筋膜上剥离后向内卷拢、缝制而成的圆柱状双蒂皮瓣，又称皮管，是目前修复缺损和畸形时的主要方法之一。

1. 皮管制备部位及应用范围　人体表面任何部位上，只要能将皮肤及皮下组织缝成圆柱状，均可作为制备皮管的部位。为保证皮管的血运，一般应顺主要血管走行方向制备皮管，皮管随人体的位置而命名（图 3 - 19）。

（1）颈部　沿胸锁乳突肌方向制备，称斜颈皮管。横跨颈中线两侧制备，称横颈皮管。适用于外耳、鼻、唇、颊等部位小型缺损的修复。

（2）胸肩部　从肩峰向胸大肌方向的皮管，称胸肩峰皮管。适用于面部及手指等部位的畸形和缺损。

（3）臂部　在上臂内侧纵向制备皮管，称上臂皮管。适用于面部缺损的修复，也适用于手部早期或晚期创伤的修复。

（4）胸腹部　从腰部一侧斜向前下方制备皮管，称腹部皮管。从胸外侧近腋部向下延伸至耻骨上方制备皮管，称胸腹皮管。该部位能制备较大而长的皮管，并有较丰富的血运，一般须由前臂部进行携带。适用于头面部、手部和下肢等较大缺损和畸形的修复。

（5）下肢部位　沿大腿内侧纵行或按腹股沟韧带方向制备大腿皮管；膝关节上部横向制备膝上皮管；小腿内后侧制备小腿皮管。大腿皮管适用于会阴部缺损的修复，其余皮管适用于对侧小腿部及足部缺损的修复。

2. 皮管形皮瓣的优点　身体上很多部位的皮肤及皮下脂肪都可用皮管的方法转移到需要的部位；皮瓣移植过程中，无创面暴露，引起感染的机会减少；皮管本身没有创面暴露，因而其中瘢痕组织少，将来挛缩的机会也较少；有充分的血液供应，使皮瓣的营养可以得到保证；不必时常更换敷料，可以节省时间与敷料；可以应用皮管携带移植较大的皮瓣。

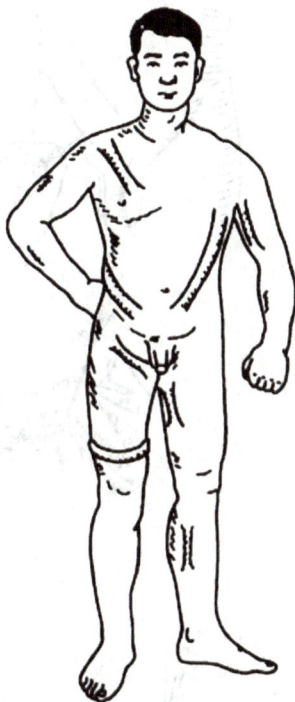

图 3-19　皮管制备的部位

3. 皮管的设计与制备方法　皮管的制备部位，应视缺损部位的需要而定。皮肤的色泽、厚薄、弹性、毛发及缺损面积的大小等条件，应与移植部位基本相近。如面部缺损以颈部皮管为宜，而手部缺损则需要较薄的皮管。

（1）确定皮管制备位置后，用亚甲蓝液在皮肤上画出两条平行切口线，切口线之间组织即为皮管组织。一般长宽比例应为 2.5：1～3：1。皮管制备后，在转移过程中有收缩和消耗，因而皮管面积长宽应增加 1/4，这样才能大小相符。

（2）沿切口线依次切开皮肤、皮下组织至深筋膜，顺自然分界仔细分离与修整，并认真止血，防止皮管内血肿形成，影响皮管愈合，然后用湿纱布垫衬于皮瓣下保护创面。

（3）缝合皮管。先在皮管两端各缝一针，作为牵引之用。采用间断缝合法缝合全层皮肤，间距 3mm，创缘距离 3mm，皮管两端留有 2.5cm 不缝合，缝合过近易引起血运受阻（图 3-20）。

（4）缝合皮管下供皮创面。缝合前先将两侧皮下沿深筋膜做较广泛的潜行分离，便于闭合切口。先缝合皮下层固定，并以纽扣式胶管做 2～3 个减张缝合，间断缝合皮肤创缘，若皮管下创面较宽而不能拉拢时，可采用中厚皮片移植封闭创面（图 3-21）。

（5）缝合皮管两端。皮管两端与皮管下创面折合部有较大空隙，可形成血肿，日久破溃，影响按时转移，缝合方法有如下几种：

对合式褥结缝合法：先缝合皮下组织以消灭死腔，然后四条创缘对合一起，褥结式缝合封闭创口（图 3-22）。

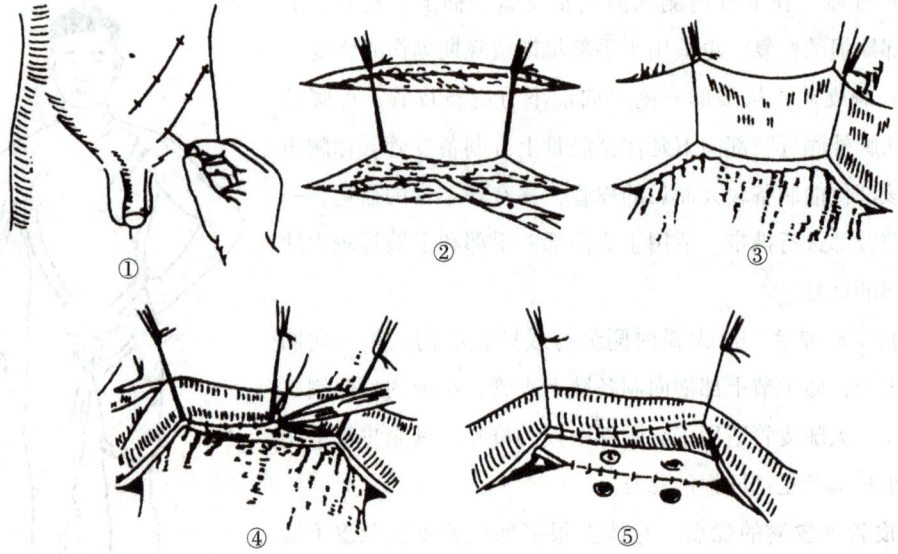

图 3 – 20 皮管形成术

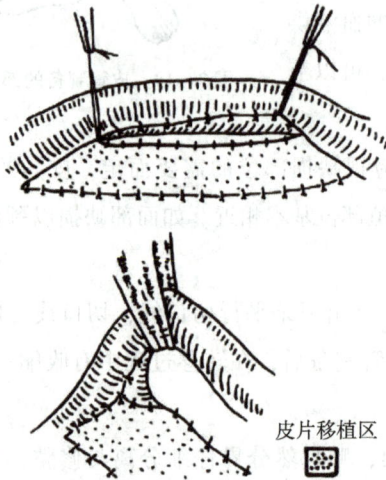

皮片移植区

图 3 – 21 皮管下供皮区采用皮片移植覆盖

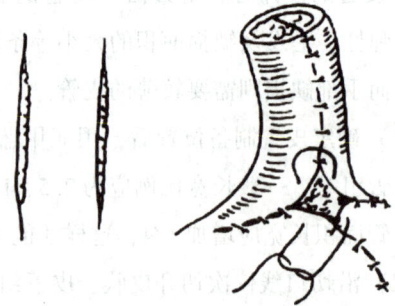

图 3 – 22 对合式褥结缝合法

Z 形切口缝合法：在平行切口末端，按 Z 形做两条对偶三角形切口，各呈 60°角，皮下分离换位对合创缘，缝合切口（图 3 – 23）。

单侧附加切口缝合法：在切口的一侧两端，各做一个约 60°角的附加切口，做潜行分离后，向对侧拉拢缝合。此方法能使皮管和供皮区的缝合线互相错开（图 3 – 24）。

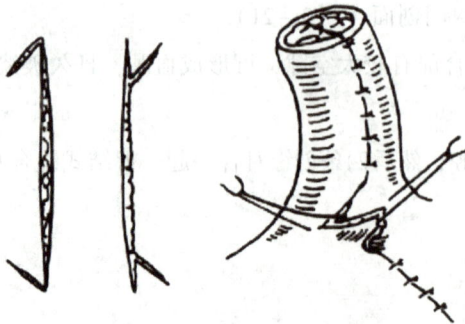

图 3 – 23 Z 形切口缝合法

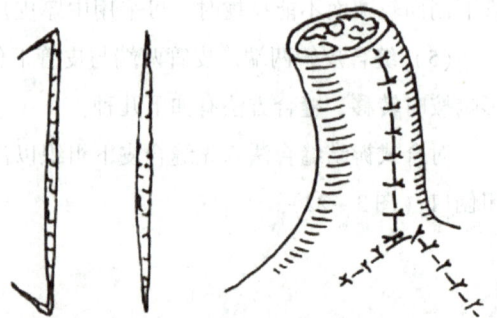

图 3 – 24 单侧附加切口缝合法

单侧 V 形附加切口缝合法：在平行切口两端，各做一 V 形附加切口，尖角约 80°～90°，底边长度约为两平行切口宽度的 1/2。广泛分离皮下后，向对侧拉拢缝合创缘（图 3 - 25）。

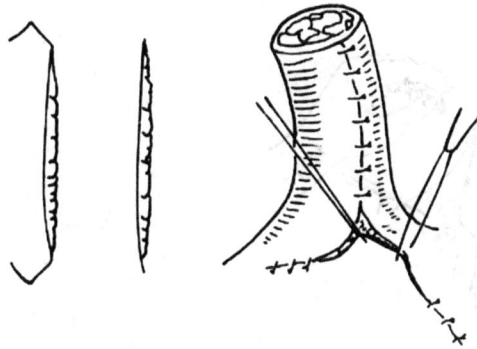

图 3 - 25　单侧 V 形附加切口缝合法

皮管全部缝合完毕，用凡士林纱布分别敷于皮管和供皮创缘缝线上，皮管两侧用纱布卷保护，上方用棉垫覆盖包扎（图 3 - 26）。若需较长皮管，可在皮管中段增加一个蒂，即称为桥（图 3 - 27）。

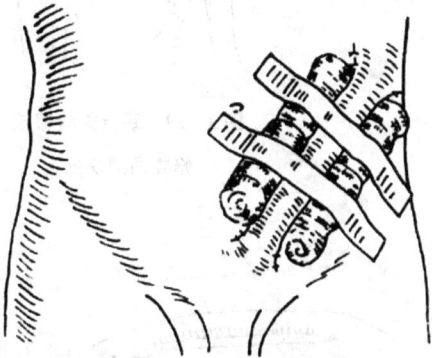

图 3 - 26　皮管成形后的包扎法

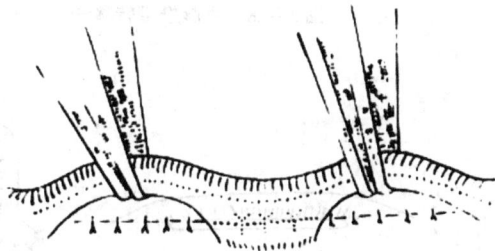

图 3 - 27　长皮管加桥分期制备法

4. 皮管形成术后处理　皮管形成后，应在术后 6 小时进行检查，观察皮管颜色、水肿程度、指压反应等。皮管和供皮区应给予适当压力，避免水肿和死腔形成。要注意患者肢体体位和制动情况。术后 12 天，可做间隔拆线，局部张力过大时可推迟拆线时间。

5. 皮管转移　皮管形成后，往缺损部位移植的过程，称为皮管转移。分直接和间接转移两种。

（1）**直接转移**　即由供皮区一次性移植到缺损部位进行修复者，称直接转移。一般在皮管形成后 3 周，可切断皮管一端，将皮管的一部分或全部组织移植到缺损部位，以达修复的目的。

（2）**间接转移**　皮管离缺损部位较远，须经一次或多次转移，或通过前臂携带转移，以达修复目的者，称间接转移。

手腕携带转移法：皮管切断后，按断端大小，在腕上部皮肤上画印，切开周径，半翻转形成铰链皮瓣，与皮管断端相对缝合，愈合后 3～4 周即可切断皮管另一端，转移到所需部位修复缺损（图 3 - 28）。

跳行式分两次转移法：若皮管离缺损较远，患者又不便用携带法转移时，可使用此法分多

NOTE

次跳行移植（图 3 - 29）。

蠕行转移法：是将皮管两端交替接近和分开，如虫之蠕动状逐步转移到缺损部位（图 3 - 30）。

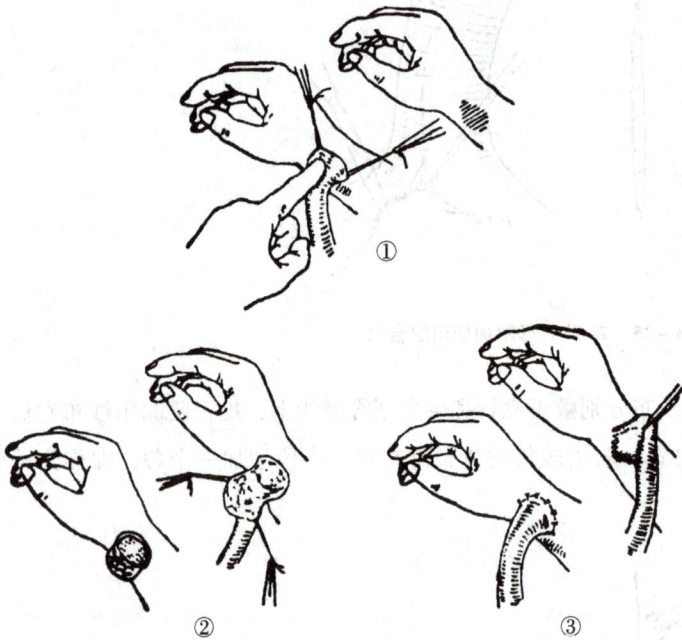

图 3 - 28　手腕携带转移法

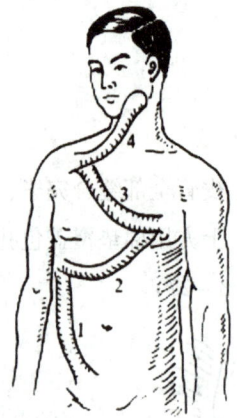

图 3 - 29　跳行式转移法

修复面部缺损

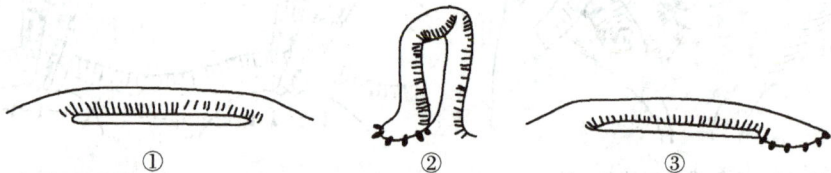

图 3 - 30　蠕行转移法

三、皮瓣及皮管的断蒂术

1. 断蒂时间　无论是单纯皮瓣还是皮管，移植到一个部位后，一般 3 周左右就可建立新的血液循环，此时即可断蒂，进行下步手术。还应根据大小、部位、血运情况、有无感染等，适当提前或延长断蒂时间。

2. 断蒂准备　为使皮瓣或皮管于断蒂后不致因血运障碍产生组织坏死，断蒂前可施行夹压训练。单纯皮瓣可用肠钳夹压，皮管可用断蒂夹夹压（图 3 - 31）。夹压力量以略超过患者血压收缩压为宜。初次夹压 15 分钟，并观察皮瓣或皮管的颜色及温度改变，每日 1～2 次，逐日增加，直至每次夹压 1 小时，若皮色不变，即可断蒂转移。

3. 断蒂方法　夹压试验证明皮瓣或皮管一端血运已建立，即可将夹压端先断蒂一半，观察其血供情况，如无变化，可全部断蒂，进行移植。如发现血供障碍，须缝回原处，以备数日后再移植。

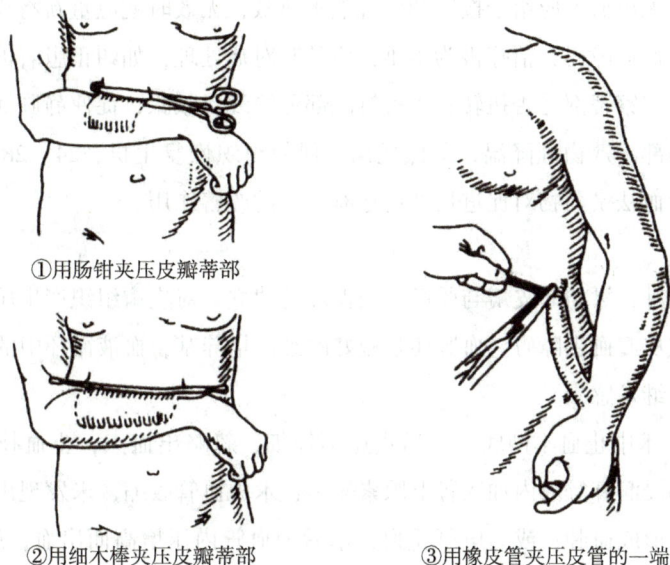

①用肠钳夹压皮瓣蒂部

②用细木棒夹压皮瓣蒂部　　　　　　　③用橡皮管夹压皮管的一端

图 3 – 31　各种皮瓣和皮管断蒂前的夹压锻炼方法

四、皮瓣移植的并发症及处理

（一）血运障碍

血运障碍是皮瓣或皮管移植最常见的并发症，严重者可造成大块组织坏死，影响治疗效果，多出现在首次转移过程中。

1. 血运障碍的原因　引起皮瓣血运障碍的原因有全身性和局部性两类。吸烟及糖尿病即为常见的全身性因素。局部原因主要有三类。

（1）皮瓣设计错误　如设计皮瓣未遵循原则，长宽比例过大；旋转皮瓣的旋转轴心点选定不当；误选有病变部位为供区等。

（2）手术操作失误　如手术操作粗暴，导致组织创伤反应剧烈；剥离层次不当，以致血供受损；缝合过紧，特别是在皮管形成术中缝合过紧，术后组织反应性水肿，影响静脉回流；止血不仔细，术后发生血肿，压迫血管和诱发血管痉挛；未按层次缝合，遗留死腔等。

（3）术后处理不当　包扎过紧或过松，前者影响动脉供血，后者则不利于静脉回流，且易发生皮瓣下血肿或积液；固定不可靠，特别是在皮管转移过程中，易发生蒂部撕脱、扭曲；术后疼痛导致血管痉挛以及血容量降低，未予及时处理等。

2. 血运障碍的症状　皮瓣的动脉供血不足，则表现组织呈白色，多由于暂时性反应性血管痉挛所致，不久即可恢复。若手术中损伤了皮瓣的动脉，可产生动脉缺血现象，出现皮瓣苍白，变色范围内可发生组织坏死。静脉回流迟缓时，皮瓣呈青紫色，皮瓣内血管扩张，血液淤积，组织缺氧，血管栓塞，组织坏死。一般在术后 2 ~ 3 天出现，5 天后稳定。

3. 血运障碍的预防　主要措施是严格掌握皮瓣和皮管的设计、形成、转移、断蒂时间以及术后妥善处理等各个环节。手术开始前对皮瓣或皮管的正确设计和掌握长宽比例至为重要；手术操作中，严格掌握无菌操作及无创技术原则，保护好主要供应血管和严密止血；术后良好的包扎和肢体可靠的固定制动，都是预防血运障碍的重要措施。

4. 血运障碍的处理　在皮瓣形成过程中，如发现皮瓣远端呈苍白或青紫色、指压反应迟钝、创缘和皮瓣下无出血，应给予按摩和生理盐水热敷，无效时就应重新将皮瓣缝回原处。皮瓣移植后一旦发生血运障碍，治疗极为困难，应及时对症处理，如纠正患者的体位和固定，检查包扎敷料情况，观察蒂部是否扭转；也可拆除部分缝线以减张，促使静脉回流；抬高皮瓣位置或局部按摩，局部冷敷物理降温，降低代谢，促使组织恢复生机；24～28小时内高压氧舱治疗有效；中药活血祛瘀药物对促进局部血运有一定的改善作用。

（二）血肿

皮瓣下发生血肿，可妨碍皮瓣与受区血液循环的建立，对皮瓣组织产生压迫作用和刺激血管诱发痉挛，导致皮瓣血供障碍。血肿还是极好的细菌培养基，血液循环中的抗生素无法渗入血肿内，因而容易继发感染。

1. 发生原因　术中止血不彻底。包括止血不仔细，忽略出血点；止血技术不正确，术后结扎线松脱；局部浸润麻醉液内加入肾上腺素较多，术中血管收缩，未发现出血点，术后血管扩张，引起出血，形成血肿；或为电凝止血，术后因血管内压增高而出血；患者有出血倾向，术前未查出。

2. 预防　应重视预防措施。有出血倾向的患者，应术前予以纠正。女患者应避免在经期施行手术。术中止血要彻底，较粗的血管出血，应用结扎法止血。缝合时注意解剖层次，防止遗留死腔。视情况放置引流，术后正确加压包扎。

3. 处理　术后皮瓣部位有剧烈疼痛、局限性肿胀及皮下淤血，即应考虑到有血肿形成，应在无菌条件下，拆除部分缝线，掀起皮瓣仔细检查。如有血肿应仔细清除，用等渗盐水冲洗，缝合结扎出血点。放引流后，缝合伤口。

（三）感染

1. 发生原因　手术未遵循无创技术的要求，操作不精细以致组织创伤剧烈，炎症反应严重，组织抵抗能力下降；或未严格遵守无菌技术，皮瓣血供障碍或血肿形成后，又未重视，未采取抗感染措施。局部有潜在感染灶存在，且术后皮瓣下遗留有死腔。患者一般情况差，或有糖尿病等全身性疾病存在。

2. 预防　术前改善全身情况，控制全身性疾病，以提高抵抗力。严格遵守无菌操作和无创操作的要求，爱护组织，止血彻底，伤口内正确放置引流，防止遗留死腔。术后正确包扎和适当使用抗生素。

3. 处理　一般术后体温均有所增高，如是正常的手术创伤反应，术后48小时内即开始下降。如48小时后体温仍继续升高，应警惕伤口感染。若同时还发现皮瓣与受区间缝合的创口潮红范围超过缝线区域，疼痛增剧，血常规检验白细胞计数增多，即可诊断为创口感染，应加强全身抗生素的应用，加强换药，密切观察皮瓣局部，必要时拆除部分缝线以利引流。

（四）皮瓣撕脱

见于远位皮瓣移植中，特别是采用间接转移法的扁平皮瓣和皮管易于发生，一般都是由于固定不可靠，肢体活动剧烈所致。一旦发生应立即清创缝合，正确有效固定。

第四章　肌腱缝合术

肌腱断裂和缺损是常见病，多由于损伤或病变而造成。为恢复肢体、指、趾的功能，断裂或缺损的肌腱均须及时予以修复。将断裂的肌腱重新修补缝合以恢复其功能的手术称为肌腱缝合术。肌腱的血供来自其本身的血管、腱旁膜和腱系膜，故而要使肌腱愈合快，粘连少，恢复良好的滑动功能，除了断端缝合时必须使断端对合准确外，对肌腱周围的软组织如腱旁膜和腱系膜亦应多加保护。在鞘管内缝合肌腱时，应将腱鞘做部分切除，使吻合点避开腱鞘的包绕，以便与周围松弛的软组织接触，有利于愈合。为了减少粘连，操作要轻柔，肌腱要保持湿润，切勿随便钳夹和擦抹，以减少粘连，有利于恢复其滑动功能。经过 3～4 周后，肌腱吻合点开始纤维性连接愈合，此时可承受适当的肌肉收缩性牵拉，可解除外固定，做主动功能锻炼。若用不锈钢丝缝合，亦应抽出。

肌腱主要由纵行纤维构成，缝合时断端容易被缝针或缝线割裂，所以设计肌腱的缝合方法时，应考虑到缝合处能否承受这一张力。修复后的肌腱易与周围组织形成不同程度的粘连和发生关节活动障碍，这与局部的病理情况、手术操作技术、缝合材料、术后处理是否正确等有密切关系，必须予以重视。

【适应证】

肌腱断裂，均应予以修复，至于修复手术时机的选择，则根据伤情确定。

1. 一期缝合　伸肌腱或屈肌腱及腱鞘外被锐器割伤，污染不重，创面整齐，伤后 8 小时以内者。屈肌腱鞘内的深浅肌腱同时断裂时，早期可切除浅肌腱，缝合深肌腱。

2. 二期缝合　创口无感染，但患者就诊过晚，可在伤后 3 周左右缝合肌腱。

3. 晚期修补　若创口已感染者，应在创口愈合 3 个月进行修补。

【禁忌证】

开放性肌腱断裂，在清创的同时应行一期缝合，但有以下情况者不宜：肌腱挫裂伤，创面污染严重者；肌腱断裂，同时有明显软组织血运障碍者；某些损伤，如在肉食加工、皮毛加工、污水作业等工作中受伤，伤口外观虽然清洁，肌腱断端亦较整齐，但临床中发现此类损伤术后容易感染，最好留待二期或晚期处理。因此，在受技术条件限制的情况下，若勉强缝合，反而容易增加感染率，或造成广泛粘连，失去晚期修复的良好条件。

【术前准备】

1. 肢体和病区的水肿、炎症，即使是轻度的，也应积极治疗。

2. 局部的较大和较硬的瘢痕应先切除与皮瓣修复，保证肌腱周围有良好的血运和柔软的疏松组织床。

3. 在肌腱缝合前，对其支配活动的僵硬关节应先治疗，给予理疗和主、被动锻炼，使之恢复有较大的活动度，才能手术。

NOTE

4. 缝合材料要选择反应小、拉力大、表面光滑的品种。一般以 0.25～0.3mm 直径的软性不锈钢丝为最佳,多用于抽出钢丝缝合。受力不大或直径细的肌腱可用尼龙单丝缝合。细丝线缝合有一定程度的组织反应,多用于 Bunnell 埋藏缝合,但丝线必须能承受 1～1.5kg 的拉力。

5. 准备细长的直圆针做缝合肌腱用。

【麻醉】

缝合肌腱手术应在无痛条件下进行,才能保证缝合的质量和效果。麻醉选择根据缝合肌腱的部位决定。上肢多用臂丛神经阻滞麻醉,下肢多用椎管内麻醉,儿童则用全麻。手术简单者可选用局部浸润麻醉。

【体位】

上肢:患者仰卧于手术台上,将患肢肘关节稍屈曲置于胸前,或置于侧台上。

下肢:患者平卧、俯卧或侧卧于手术台上。上臂或大腿缚气囊止血带。

【手术步骤】

1. 切口与暴露   肌腱手术的皮肤切口,应避免与肌腱纵轴平行,切口应垂直或斜形跨越肌腱,如此切口和肌腱只有一点接触,避免整个切口与肌腱纵行粘连。

2. 肌腱的暴露   肌腱断裂后,两端都有不同程度的回缩,其程度与肌腱滑动范围的长短、肌肉收缩力的大小,以及肌腱近、远端的断裂有关。手术时从伤口寻找肌腱断端,不宜用血管钳探入伤口盲目探找钳夹肌腱断端,这样易增加组织损伤,扩散创面污染范围,而且也达不到目的。寻找断腱远端比较容易,被动屈伸患指(趾)后,肌腱断端即可自行突出至伤口内。寻找断腱近端时,除被动极度屈(伸)关节外,还可用弹性橡皮带从肢体近端向远端做螺旋状缠绕,断腱多可自行突入伤口内,如仍不见突出,可在肢体近端另做切口,则不难找到断腱近端。

3. 肌腱缝合   根据损伤肌腱之种类不同,可采用不同缝合方法加以处理。

(1) Bunnell 埋藏缝合法("8"字缝合法)   适用于肌腱两断端直径相仿者(图4-1)。①体位、切口:根据缝合肌腱的部位选择,要求肢体安放稳定,宜于手术显露。切口宜稍长些。②肌腱近断端缝合:先用止血钳夹住肌腱断端拉紧。取 30cm 长丝线一条,两头穿细长直针,在距断端 1.5cm 处横贯肌腱进针,抽出使两侧线等长,然后紧靠出针点旁侧进针,斜向断端交叉而对称地穿过肌腱,如此交叉进针 2～3 次,最后止血钳近侧 3mm 处穿出。继之用利刀沿止血钳近侧大部切开肌腱,翻转止血钳以显露断面,同上法进针,自腱断面内两侧对称引出,切除肌腱残端,拉紧缝线。③肌腱远断端缝合:同上法,先用止血钳夹住断端,沿钳的内面大部切断肌腱,翻转止血钳,露出断面,调整肌腱轴线与近断端一致,在远断面选与近断面缝线点相对应的位置斜向交叉进针,距断面 3mm 处引出,同样斜向交叉对称贯穿缝合 2～3次,选一针横穿到另针近旁,最后将腱断端切下。④拉紧缝线:对合肌腱先拉住一根缝线,另一手扶住远断端肌腱,将缝线拉直,以消除腱内缝线的松弛。再拉另一根缝线同样收紧,使肌腱断面密切相接。⑤结扎缝线:将相邻穿出的两根线结扎,使线结陷入肌腱表面。线结是缝合的弱点,应该使之陷入腱内而受最低张力。⑥缝合:缝合皮下及皮肤。

(2) Bunnell 钢丝抽出缝合法   主要用于张力较大的肌腱断裂的缝合(图4-2)。①体位、切口:同 Bunnell 埋藏缝合法。②肌腱近断端缝合:同 Bunnell 埋藏缝合法,唯在第一针横贯线转角处穿过一根 15cm 长的钢丝,对折拧旋数转,穿三角针从近旁皮肤引出,待肌腱愈合后用

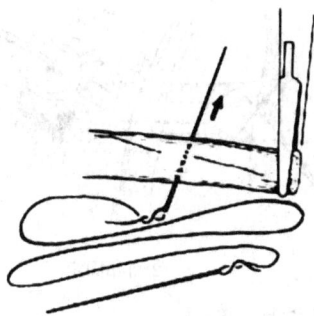

①近端腱横贯缝针

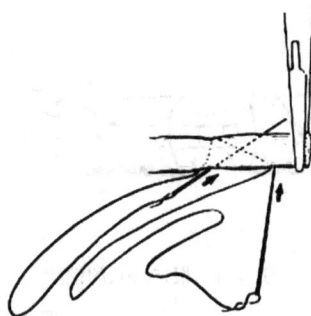

②两针交叉缝

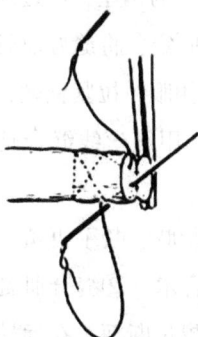

③切开断端

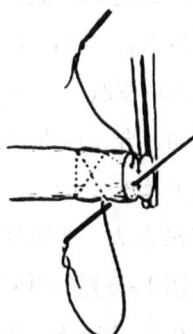

④于近断面对称出针

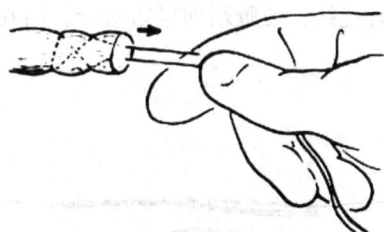

⑤拉紧近端腱缝线

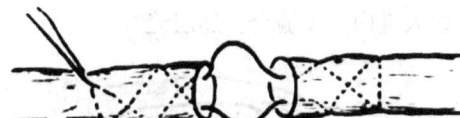

⑥远断面对称部位进针

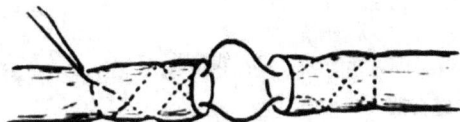

⑦远端腱交叉缝合，最后一针横贯

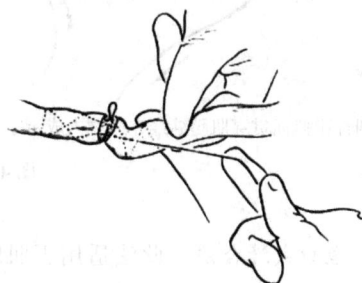

⑧拉紧缝线，使断端靠拢

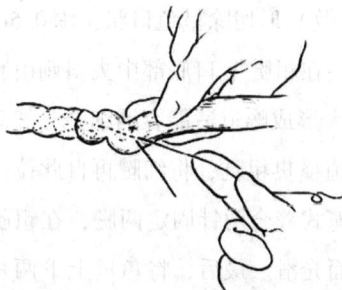

⑨拉紧另一缝线，使断端紧贴

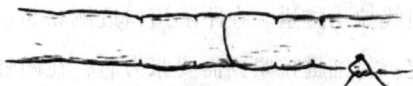

⑩结扎

图 4 - 1　Bunnell 埋藏缝合法

NOTE

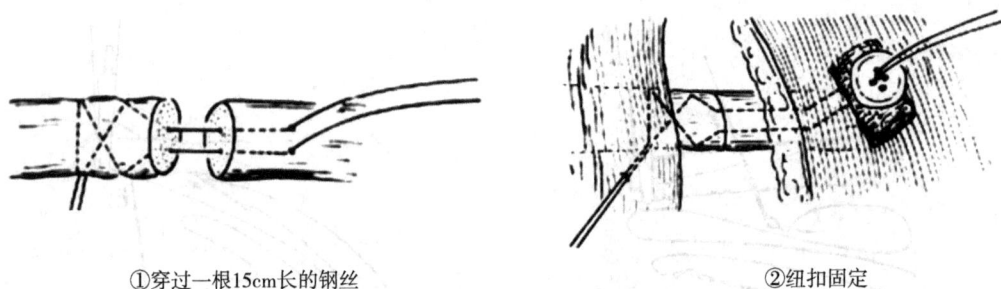

①穿过一根15cm长的钢丝　　　　　　　　　　②纽扣固定

图4-2　Bunnell 钢丝抽出缝合法

以抽出缝合肌腱的钢丝。③肌腱远断端缝合：将肌腱近断面引出的钢丝，经远断面相应点沿肌腱的轴线平行穿过2cm，然后自肌腱的浅面两侧穿出。④纽扣固定：将缝好肌腱的针线顺其缝合腱的方向从远端的皮肤上引出，穿过多层小纱布垫和纽扣的扣眼，拉紧钢丝，使近断端腱移向远端，断面密切对合，再将纽扣反向压紧，拧紧钢丝固定，用细丝线缝合腱膜数针。⑤缝合：按层缝合皮下及皮肤。

（3）双十字缝合法　此法操作简单，节省时间，多用于断肢、断手再植，或病情需要尽快结束手术时（图4-3）。①体位、切口：同 Bunnell 埋藏缝合术。②缝合肌腱：丝线先在近端肌腱上距断面0.5~1cm 左右处自浅面垂直贯穿缝合，将线越过断面，在远端肌腱等同距离处的侧面横位贯穿缝合；回至近端腱的侧面横穿缝合，再在远端腱的深面做垂直贯穿缝合，自浅面引出，二线在腱内呈十字。③拉紧对合：逐步收紧丝线，使腱断面紧密对合，结扎丝线，线结陷入腱内。④缝合：逐层缝合。

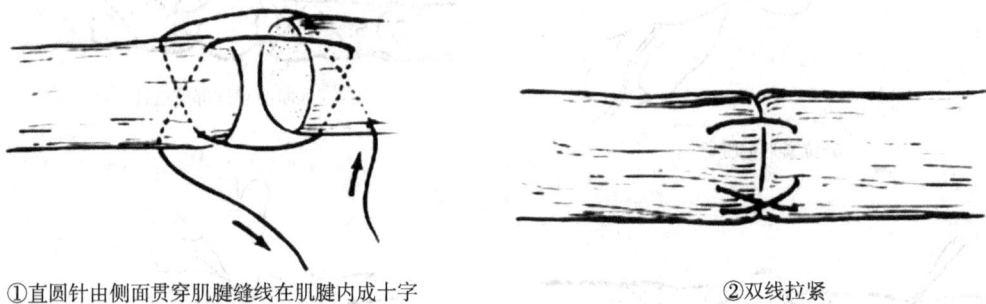

①直圆针由侧面贯穿肌腱缝线在肌腱内成十字　　　　　　　②双线拉紧

图4-3　双十字缝合法

（4）鱼口式缝合法　此法适用于肌腱两侧断端直径相差较大者（图4-4）。①体位、切口：同 Bunnell 埋藏缝合法。②腱断端修整：将粗腱断端做 V 形切除呈鱼口状，深0.5cm 左右。在细腱断端缝扎一根牵引线。③穿过肌腱：先用尖刃刀尖在粗腱 V 口底部中央斜刺由腱背侧穿出，用蚊钳夹住刀尖，随刀片退出而穿出 V 口，分开扩大形成隧道适能容纳细腱，然后夹住细腱牵引线拉出隧道。在距隧道口近侧0.5cm 处另做一隧道横贯粗腱，将细腱再自此拉过。④缝合固定：将细腱拉紧到需要张力后，在两隧道的中段各褥式缝合两针固定两腱，在粗腱外切除外露的细腱残端，塞入粗腱内，缝合腱膜一针，保持表面光滑。最后，将鱼口上下两片缝在细腱上。⑤缝合：按层缝合皮下组织及皮肤。

【注意事项】

1. 分离、钳夹、缝合肌腱时，应尽量注意无创技术。通过隧道的肌腱残端要埋入腱内，

①细腱断端缝扎一根牵引线

②用尖刃刀尖在V口底部中央斜刺，扩大形成隧道适能容纳细腱

③夹住细腱牵引线拉进隧道

④夹住细腱牵引线拉出隧道

⑤距隧道口近侧0.5cm处另做一隧道横贯粗腱，细腱再自此拉过缝合

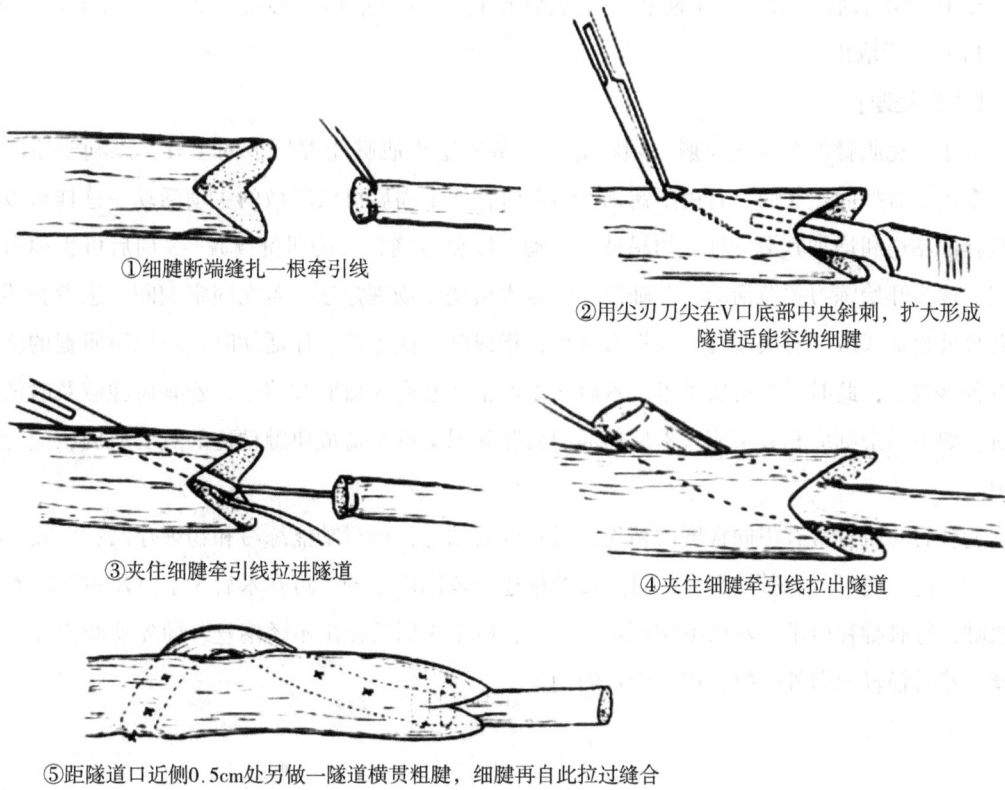

图4-4 鱼口式缝合法

断端对合要紧密，缝线、线结均应陷入腱表面，尽量减少外露，以保持腱表面的光滑度和减少粘连。

2. 肌腱周围应有良好的血运和疏松柔软的组织包绕，不能与骨相贴。瘢痕应予全部切除，皮肤缺损要用全厚皮瓣修复，不可游离植皮。

3. "8"字缝合肌腱时，注意避免在交叉点穿过缝线而影响抽紧缝线。两根线应位于肌腱的各半，或同时两针交叉缝合（图4-5）。

4. 肌腱两断端的缝线点必须相对应，还须注意轴向对合，避免旋转，才能保持腱吻合口的严密对位。断端进出针可用蚊钳先夹住断端，沿钳壁大部切断肌腱，旋转蚊钳以显露断面后即可从容操作；也可先切除残端，引出一针线，用左手牵引该线，用中指抵住肌腱固定，然后缝第2针（图4-6）。

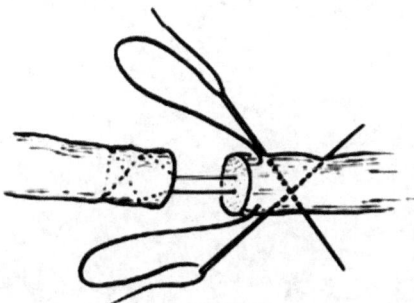

图4-5 双针交叉缝合

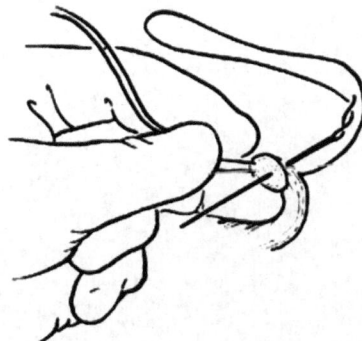

图4-6 缝断面时用牵线指法固定

NOTE

5. 伤口要彻底止血，这是防止发生肌腱粘连的重要措施，必要时也可置胶皮片引流，24～48 小时后取出。

【术后处理】

为了避免肌腱的缝线被拉脱，须将邻近关节固定于肌腱能够松弛的位置，以利于肌腱愈合。多用石膏托固定 3 周。若用不锈钢丝缝合时，在 1 周后可做轻微的主动活动，这样可以减少肌腱的粘连和增加其滑动性。切忌被动活动，以免将缝合后的肌腱撕脱。3 周后可去掉石膏固定，逐步开始练习关节活动，并辅以中药煎水熏洗或物理疗法。若在固定期间，患者突感肌腱缝合处松弛或肢端有失落感，或拆石膏后，指或趾不能做伸、屈活动时，均说明肌腱的缝合线有脱落现象，此时需要再次手术。术后必须严密观察有无血肿和感染，若有血肿应及时清除积血，如为感染则应充分引流。术后局部的血肿和感染都是造成肌腱粘连的重要原因，应力求避免。

缝合后的肌腱常有不同程度的粘连，对轻度的粘连，可行功能练习和物理疗法；对较重的局限性粘连，还可行肌腱松解术；对严重的粘连而范围广泛的，可在术后 3 个月左右切除粘连的肌腱，行肌腱移植术。对用不锈钢丝缝合的，应于 3 周后拔出不锈钢丝，即先剪断纽扣上的钢丝，然后轻轻地向外牵拉，拔出缝合的钢丝。

第五章　骨折内固定术

骨折内固定术是在骨折发生后，通过闭合复位或切开复位的方法，单独或联合使用接骨板、髓内钉、不锈钢丝或螺丝钉等内固定物将骨折断端连接固定起来的手术，是用于治疗复杂骨折、骨折经手法复位失败，或骨折经非手术治疗效果不佳的一种有效治疗方法。随着手术技术的不断进步、内固定材料的不断改进，手术内固定在临床上已得到广泛运用。通过内固定可以较好地实现骨折断端解剖复位，提供坚固的支撑，减少或不用外固定，早期进行伤肢功能锻炼。

20 世纪 60 年代末，M. E. müller，M. Allgower，R. Schneider 和 H. Willengger 等人在瑞士建立了专门研究骨折内固定的学术组织（Arbeitsgemeinschaft für Osteosynthesefragen/The Association for the Study of Internal Fixation，AO/ASIF），从事研究用内固定治疗骨折的适应证，以及骨折、截骨术和骨不连的治疗中内固定生物力学的改进。AO 早期建立的四大原则是：解剖复位、坚强固定、保护血运及功能康复。

在临床实践中，证实了经 AO 技术处理后，一些复杂的骨折获得了前所未有的疗效，但也陆续发现了一系列缺点，并提出了应力遮挡和接骨板下皮质骨因血供破坏而出现哈佛系统加速重塑的概念。有鉴于此，AO 学派从原来片面强调以生物力学固定的治疗原则逐渐演变为以生物学为主、兼顾生物力学的治疗原则，即 BO 原则，其内容包括：间接复位、弹性固定、不强求一期稳定、减少内固定物与骨的接触面。其核心思想是最大限度保护骨折局部血运，寻求骨折稳固和软组织完整之间一种平衡。可以说，BO 概念脱胎于 AO，而高于 AO。

第一节　常用内固定物的材料选择

用于人体的内固定物，作为人体支撑载荷的重要结构，必须具有一定的刚度、强度和韧性，不能因长时间使用而发生疲劳性折断。置入体内的内固定物处于体液的环境中，只有具备较好的组织相容性，才能抗酸、抗碱、抗腐蚀，避免和减少局部毒性反应、过敏反应的发生。另外，内固定物材料的选择，还要满足无磁性或顺磁性、重量轻、便于加工和消毒等特性。现在常用的内固定物材料分为金属类和非金属类。

1. 铁基合金　即常说的 316L 不锈钢。其以铁基为基础，混合含有镍、铬、锰、钼、硫、硅、磷等元素。其中铬可以在金属表面形成氧化保护膜，维持"不锈"的特征；镍、锰、硅等可以稳定金属微观结构，增加其抗腐蚀能力。不锈钢易于加工，延展性佳，强度高，性价比大。不锈钢材料的缺点是易受缝隙腐蚀和应力腐蚀的破坏，因此不建议作为永久性植入体使用。

2. 钴基合金　是钴基加上大量的铬，其抗腐蚀性明显优于不锈钢。按照不同的制造方式，分为铸造（F75 合金）、锻造（F799 合金）、冷加工（F90 合金和 F562 合金）。虽然钴基合金具有优良的组织相容性和抗疲劳性，但经加工后其强度、延展性显著降低，所以现已很少用于骨折内固定物，而多用于髋关节假体柄。

3. 钛和钛基合金 纯钛和钛合金的表面形成钛氧化膜，使其易于和骨组织结合，不易受体内液体环境的腐蚀。因此相较于前两者，钛和钛合金具有更加优秀的抗腐蚀性和生物相容性，并且质量更轻，影像学检查更加安全，弹性模量更接近皮质骨。目前骨科应用最多的是钛铝钒合金。钛合金的主要缺点是缺口敏感性。金属表面一旦有缺口或划痕，即可引起应力集中，使内置入物的寿命下降。

4. 生物可吸收内固定材料 当前在临床中使用的生物可吸收材料是 α-羟基聚酯类，包括聚乳酸、聚左旋乳酸、聚羟基乙酸、聚异二噁烷等。这类有机高分子化合物在人体内水解为 H_2O 和 CO_2 通过呼吸和尿液排出体外。较之传统的金属内固定物，可吸收材料的优点主要体现在：①弹性模量与骨组织相似。②随着固定物的降解和强度减低，负荷逐渐转移至骨骼，避免了应力遮挡效应的发生。③可用于儿童骨骺骨折和感染病灶的固定。④固定物在体内经降解吸收，避免了二次手术。目前，可吸收材料被制成螺丝钉、接骨板、固定棒、髓内钉、椎间融合器等内固定器械，广泛用于全身各部位的骨折、椎间植骨融合以及膝关节交叉韧带重建后的固定。新的观点认为，可吸收内固定物与金属材料在骨折的治疗结果上并无差别，在体内的最长降解时间也达到 3~5 年，保证了在骨折愈合前能保持足够的机械强度。其主要并发症为非化脓性炎症和窦道形成。

第二节　常用的内固定物及使用方法

一、不锈钢丝

不锈钢丝固定多以"8"字或环扎等张力带的形式，单独应用或联合其他置入物，如克氏针、空心螺丝钉等，用于髌骨骨折、尺骨鹰嘴骨折以及其他部位的撕脱性骨折（图 5-1）。通过钢丝的张力带固定，可以中和骨折断端的张力，在关节屈曲时把张力转变为压力，从而允许关节早期功能锻炼。

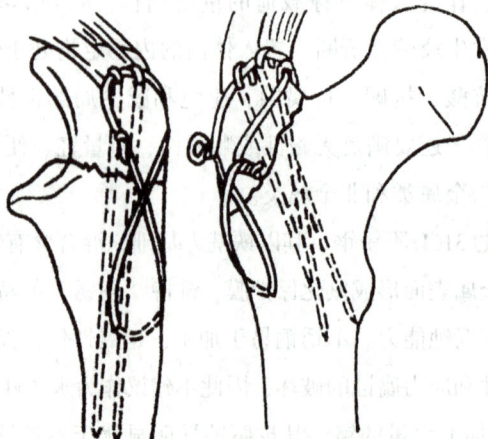

图 5-1　不锈钢丝"8"字固定

二、螺丝钉

螺丝钉是骨科内固定术中最常用到的一种器械。通过螺丝钉的顺时针旋转，产生轴向线性运动，在骨折块之间、骨折块与螺丝钉之间、螺丝钉与接骨板之间形成摩擦力，固定骨折断端。

（一）螺丝钉的结构

螺丝钉可分为头、体、螺纹、尖四部分（图5-2）。

1. 头部 即常说的螺帽，可有一字形、十字形、槽形、六角形、星形等。头部是用来与螺丝刀连接，拧紧或拧松螺丝钉的。当拧紧螺丝钉时，头部与骨皮质接触，形成负荷压力，该压力可以将接骨板压在骨表面，也可向内传导，抵抗骨折断端的剪切力，限制分离移位。一般AO的螺帽为内六角形，与头部为六角的螺丝刀相匹配。

2. 体部 是螺丝钉头部与螺纹之间的光滑部分，即螺杆。

3. 螺纹 是由根径（芯直径）、螺纹径（外直径）、螺距（两相邻螺纹之间的距离）和导程（螺丝钉每转一圈进入骨组织的距离）等因素确定的。

4. 尖端 可分为非自攻型和自攻型。前者多呈圆形，拧入前需先用攻丝锥攻丝；后者多呈槽形或套针形，可不必攻丝直接拧入螺丝钉。

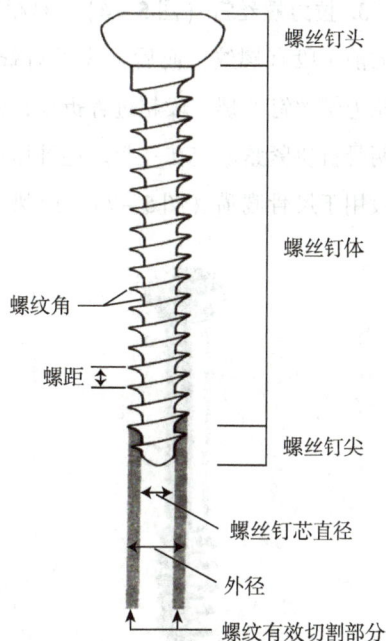

图5-2 螺丝钉的结构

（二）螺丝钉的分类

在临床使用中，螺丝钉的种类繁多。按使用部位可分为皮质骨螺丝钉和松质骨螺丝钉，按外直径可分为3.5mm、4.5mm、6.5mm螺丝钉，按是否需要攻丝可分为自攻/自钻螺丝钉和非自攻螺丝钉。

1. 皮质骨螺丝钉（图5-3） 皮质骨螺丝钉全长都有螺纹，有1.5mm、2mm、3.5mm、4.5mm等几种规格。其螺纹较浅，螺距小，螺芯大，在拧入前通常需要攻丝（图5-4）。皮质骨螺丝钉多用于骨质量较好的皮质骨，适用于固定骨干的长斜形或螺旋形骨折，也用于接骨板固定。

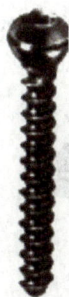

图5-3 皮质骨螺丝钉

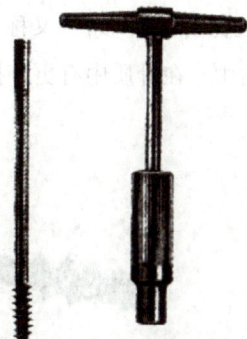

图5-4 攻丝锥

NOTE

2. 松质骨螺丝钉（图5-5） 相较于皮质骨螺丝钉，松质骨螺丝钉螺纹深而宽，螺距大，螺芯小，可以是全螺纹，也可以是半螺纹，一般有4mm和6.5mm两种规格。松质骨螺丝钉在拧入前可以不攻丝或只做近侧骨质攻丝。基于这种螺纹设计，可以增加松质骨螺丝钉在松质骨当中的抓持力，降低剪切应力。因此，其多被用于松质骨、长管状骨干骺端等骨质较疏松处的骨折固定。

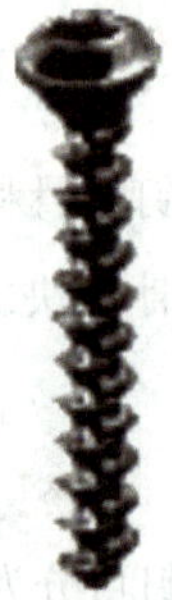
图5-5 松质骨螺丝钉

3. 拉力螺丝钉（图5-6） 是松质骨螺丝钉的一种，特点是螺杆的前半段有螺纹，而后半段没有螺纹，即半螺纹松质骨螺丝钉。当拉力螺丝钉的螺纹段超过骨折线，便会在钉道内产生轴向压应力，把两骨折块紧紧固定在一起。这种压应力会刺激骨骼的生长和骨小梁的重新排列。拉力螺丝钉一般用于尺骨鹰嘴（图5-7）、内踝、肱骨髁部等骨折的固定。

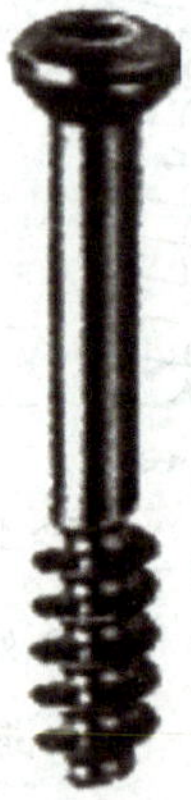
图5-6 拉力螺丝钉

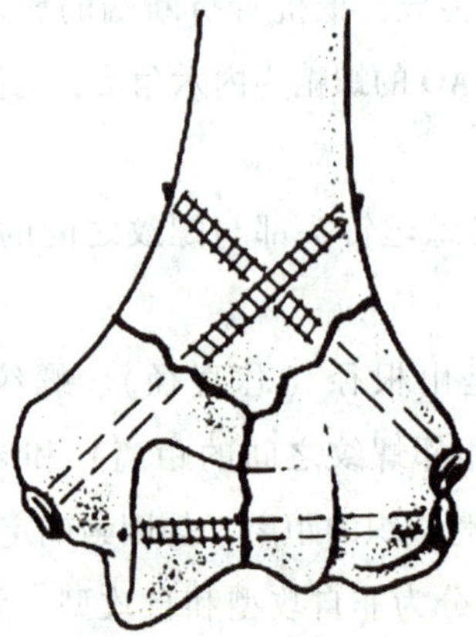
图5-7 肱骨内外侧髁拉力螺丝钉固定

4. 空心螺丝钉（图5-8） 空心螺丝钉的螺杆内芯是中空的，允许导针通过。使用时先用导针固定骨折块，再将空心螺丝钉穿过导针拧入，所以空心螺丝钉可以提高松质骨固定的精度和准确度。在临床实际应用中，松质骨螺丝钉、拉力螺丝钉、空心螺丝钉这三种技术往往被用于同一种螺丝钉。

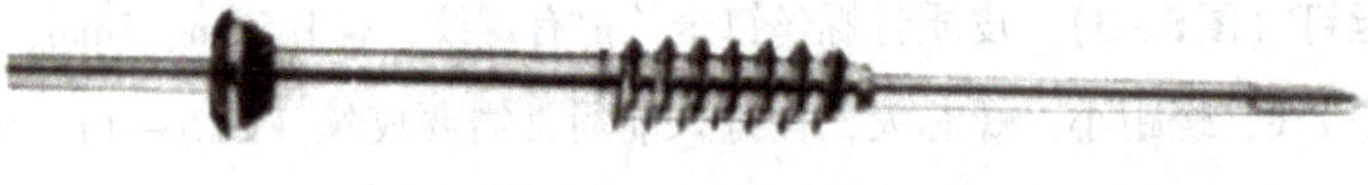
图5-8 空心螺丝钉

5. 双螺纹螺丝钉（图5-9） 又称herbert钉、埋头钉。该螺丝钉的螺帽部分被螺纹取代，可以完全拧入骨质中，在骨质中有更好推进拉力。可用于关节内、手舟骨（图5-10）等处的骨折。

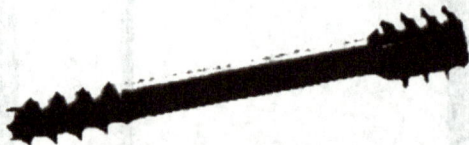

图5-9 双螺纹螺丝钉

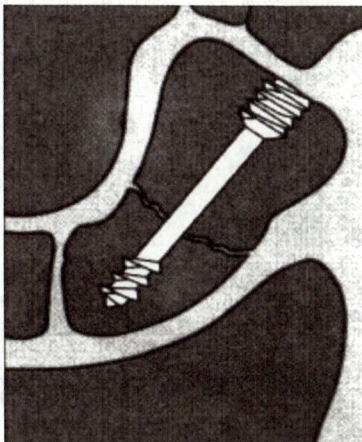

图 5 - 10 双螺纹螺丝钉固定舟状骨

6. 锁定螺丝钉 是螺帽带有螺纹的自攻螺丝钉。当拧入螺丝钉后，螺帽可与接骨板的钉孔严密匹配而相互锁定。自锁定螺丝钉问世以来，其他类型的螺丝钉都被称为"普通"螺丝钉。

7. 自攻/自钻螺丝钉 这种螺丝钉的尖端有带刃的凹槽，在拧入过程中可自行切割攻丝，并将骨碎屑清除排出，而不需要事先攻丝，因此减少了手术步骤，缩短了手术时间。不同的是，自攻/自钻螺丝钉（图 5 - 11）尖端呈钻头样，可自行钻出钉孔而不产生高热量，多为单侧骨皮质固定设计；自攻螺丝钉（图 5 - 12）的尖端较前者为钝圆，需先用钻头钻出钉孔，可用于双侧骨皮质固定。

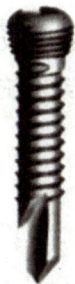

图 5 -11 自攻/自钻螺丝钉   图 5 - 12 自攻螺丝钉

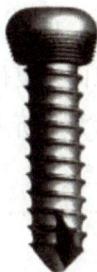

三、接骨板

接骨板是一种利用螺丝钉固定于骨折块之间的内固定材料。骨折经固定后，肢体的功能活动和骨骼所承受的应力由接骨板来分担。用接骨板来固定骨折，其意义在于：能在开放性手术下使骨折达到解剖复位，并为肌肉 - 肌腱单元和关节的早期锻炼提供稳定性。

接骨板可以发挥五种不同功能：保护、支撑、加压、张力带、桥接。

（一）接骨板的种类

按照接骨板在临床使用中所体现的 5 种不同功能，可以分为 5 大类接骨板。

1. 保护接骨板（图 5 - 13） 又称中和接骨板。用拉力螺丝钉固定长管状骨后，受到的扭矩和弯曲应力很大，使用保护接骨板可以对抗、中和这种应力，保护拉力螺丝钉不被折断。

NOTE

2. 支持接骨板（图 5-14） 对骨皮质有支撑作用。位于干骺端的骨折块，因为受到压应力和剪切力的作用，易发生轴向偏移和弯曲畸形。应用支持接骨板可以有效对抗这种移位，避免关节畸形的发生。

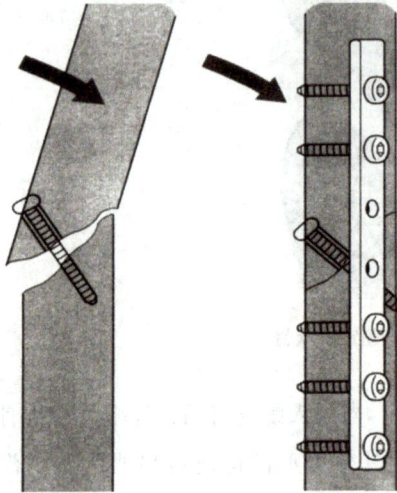

图 5-13　保护接骨板　　　　　　　　　　　图 5-14　支持接骨板

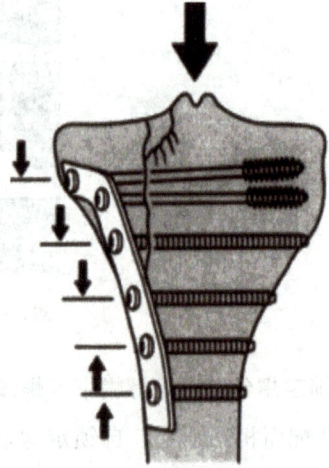

3. 加压接骨板（图 5-15） 对于横行或短斜形骨折，不能用拉力螺丝钉固定者，可以使用加压接骨板，以静力加压的形式实现对骨折的加压固定。

4. 张力带接骨板（图 5-16） 偏心受力部位的骨骼（如股骨）发生骨折，接骨板应放置于张力侧（凸侧），同时应当确保压力侧（凹侧）骨质完整，这样就能把张应力转化为对骨折断端的压应力。

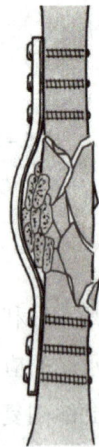

5. 桥接接骨板（图 5-17） 桥接接骨板的固定螺丝钉位于接骨板的两端。对于复杂的粉碎性骨折，桥接接骨板以间接复位的方式，恢复骨折的长度、轴线和旋转对线，尽可能减少对骨折区骨块的血供破坏，为骨折愈合提供良好的环境。

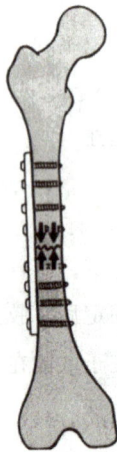

图 5-15　加压接骨板　　　　图 5-16　张力带接骨板　　　　图 5-17　桥接接骨板

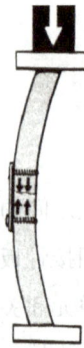

（二）常用的接骨板

1. 普通接骨板（图 5-18） 呈直板，圆孔，固定后接骨板无活动余地。其对骨折断端无加压作用，螺丝钉需穿过两侧骨皮质。

图 5 – 18　普通接骨板

2. 动力加压接骨板（DCP）（图 5 – 19）　是利用特制螺丝钉螺帽下的斜面和接骨板钉孔的"错配"关系而设计的一种加压接骨板（图 5 – 20）。接骨板的孔有波浪形斜槽，拧螺丝钉时，能使螺帽在钉孔的斜槽上由远端向近端滑动，迫使断端自动压缩，维持高压。固定时，先将中间两个孔用螺丝钉固定，之后依次向外固定，每上一枚螺丝钉，骨折端之间即增加一份压缩力，从而消除断端间隙（图 5 – 21）。但高压内固定可导致接骨板下骨皮质血供破坏和应力遮挡作用，发生局部骨质疏松。所以骨折愈合并不能加速，取出接骨板后可能发生再骨折。

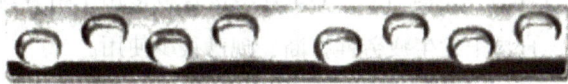

图 5 – 19　动力加压接骨板

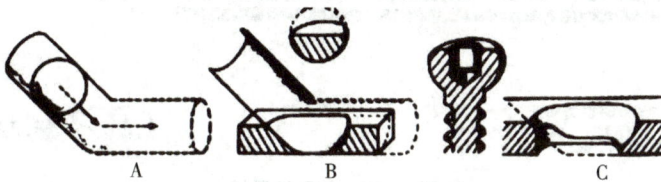

图 5 – 20　动力加压原理

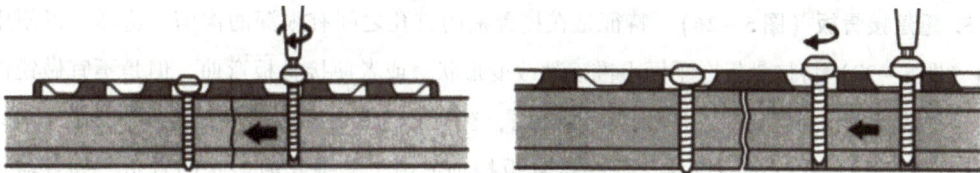

图 5 – 21　上螺丝钉顺序

3. 有限接触性加压接骨板（LC – DCP）（图 5 – 22）　有限接触性加压接骨板这一概念的提出，旨在克服动力加压接骨板应力遮挡的缺点。较之后者，这种接骨板的钉孔之间的底面有横截面呈梯形的沟槽（图 5 – 23），使得接骨板与骨皮质之间的接触面积减少了 50%，最大限度地改善了接骨板下的血液循环，避免接骨板下的骨质疏松，允许在骨折处形成环形骨痂区。此外，由于这种接骨板的结构性下表面，一方面使其刚度能均匀分布，容易弯曲成形，当弯曲时在接骨板任一钉孔处都没有任何应力集中，不会在接骨板表面产生任何硬结；另一方面允许螺丝钉拧入时有一定的成角能力，其在横断面有 7° 倾斜，在纵轴面有 25° 倾斜（图 5 – 24）。

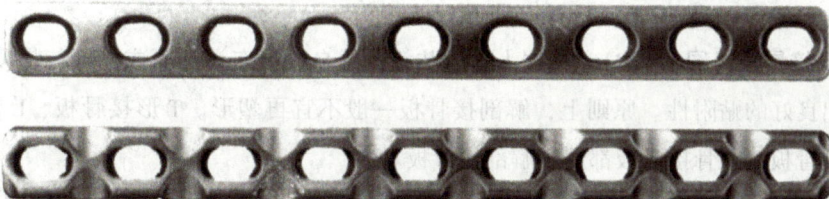

图 5 – 22　有限接触性加压接骨板

NOTE

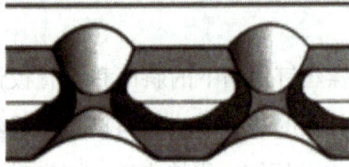

图 5-23　反面沟槽

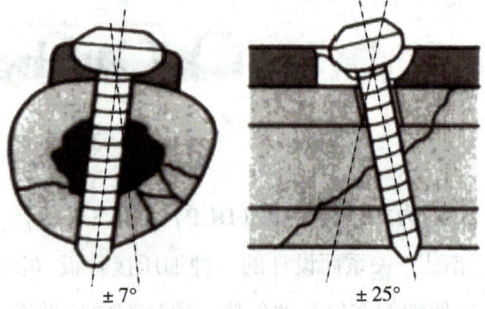

图 5-24　钉孔的倾斜能力

4. 管型接骨板（图 5-25） AO 早期设计的一种加压接骨板。可分为 1/2 管型、1/3 管型、1/4 管型，厚度为 1mm，多用于长管状骨。1/2 管型接骨板多用于尺、桡骨近端骨折；1/3 管型接骨板多用于外踝、跖骨、掌骨骨折；1/4 管型接骨板多用于指骨骨折。因为管型接骨板厚度薄（厚度为 1mm），且易于发生疲劳性折断，现已很少使用。

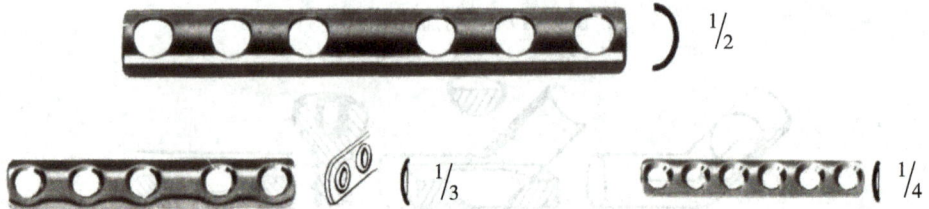

图 5-25　管型接骨板

5. 重建接骨板（图 5-26） 特征是在接骨板的钉孔之间有很深的沟槽，这样可以使用折弯器（图 5-27）将接骨板在平面上准确地改变形状，或者使接骨板弯曲，但是不宜做锐性折弯。这种接骨板在强度比上述加压接骨板要弱，在强迫塑形之后其强度会更加减弱。螺丝钉孔是椭圆形的，可以允许动力加压。这些接骨板特别适用于三维几何形状的骨折，如骨盆、髋臼、锁骨骨折等。

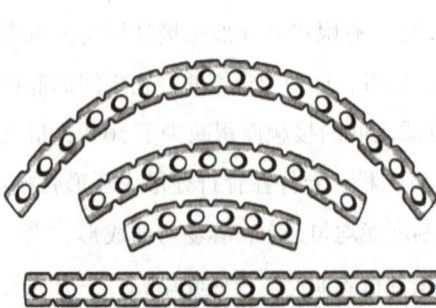

图 5-26　重建接骨板

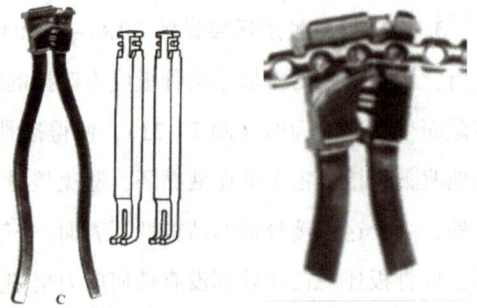

图 5-27　折弯器

6. 解剖接骨板（图 5-28） 依据人体四肢关节的自然形态设计而成，可与骨关节自然匹配，表现出良好的贴附性。原则上，解剖接骨板一般不宜再塑形。T 形接骨板、L 形接骨板、三叶草形接骨板、跟骨接骨板都属于解剖接骨板。

7. 髋动力加压接骨板（DHS）（图 5-29）和股骨髁动力加压接骨板（DCS）（图 5-30） 两者均是由一枚宽直径的松质骨拉力螺丝钉和一块带有成角度套筒的侧方接骨板组成。使用

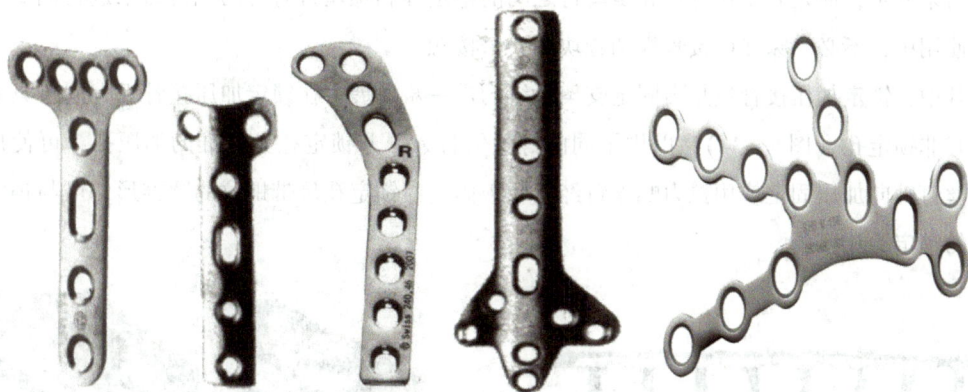

图 5 - 28　解剖接骨板

时将拉力螺丝钉拧入角度套筒，形成带角度的钉板动力加压系统。使用时，拉力螺丝钉和套筒必须越过骨折线，才会起到对骨折断端的加压作用。不同的是，前者的钉板角度为135°，应用于股骨粗隆间骨折（图5－31）、粗隆下骨折、股骨颈基底部骨折；后者的钉板角度为95°，应用于股骨髁上骨折、股骨髁间的"T"形和"Y"形骨折（图5－32）。

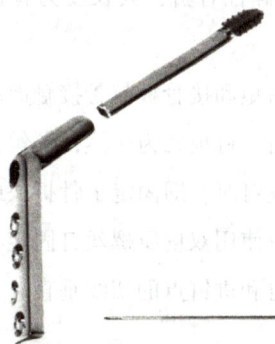

图 5 - 29　髋动力加压接骨板

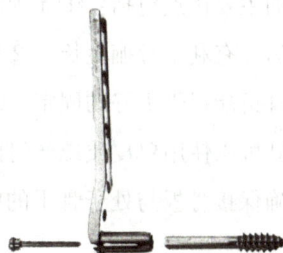

图 5 - 30　股骨髁动力加压接骨板

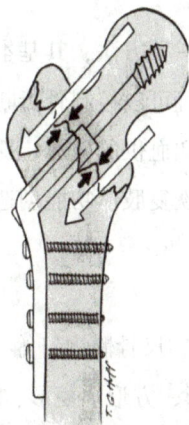

图 5 - 31　股骨粗隆间骨折固定

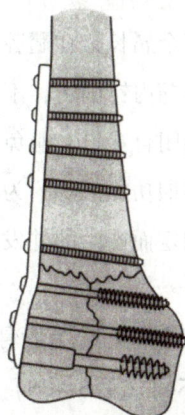

图 5 - 32　股骨髁间骨折固定

　　8. 锁定接骨板（图5－33）　是基于"弹性固定""间接复位"等理念而设计的一种螺丝钉孔带螺纹的接骨板。当螺丝钉拧入锁定孔后，接骨板与螺丝钉的接触面无法发生角度运动，从而构成一套固定角度的内固定支架系统。其固定的原理并非普通接骨板依靠自身和骨皮质间

NOTE

的压力来固定，而是利用接骨板和螺丝钉之间的稳定性和螺丝钉对骨的把持力来进行固定。在实际使用中，不必一味强调接骨板和骨块的严密接触。

其中，锁定加压接骨板是内固定支架系统的进一步发展。在锁定加压接骨板上同时具有锁定孔和非锁定孔（图 5 - 34），以供不同的螺丝钉拧入。非锁定孔为标准的加压孔，可使用普通螺丝钉轴向加压固定或用拉力螺丝钉经接骨板固定；锁定孔呈带螺纹的圆锥形，可与锁定螺丝钉的锁定头相匹配。

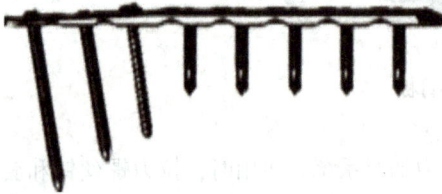

图 5 - 33 锁定接骨板

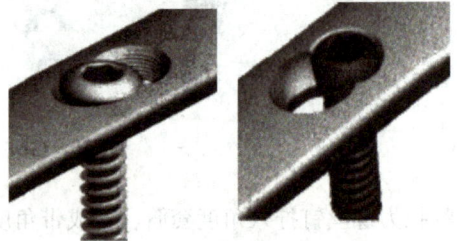

图 5 - 34 锁定孔和非锁定孔

关于锁定接骨板长度和螺丝钉数目选择：如果是普通骨折，其长度为骨折区长度的 8 ~ 10 倍，螺丝钉数目为接骨板钉孔的 0.3 ~ 0.4；如果是粉碎性骨折，其长度为骨折区的 2 ~ 3 倍，螺丝钉数目为接骨板钉孔的 0.4 ~ 0.5。

锁定接骨板的主要优点包括：①无须顾及螺丝钉扭矩和接骨板与骨接触面的摩擦力，极大改善了骨膜的血运，有利于骨痂生长。②螺丝钉锁定后，钉板融为一体，螺丝钉的抗拔出力增加，对骨质疏松骨折能提供更好的固定。③在拧入螺丝钉时，即固定了骨折块的位置，因此不必认真塑形。④既可以使用单皮质螺丝钉固定，也可以使用双皮质螺丝钉固定，但在使用单皮质螺丝钉时必须确保接骨板与处于骨干的中央、螺丝钉和进钉点的切线垂直。

四、髓内钉

（一）髓内钉固定的概念

髓内钉固定是用金属长钉在髓腔内固定管状骨骨折的一种方法，其基本原理是骨和髓内钉之间的加压力。通过髓内钉固定，不但保证骨折对位，而且可以控制骨折断端的旋转和成角畸形。远离骨折部位的闭合穿钉，避免了对骨折局部软组织和血供的破坏。髓内钉固定术后可不用外固定，并可行早期功能锻炼，为促进骨折愈合与早期恢复肢体功能创造了有利的条件，同时还可避免因长期固定而产生的并发症。

（二）髓内钉的类型

1. 按照固定部位不同 分为股骨髓内钉、胫骨髓内钉、尺骨髓内钉等。

2. 按照横断面不同（图 5 - 35） 分为梅花形、三角形、方形、菱形、三刃形等。

3. 按照外观不同 分为普通髓内钉、交锁髓内钉、弹性髓内钉。普通髓内钉即既往的 V 形（图 5 - 36）、梅花形髓内针，现已基本不用。交锁髓内钉（图 5 - 37）通过在骨折的近端和（或）远端贯穿拧入锁钉以防止骨折端的旋转畸形。交锁髓内钉可分为静力型和动力型（图5 - 38）。静力型是在骨折远、近端均加锁钉，控制肢体的长度，适用于断端嵌插而导致短缩畸形的骨折；动力型则只在骨折远端或近端带有锁钉，使骨折近段可发生纵向滑动，断端相互嵌插加压，适用于两主要骨折块有50%以上的骨质接触的稳定骨折，以及骨折不愈合、延迟愈合等情况。弹性髓内钉（图5-39）一般由多根弹性钢钉组成。插入髓腔后，对骨折端起到三点固定的作用。因其不需要扩髓，不剥离骨膜，创伤更少，使用更安全，但这种髓内钉的固定强度和抗旋转能力力均不及前者。

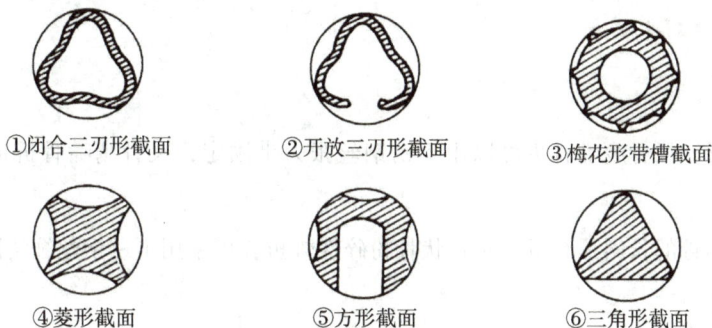

①闭合三刃形截面　　②开放三刃形截面　　③梅花形带槽截面

④菱形截面　　⑤方形截面　　⑥三角形截面

图5-35　髓内钉的横断面

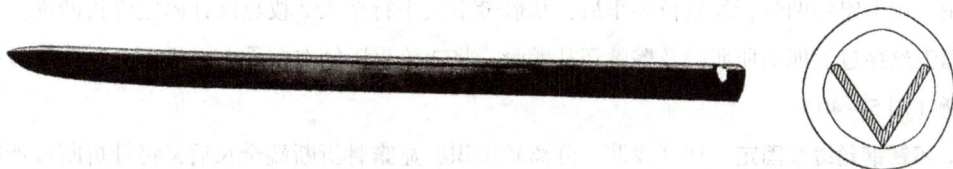

图5-36　V形髓内钉

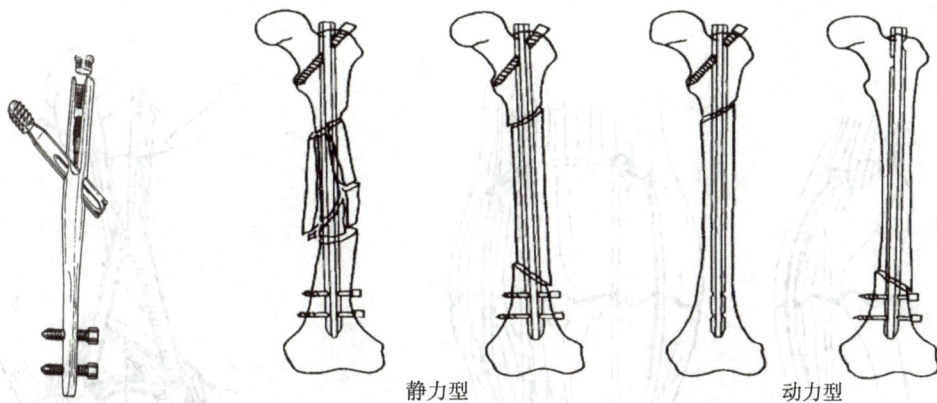

静力型　　　　动力型

图5-37　交锁髓内钉　　　　图5-38　静力型和动力型固定

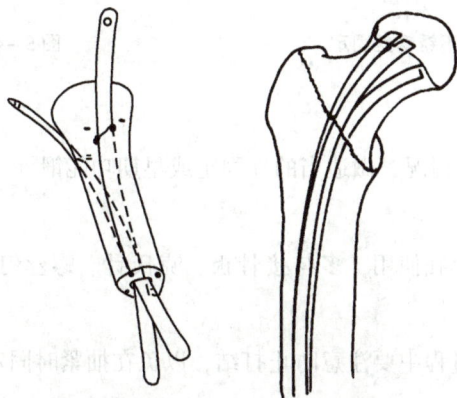

图5-39　矩形弹性钉和Ender钉

第三节　常用内固定技术

一、不锈钢丝内固定术

【适应证】

1. 髌骨骨折、尺骨鹰嘴骨折可以用不锈钢丝张力带固定，尺骨鹰嘴骨折也可以用不锈钢丝缝合。

2. 某些短小骨的长斜形骨折、长管状骨粉碎性骨折，可采用不锈钢丝缠绕固定。

【手术步骤】

1. 髌骨不锈钢丝固定　切开皮肤，分离软组织，显露髌骨骨折断端，刮除断端的血块及软组织。用巾钳将两骨折块复位夹牢后，从髌骨下极平行钻入 2 枚克氏针固定骨折断端。取一根不锈钢丝穿过股四头肌肌腱及髌腱环扎髌骨。将 2 枚克氏针在髌骨上极折弯，不锈钢丝拧紧后剪断（图 5－40）。

2. 不锈钢丝缠绕固定　切开皮肤，分离软组织，显露骨折断端全长后，将骨折断端严密对合，用库克钳或克氏针做临时固定。用不锈钢丝在骨膜外缠绕 2~3 圈，拧紧后剪断（图 5－41）。

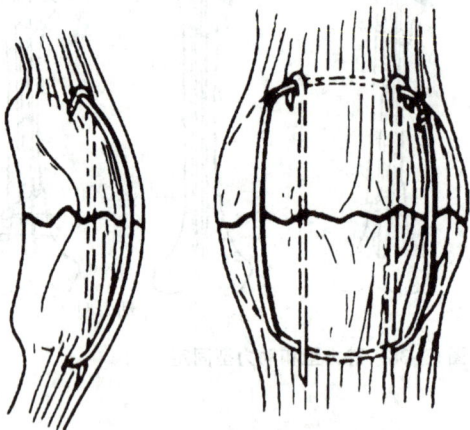

图 5－40　髌骨不锈钢丝固定　　　　　　图 5－41　不锈钢丝缠绕固定

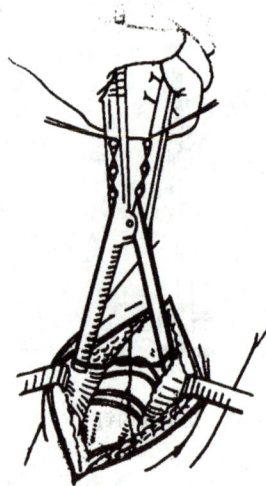

【术后处理】

根据骨折的程度及术中情况，做适当的外固定或早期功能锻炼。

【注意事项】

1. 不锈钢丝固定很少单独使用，多与接骨板、克氏针、螺丝钉、髓内钉等其他内固定配合使用。

2. 不锈钢丝在缠绕的过程中要注意防止打结，以免在抽紧时固定不牢。

3. 拧紧不锈钢丝时要把握好松紧度。过紧，不锈钢丝有断裂的可能；过松，骨折断端有可能松动。

4. 剪断不锈钢丝后留下的末端长短应合适，并折弯紧贴骨面或将尖端藏于脂肪组织内。过短易松开，过长易刺伤软组织产生疼痛。

二、螺丝钉内固定术

【适应证】

1. 在骨骼突出部位发生骨折，如股骨、肱骨内外髁骨折、内外踝骨折（图 5 - 42）等。

2. 长管状骨的斜形或螺旋形骨折，在有坚强外固定的保护下，有时也可用几枚螺丝钉做内固定。

3. 对于长管状骨粉碎性骨折的较大游离骨折片，在采用其他内固定方式固定主要骨折块后，可用螺丝钉将其固定于主要骨折块上。

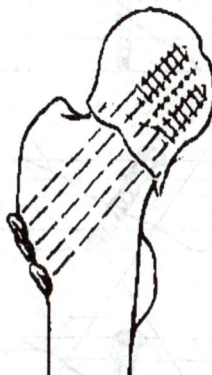

4. 股骨颈骨折可以用拉力螺丝钉进行内固定（图 5 - 43）。

5. 多数情况下，螺丝钉联合接骨板共同固定骨折。

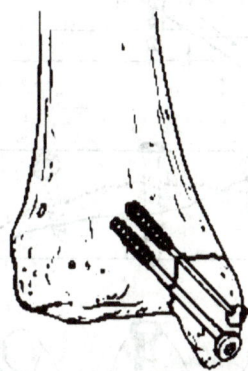

图 5 - 42　内踝骨折螺丝钉固定　　　　图 5 - 43　股骨颈骨折拉力螺丝钉内固定

【手术步骤】

切开皮肤，分离软组织，显露骨折断端。在骨折复位后，用持骨钳、库克钳、布巾钳、克氏针等器械做临时固定。选择合适的钻头和方向（一般为垂直骨折线方向），用电钻钻孔，测深，攻丝，最后选择合适长度的螺丝钉拧入。如果是使用空心螺丝钉固定，则在选择合适的方向用导针固定骨折断端后，用空心钻扩孔，测深，再沿导针拧入空心螺丝钉。

【术后处理】

根据骨折的程度及术中情况，做适当的外固定或早期功能锻炼。

【注意事项】

1. 电钻钻孔时，钻头的选择应当与螺丝钉的直径相匹配，一般螺丝钉要比钻头大半号，如螺丝钉直径4mm，钻头则为3.5mm。

2. 除非是做单侧骨皮质固定，一般钻孔、测深、攻丝都需要穿过骨干的对侧骨皮质做双侧骨皮质固定。拧紧后，螺丝钉的尾端以超过对侧骨皮质1~2个螺纹为宜。

3. 用攻丝锥攻丝时，当顺着钻孔拧入，减少摇晃，以免切割出的螺纹孔大于螺丝钉螺纹的实际直径，使螺丝钉拧入后发生松动。

4. 拧入螺丝钉时，螺丝刀头部应完全插入螺帽的槽内，顺螺丝钉孔方向直线拧入。要防止因螺丝刀用力方向不正确导致螺帽槽打滑，甚至螺丝钉断裂。

NOTE

　　5. 长管状骨的斜形或螺旋形骨折，应用螺丝钉固定时要注意螺丝钉的方向与骨折面相垂直，否则固定后易发生断端移位；但如果固定的目的是防止骨折短缩移位，则螺丝钉的方向当与骨干垂直。因此，最好的办法是用多枚螺丝钉内固定，一枚螺丝钉与骨干的纵轴垂直，其余螺丝钉与骨折面垂直（图5-44）。

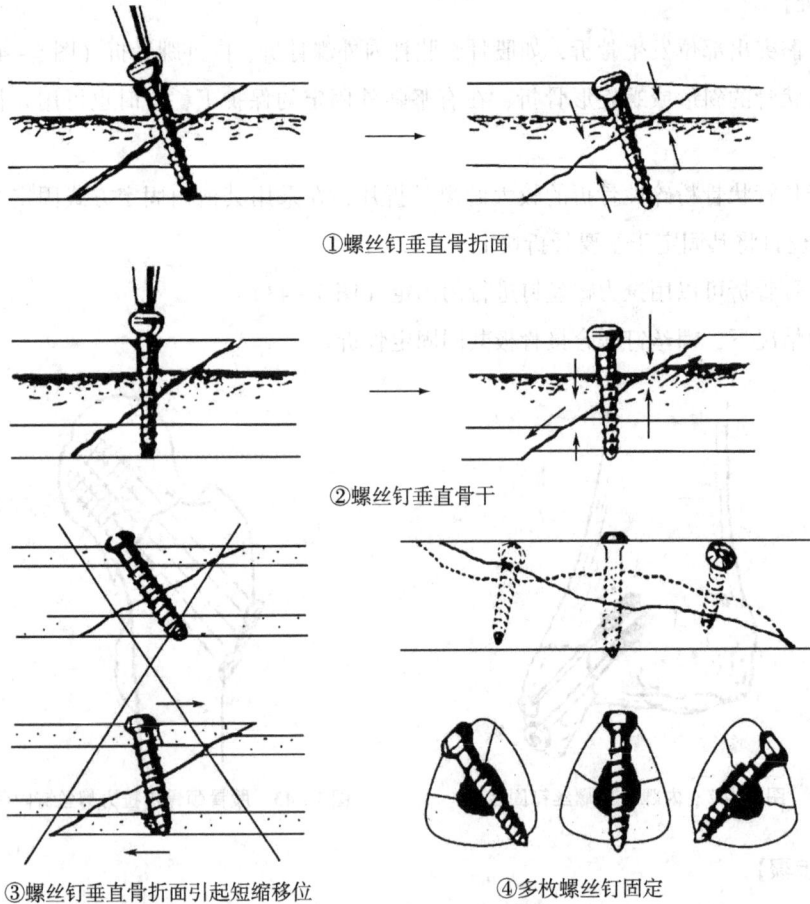

①螺丝钉垂直骨折面

②螺丝钉垂直骨干

③螺丝钉垂直骨折面引起短缩移位　　　　④多枚螺丝钉固定

图5-44　螺丝钉固定斜行或螺旋形骨折

　　6. 拉力螺丝钉加压固定骨折块时，其方向应当垂直骨折线，且螺纹段必须越过骨折线，否则不能产生加压作用。在加压的过程中，为防止螺帽沉入骨质内，常使用垫圈与骨质隔开（图5-45）。

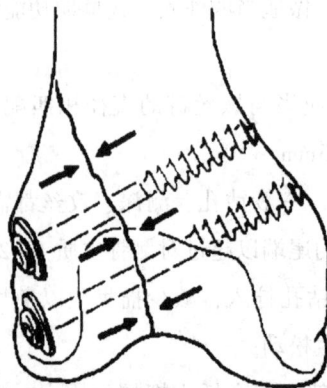

图5-45　股骨外髁骨折拉力螺丝钉固定

三、接骨板内固定术

【适应证】

1. 一般用于长骨干的横形、斜形、螺旋形、蝶形骨折，如股骨、胫骨、肱骨、尺桡骨、胫腓骨骨折与掌骨、指骨、跖骨骨折等。

2. 与加压螺丝钉联合应用固定股骨粗隆间和粗隆下骨折、股骨髁部骨折，如髋动力加压接骨板、股骨髁动力加压接骨板。

3. 用于固定股骨髁上、胫骨平台骨折与桡骨远端、桡骨小头骨折，起支持作用，这类接骨板多呈 T 形或 L 形。

4. 其他特殊部位的骨折如内外踝骨折、跟骨骨折等。

【手术步骤】

1. 以骨折处为中心，选择合适的手术入路纵向切开皮肤，长度应超过接骨板。分离皮下组织，由肌间隙进入直达骨折断端。

2. 清除断端的血肿、肉芽组织，通过牵引、撬拨等方法，直视下复位骨折断端。如是粉碎骨折，应尽量将骨块复于原位。

3. 选择合适长度的接骨板，一般为骨折部位骨干直径的 4～5 倍。接骨板应置于骨干的张力侧，中点要对准骨折线，接骨板纵轴与骨干纵轴平行，并通过适当的折弯、塑形，与骨干生理弧度一致。

4. 用克氏针或持骨器做临时固定后，按照要求，选用不同的导钻，依次钻孔、测深、攻丝，最后拧入螺丝钉。螺丝钉不能过长或太短，以越过对侧骨皮质 1～2 个螺纹为宜。

5. 冲洗伤口，逐层缝合。

【术后处理】

1. 一般骨折经接骨板、螺丝钉内固定后，在确保内固定牢固、骨折断端稳定的前提下，应早期行患肢功能锻炼；若骨折粉碎较为严重或内固定尚不牢固，术后予以石膏托或支具固定。

2. 一般术后 24～48 小时可拔除引流管。

3. 上肢骨折术后早期行功能锻炼，下肢骨折术后可以在床上不负重功能锻炼，根据术后恢复情况以及复查 X 线情况，逐渐扶双拐、单拐直至弃拐行走锻炼。

【注意事项】

1. 螺丝钉最好一次拧入，不可反复多次取出、拧入，以致钉孔变大，减弱固定力量。

2. 接骨板的放置应该严格遵循张力带原则。桡骨、尺骨、肱骨、股骨等偏中心负重骨，接骨板当置于张力侧承受张力，经接骨板加压后，使张力转变为压力，使接骨板起到纵轴加压作用。接骨板如果放在压力侧，往往会增加张力侧的张力，造成接骨板松动、疲劳和折断。所以，一般接骨板都放在桡骨、尺骨的背侧与肱骨、股骨的外侧。

3. 在钻孔时需要用到导钻。自动加压接骨板常配备两种导钻：一种是黄领的偏心导钻，又称承重导钻，钻头孔偏心 1mm。通常远离骨折线钻孔，当螺丝钉拧紧时，骨折端即可加压。另一种是绿领的中立导钻，又称中置导钻，钻头孔偏心 0.1mm，可产生轻微加压作用（图 5 - 46）。

NOTE

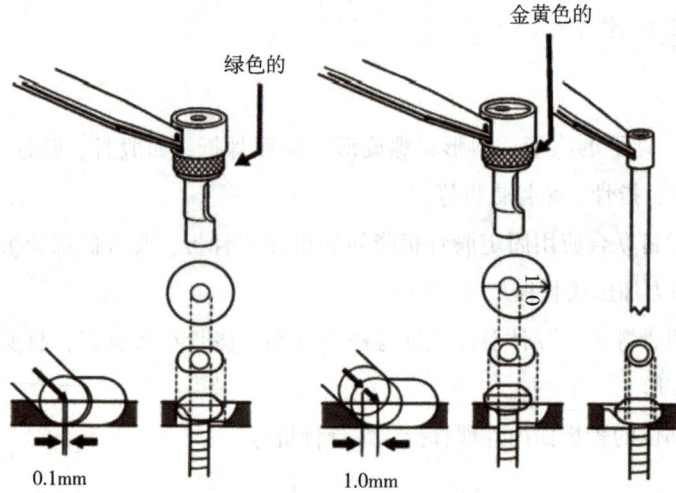

图5-46　自动加压接骨板的导钻

4. 使用自动加压接骨板时，先拧入距骨折线最近的两个螺丝钉，再依次向两侧钻孔、拧入螺丝钉，以便更好地加压骨折断端。

5. 锁定接骨板的锁定孔因为存在螺纹，拧入锁定螺丝钉时为了能和锁定头严密吻合，必须先把专门的带螺纹钻套拧到锁定孔上，然后再钻孔。

6. 使用锁定接骨板，在骨折块上拧入锁定螺丝钉后，就不能再使用普通螺丝钉了，以防产生有害的作用力。

7. 接骨板弯曲或折断，多由于早期去掉外固定或接骨板放置的位置不当而造成的，一旦发生应尽早手术取出接骨板，再行内周定。

8. 接骨板螺丝钉的取出时间应在骨折坚固愈合后 12～18 个月左右施行。

四、髓内钉内固定术

【适应证】

1. 肱骨、胫骨、股骨干的斜形或横行闭合性骨折。

2. 股骨粗隆间骨折。

3. 前臂双骨折。

4. 长管状骨的病理性骨折或骨折不愈合、延迟愈合。

【手术步骤】

1. 手术之前通过牵引床、牵引器或用手拔伸牵引，使骨折断端闭合复位，或在术中通过切开复位。

2. 切开皮肤，分离软组织，显露进钉点。

3. 将中心钉从进钉点插入骨质（图5-47），并用切割器打开髓腔。

4. C 型臂 X 光机透视下沿髓腔插入导针（图5-48），并确保导针通过骨折断端。

5. 用髓腔锉逐级扩髓（图5-49）至满意后，选择合适直径的髓内钉装在手柄上，从进钉点插入，并将髓内钉打入髓腔。

6. 在瞄准器定位和 C 型臂 X 光机透视下，先后钻孔打入远、近端交锁钉。

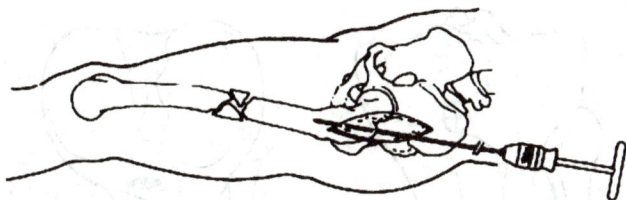

图 5-47 插入中心钉

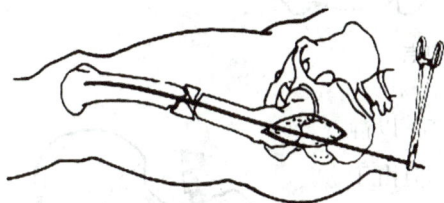

图 5-48 插入导针

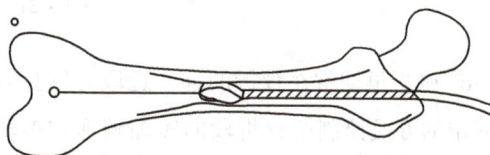

图 5-49 扩髓

7. 取下手柄，拧紧尾帽。

【术后处理】

对于上肢髓内钉固定者，术后即可行患肢功能锻炼。对于下肢髓内钉固定者，术后可扶双拐，患肢点地锻炼，并根据术后骨痂生长情况，逐渐增加负重，一般术后 3 个月即可完全负重行走。

【注意事项】

1. 手术前需摆好合适的体位，方便术中操作及 C 型臂 X 光机透视。

2. 不同的手术部位应当选择不同的进钉点。股骨髓内钉顺行固定以梨状窝和股骨大转子顶点作为进钉点（图 5-50），股骨髓内钉逆行固定以髁间窝作为进钉点，胫骨髓内钉固定以胫骨粗隆的近侧和胫骨髁间区下方作为进钉点（图 5-51）。

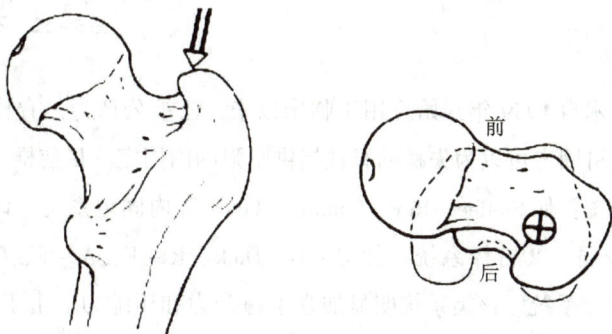

图 5-50 股骨进钉点

3. 髓腔锉扩髓应该充分，并选择合适直径的髓内钉，以免因髓腔直径与髓内钉不匹配而发生插入困难或骨折断端分离。

4. 插入髓内钉的方向要正确，打入髓内钉时用力要平稳，切忌强行打入，否则可能发生髓内钉弯曲、断裂，甚至钉尖穿破骨干或骨干劈裂。一旦发生上述情况，即刻退出髓内钉，选择较细的髓内钉，调整方向，重新打入。对于劈裂的骨块可用不锈钢丝固定（图 5-52）。

5. 为提高骨折愈合率，降低感染发生率，应尽可能选择闭合穿钉内固定的手术方式。

NOTE

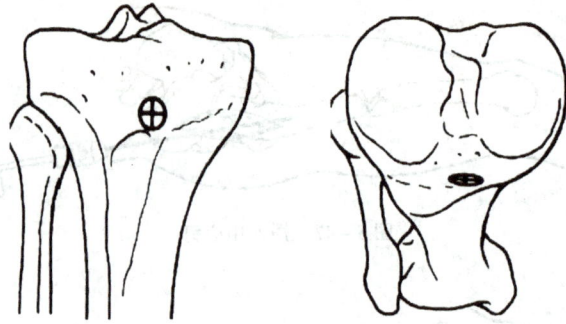

图 5-51   胫骨进钉点

6. 骨折早期常在骨折的远、近段分别打入交锁钉，以静力固定的方式控制两骨折段的短缩畸形和旋转畸形。但由于阻碍了骨折断端的纵向加压，可能发生骨折不愈合或延迟愈合，影响骨折区的塑形。因此新的观点认为，在影像学发现骨痂生长后的 8~12 周，就应该取出髓内钉远端或近端的一枚或全部交锁钉，实现动力固定，促进骨折愈合。

7. 脂肪栓塞是髓内钉固定的主要并发症之一。在扩髓和插入髓内钉的过程中，都会造成髓腔内压力升高，脂肪滴挤入破裂的静脉，发生脂肪栓塞。因此，术后患者出现胸闷、气急、胸部皮肤瘀点或神志症状，就应该引起警惕。

8. 开放性骨折因为存在感染的可能性，多不主张使用髓内钉。一旦发生感染，感染会沿着髓内钉在髓腔内蔓延，只有拔除髓内钉才能控制感染。

9. 由于可能损伤骨骺，儿童不提倡使用髓内钉。

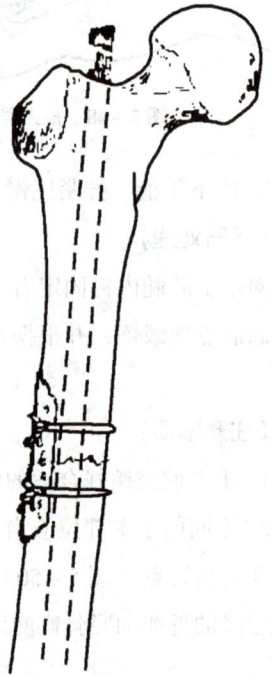

图 5-52   不锈钢丝固定骨折块

五、椎弓根螺丝钉内固定术

椎弓根内固定技术自 1959 年开始应用于临床以来，已被公认为是脊柱外科重大的进展之一。通过椎弓根螺丝钉固定可以为失稳的脊柱提供坚强的内固定。目前椎弓根内固定系统主要分为两类：①钉板系统：如 Steffee、Roy-Camille、Louis 等内固定系统。该类系统抗旋转作用较强，但撑开力量较弱。②钉棒系统：如 C-D、Dick、R-F、A-F、GSS、DSS、Dynesys、ISObar、FASS 等内固定系统。该类系统明显加强了撑开力和压缩力。由于操作简便、创伤小，钉棒系统在临床上更为常用。

【适应证】

1. 不稳定性胸腰椎骨折、脱位。

2. 脊柱侧弯、后凸畸形。

3. 脊柱肿瘤、脊柱感染、腰椎滑移、椎间盘突出症及其他需行脊柱融合术者。

【手术步骤】

1. 经脊椎后正中入路，向两侧分别剥离椎旁肌，直至显露病椎及上下各一椎体的椎板、棘突、关节突、横突。

NOTE

2. 选择进钉点：胸椎位于上关节突关节的下缘，横突基底部附近，在关节中心外侧约3mm，在冠状面上与中心线夹角7°~10°，在矢状面上向尾端成角10°~20°；腰椎位于上关节突外缘和横突中轴水平线的交点或人字嵴交点，在上腰段与中心线成5°~10°夹角，在下腰段与中心线成10°~15°夹角（图5-53）。咬骨钳咬去该处少许骨皮质并用锥形锥开口后，用推进器沿椎弓根长轴方向均匀用力，边旋转边推进，一般进钉的长度为椎体的80%。

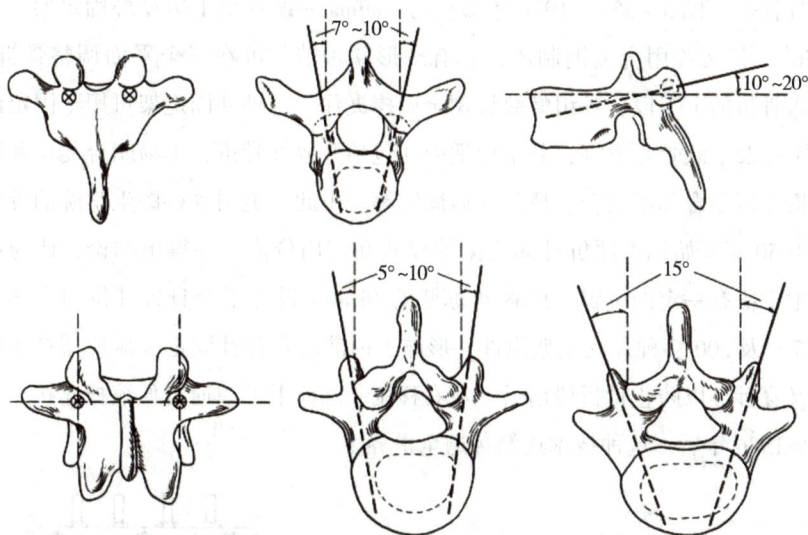

图5-53　胸椎和腰椎椎弓根螺丝钉的进钉点

3. 探针探查确认孔道内四壁完整、前壁未穿透骨皮质。

4. 在孔道内插入定位针，C型臂X光机透视见位置良好后，测深，选用合适长度的椎弓根螺丝钉，沿原孔道拧入。

5. 最后安装2根连接棒和横连接杆。

【术后处理】

1. 术后24~48小时拔除引流管。

2. 术后卧床休息1个月，在床上行功能锻炼。若术中同时行植骨融合术者，建议术后2~3个月再下地锻炼。若佩戴胸腰支具，术后当天即可下地锻炼。

【注意事项】

1. 熟悉椎弓根的解剖、走向，防止椎弓根螺丝钉钻入椎管内或椎体外，发生神经损伤、脑脊液漏、腹腔内血管脏器损伤等。

2. 术中利用C型臂X光机从胸腰椎正侧位来判断进钉的角度、方向，减少调整椎弓根螺丝钉的次数，防止因钉孔扩大而引起椎弓根钉松动。

附：骨外固定架技术的应用

现代骨外固定的概念是指依据应力刺激组织再生与重建理论，在微创原则下，应用体外固定调节装置经皮骨穿针与骨构成复合系统，用于治疗骨折、行截骨矫形和肢体延长的一项技术。用于骨外固定技术的机械装置称为外固定架。

NOTE

一、外固定架的发展历史

外固定架应用于临床已有 200 多年的历史。第一个与现代外固定架在形状上相似的装置是美国的 Clayton Parkhill 于 1897 年设计的，主要用于治疗股骨、胫骨、肱骨的假关节形成或畸形愈合（图 5 - 54）。1902 年比利时的 Lambotts 设计了平面固定骨折段的单侧外固定架，用于治疗四肢及锁骨骨折（图 5 - 55）。1938 年瑞士的 Hoffmann 设计出单边型外固定架，并运用到临床（图 5 - 56）。该装置用合金钢制成，具有球形联轴节，可在三个平面调整骨折段的位置，用螺纹针钻入骨折的上下段，各组螺纹针用金属棒夹住。这种外固定架可用于固定四肢长管状骨、锁骨、跟骨及下颌骨骨折等，其主要适应证包括开放性骨折、不易闭合复位和固定的闭合性骨折、骨折迟缓愈合和不愈合、矫形术后固定等。由此，美国骨科医生学院的骨折和创伤外科委员会在 1950 年开始调查评价外固定架的疗效和实用价值，并得出结论，认为这种治疗方法在骨科手术中应有一定的位置。1968 年苏联的 Ilizarov 设计了全身各部位的立体环形外固定架（图 5 - 57）及 200 多种外固定架附件，形成了标准的骨穿针固定临床应用技术体系。其特点是采用交叉穿针，以防止骨折段前后、左右移位，圆筒上下圈通过伸缩杆连接，具有分离和加压的作用。1986 年后，这种技术逐渐传遍全世界。

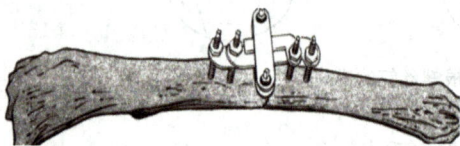

图 5 - 54   Parkhill 外固定架

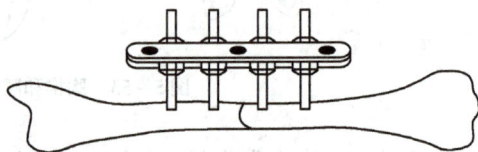

图 5 - 55   Lambotts 外固定架

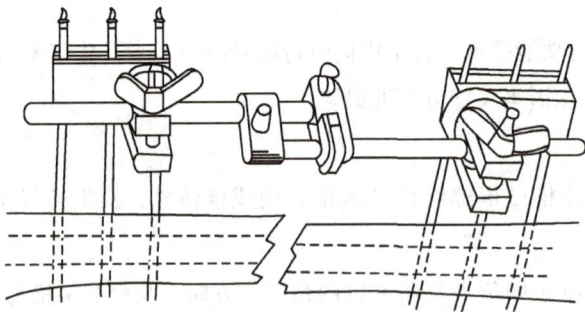

图 5 - 56   Hoffmann 外固定架

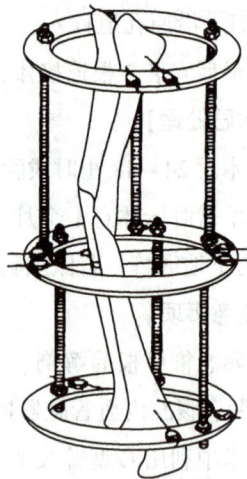

图 5 - 57   Ilizarov 外固定架

1994 年 Taylor 等在 Ilizarov 环形外固定架的基础上，设计成的数字化"空间架构"外固定架可借助机器人技术和平行机械学，通过计算机输出的指令数字来调节长度，改变支架的空间构型，达到骨折断端复位、矫形或延长的目的。Taylor 三维空间外固定架代表着外固定架未来发展的方向，促使骨外固定技术在骨科的临床应用由过去的定性走向定量、由描述到数学模型发展的科学轨道。Paley 等在学习、应用、总结 Ilizarov 技术体系的基础上，创立了以下肢的机械轴、解剖轴、关节线进行量化表达的术前分析方法，提出了下肢畸形矫正的"成角旋转中心"概念。2002 年 Paley 出版了影响世界矫形骨科进程的"矫形外科原则"专著,这标志着各种下肢骨与关节畸形的矫正与重建,由过去主要靠医生的临床经验判断进入了简单、易学的量化时代。

二、外固定架的结构和构型

现代骨外固定架一般由固定针、钳夹、连接杆三种组件构成(图 5-58)。

1. 固定针 用于把骨与外固定架的其他部分连接在一起。固定针可分为无螺纹、中央螺纹、末端螺纹三种。中央螺纹固定针贯穿肢体,用于双侧固定;末端螺纹固定针穿过两侧骨质,但不穿过对侧皮肤和软组织,用于单侧固定;无螺纹固定针现已很少使用。

2. 钳夹 用于将固定针和连接杆连接固定的装置。简单的钳夹只能固定一枚固定针,而组合外固定系统中,一个钳夹可以同时连接固定两枚或三枚固定针。

3. 连接杆 用来把多组环形组件和钳夹连接在一起,调节骨折位置,对骨进行压缩和延长。单边外固定架的连接杆多为单根,直径较粗;双边或多边外固定架可有两根或多根连接杆,直径较细。

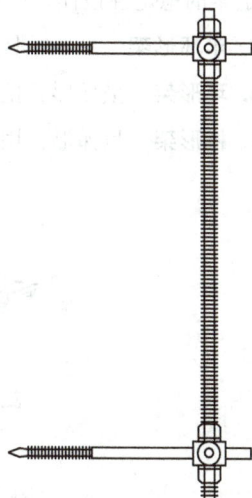

图 5-58 外固定架的基本构成

以上三种组件可相互组合成外固定架的四种基本构型(图 5-59):带一个连接杆和一个平面上的半针单侧支架形成单侧单平面构型;另加第二个连接杆和第二个平面上的半针形成单侧双平面构型;横穿的固定针两端分别与连接杆连接形成双侧单平面构型;再增加第二个平面的半针和第三个连接杆形成双侧双平面构型。

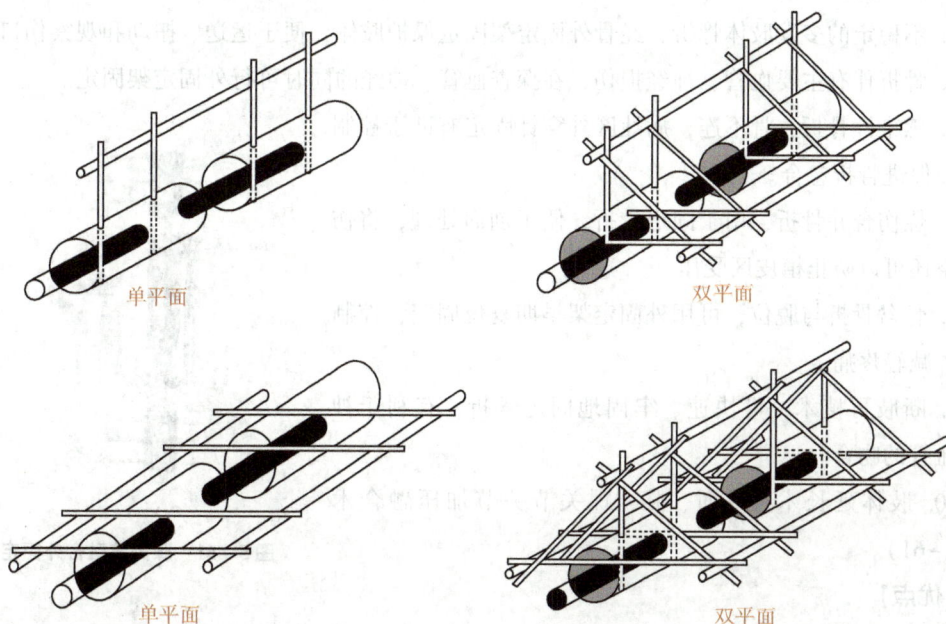

单平面

双平面

单平面

双平面

图 5-59 外固定架的基本构型

NOTE

按照外形分，常见的外固定架有以下几种。

1. 单边架   在骨折的一侧上下端各穿一组固定针，穿过两侧骨质，不穿过对侧的软组织。

2. 双边架   固定针穿过两侧软组织，外露的固定针通过连接杆加以固定。

3. 三角形架   将固定针设计在两个或多个平面上，以增加其稳定性。

4. 四边形架   肢体两侧各有两根伸缩滑动的连接杆，每侧两杆之间也有连接结构。这种外固定架的稳定性最佳，但体积较大，灵活性也最差。

5. 半环形架   呈半环形，安装在肢体一侧，可多向穿针，既能牢稳固定，又兼有复位的作用。

6. 环形架   呈环形，把肢体完全环绕，可多方向穿针，但不如半环架简便。

7. 梯形架   呈梯形，用于骨盆骨折（图5-60）。

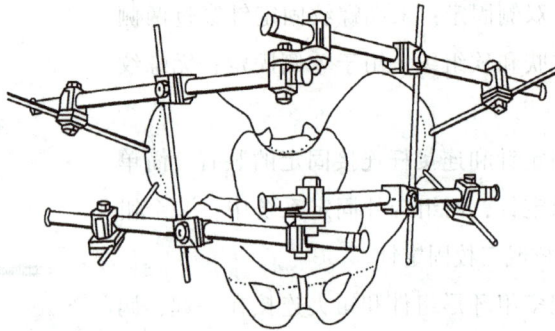

图5-60   骨盆骨折外固定架固定

三、外固定架的临床应用

【适应证】

1. 严重的软组织损伤、肿胀明显的四肢关节、长管状骨开放性骨折。

2. 骨折同时需行交叉小腿皮瓣、肌皮瓣、带血管蒂皮瓣等修复性手术。

3. 骨折需要牵引固定，保持肢体长度。

4. 不稳定的多发肢体骨折，经骨外固定架固定保护肢体，便于运送、搬动和观察伤口。

5. 骨折伴有主要血管、神经损伤，在探查血管、神经的同时可行外固定架固定。

6. 感染性骨折、骨不连，病灶区外穿针固定有助于控制感染，促进骨折愈合。

7. 烧伤合并骨折，用于固定骨折，便于创面处理，将伤肢架空还可以防止植皮区受压。

8. 骨盆骨折与脱位，可用外固定架早期复位固定，控制出血，减轻疼痛。

9. 断肢再植术，可快速、牢固地固定骨折，有利于神经、血管的吻合。

10. 肢体延长术，或肘、膝、踝关节关节加压融合术（图5-61）。

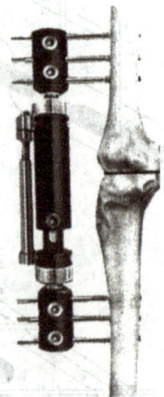

图5-61   膝关节融合外固定

【优点】

1. 可以按照骨折的形态对骨折断端进行加压、中和或撑开等固定形式（图5-62）。非粉碎性横行骨折适合加压固定，粉碎性骨折通过维持骨干长度提供中和固定，尺桡骨、胫腓骨中的一骨骨折伴有缺损时可行撑开固定。

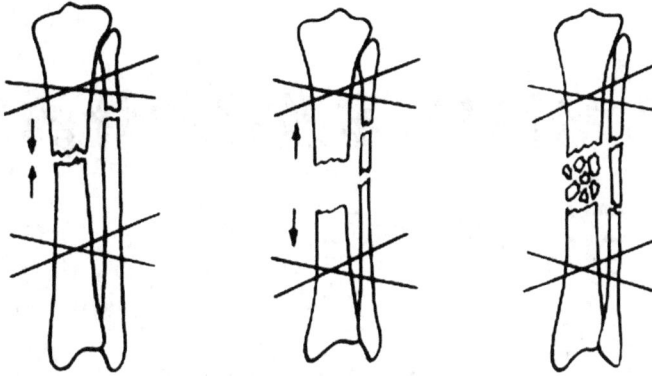

图 5-62　外固定架的施力方式

2. 便于观察、处理创面和肢体而不影响骨折复位固定，为同时治疗骨和软组织提供了有效的方法。

3. 允许早期功能锻炼，有助于减轻软组织水肿，推迟关节僵硬、肌肉萎缩和骨质疏松的发生。

4. 可对感染性骨折、新鲜骨折或骨折不愈合进行坚强的固定而无须广泛切开软组织，有助于消除和控制感染。

5. 易于拆卸，避免二次手术切开。

6. 操作简单，能随时调整固定。

【缺点】

1. 需要细致的穿针技术和积极的针道护理。

2. 外固定支架笨重，影响美观。

3. 去除固定针后可能发生再骨折。

4. 价格昂贵。

5. 经针道发生骨折或固定针断裂。

【注意事项】

1. 针道感染是外固定架的常见并发症，轻者只是皮肤、肌肉感染，严重者可致骨髓炎。每天用碘伏或酒精消毒针孔处，保持针孔清洁；用纱条把皮肤与外固定架隔开，减少因摩擦而致皮肤坏死，这些简单的措施可有效预防感染。一旦发现针道感染征象，要及时口服抗生素抗感染治疗。

2. 应注意保持固定针与皮肤界面处于无张力状态，否则应切开松解，以免皮肤受压坏死。

3. 结合外固定时间、临床体征及影像学检查结果，有骨折愈合征象即可适当松解外固定支架，降低固定强度，改静力固定为动力固定，促进骨折的进一步愈合。

4. 拆除外固定架不应该封闭针孔，以防发生慢性感染。对于感染针道，尤其是影像学显示在针道周围存在大量骨坏死者，必须进行彻底搔刮清除，以防发展为慢性骨髓炎。

5. 手术医生需要熟悉肢体的断面解剖，从安全的穿针通道穿针，避免损伤神经、血管、肌腱。

6. 固定针不宜太少，一般每一个骨折段上不少于2枚，固定针之间的距离要尽量宽，固定针的直径为骨干的20%左右。

7. 外固定架为髓腔外固定，越靠近骨骼越好，一般距皮肤约1cm左右。

NOTE

第六章　骨移植术及移植骨的采取法

第一节　骨移植术

骨移植术是将健康的骨组织移植到患处以填充缺损、加强固定和促进愈合的一种手术。骨移植术在骨伤科领域中主要用于充填骨缺损的腔，修复由于肿瘤切除后造成的骨段缺损，治疗骨不愈合或延迟愈合，融合关节等。

根据患者的具体病情可采用皮质骨和松质骨移植。皮质骨移植的优点是强度高、植骨块可起支持固定作用，缺点是爬行替代作用进行缓慢。松质骨移植的优点是生长速度快，缺点是支持作用差。移植骨可取自患者本人、其他健康人或动物骨。骨移植的种类有传统骨移植、带肌蒂骨（瓣）移植及带血管的骨移植。

一、移植骨的来源

（一）自体骨

在同一人体上将骨从一个部位移植到新的部位，称自体骨移植。它的成骨潜能最大，可提供一些活的骨细胞，以松质骨最多，细胞存活时间也长。髂嵴、胫骨前内侧面和腓骨中段常作为自体骨移植的供骨区。自体骨移植无排斥反应，生物学潜能最大，骨诱导作用最强，效果也最满意。但取骨增加患者创伤，有一定的并发症，来源有限。

（二）同种异体骨

同种异体骨移植是指同一种属个体之间的骨组织移植。取自近亲者称为同源移植或同血统移植。同种异体骨移植可以诱发宿主产生免疫排异反应，目前临床上多采用经冷冻、冻干或化学处理的同种异体骨，其细胞成分多已坏死，因此同种异体骨移植在与宿主愈合过程中的表现、作用机理和生物力学特征等方面与自体骨移植有一定差异。

（三）异种骨

异种骨移植系指不同种属个体之间的骨组织移植。在众多的各种骨移植材料中，异种骨是最早被研究应用的一种。动物骨来源广泛，取材方便，常用处理过的小牛骨作为骨移植材料，在临床上具有重要意义，不仅可以满足日益增多的患者对骨移植的需求，而且可以避免自体骨移植二次手术时可能造成的并发症，缩短手术时间，且没有同种异体骨移植可能导致交叉感染的危险。

（四）人工植骨材料

目前进入临床应用的人工骨主要是羟基磷灰石、磷酸三钙等生物陶瓷类材料，其特点是组织相容性良好，新骨容易长入，但不具有诱导成骨活性，仅起载体支架作用，且绝大多数产品降解缓慢，长期占位，妨碍骨组织的塑形重建，远远达不到理想的植骨材料的要求。

随着现代生物工程技术、仿生技术，特别是组织工程技术的发展，人工植骨材料已成为骨移植研究领域的热点和发展方向。人工骨的材料从单纯钙磷无机盐、高分子聚合物向无机盐—胶原—高分子聚合物等高度仿生的复合材料发展。人工骨的制造技术由简单的发泡成孔、铸模成型、煅烧结晶等方法向微焦点 CT 三维成像、电脑个性化设计和快速成型制造技术方向发展。人工骨的性能也将从单纯载体支架作用向兼有骨诱导、骨传导和直接成骨作用的目标发展。组织工程活性骨将有望作为自体骨移植的替代材料，成为最早应用于人类的"人造器官"。

二、骨移植术的适应证与禁忌证

【适应证】

1. 骨折不愈合或迟缓愈合 由于骨折后固定不够充分、过度牵引，断端间夹有软组织或局部血液循环不良以及感染等因素造成骨折的迟缓愈合、不愈合。

2. 骨缺损 开放性粉碎性骨折，碎骨块缺失，或清创时错误地摘除碎骨片，造成骨缺损；良性肿瘤手术切除或行搔刮术后所遗留的骨缺损；结核等病灶清除后遗留的骨缺损；先天性骨缺损。

3. 关节融合 可行植骨方法融合关节，达到稳固关节、减轻症状、治疗疾病的目的。

4. 骨阻挡 用骨移植来加强关节的稳定性以防再脱位，如发育性髋关节发育不良的髋臼造盖术或习惯性肩关节脱位的骨块阻挡术等。

【禁忌证】

1. 凡取骨部位或者手术部位有炎症病灶存在，须待炎症完全消除后，方能行骨移植术，以防感染。

2. 凡有开放性创口存在时，须待创口愈合 6 个月至 1 年后，方能行骨移植术。但在特殊情况下，如伴有窦道形成之慢性骨髓炎或骨结核在彻底病灶清除术后所遗留的骨缺损，辅以有效的抗生素治疗，可行松质骨移植术。

3. 植骨处广泛瘢痕形成、血运较差，须先行整形手术改善血运，方考虑植骨。

三、植骨方法

骨移植的方法有多种：上盖植骨法，多用在长管状骨干部位的骨折不愈合、骨缺损的患者；嵌入植骨法，一般用于胫骨中、上段骨折患者；滑动植骨法，多用于胫骨骨缺损、骨不愈合的患者；髓腔植骨法，多用于掌指骨骨折，长管状骨骨缺损时亦可使用；松质骨植骨法，多用于脊柱融合术、病灶清除术后充填遗留的死腔，亦多与骨折内固定术、皮质骨移植并用。

【术前准备】

1. 一般准备 仔细检查患者，确定无感染病灶是植骨术的成败关键，要求患者密切配合。若术前有贫血、营养不良以及因长期外固定所造成的骨质疏松、关节挛缩畸形等均应及时纠正。

2. 供骨区准备 自体取骨时应于取骨部位做好皮肤准备，术前 3 天开始，每天用肥皂水清洗取骨部位及周围皮肤，清洗后消毒一次，然后用无菌敷料严密包扎。术前 1 天清洗后备皮，并重复上述步骤。手术当日晨起再次消毒，更换无菌敷料包扎，送进手术室。于髂骨或胫骨取骨时，因出血较多，应准备好骨蜡，必要时做好输血准备。

3. 受骨区准备　除供骨区准备外，若肢体有广泛的瘢痕组织并与骨质粘连时须先行植皮，待软组织血供良好时（约 3 个月后）方可行骨移植术。

【手术步骤】

1. 上盖植骨法　切开软组织，显露骨折不愈合的部位，清除瘢痕组织，去除缺乏血供之硬化骨，保留骨折端软组织的附着点。然后凿开两骨折端已闭锁的髓腔，直至看到正常的髓腔组织，再将上下两骨折段的骨皮质凿去一层，但不要到骨髓腔，造成粗糙面，使在两骨折端上形成一可以连续的平面，其长度与宽度应与移植骨块相符，然后把一块较大的移植骨片放置在粗糙面上，并使其紧密接触，用螺丝钉将骨片固定在受骨区上，同时在其周围植入松质骨块，以促进愈合。如缺损较多，则可在两骨端的空隙中植入多量的松质骨。有时在胫骨骨缺损区为了加强固定作用，可用两块皮质骨片放在该骨的两侧皮质粗糙面上，然后用螺丝钉由两侧拧入固定，缺损处填以松质骨（图 6-1）。最后逐层缝合切口。

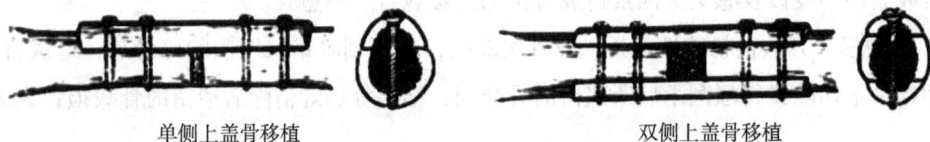

单侧上盖骨移植　　　　　　双侧上盖骨移植

图 6-1　上盖植骨法

2. 嵌入植骨法　切开软组织，显露骨折不愈合的部位，纵向切开骨外膜，将骨外膜向两侧剥离，切除瘢痕组织，使两骨折端准确对位。根据骨的粗细，在一侧骨面上，设计切取一长12 ~ 15cm 跨越骨折线的长方形骨块。如胫骨，以折线为基点，若骨折线靠近膝关节时，长方形的骨块在骨折远端占 2/3；若骨折线靠近踝关节时，则长方形的骨块在骨折近端占 2/3。

先刻凿出需切取长方形骨块的周边，再在周边上钻孔，然后逐渐凿开或锯开，把长方形的骨块取下，旋转 180°，放回骨槽中，用螺丝钉将长方形骨块固定稳妥（图 6-2），逐层缝合切口。

3. 滑动植骨法　切开软组织，显露骨折不愈合的部位，纵向切开骨外膜，将骨外膜向两侧剥离。将长的一侧骨折段锯下一宽为周径的 1/2、长为移植骨块的 2/3 的骨块。再将另一骨折段相应部位锯下长为移植骨块的 1/3 的骨块，使其成为较短的骨片，然后把长骨片滑动到跨越骨折线上，用螺丝钉固定于两骨折段上（图 6-3）。若两骨折端间有距离，不必设法使之靠拢，可依靠此植骨片达到愈合，将短的骨片补入空余的槽中，逐层缝合切口。

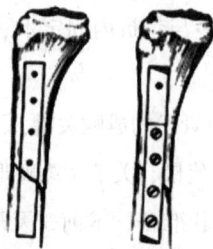

图 6-2　嵌入植骨法　　　　**图 6-3　滑动植骨法**

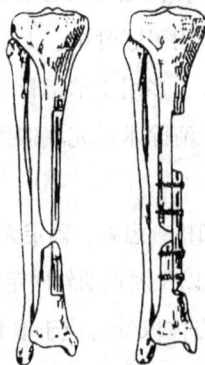

4. 髓腔植骨法 切开软组织，显露骨折不愈合的部位，将骨折端撬出至切口外，凿通髓腔。将取自髂骨带有骨皮质的骨片，使之大半插入骨髓腔中（图6-4），松紧适度，然后再将其另一端插入另一骨折段的骨髓腔中，骨折端间一般可消除距离。若因骨质缺损而产生一定距离时，需在断端植入松质骨，逐层缝合切口。

5. 松质骨植骨法 根据手术需要，做适当长度的切口。如为骨囊肿或骨巨细胞瘤等，在彻底刮除瘤组织后，用生理盐水冲洗骨髓腔，将由髂骨取来的松质骨切成大小适当的松质骨块，紧填于空腔中，以利愈合（图6-5）。如用于椎板融合时，可将取来的松质骨剪成若干细条状骨条，摆在椎板已造成的粗糙面上，安放好移植骨后，彻底止血，逐层缝合切口。

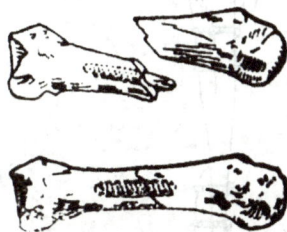

图6-4 髓腔植骨法

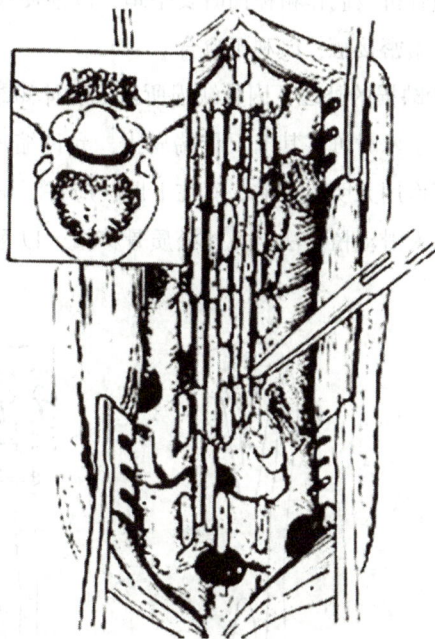

图6-5 松质骨植骨法

【术后处理】

1. 石膏固定与保护 术后应密切观察露于石膏外面的肢端情况，如有循环、感觉和运动的改变，应及时将石膏两侧破开，再用绷带固定。石膏固定时间的长短应视病情决定，一般需3~4个月，但主要以X线检查结果为准。负重肢体的固定时间应适当延长，即使拆除石膏后，也还需对患肢加以保护2~3个月，以防发生移植骨骨折。若骨折再次发生，应早期行松质骨再植，常可在较短时间内出现骨性愈合。

2. 预防感染 术后应常规应用抗生素。若发生轻度感染，所移植骨块不必急于取出，有时感染被控制后，移植骨仍有成活可能；如感染严重，切口经久不愈，移植骨确已成为死骨时，须手术取出。

3. 预防关节僵硬 骨移植术后，应积极鼓励患者尽早主动地进行功能锻炼。拆除石膏后，即开始患肢各关节的主动锻炼。此外，还应辅以物理疗法及按摩或中药熏洗、中药中频导入等方法配合治疗。

【注意事项】

1. 切口与缝合 最好在有肌肉覆盖处的皮肤上行弧形切口。缝合皮肤时，要求没有张力，

NOTE

以免发生皮缘坏死、切口裂开或感染，导致植骨失败。

2. 严格无菌操作 感染常造成骨移植术的失败，因移植骨片本身缺乏血运，而且抗感染能力差，因此手术中要求严格遵循无菌操作。对移植骨要用器械夹持并用生理盐水纱布包裹存放。

3. 局部条件 术中应切除骨折部位的瘢痕组织，直到有渗血为止，有良好血液循环的软组织能促进移植骨的愈合。骨折端的硬化缺血区，术中必须切除，对闭塞的骨髓腔应给予打通，这样有利于髓腔内营养血管的新生和骨内细胞的成骨作用发挥。

4. 移植骨与受区骨接触要紧密 做骨移植时，要使移植骨与受区骨之间紧密接触，因此在上下两骨折段制作粗糙面时要平坦，以便使移植骨与受区骨的骨面完全对应。移植松质骨时也要注意紧密接触，以利于愈合。

5. 骨缺损的处理 因骨缺损所造成肢体短缩，骨移植时，原则上应尽量恢复肢体的长度。在上肢，手术时可将其上下骨端靠拢，允许缩短 3~4cm，这样有利于骨愈合，且对上肢的连接及杠杆作用无明显影响。而在下肢，应在尽量恢复其长度的基础上进行骨移植。在胫骨，应考虑做巨大滑动植骨法，另加松质骨移植，以尽量恢复胫骨原有长度，也可行胫腓融合术（图6-6）。

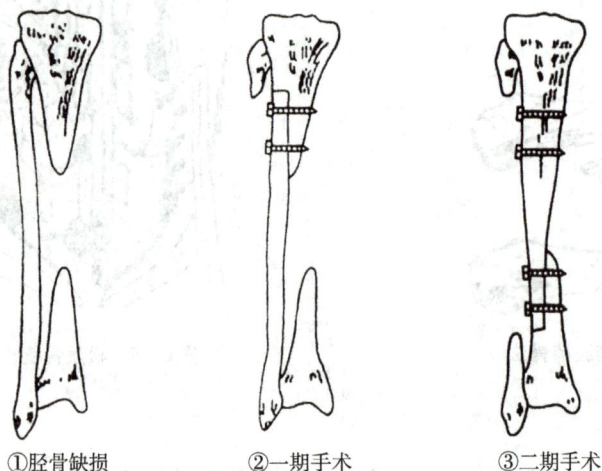

①胫骨缺损   ②一期手术   ③二期手术

图6-6 胫腓融合术

6. 要有坚强的内、外固定 固定不够充分易造成骨移植的失败，一般移植骨片在骨折端两侧至少要有两个螺丝钉做牢靠的内固定。术后选择石膏外固定，在包扎石膏过程中易造成移植骨折断或松动，为此要特别注意由专人把持患肢，避免其扭动。

第二节 移植骨的采取法

移植骨的采取主要是根据植骨区的需要来定，如做坚强支撑作用者，应选择以皮质骨为主的胫骨、腓骨和肋骨；若以促进生长、填充缺损为主者，应选择以松质骨为主的髂骨；需兼顾两方面者，亦可选用带皮质骨及松质骨的髂骨。

由于自体骨移植时骨的来源有限，取骨可造成供骨处某种程度的缺损，因此应尽量做到爱护骨源，精密设计，取骨的部位、移植骨的形态及质和量都要适度，不应浪费，对供骨处的缺损及日后对功能的影响尽量减少到最低程度。

一、腓骨采取法

用腓骨作为移植骨，多用于肱骨或胫骨的骨缺损，也可用于骨端缺损的关节再造。

【术前准备】

除一般准备外，另准备线锯、骨刀、骨锯和骨钻以便取骨使用。

【麻醉】

采用腰麻、硬膜外麻醉或全身麻醉。若植骨区在上肢，可加用臂丛神经阻滞麻醉。

【体位】

采用侧卧位，取骨肢体在上。

【手术步骤】

1. 切口与显露 切口一般起自腓骨头上方 10cm 处的股二头肌腱后缘，沿腓骨后缘至小腿中、下 1/3 交界处，通常取腓骨的中 1/3 段或上 1/2 段做骨移植。手术途径是自比目鱼肌前缘及腓骨长、短肌后缘之间进入，把腓骨长、短肌拉向前方，比目鱼肌拉向后方，即可显露腓骨段。若需将腓骨头一并截取，应先在股二头肌腱后内面找到腓总神经并将其游离出来，然后向远端追踪至其绕过腓骨颈处。在此处有腓骨长肌起始部覆盖腓总神经，靠近该肌起始部予以切断，此时先用止血钳在该肌深面加以剥离，并从肌肉和神经之间分开，切断腓骨长肌，注意勿伤到腓总神经，将腓总神经游离并用橡胶皮片轻轻牵开（图6-7）。在继续做骨膜下剥离时需小心，勿伤及腓骨颈及胫骨之间的胫前动脉。

2. 截骨 自下向上进行骨膜下剥离，在骨膜下截骨，截下的腓骨段用生理盐水纱布包裹备用。彻底止血之后，依层缝合切口，放置负压引流管。

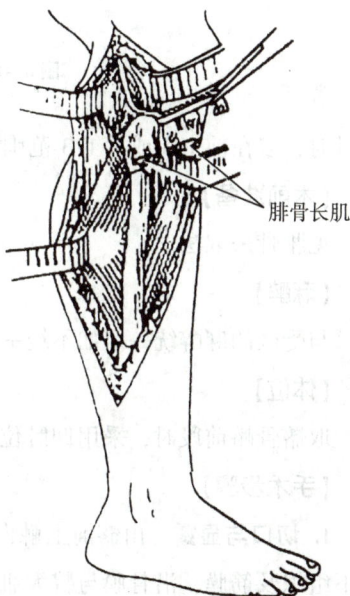

腓骨长肌

图 6-7　显露腓骨中上段

【术后处理】

术后应将患肢放置于支架上以抬高肢体。术后 24～48 小时拔出引流管，拆线后可离床活动。

【注意事项】

由于附着在腓骨上的腓骨短肌纤维方向是斜向下方，故在骨膜下剥离时，应自下向上进行。若将腓骨头一并截取时，需注意勿损伤腓总神经。在切开胫腓近侧关节后部关节囊时，往往有困难，为此，应切断腓骨远端并向外牵开，才容易把深部软组织逐步切断。

二、髂骨翼松质骨采取法

髂骨翼前、后 1/3 部较厚，且富有松质骨，而中 1/3 很薄（图6-8），故自髂骨翼采取松

NOTE

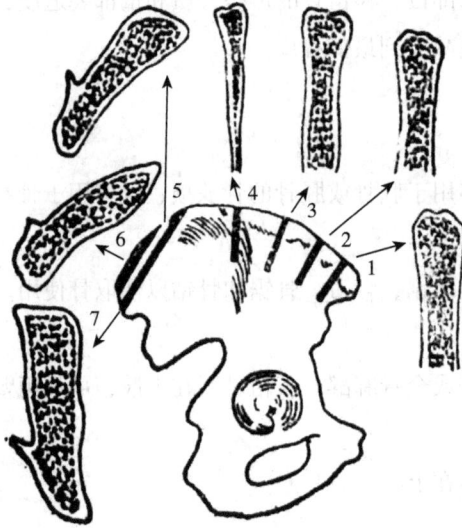

1~4　髂骨前、中部骨片的厚度
5~7　髂骨后部骨片的厚度

图6-8　髂骨翼各部位的厚度（额状切面）

质骨时，多在前1/3或后1/3范围内进行。

【术前准备】

见腓骨采取法。

【麻醉】

与受区的麻醉统一。如不统一时，可用局部麻醉或全麻。

【体位】

取髂骨嵴前段时，采用仰卧位；取髂嵴后段时，取俯卧位。

【手术步骤】

1. 切口与显露　由髂前上棘向后上，沿髂嵴方向切开皮肤长8~10cm的切口，同时切开皮下组织及筋膜，沿骨膜与臀大肌、腹肌起始线接合部切开，直至髂嵴骨面。骨膜下剥离，沿髂嵴外板骨膜下剥离臀中肌、阔筋膜张肌，沿内板骨膜下剥离腹肌、髂肌，两侧填干纱布压迫止血，此时髂骨翼上部即可完全暴露。

2. 切取骨片　切骨所需各种形状和大小的骨片。常用的有以下几种。

（1）薄层骨片　常用于骨折内固定术及脊柱融合术的植骨，在已显露的髂骨嵴及内、外板，沿髂嵴方向平行凿取包括两侧皮质的薄层骨片。其厚度为2~3mm，长6~7cm，用生理盐水纱布包裹备用。修整骨面之棱角，骨髓出血可用热盐水纱布压迫止血（图6-9）。

（2）楔形全厚骨片　常用于发育性髋关节发育不良的造盖术。可在髂前上棘和髂后上棘之间的髂嵴上采取，但需保留前后两棘部。先在髂骨外板凿出所拟取骨片的界线，再按此线切取全层骨板（图6-10）。

（3）单侧骨皮质的骨片　这种骨片常用于脊柱融合术（H形植骨术），在已显露的髂骨外板上，先凿出取骨四周界线，再沿此线凿开髂骨外板，并用撬的动作分开内、外板之间的松质骨部分，外板即可取下（图6-11）。清点手术用品，如数取出止血用的纱布块，彻底止血，将剥开的骨膜及肌肉复位对准，逐层缝合切口。

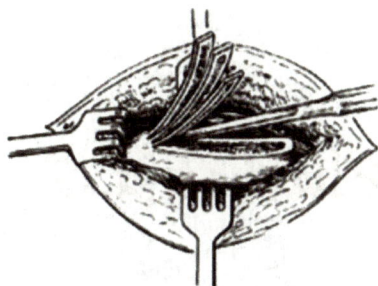

图 6-9　切取薄层髂骨片

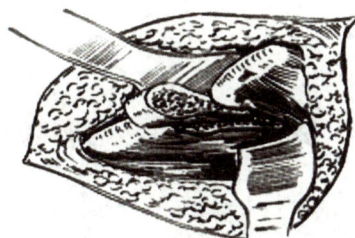

图 6-10　切取楔形髂骨片

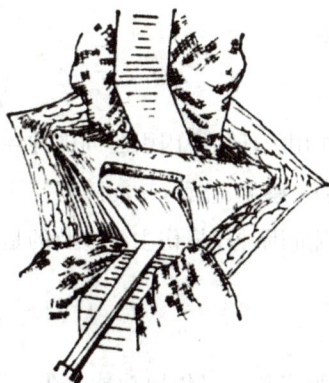

图 6-11　切取带有一侧骨皮质的髂骨片

【术后处理】

术后不需外固定，注意切口渗血或血肿形成，必要时可加压包扎，应用抗生素预防感染。

【注意事项】

在两侧骨膜下剥离时，要使剥离器紧贴骨面，防止滑入肌层增加出血；在内板剥离时防止损伤内脏；切除薄层骨片时，要用锐利的骨刀或摆锯，在切取过程中始终保持一定方向，防止骨片厚薄不均。取骨后可在骨断面涂少量骨蜡，彻底止血。

第七章　周围神经损伤修复术

第一节　周围神经损伤的病理分类及治疗原则

周围神经的功能主要是传导作用，任何原因引起周围神经传导功能障碍或丧失，均称神经损伤。周围神经损伤后将造成运动、感觉、营养功能障碍，往往造成严重后果。及时正确的诊断和治疗是非常重要的。骨科范围周围神经损伤主要涉及的是脊神经。

一、病理分类

1. 神经失用　神经轴突和鞘膜完整，仅传导功能丧失，不发生神经变性。临床表现为运动瘫痪，感觉减退，营养正常，电反应存在。多为暂时性障碍，亦是最轻的神经损伤。多数在1～6周完全恢复，无须手术治疗。如骨折断端嵌压，或神经周围瘢痕粘连挛缩挤压，应及时手术松解，以防造成永久性瘫痪。

2. 神经轴突断裂　神经轴突断裂，但鞘膜完整。不仅传导功能完全丧失，而且可发生神经变性。临床表现为运动、感觉障碍，可发生肌肉萎缩，电反应消失。轻者可在数月内部分恢复，恢复愈早，效果愈好。如止血带损伤，数月内可恢复。如损伤较重，观察一段时间无明显恢复征象时，可考虑行手术探查。

3. 神经断裂　为神经完全或不完全断裂，是最严重的神经损伤。临床表现为运动、感觉完全丧失，肌肉萎缩，营养障碍，电反应消失。完全断裂者应尽早手术吻合断端。不完全断裂者可发生完全瘫痪，以后可部分恢复，如日久不恢复者，亦可行手术探查。

二、治疗原则

周围神经损伤的治疗目的在于尽早恢复神经的传导功能和后期肢体功能的重建，因此在治疗时需要从这两方面考虑。

（一）非手术疗法

非手术疗法是指防止肌肉挛缩产生畸形，防止失神经支配瘫痪的肌肉萎缩，防止神经继续受压而采取的措施。

1. 防止肌肉挛缩畸形　由于神经损伤所支配的肌肉逐渐发生萎缩，致使肌力不平衡而发生畸形，早期可用支架、石膏或夹板固定伤肢于功能位，防止出现畸形。

2. 防止肌肉萎缩　丧失神经支配瘫痪的肌肉逐渐发生萎缩，电刺激、按摩等方法可防止肌肉萎缩，利于神经恢复后的肢体功能恢复。

3. 解除骨折端压迫　闭合骨折合并神经损伤，可疑或确认骨折端压迫者，应尽快复位，解除对神经的压迫，然后观察神经功能的恢复情况。

（二）手术疗法

1. 开放性神经损伤　如神经断裂，伤口整齐，污染不重，时间在 8 小时以内者，在清创的同时可行神经缝合术。如超过 8 小时，尚未超过 24 小时者，伤口污染轻，可酌情予以一期缝合，如污染严重，可清创后待二期进行处理。如伴有神经缺损时，需行神经移植术。

2. 闭合性神经损伤　发生断裂的机会较少，一般不主张早期探查。骨折端压迫神经时，骨折复位后观察 6 周，无神经恢复迹象可考虑手术探查，据情况行神经缝合或松解术。外伤后出现神经损伤进行性加重时，多为瘢痕组织或骨痂压迫神经所致，需行神经探查松解术，必要时行神经移位术。

第二节　周围神经损伤的修复手术

神经损伤后出现功能障碍，经非手术治疗无效，应考虑行手术治疗。根据病史及临床表现结合各种检查资料，综合分析，明确神经损伤的性质及类型，选择手术方式。常用的修复性手术有神经松解术、神经缝合术、神经移位术、神经移植术。如难以明确损伤类型者，则在各种手术准备下，先做损伤神经探查术，再按探查情况，选用相应术式。

一、神经松解术

神经松解术是将神经由神经外、内的瘢痕中松解出来的手术，其分神经外松解术和神经内松解术两种。

在神经受到外来压迫、牵拉、缺血或注射药物等所致的损伤时，神经干未断裂，仍保持外观上的连续性。此类神经损伤的病理变化差异很大，它可以表现为神经传导阻滞，也可表现为轴索中断或神经断裂。

在充分显露神经干后，可通过电刺激检查神经的传导功能，结合临床检查，全面估计神经损伤的程度。若神经对电刺激反应为阳性，则应行神经外松解术；若对电刺激反应为阴性或弱阳性，应先行神经内松解术。

（一）神经外松解术

神经外松解术是指神经外膜以外的松解术。

【适应证】

受到外来压迫、牵拉、缺血或注射药物等所致的未断裂的神经损伤，经保守治疗效果不明显者。

【麻醉】

根据神经位置的不同选择合适的麻醉。

【体位】

根据神经位置的不同选择合适的体位。

NOTE

【手术步骤】

1. 神经显露　按照神经解剖结构，在显露损伤的神经干时，应从正常的神经近、远端开始，向神经损伤的部位，将神经从瘢痕中分离出来。游离时注意正常神经分支的保护，可用橡皮条轻轻提起近端神经干，轻轻分离神经分支，以免损伤。

2. 消除压迫组织　神经损伤部位的瘢痕组织粘连，可用小尖刀切开或尖嘴蚊式钳剥离，仔细地沿神经纵轴方向将神经干完全游离。瘢痕致密不易分离时，可在瘢痕与神经膜之间注射等渗盐水，边注射边分离。瘢痕与神经外膜紧密粘连时，可将外膜切开连同瘢痕一并切除。若神经外膜增厚也可切除增厚的神经外膜，并注意切除

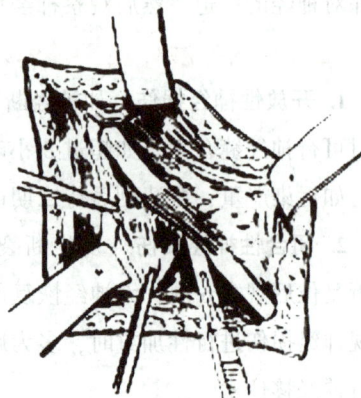

图 7-1　剥离神经外瘢痕

神经损伤处基底部的瘢痕或骨痂（图 7-1）。必要时可将神经移位到健康组织的包围之中。

（二）神经内松解术

神经内松解术是神经外松解术的延续，是指神经外膜以内的松解术。包括切开并切除病变段的神经外膜，分离神经束，将神经束由瘢痕中松解出来。宜在手术显微镜下或放大眼镜下进行。

当探查术中发现神经受压或绞窄的程度过重，神经外膜上的营养血管在受压或绞窄部位中断，外膜增厚，神经干发硬，但不变窄，此时除需将神经外膜上的瘢痕切除外，尚需行神经内松解术。神经外松解术彻底后，先纵向切开硬结上、下邻近的神经外膜，外膜下潜行剥离后，向两侧牵开，用微型蚊式钳沿硬结上、下分开健康的神经束，逐渐向硬结区剥离。

神经内无粘连时，束间很容易分开，但有瘢痕时则分离较难，可在显微镜下用显微外科手术剪刀剪开束间瘢痕，直到所有神经束完全分离为止。也可用平头细针头刺入束间注射生理盐水，无粘连处则膨胀开，有粘连处则不膨开，然后再在未膨开处仔细分离。由于神经束并非完全直线排列，往往有斜行神经束相连，松解时应避免损伤斜行神经纤维，同时要注意保护神经营养血管。若神经束表面有环行瘢痕环绕，应将其切开。除特殊情况外，一般不要切开神经束膜，以免损伤神经束内的神经纤维。如其中有神经束的纤维断裂，断端形成神经瘤或瘢痕连于断端之间，切除神经瘤和瘢痕后缝合神经或做神经移植。束间松解完毕后，也可将此段外膜切除，彻底冲洗、止血后，将神经置于正常软组织床上，逐层缝合。术后用石膏托固定于功能位2周。如松解术后6周仍未见恢复征象，应考虑神经缝合术。

二、神经缝合术

外伤性周围神经断裂者，或周围神经局限性病灶，做部分或全病灶切除后，造成人为的神经部分或全断裂者，可行神经缝合术。分为神经外膜缝合术和神经束膜缝合术。

神经外膜缝合术适用于早期神经恢复，并适用于神经干内的神经束数目多、束较小、间质组织少、运动神经或感觉神经混合在一起不易分辨清楚的部位或单纯的感觉或运动神经的损伤。神经束膜缝合术适用于神经干内的神经束比较粗、间质组织比较多、神经束的数目比较少、运动与感觉神经束能分辨清楚的部位。

（一）神经外膜缝合术

【适应证】

神经断裂损伤。

【麻醉】

根据神经位置的不同选择合适的麻醉。

【体位】

根据神经位置的不同选择合适的体位。

【手术步骤】

1. 神经显露 按神经的损伤部位需要切开显露损伤的神经，将神经断端从瘢痕中游离出来后，触摸神经瘤的范围，以利正确估计切除范围和缺损长度，便于使神经断端在无张力下缝合。

2. 神经断端的处理 对损伤的神经断端的处理，分新鲜和陈旧性损伤两类不同。新鲜神经断裂，用尖刀修齐，把断端对合后即可进行缝合。缝合时，在神经两断端同一轴线上各缝一标志线，以防缝合时神经扭转。陈旧性神经断裂，应先切除神经瘤，外露正常的神经束才能缝合。神经为半侧断裂，切除神经瘤后，应行半侧对端缝合，而另一半神经任其弯曲（图7-2）。

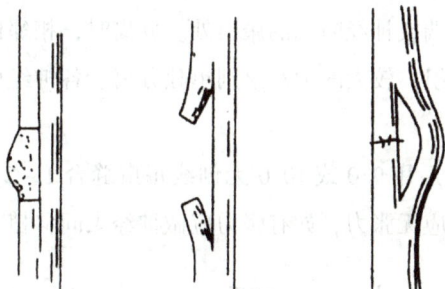

图7-2 切除半侧神经瘤后行对端缝合

3. 神经断端缝合 缝合神经时，先根据两断端神经乳头的解剖位置，准确对合，然后在神经干两侧的神经外膜距切线1mm处，用小圆针和7/0或8/0的尼龙线做两定点缝合，保留缝线作为牵引线，再在两牵引线之间间断缝合，针距为1~2mm。前面缝合后，翻转神经干，再按同法缝合后面（图7-3）。缝合完毕后，剪除牵引线，摆正神经，置于健康的组织床上，逐层缝合。

【术后处理】

为减少缝合神经的张力，应将肢体置于适当的屈曲位置，石膏托固定。

（二）神经束膜缝合术

【适应证】

神经断裂损伤，特别是混合神经。

【麻醉】

根据神经位置的不同选择合适的麻醉。

【体位】

根据神经位置的不同选择合适的体位。

①先将神经外膜两侧各
缝合一针作为支持线

②中间加间断缝合

③前侧缝合完毕

④将神经翻转过来

⑤缝合完毕后侧

⑥缝合完毕

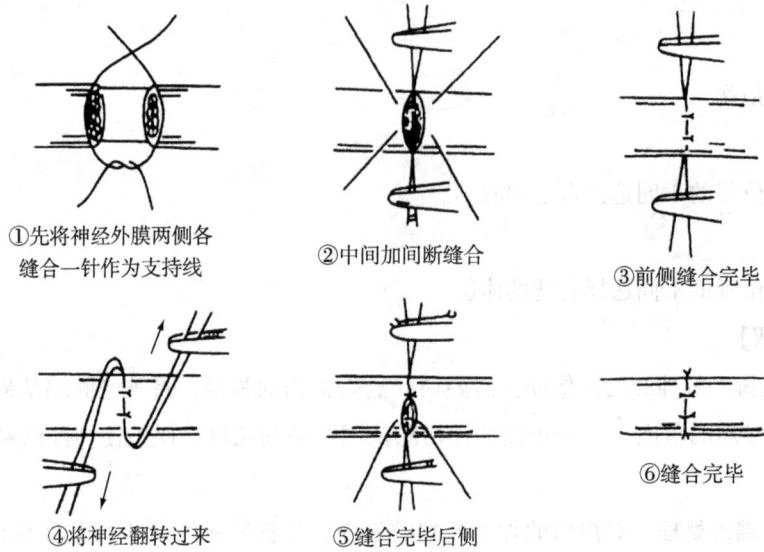

图 7-3 缝合神经

【手术步骤】

1. 神经显露 同神经束膜缝合术。

2. 神经断端的处理 先在神经两断端上各切除一小段神经外膜，然后从神经束间隙向断端做分离解剖，直至神经断端或神经断端的瘢痕处。分离时，相邻比较邻近的小神经束不必单独解剖，而使之成为神经束组，较大的神经束则单独分离。各神经束或神经束组最好不在同一水平切断。

3. 神经断端缝合 止血后用 9/0 或 10/0 无创线每束缝合 1~2 针，神经束对合良好即可，缝合不必过密，缝合神经束应无张力，如有张力应做神经束间移植（图 7-4）。

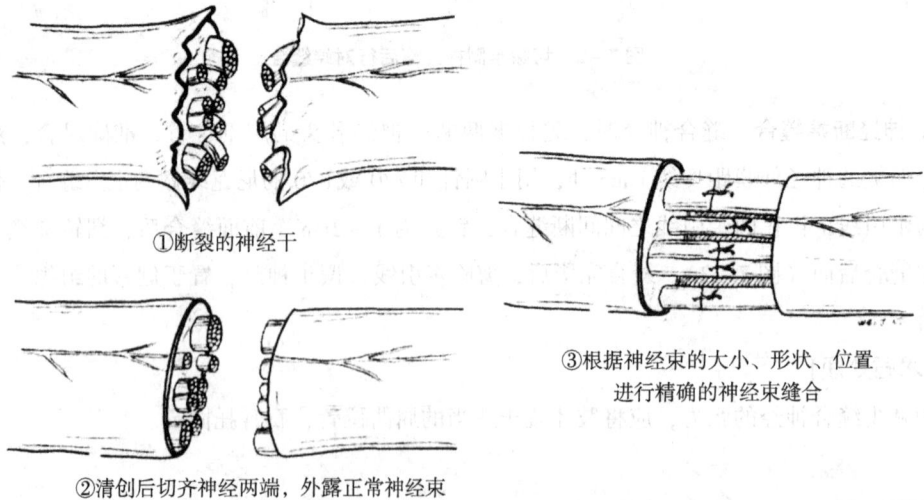

①断裂的神经干

③根据神经束的大小、形状、位置
进行精确的神经束缝合

②清创后切齐神经两端，外露正常神经束

图 7-4 神经束膜缝合

【术后处理】

为减少缝合神经的张力，应将肢体置于适当的屈曲位置，石膏托固定。

三、神经移位术

神经移位术是指神经从原解剖位置移到一个新位置的手术。为达到松弛神经减除张力或弥补缺损的目的，该手术常单独进行，但亦可与其他修复神经的手术合并应用。

【适应证】

各种原因导致的原始神经损伤或神经缝合后导致张力过大。

【麻醉】

根据神经位置的不同选择合适的麻醉。上肢可用臂丛神经阻滞麻醉，下肢可用持续硬膜外麻醉或用全身麻醉。

【体位】

根据神经位置的不同选择合适的体位。

【手术步骤】

临床上的尺神经损伤并做移位术治疗的较多见，故以尺神经肘段前移位为例叙述，此术又称尺神经前置术。

1. 神经显露　该手术按尺神经肘部结构，切开皮肤、皮下组织，向两侧牵开皮瓣。在肱骨内上髁的后上方确认条索状的尺神经后，沿神经干方向切开深筋膜，便可显露肘内后的尺神经段。

2. 尺神经段游离与前移　将尺神经由上而下游离到尺神经沟的稍下方。如见有进入关节的小分支妨碍游离时，可将其切断。而当尺神经以下的运动支妨碍游离神经时，应尽量分离保留。为使游离范围扩大，有时可切断尺神经前方的尺侧腕屈肌的肌纤维。用橡皮条提起尺神经，将其轻轻拉向肱骨内上髁前方。如游离的尺神经上端移位后较紧张时，或弯曲角度较小产生压迫时，还可以纵向切开内侧肌间隔上的尺神经裂孔，以进一步使神经干游离。然后按尺神经的移位位置，在屈肌处切开筋膜，分开邻近的肌肉，使其形成约 0.5cm 深的肌沟，该肌沟边缘应尽量整齐，然后将尺神经置于其中。彻底止血，冲洗伤口，依层缝合。在缝合屈肌筋膜时，应留一约 1.5cm 的筋膜孔，以防尺神经受压（图 7-5）。如为损伤性断裂，应先将尺神经移位后，再做神经缝合术。

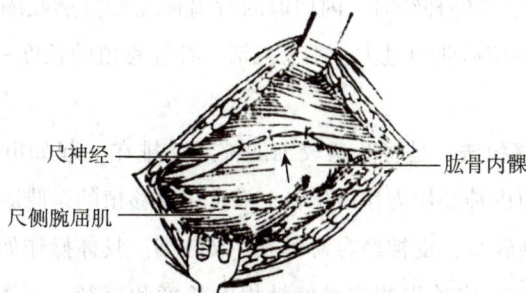

图 7-5　肘部尺神经移位术

四、神经移植术

神经移植术是切取患者自身其他部位次要神经的一段，移置主要神经的缺损处以修补缺损，进行对端缝合，恢复神经连续性的一种手术。手术移植的神经成活后，可使受损伤的主要神经恢复传导功能。移植神经的方式有神经干游离移植术、电缆式游离神经移植术、神经束移植术。

（一）可供游离移植的神经

可供游离移植的神经被取出后，其功能则完全丧失。因此它在人体上应该是次要的，切除后不致影响患者肢体主要功能的发挥；切除时较容易，对其他组织损伤小；其直径一般不宜超过 2～3mm。临床上常用做移植的神经是四肢的皮神经。

1. 前臂内侧皮神经，可取用的长度为 20～27cm。

2. 桡神经的皮神经（肘到腕之间），可取用的长度为 20～25cm。

3. 腓肠神经（腘窝到外踝），可取用的长度为 25～40cm。

4. 隐神经（大腿部分），可取用的长度为 35～40cm。

其中最常采用的是腓肠神经，因该神经容易显露，可取用的长度最长，后遗感觉丧失区域范围小，不在重要位置，也不会引起跟部溃疡。而桡神经皮支取用后，易发生神经性疼痛。隐神经和前臂内侧皮神经取用后，所遗留的麻木范围较大，故少采用。

（二）神经游离移植术

【适应证】

各种原因导致的神经缺损过大，通过游离神经、屈曲关节、神经移位手术等方法仍不能达到无张力下吻合。

【麻醉】

根据神经位置的不同选择合适的麻醉。

【体位】

根据神经位置的不同选择合适的体位。

【手术步骤】

1. 神经干游离移植法　按神经段的显露法在损伤部位做切口，显露出损伤的神经，游离并切除神经瘤及其周围的瘢痕组织，度量其缺损的长度及神经的直径。另在供区切取一段神经干，移至损伤神经的缺损处，做端端缝合。自体神经干移植的操作与神经缝合术相似（参考缝合术）。须注意的是切取游离的神经时，因切取的游离神经段自然收缩，切取的长度要比损伤的长度多15%，以防止移植后张力过大，不易成活。神经移植的长度一般不超过6cm，过长则不易成活。

2. 电缆式游离神经移植法　是将几条较细的神经并排在一起如电缆状，用来修复较粗大的神经缺损。临床上选用皮神经作为移植材料，最常用做移植的是腓肠神经。该移植术的优点是移植后发生坏死的机会较少，皮神经容易切取，又较细。具体操作如下。

（1）切取移植用神经，应首先测定神经缺损的长度和直径，再测定所移植神经的直径，计算出所移植神经的股数，然后再将每股移植神经长出15%，计算出移植神经的总长度，切取移植的皮神经。将此段神经截成所需的股数，合并在一起形成一束，其总的直径不能小于远侧神经断端的直径，以保证多一些的神经纤维通过。

（2）缝合神经选用8/0的缝线，将数股神经断端外膜吊缝数针，合并在一起，再将移植的神经置于缺损处，与神经断端吻合。每条神经的外膜用8/0的尼龙线缝合1～2针。由于皮神经细而柔软，难以与断面精确吻合，应耐心细致操作。除上述缝合法外，也可采用血浆黏合法。

3. 神经束移植法　神经束间缝合移植术是将移植的各段神经束与相应的神经束进行吻合。缝合神经束膜操作较难，但神经束对合较精确。手术最好在 6～10 倍手术显微镜及气囊止血带下进行，具体操作如下。

（1）神经断端的处理同神经束膜缝合术神经断端处理。

（2）切取做移植的神经时，计算方法同电缆式神经缝合法。切取后应除掉皮神经周围的结缔组织备用。

（3）移植神经缝合法，一般用 9/0 无创伤缝线缝断端神经束组的束膜及移植神经的外膜和束膜。缝束膜时，缝针切勿缝入神经束内。因移植神经的外膜有弹性，缝合时易被拉长，应同时缝合神经外膜及束膜（图 7－6），结扎要适宜。束膜缝合一般 1～2 针即可，对合不佳时可再加缝 1～2 针。当移植神经一端缝合后，按照比神经的缺损稍长一些的长度切断移植神经，与远侧断端进行缝合。不要预先将神经截成数段，以便节省使用移植的神经。

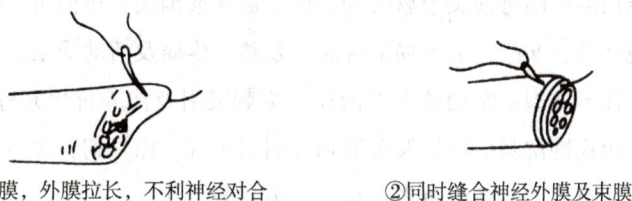

①只缝外膜，外膜拉长，不利神经对合　　②同时缝合神经外膜及束膜

图 7－6　移植神经缝合法

（4）缝合伤口应在神经吻合后并理顺，再稍等 10～15 分钟，断端与束间血凝块将神经黏合在一起，不用生理盐水冲洗，然后逐层缝合手术切口。

【术后处理】

1. 石膏外固定　术后即用石膏托把患处相邻的两个关节固定在使缝合神经处于松弛状态的体位 3～4 周。术后 10 天可开始逐渐活动患肢，在固定期间，鼓励患者做主动肌肉收缩运动。

2. 预防感染　应用抗生素。

3. 功能锻炼　解除外固定后，逐渐练习伸展活动，切忌急躁，避免造成新的损伤。

NOTE

第八章   化脓性关节炎关节引流术

化脓性关节炎是由细菌感染引起的，常见的致病菌如金黄色葡萄球菌、溶血性链球菌、肺炎双球菌、脑膜炎双球菌、大肠杆菌等。近年来，由于抗生素的广泛应用，其发病率逐年下降。该病多见于儿童，尤其是新生儿或婴儿，常为败血症的并发症，传播途径多为血源性感染，好发于髋及膝关节，肩、肘、踝关节较少见。成人多因关节穿刺、手术感染或外伤感染等引起。关节感染后，滑膜充血及肿胀、白细胞浸润、渗出液增多，其渗出液可为浆液性、浆液纤维蛋白性或脓性浸出液，当关节腔内压力增加时可致关节囊及韧带紧张而产生疼痛，白细胞坏死所释放的蛋白溶解酶可使关节软骨面溶解、破坏或消失，进而可产生关节纤维性或骨性强直。早期可出现高热、寒战，关节局部肿胀、发热、疼痛及活动受限。应该重视的是新生儿与婴幼儿的症状往往不典型。常用的手术治疗有穿刺吸引及注入抗生素疗法、关节镜灌洗疗法、套管针穿刺持续闭式冲洗吸引疗法及关节切开引流术等。而早期行关节穿刺以争取早期明确诊断并及时治疗尤为重要。病情较重者，可行关节切开引流。

第一节   关节穿刺吸引术

关节穿刺对受累关节的早期诊断和鉴别诊断十分重要，根据抽出的关节液的容量、颜色、透明度、蛋白含量、细菌培养及药敏试验等，既能较可靠地做出明确诊断和鉴别诊断，确定致病菌的性质及敏感药物，又可吸出关节内过多的积液或脓液，同时注入抗生素，达到早期的治疗目的。这是治疗化脓性关节炎的一项重要措施，不应忽视。

【适应证】

关节肿胀、发热或疑有感染化脓者。

【术前准备】

准备 18~20 号注射针头及注射器、无菌手套、无菌消毒巾、无菌试管、抗生素。

【麻醉】

局部麻醉或不需麻醉。

【体位及关节穿刺部位】

1. 肩关节   可经肩前、后两个部位刺入，一般常选用前方入路。患者仰卧，患肩后方垫一薄枕，患侧上肢放于躯干侧面轻度外展外旋。肱骨头内侧有一皮沟，于喙突下 2~3cm 的皮沟处进针，向后、外侧刺入，约进入 2~3cm，一般即可到达关节腔内（图 8-1）。

2. 肘关节   可由肘后内侧或后外侧刺入，常用为后外侧入路。患者仰卧，肘取屈曲 90°位，患臂置于胸前。于肱桡关节与尺骨鹰嘴之间进针，向前内侧刺入约 1~2cm 即可进入关节腔（图 8 - 2）。

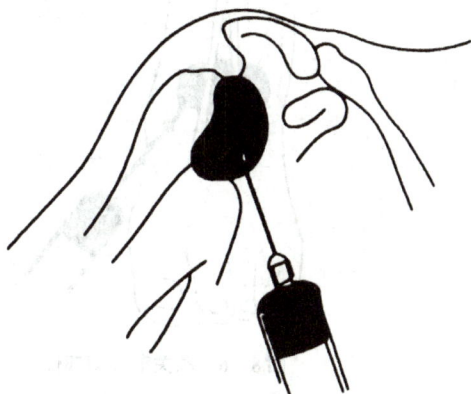

图 8 - 1　肩关节穿刺部位

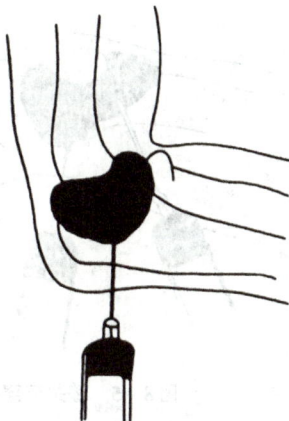

图 8 - 2　肘关节穿刺部位

3. 腕关节　常用背侧入路。患者可取坐位，将患手置于操作台上，腕背向上。于桡骨下端从示指固有伸指肌腱和拇长伸肌腱之间隙处进针，向掌侧刺入约 1cm 即可进入关节腔内（图 8 - 3）。

4. 髋关节　常用髋前方入路。患者仰卧，患髋伸直。于耻骨联合与股骨大粗隆做一直线，再于髂前上棘与髌骨中点画一直线，由此两线的交点处进针（或腹股沟股动脉搏动点外侧2.5cm 和远侧 2.5cm 处），与皮肤表面成 45°角向后上方刺入，约进 5～8cm 即可进入关节腔内（图 8 - 4）。

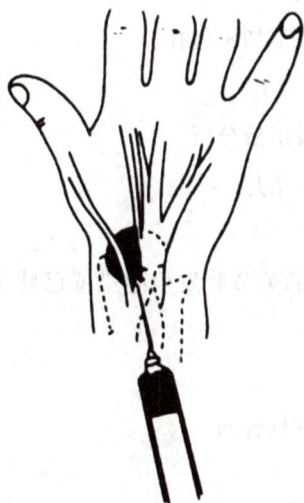

图 8 - 3　腕关节穿刺部位

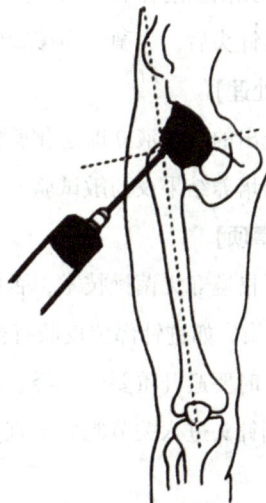

图 8 - 4　髋关节穿刺部位

5. 膝关节　常用膝前方入路。患者仰卧，患膝伸直，可从髌骨外侧缘与上缘的交叉点和股骨外髁之间进针，向内后方刺入约 2～3cm；亦可由髌韧带的任何一侧，紧贴髌骨下方向后进针，即可进入关节腔内（图 8 - 5）。

6. 踝关节　一般从前方穿刺。患者仰卧，于内踝前缘与胫前肌腱之间进针，向后方刺入约 2～3cm 即可进入关节腔内（图 8 - 6）。

NOTE

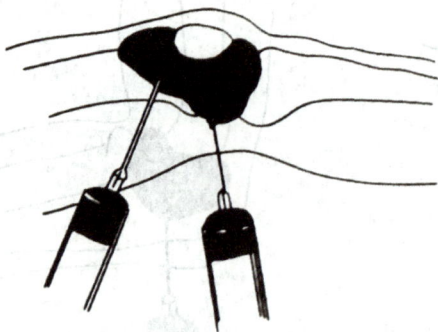

图 8-5　膝关节穿刺部位　　　　　　图 8-6　踝关节穿刺部位

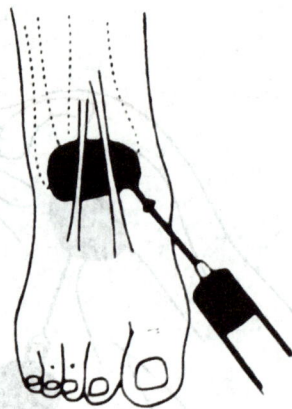

【手术步骤】

1. 确定进针部位后，常规皮肤消毒，铺无菌消毒巾，行局部麻醉。

2. 将穿刺针头连上 10mL 注射器，于进针部位刺入，当穿刺针头到达关节囊时阻力增加，再深入有阻力消失感即进入关节空腔内。

3. 关节腔内的液体应尽量吸取干净。如关节内液体量较少，可由助手在关节附近施加压力，以便吸尽积液。如关节积液过于黏稠或坏死组织阻塞针头不易吸出时，可注入少量生理盐水稀释，再予以抽吸。

4. 将吸出的液体放入无菌容器中，注意观察其颜色、黏稠度、透明度及液体量。

5. 更换无菌注射器后注入适量（1～3mL）有效抗生素。

6. 抽出针头后，无菌纱布覆盖针孔，用绷带将受累关节加压包扎。

【术后处理】

1. 将吸出的关节液立即送化验室做涂片、细菌培养及滑液分析。

2. 根据培养结果及药敏试验，选用敏感的抗生素进行治疗。

【注意事项】

1. 应严格遵守无菌操技术，否则可导致无感染病灶的关节腔发生感染或已感染的关节腔产生混合感染。如进针部位皮肤有炎症，应改换穿刺部位。

2. 进针时要避开重要的神经、血管。

3. 穿刺针头进入关节腔后不宜再深刺，以免刺伤关节软骨面。

第二节　关节切开引流术

关节切开引流术是把关节部位的软组织从皮肤到关节囊切开，暴露关节腔，放置引流物，将关节腔内的分泌物引出体外的一种手术。常用于经关节穿刺吸出脓液，或涂片及细菌培养证实为急性化脓性关节炎，经中药、抗生素或关节镜冲洗治疗、套管针穿刺冲洗治疗无效者，或因关节内脓液黏稠穿刺引流不畅、关节内坏死组织脱落较多者。引流的方式有多种，近年来常在切开引流的同时采用放置吸引管，进行闭式灌洗吸引疗法，术后能持续地吸出关节腔内残留的或新产生的分泌物及脓液等，并通过冲洗管持续地或间断地向关节腔内灌注有效抗生素，以提高治疗效果。

术前必须明确诊断，排除其他病变，常规拍摄病变部位 X 片，了解关节内骨端处有无骨质破坏，有利于制订手术方案及估计术后关节的功能情况。

一、肩关节切开引流术

【适应证】

肩关节化脓性感染关节腔积脓。

【术前准备】

一般性准备。

【麻醉】

可选用高位臂丛神经阻滞麻醉、全身麻醉。

【体位】

侧卧位，患肩在上。

【手术步骤】

1. 肩关节前方切开引流法

（1）切口与暴露　自肩峰前缘起，沿肩关节前方向下做 5～8cm 长的纵行切口（图 8－7）。切开皮肤、皮下组织及浅、深筋膜。再沿三角肌纤维分开三角肌，注意勿伤及位于三角肌深面的腋神经。向两侧拉开三角肌，切断肩胛下肌肌腱，显露关节囊。

（2）局部处理　在直视下纵向切开关节囊，吸出脓液，用生理盐水将关节腔冲洗干净后，向关节腔内注入适量抗生素。也可将橡胶膜引流条或塑料管放于关节囊内，并将其外露部分贯穿缝合于皮肤边缘。然后逐层缝合切口。

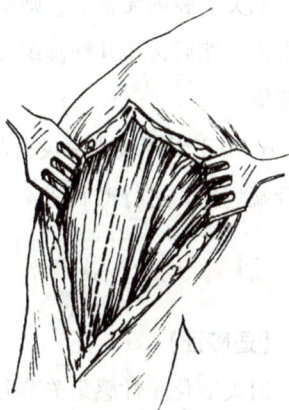

图 8－7　肩关节前方切口

2. 肩关节后方切开引流法

（1）切口与暴露　自肩胛冈下缘沿三角肌的纤维方向，向下做 8cm 长的纵行切口。沿切口方向切开浅、深筋膜，分开三角肌纤维，暴露附于肱骨大结节上的肩外旋肌群。于肱骨大结节内侧，沿冈下肌与小圆肌之间分开，向两侧拉开后显露肩关节囊。

（2）局部处理　纵向切开关节囊，吸出脓液，用生理盐水冲洗干净，放入橡胶膜引流条等，其他操作同上。

【术后处理】

如放置橡胶膜等引流物时，术后患者引流口应处于低位，以利引流，引流物于术后 24～72 小时拔除。如放置灌洗吸引管者，则根据病情，待炎症消退后再拔除。若患者不能合作，可做适当的固定以制动。可根据病情做如下处理。

1. 术后应继续应用抗生素和清热解毒的中药，必要时可静脉滴入以控制感染。

2. 全身虚弱、出血或脱水严重者，应适当输血、补液。

3. 若切口在手术中未缝合，可用凡士林纱布松松填充切口，待感染控制、创面清洁后，方可行二期缝合。

4. 急性炎症消退后，可开始进行该关节主动练功活动，要循序渐进，促进关节功能的恢复。

【注意事项】

1. 行关节切开引流术时，必须严格掌握无菌操作，避免引起混合感染。

2. 关节囊及滑膜的切口应与皮肤切口在同一直线上，不做各层组织间的分离。如关节囊肿胀明显，内有大量脓液时，可先行穿刺吸出或切一小口吸出脓液以减少压力后，再扩大切口，以防污染周围的组织。

3. 术中应将关节内冲洗干净，病期较长者，关节内的肉芽组织或坏死脱落的软骨，应予以切除或清理。

4. 术中若发现关节腔因感染而形成分隔现象，经一个切口不易做到充分引流时，可行对口引流。

5. 化脓性关节炎并发周围软组织蜂窝织炎者，可先切开蜂窝织炎最明显处，排出脓液，然后再切开关节囊做同上处理。蜂窝织炎的切口不缝合，留待术后换药。

对关节周围蜂窝织炎是否引起化脓性关节炎难以判断时，可先离开蜂窝织炎处行关节穿刺。如关节腔内无脓液，则不必切开关节腔。如关节腔只有反应性积液，则只抽除积液，注入抗生素，然后再切开蜂窝织炎处。切不可经蜂窝织炎处做关节腔的穿刺和切开，以免引起关节内感染。

6. 由于干骺端骨髓炎引起关节感染化脓者，在切开关节囊清除脓液后，应寻找窦道，查清骨端病灶，进行彻底清除。

二、肘关节切开引流术

【适应证】

肘关节化脓性感染关节腔积液。

【术前准备】

一般性准备。

【麻醉】

可选用臂丛神经阻滞麻醉、局部麻醉。

【体位】

仰卧，患肢肩外展位。

【手术步骤】

1. 肘关节内侧切开引流法

（1）切口与暴露   自肱骨内髁上5cm处，向下经肘关节至肘下2~3cm行纵向切开，并沿切口切开筋膜，注意勿伤及肱骨髁后侧的尺神经。沿肱三头肌腱与肱肌之间纵行分开，并切开骨膜，于骨膜下向外下方剥离后显露关节囊。

（2）局部处理   切开关节囊，吸出脓液，用生理盐水冲洗干净，放置橡胶膜引流条等，逐层缝合。

2. 肘关节外侧切开引流法

（1）切口与暴露   自肱骨外髁上5cm处起向下，经肘关节止于肘下2~3cm处（图8-8），沿切口切开皮肤及筋膜，于肱三头肌腱与桡侧腕长伸肌之间分开。注意切口位置与分离操作时不可过于偏前，以免伤及桡神经。然后显露关节囊。

（2）局部处理 纵向切开关节囊，吸尽脓液，用生理盐水彻底冲洗关节腔，并放置引流条等，最后逐层缝合。

3. 肘关节后侧切开引流法

（1）切口与暴露 于尺骨鹰嘴的内侧或外侧做长 6～8cm 的切口。肘内侧注意勿伤及尺神经。并沿切口切开肱三头肌腱膜，显露关节囊（图 8 - 9）。

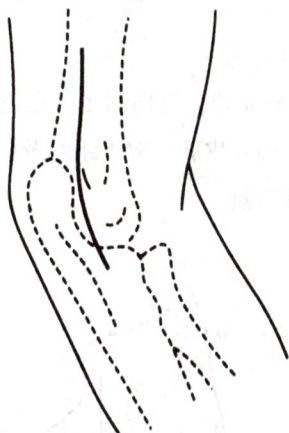

图 8 - 8 肘关节外侧切口　　　　　图 8 - 9 肘关节后侧切口

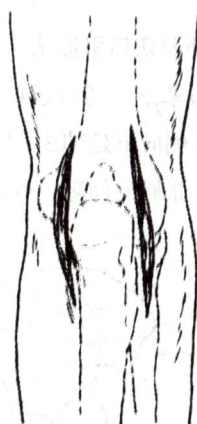

（2）局部处理 沿切口方向纵向切开关节囊，吸出脓液后，用生理盐水冲洗干净，放置引流条。根据关节腔中脓液局限情况，可采取内侧或外侧一侧切口，也可两侧同时切开，行对口引流。术后处理及注意事项同肩关节切开引流术。

三、髋关节切开引流术

【适应证】

髋关节化脓性感染关节腔积脓。

【术前准备】

一般性准备。

【麻醉】

选用硬膜外麻醉，小儿可用全麻。

【体位】

后侧及外侧切开引流，取侧卧位，患髋在上。前侧引流取仰卧位。

【手术步骤】

髋关节切开引流的方法有四种，即行前、后、外、内侧切口进行引流。临床上较为常用的是后侧切口，其次为外侧切口引流。现介绍常用的两种方法。

1. 髋关节后侧切口引流法

（1）切口与暴露 切口自股骨大转子后外侧稍上方，斜向髂后上棘方向长约 8cm（图 8 - 10）。切开皮肤、皮下组织及深筋膜，沿臀大肌纤维纵行分开，将肌肉牵向两侧。必要时可在臀大肌切口的后上端，结扎切断臀动、静脉的分支。钝性分离脂肪组织，找出自梨状肌下缘穿出的坐骨神经，将坐骨神经游离后用橡皮膜条牵向内侧加以保护。可于外旋肌处行关节穿刺，若抽出脓液，方可自股骨大转子后侧缘切断髋关节的外旋肌群（闭孔内肌、孖上肌、孖下肌、股方肌和梨状肌），并将其向内侧牵开，显露髋关节囊。

（2）局部处理　沿皮肤切口方向切开关节囊，必要时亦可行十字切开。吸出脓液，用生理盐水彻底冲洗关节腔，并注入适量抗生素。如脓液较少，可缝合关节囊及皮肤，皮下放橡胶膜引流条；若脓液较多，可于关节腔内放置2根塑料管或硅橡胶管，分别将两管缝合固定在出口的皮肤上，以备术后灌注吸引用。然后缝合关节囊，皮下亦放置橡皮膜引流条，逐层缝合切口。

2. 髋关节外侧切口引流法

（1）切口与暴露　切口起自髂前上棘外下方约2.5cm处，弯向后下，经过股骨大转子尖部，再沿大腿外侧向下延伸3～4cm为止（图8-11）。切开皮肤、皮下组织及阔筋膜，分离开臀中肌与阔筋膜张肌的间隙，并向两侧牵开，显露出关节囊。

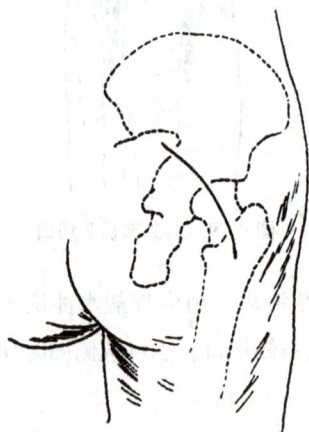

图8-10　髋关节后侧切口　　　　　　　　　　　图8-11　髋关节外侧切口

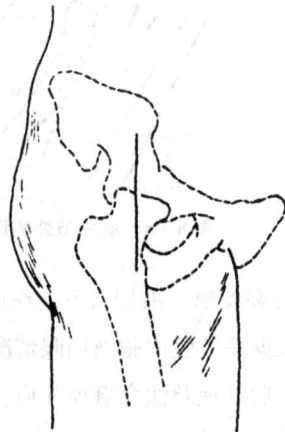

（2）局部处理　沿股骨颈方向切开关节囊，显露关节腔，吸出脓液，用生理盐水冲洗干净，酌情放置橡胶膜引流条或引流管，其操作方法同前，最后按层缝合。

术后应抬高患肢，并做皮肤牵引，其余处理及注意事项同肩关节切开引流术。

四、膝关节切开引流术

【适应证】

膝关节化脓性感染。由于膝部的解剖结构特殊，有多个隐窝和滑液囊，脓腔可能被分隔。如膝前方积脓较明显者，适于前内、外侧切开引流；如膝后方积脓明显者，适于后内、外侧切开引流。

【术前准备】

一般性准备。

【麻醉】

可选用硬膜外麻醉或全身麻醉。

【体位】

取前内、外侧切开者，患者仰卧位；取后内、外侧切开者，患者侧卧位，使切口处向上。

【手术步骤】

1. 膝前侧切口引流法

（1）切口与暴露　切口在髌骨的内侧，上自平髌骨的上缘，直线纵行向下至胫骨粗隆平面，长5~6cm，此为膝前内侧切口。若取髌骨外侧的对称位置时，则为膝前外侧切口（图8-12）。于髌骨内侧或外侧切开皮肤、筋膜及关节囊。若在关节腔内感染严重不能彻底清理时，可于髌骨外侧和内侧同时切开。

（2）局部处理　沿切口切开关节囊后，吸净脓液，用生理盐水彻底冲洗。切口内放置橡胶膜引流条。若两侧切口亦可各放置引流导管对口灌注引流。

2. 膝后外侧切口引流法

（1）切口与暴露　患膝稍屈曲，取后外侧切口，于股二头肌腱与腓骨小头前方，做长约8cm的纵行切口。该入路避开了腓总神经，但需注意切口下端不可低于腓骨颈，以免误伤绕过腓骨颈走行的腓总神经。按切口方向于股二头肌前缘切开髂胫束到达关节囊（8-13）。

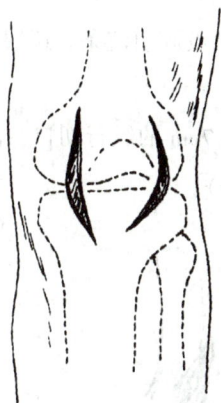

图 8-12　膝关节前侧切口　　　　　图 8-13　膝关节后外侧切口

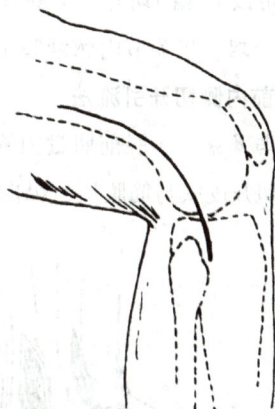

（2）局部处理　显露关节囊后，沿切口方向做纵向切开。吸出脓液，用生理盐水彻底冲洗关节腔。

若感染严重，亦可于半膜肌、半腱肌、缝匠肌和股薄肌的前缘，做6~8cm长的膝后内侧切口。切开皮肤、皮下组织与筋膜后，将以上诸肌牵向后侧，显露并切开关节囊。经吸尽脓液及冲洗后，放置引流管，以灌注引流，并于皮下放置橡胶膜引流条，然后酌情逐层缝合切口。可视情况需要，单独行膝关节后内侧切开，亦可于膝后内、外两侧切开引流。

术后处理及注意事项同髋关节切开引流术。

五、踝关节切开引流术

【适应证】

踝关节化脓性感染关节腔积脓。

【术前准备】

一般性准备。

【麻醉】

可选用硬膜外麻醉、全身麻醉。

【体位】

仰卧位，可按切口位置的需要将患肢各关节伸屈或内外旋。

【手术步骤】

1. 踝关节前外侧切开引流法

（1）切口与暴露 在外踝前外侧，于趾长伸肌腱外侧做长5～7cm长的纵行切口。沿切口方向切开皮肤深筋膜与关节囊（图8－14）。

（2）局部处理 吸出关节腔脓液，用生理盐水彻底冲洗，可注入适量抗生素，放入橡胶膜引流条，逐层缝合。如脓液较多者，亦可在关节内放置2条塑料管以灌注冲洗引流。逐层缝合切口。

2. 踝关节后外侧切开引流法

（1）切口与暴露 使患足稍背伸，自外踝上5cm处，沿跟腱与腓骨后侧之间，下至外踝尖下2cm处做弧形切口。切开皮肤及筋膜，注意勿伤及腓肠神经及小隐静脉。向两侧切开牵开后，于距腓韧带以上纵向切开关节囊（图8－14）。

（2）局部处理 将关节内脓液吸出并冲洗干净后，放入橡胶膜引流条。逐层缝合切口。

3. 踝关节前内侧切开引流法

（1）切口与暴露 于胫前肌腱内侧缘，经踝关节做长5～7cm的纵行切口，注意勿切开胫前肌的腱鞘。切开皮肤与筋膜后，纵向切开关节囊（图8－15）。

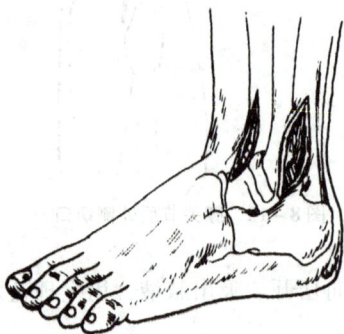

图8－14 踝关节前外和后外侧切口　　图8－15 踝关节前内和后内侧切口

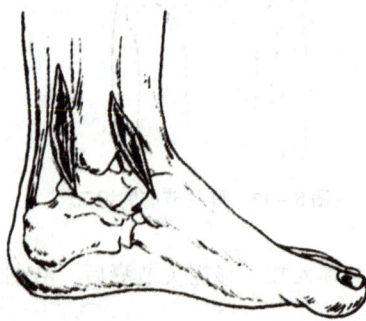

（2）局部处理 将关节腔脓液吸出与冲洗干净后，放入橡胶膜引流条，逐层缝合。

4. 踝关节后内侧切开引流法

（1）切口与暴露 沿跟腱前内侧经踝关节，做长5～7cm纵行切口。切开皮肤及筋膜，显露并纵向切开关节囊。注意勿损伤踝管内的胫后动脉及屈趾肌腱。

（2）局部处理 吸净关节腔内的脓汁及冲洗干净后，放入橡胶膜引流条，逐层缝合。

第三节　关节闭合灌洗引流术

关节闭合灌洗引流术亦称闭式引流法，多用于四肢大关节的化脓性关节炎。其优点是：不需像关节穿刺术那样多次穿刺吸引关节内脓液或积液；做小戳口插管引流，可减少关节内继发感染；可在关节切开引流术后使用；持续灌洗，则引流较通畅、充分；不断注入抗生素抑制与

NOTE

杀灭细菌，易于控制感染；持续冲洗，则有效地降低关节腔内压力及减少白细胞坏死所释放的各种酶对关节软骨面的侵蚀、溶解和破坏的作用，从而防止、减少骨性或纤维性关节强直。如能结合关节镜技术可同时对关节内感染坏死滑膜组织、软骨做清除处理。

【适应证】

四肢大关节化脓性关节炎或经穿刺术未能控制感染者；已行关节切开引流术或骨髓炎死骨摘除后存留死腔者，可同时放置 2 条引流管，创面缝合后采用本法。

【禁忌证】

非化脓性关节炎，或化脓性关节炎而关节腔尚无脓液者。

【术前准备】

口径约 3mm、长 0.5 ~ 1m 的塑料管或硅橡胶管 2 ~ 4 条，腹腔套管穿刺针 1 ~ 2 套，输血用橡胶管 2 ~ 4 条，负压吸收器 2 套。

【麻醉】

硬膜外麻醉、局部麻醉。

【体位】

仰卧或侧卧。

【手术步骤】

为叙述方便，本节以膝关节为例介绍。

1. 选定灌洗和吸引管的入口　一般可分别选在髌骨内侧和外侧上方 2 ~ 3cm 与髌韧带的两侧；亦可一入口选在膝关节内上侧或上侧，另一入口选在髌韧带下端外侧或内侧。

2. 插管　在无菌操作下，于选定的入口处各做一小戳口，以套管针自戳口刺入，并以斜方向于髌骨后面或侧方进入膝关节腔。一手扶住套管，另一手拔出套管的针芯，可见有脓液外溢，吸取脓液做涂片检查、细菌培养与药物敏感试验。将引流管从套管内插入膝关节腔，也可见到脓液自管中外流，调整插入管的方向与深度，以脓液外流畅通为宜。然后拔出套管，保留引流管于关节腔内，并在另一选定的入口处以同法插入另一管。

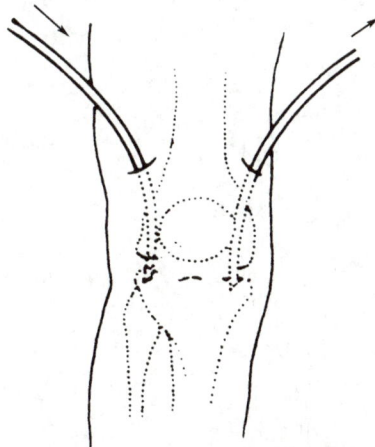

通常以进口比较高的引流管作为灌洗管，较低者作为吸引管。如两引流管进口位置的高低无明显差别，则以脓液或积液流出最畅通者为吸引管，另一管为灌洗管。待脓液或积液自管中流出畅通时，维持此时管子的位置，分别用丝线将两管缝合并结扎固定在各自戳口的皮缘上。将灌洗管连于放有抗生素的输液袋上，将吸引管连接于负压吸引器。调节好进管与出管的流速后即可开始灌洗（图 8 – 16）。

图 8 – 16　闭合式冲洗吸引法

【术后处理】

术后一般要持续灌洗 1 ~ 3 周，每日灌注的液体量需 3000 ~ 5000mL。在术后第 1 ~ 3 日内，灌注的液体量及灌入速度、负压吸引力均可稍大点，尤其是术后 24 小时内，应较快滴入灌洗液，避免因血液凝固及脱落的坏死组织堵塞吸引管。灌洗管拔出的指征是患者体温恢复正常，伤口局部无炎症现象，吸收出液体清晰透明。拔管前应先关闭灌洗管，停止向关节腔内灌注液体，但可继续从吸引管吸引关节腔内残留液，注意患者体温是否升高和关节局部有无炎症复发现象。如无变化，观察 1 日后，可拔出两管，包扎伤口，早日进行关节功能主动活动，下肢各关节持重锻炼时可先扶拐由轻到重，循序渐进地进行。

【注意事项】

1. 关节切开引流术后放置引流管时，其创口缝合要严密不可漏水。其两管的引出处，尽量自伤口旁 2～5cm 的健康皮肤上另行戳口引出，并用丝线牢固地缝合于出口的皮缘上，以防脱落。

2. 术后保持灌洗吸引管是否通畅是手术成功的关键。术后 1～2 日内易发生凝血块堵塞，这可能与缝合前凝血块清除不彻底，或术后冲洗滴速太慢有关。若术后 3～5 日后再发生堵塞，则多因坏死或脱落的组织碎屑堵塞吸引管所致。故患者回病房后立即将吸收管连接于吸收装置，术后 24 小时应较快滴入灌洗液，以每隔 2～3 小时使灌洗液呈水柱样较快流注半分钟，然后再放慢些，快慢交替进行，以减少凝血块的堵塞。若发生机械性堵塞，可在无菌条件下，用注射器将生理盐水加压逆行冲洗，或将灌洗管与吸引管暂时对换使用等。

3. 负压吸引力的大小要适宜，吸引力过小可引起凝血块或脱落的坏死组织堵塞管腔；过大易将软组织吸入管口而被堵塞。有时也可因灌洗管扭转成角或肢体、被褥等压迫而堵塞。

4. 灌洗液维持通畅时可单用生理盐水，间断滴入加有药物敏感试验中有效的抗生素调制成的溶液等。每日用量需视病情不同而定，一般前 3 天每日可滴入 3000mL 左右，骨髓炎患者可用 5000mL 左右，以后每日可减为 2000mL 左右，一般持续 2～3 周。

5. 进、出水管在脓腔中放置时可以交叉，使管口的距离分开，避免灌注液体在脓腔中直接对流，以充分发挥灌注液体对整个脓腔的冲洗作用。

第九章　化脓性骨髓炎的手术

化脓性骨髓炎是由化脓性细菌引起的整个骨组织（骨膜、骨质和骨髓）及其周围软组织的炎症。常见致病菌多为金黄色葡萄球菌、溶血性链球菌和白色葡萄球菌，偶见有大肠杆菌、铜绿色假单胞菌及肺炎双球菌。其感染途径有三：①血源性感染：即病菌从体内其他部位感染灶经血液循环到达骨组织而发病，此种最为常见，约占急性骨髓炎的 80%。②开放性损伤后感染：即病菌从伤口侵入骨组织，因治疗不及时或清创不彻底时发生。③蔓延性感染：即病菌从邻近软组织蔓延而来，产生骨髓炎。血源性骨髓炎多侵犯胫骨与股骨，其次为肱骨、桡骨或髂骨等，儿童和少年多在骨骺与干骺端发病。早期以骨质破坏、坏死及反应性骨膜增生为主，后期以骨质增生（修复反应）为主，故骨质破坏与增生可同时存在。

急性血源性骨髓炎最多见于 3~15 岁儿童与少年，男多于女。其起病较急，开始多伴有明显的全身中毒症状，如弛张性高热，伴有寒战、头痛、脉搏快、口干呕吐等；严重者可有谵妄、昏迷等败血症表现。血常规化验白细胞总数及中性粒细胞均明显升高。X 线检查在 2 周内多无明显异常。核素扫描在发病 24 小时后，在干骺端病灶区可出现放射性浓聚。CT 扫描在早期病变亦可出现髓腔密度增高，提示髓腔充血和血肿，2 周后，骨髓腔内脓肿形成，骨松质内可见微小的斑片状骨质破坏，进而累及骨皮质整个骨干，骨膜被掀起，可出现骨膜反应及层状新骨形成、骨皮质有虫蚀样改变等。该病在早期若能得到及时恰当的治疗，症状可消退，病变可吸收痊愈。故当婴儿或儿童出现肢体疼痛、活动受限、肿胀及压痛伴有全身中毒症状时，应认真考虑本病并立即治疗。急性期如得不到正确治疗或病菌毒力大，可引起严重的败血症或脓毒血症，甚至危及生命。治疗不彻底，亦可转为慢性骨髓炎，病灶不能彻底根除，常有反复发作。

第一节　急性骨髓炎穿刺吸引术

骨髓炎局部病灶穿刺吸引术方法简便，可早期协助明确诊断，又能减轻骨髓内压力，防止炎症继续扩散，亦可同时向病灶内注入广谱抗生素，增强治疗效果。

【适应证】

1. 患者高热寒战、肢体局部红肿热痛，经 2~3 日抗生素治疗，病情无明显好转，高度怀疑骨髓炎者。

2. 病情需要进行病灶切开引流术者，也应先行穿刺吸引，以明确诊断与切开引流的位置。

3. 骨髓炎患者因身体极度衰弱等情况，暂不允许切开引流术者，可先行穿刺吸引，注入抗生素，待条件允许后，再行切开引流术。

【麻醉】

常用局部浸润麻醉或小儿静脉复合麻醉。

【体位】

根据不同穿刺部位，可选择仰卧位、俯卧位或侧卧位，以便于操作。

【手术步骤】

1. 选择压痛最明显或肿胀最重的部位穿刺，常规消毒，铺无菌洞巾。

2. 在进针部位行局部麻醉，针头可深至骨膜下。

3. 用粗穿刺针头（14～16号针头）快速刺入皮肤，边进边吸，至骨膜下试行抽吸，若未发现脓肿或积液，可调整方向或部位，但应避免进入关节内，仍未发现可将针头刺入干骺部骨髓腔内（图9-1）。

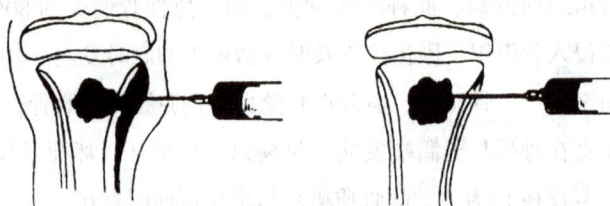

①穿刺抽吸骨膜下脓肿　　②穿刺干骺部骨病灶

图9-1　急性血源性骨髓炎早期穿刺法

4. 若抽出脓血性液体，尽量抽吸干净。用另一无菌注射器注入适量抗生素。

5. 最后将穿刺部位无菌包扎。

【术后处理】

抽吸的积液送做涂片检查、细菌培养与药物敏感试验，术后继续抗生素治疗与局部固定。

【注意事项】

本病早期病变部位，可能只抽出浆液血性液体，脓液不明显。必要时可重复穿刺，病情较重者酌情行切开引流术。

第二节　急性骨髓炎的切开引流术

【适应证】

1. 经穿刺吸收证实骨髓腔内脓液较多者。

2. 急性血源性骨髓炎经药物治疗及穿刺吸引，局部压痛和肿胀仍明显，或加重者。

3. X线片显示有骨质破坏及骨膜阴影增宽或两侧不对称者。

【麻醉】

上肢可选用静脉或臂丛神经阻滞麻醉，下肢可选用硬膜外麻醉或腰麻。

【体位】

可取仰卧位。

【手术步骤】

本节以胫骨上段骨髓炎为例叙述。

1. 切口与显露　于肢体肿胀最明显的部位纵向切开皮肤、皮下组织，向两侧牵开皮肤，分开肌肉直达骨膜，按切口方向切开因炎症而增厚的骨膜，用骨膜剥离器将骨膜稍向两侧剥离，即可显露病变的骨质（图9-2）。

2. 钻孔与开窗　切开骨膜后，可见有少量脓液和渗出液，或可见有骨面轻度粗糙和失去正常光泽的骨皮质。用骨钻在病变部位钻几个连续孔，注意勿伤及骨骺板或进入关节。如流出的脓液很少，则可不再开骨窗，彻底冲洗后，做单层缝合。若该处骨质疏松，自钻孔中流出的脓液较多，即用骨凿沿钻孔部位凿除部分骨质，形成一骨窗，以利引流（图9-3）。

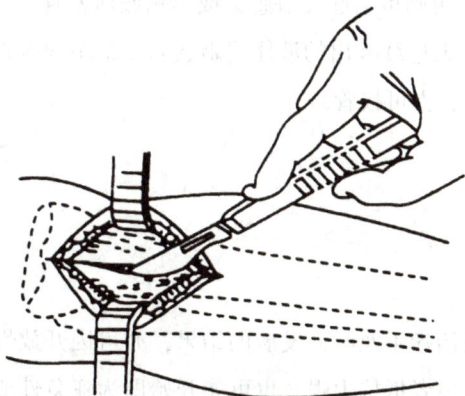

图9-2　切开骨膜

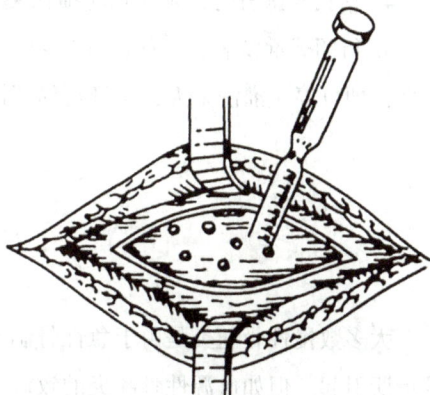

图9-3　用圆凿沿骨孔凿除骨皮质

3. 清理与引流　开骨窗后，吸出骨髓腔内的脓液及坏死组织。切不可搔刮，以免炎症扩散。

如脓液较少，可向骨腔内注入抗生素，并放置橡胶膜引流条引流。如脓液较多，需开窗较大者，可放入2条剪有侧孔的细引流管，术后注入抗生素溶液和灌洗吸引用（图9-4）。病变广泛且病理改变较重时，可用凡士林纱布松松地填放在骨髓腔内引流。

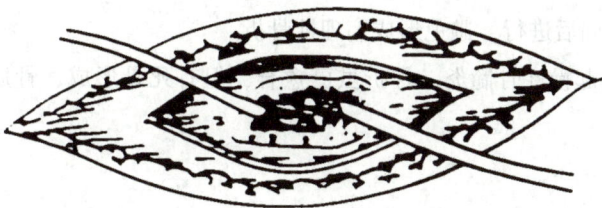

图9-4　放置引流管

4. 缝合与固定　除在骨髓腔填塞凡士林纱布者外，应无张力下缝合切口，引流管用缝线固定于皮缘。患肢包扎后，皆用石膏托固定于功能位，以防关节挛缩或病理性骨折。

【术后处理】

抬高患肢，以利血液回流。继续应用抗生素。放入橡胶膜引流条者可于术后24～48小时拔出。留置引流管者，可持续滴入较敏感的抗生素溶液，一管滴入灌洗液，一管连接负压引流器上，行闭式灌洗引流术。

【注意事项】

1. 感染严重且体质虚弱者，其中毒、脱水、败血症及局部症状均较明显，应及时应用中药及抗生素，并给予补液、输血，必要时给予血浆蛋白，以挽救患者生命。当全身情况允许时立即行穿刺术，同时进行切开引流术。

2. 术中若在切开深筋膜即流出脓液时，则应先彻底清除脓液，用生理盐水冲洗，并仔细查找有无与骨骼相通的窦道。如未发现窦道，则不可盲目地进行钻孔，以免将脓液引入骨髓腔。若确为骨髓炎所引起，则需钻孔开窗引流。开窗的大小与形状，可根据病变情况而定，但不宜过大开窗，否则易造成病理性骨折。

3. 在骨髓炎的早期，有时虽经钻孔，亦无脓液流出时，或仅有少量渗出液，可不必凿骨开窗，因钻孔后即足以达到引流和减压的目的。

4. 钻孔与凿骨时，须注意勿损伤关节囊和骨骺，否则可引起关节感染或影响肢体发育。

5. 行闭式灌洗者，一般持续 7 ~ 10 天，拔管前 3 天连续吸出的液体清晰透明及细菌学检查阴性，即可停止灌洗 1 天，全身与局部情况无异常时，方可拔管。

第三节　慢性骨髓炎的病灶清除术

大多数慢性骨髓炎是由于急性骨髓炎治疗不当或治疗不及时而发展的结果，亦可因开放性骨折所引起。但如血源性骨髓炎的致病菌毒力较低，患者抵抗力强，也可能开始即为亚急性或慢性骨髓炎。

慢性骨髓炎病理变化较复杂，诸如有经久不愈的窦道、残余的死腔、炎性肉芽组织及坏死骨、周围包壳骨等。因病变缠绵难愈，全身出现慢性消耗与贫血。当遇有创伤或抵抗力下降时即可急性发作，经中药或抗生素治疗可缓解或少数治愈。大多数慢性骨髓炎除需改善全身条件外，应施行手术以清除病灶、摘除死骨、切除窦道、敞开死腔等，并配合其他术式及疗法。

【适应证】

1. 急性骨髓炎未能治愈，在急性期 3 ~ 6 个月后，X 线片见有死骨形成者。若死骨较大者，应在包壳骨连接较稳固后进行，避免形成病理性骨折。

2. 开放性骨折引起慢性骨髓炎，骨折虽已愈合，但有死骨形成、骨质硬化、久不愈合的窦道者。

【麻醉】

上肢选用静脉麻醉或臂丛神经阻滞麻醉；下肢选用硬膜外麻醉。

【体位】

可选用仰卧位或侧卧位，以手术切口朝上为宜。

【手术步骤】

为防止术中出血过多，手术时需要使用气囊止血带，但禁用驱血带。术前 24 小时向窦道注入亚甲蓝液，尽量染及所有窦道分支，显示切除范围。亦可先用探针探查窦道的方向和深度。

1. **切口与显露**　选择利于病灶清除及引流的适当部位为中心，沿肢体纵轴做切口。切开皮肤后，尽量沿肌间隔进行分离，减少各层组织间分离，或沿窦道寻找死骨所在部位，并切除窦道与其周围瘢痕组织（图 9 - 5）。

2. **切开骨膜与开窗**　向两侧拉开软组织，显露并纵向切开骨膜，其长度与剥离的范围视

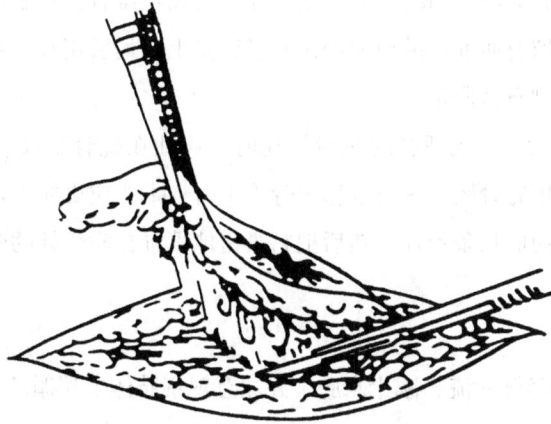

图 9-5 切除窦道及其周围瘢痕

骨病变大小而定。避免过多剥离骨膜,影响骨的血液供给,否则易引起感染复发或新死骨形成。用咬骨钳或骨凿咬除或凿掉窦道周围的硬化骨(图 9-6),或用骨钻沿开窗的轮廓钻孔,再用骨凿开窗,骨窗的横径稍大于髓腔以充分显露骨腔(图 9-7)。

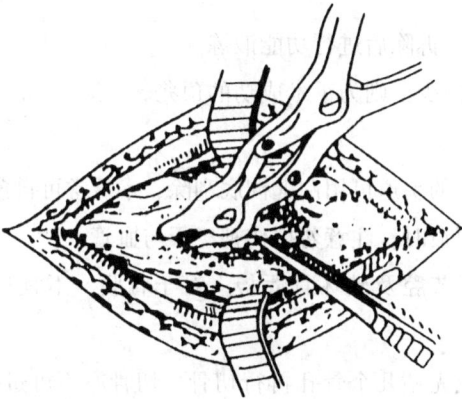

图 9-6 用咬骨钳咬除硬化骨

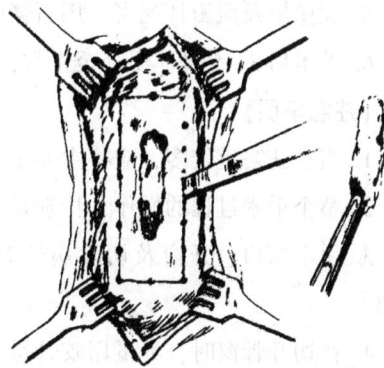

图 9-7 用骨刀沿钻孔凿出骨窗

3. 骨腔处理 彻底清除骨腔死骨并刮除脓腔壁及炎性肉芽组织,直至骨腔周围骨面有新鲜血渗出。如硬化骨封闭了骨髓腔,则应在两端打通髓腔。对包壳骨内的死腔、瘘孔亦须仔细清理。冲洗干净,松开止血带,用温热的生理盐水纱布压迫骨腔及创面止血。骨腔较小且手术彻底者,可放置 2 条引流管,以备灌洗引流。缝合切口。术后酌用石膏托固定。

4. 植骨与填充肌瓣

(1)若残留骨腔较大,局部肌肉血运较好,部位亦适合者,可采用带蒂肌瓣填充骨腔。例如:股骨干骨髓炎病灶在中下段者,可选用股外侧肌或股内侧肌肌瓣填充;病变位于股骨上 1/3 者,可选用股外侧肌或阔筋膜张肌,有时亦可同时用两条肌肉。胫骨干上 1/2 的骨髓炎,病灶位于后内侧者,可选用比目鱼肌内侧肌瓣;若病变位于胫骨前外侧,可用胫前肌肌瓣。肱骨干下 2/3 的骨髓炎,可选用肱三头肌肌瓣;肱骨干上 1/3 的骨髓炎,可用三角肌肌瓣填充骨腔。

为保证切取的带蒂肌瓣恰好适合于填充骨腔,应顺该肌肉纤维方向适当延长皮肤切口,充分显露其肌腹,再视骨腔的大小,沿纤维将肌腹分离开 1/3~1/2,一般切取的肌瓣要比缺损部

NOTE

大 1/4 左右，在低于骨腔的部位切断。肌肉断面仔细结扎止血后，将肌瓣移植于骨腔内，注意勿使肌瓣扭转，并将保留有肌筋膜的肌瓣固定在骨腔壁上，最后用垂直褥式缝合将皮肤与筋膜做单层缝合，术后用管型石膏固定。

（2）当残留骨腔较大，且无适合的肌瓣填充时，病灶在桡骨下端、胫骨上下端或跟骨等处者，可用松质骨移植填充骨腔。进行取移植骨手术时，术者应更换手术衣、手套及更换一套无菌器械。在髂骨翼处切取长条骨片，然后把它紧密地填置在病灶处的骨腔内。缝合切口，术后用管形石膏固定。

【术后处理】

1. 抬高患肢，以利静脉回流，减少水肿。并注意观察肢体末端循环、感觉、运动等情况。

2. 加强营养，继续应用抗生素及中药治疗。

3. 伤口内填塞凡士林纱布者，于术后 5 ~ 7 日换药以观察伤口。以后则隔日换药 1 次，直至愈合。

4. 使用带蒂肌瓣填充者，若局部有感染时，可拆除部分或全部缝线，敞开伤口，以利引流。如肌瓣发生坏死，应将坏死部分剪除，并向其出现的残腔内填放凡士林纱布，待肉芽生长后可逐渐愈合，如不愈合，需再行植皮术。

5. 无感染及肌瓣坏死者，用石膏固定 3 ~ 4 周。拆除后进行功能锻炼。

6. 若术后 3 ~ 5 日体温降至正常，伤口渗出物极少，则为手术成功的预兆。

【注意事项】

1. 当皮肤窦道较多，应将主要窦道切除，较小的窦道可用刮匙彻底刮除，术后常可自愈。

2. 整个手术过程的操作，特别是分离和切除瘢痕时，注意勿损伤神经干与血管。

3. 手术切口、开窗及切除病灶时防止进入关节腔及破坏骨骺板。对于骨膜，不宜过分剥离。

4. 在切开骨窗时，尽量用咬骨钳咬除骨质，或先钻几个骨孔再行切骨。切骨亦不可过多，避免发生病理性骨折。

5. 若股骨下端的骨髓炎，其病变已侵及膝关节时，也应延长切口，同时切开关节囊，清除关节内脓液、肉芽组织及坏死的骨质，彻底冲洗干净，放置引流条，逐层或单层缝合。

6. 切取肌瓣时，要使肌瓣的大小合适，既能填满骨腔，又能保持肌瓣的良好血液循环。一般切取肌瓣的宽度不宜超过该肌的 1/2，其长度不超过 15cm。填塞肌瓣不能旋转，否则影响血液循环。肌瓣或松质骨均需填满骨腔。填塞适当有利于肌肉与腔壁之间建立良好的血液循环，并促使骨腔壁变性组织被吸收。若有残留骨腔，易发生积血，甚至化脓。

7. 对无负重及重要功能的骨骼，如腓骨上段、尺骨下端等的骨髓炎，又久治不愈已明显硬化者，可行病灶骨大块切除。

第十章 骨肿瘤的手术治疗

骨肿瘤是发生于骨骼或其附属组织（血管、神经、骨髓等）的肿瘤，有良性、恶性之分。良性骨肿瘤易根治，预后良好；恶性骨肿瘤发展迅速，预后不佳，死亡率高，至今尚无满意的治疗方法。恶性骨肿瘤可以是原发的，也可以是继发的，即从体内其他组织或器官的恶性肿瘤经血液循环、淋巴系统转移至骨骼或直接侵犯骨骼。还有一类病损称肿瘤样病变，肿瘤样病变的组织不具有肿瘤细胞形态的特点，但其生态和行为都具有肿瘤的破坏性。

Enneking 等于 1980 年正式发表良、恶性骨肿瘤外科分期系统，有利于做出治疗的决定并提供治疗方法的选择（表 10-1）。良性肿瘤的分期指定用阿拉伯数字，恶性肿瘤使用罗马数字。恶性肿瘤基于外科等级（grade，G）、部位（territory，T）、转移（metastasis，M）分为 Ⅰ、Ⅱ、Ⅲ期，又依据解剖学间室将肿瘤分为间室内（T1）和间室外（T2）。解剖学间室是肿瘤生长的天然屏障，如骨皮质、关节软骨、关节囊等。外科等级反映生物学行为及侵袭性程度，它表明增长着的囊外扩伸的危险性、卫星灶形成、区域性转移和远隔转移。这些危险性反映在手术后的局部复发和转移，决定于组织学的形态、放射线的表现和临床的病程以及生化的检验和定量的镜检。外科等级可分成 G0 良性，G1 低度恶性，G2 高度恶性。

表 10-1 Enneking 骨与软组织肿瘤外科分期

类别	分期	分级	部位	转移	代号	性质
良性	1	G0	T0	M0	G0T0M0	迟发型
	2	G0	T0	M0	G0T0M0	活跃性
	3	G0	T1~2	M0~1	G0T0M0~1	侵袭性
恶性	ⅠA	G1	T1	M0	G1T1M0	低度恶性，无转移，间室内
	ⅠB	G1	T2	M0	G1T2M0	低度恶性，无转移，间室外
	ⅡA	G2	T1	M0	G2T1M0	高度恶性，无转移，间室内
	ⅡB	G2	T2	M0	G2T2M0	高度恶性，无转移，间室外
	ⅢA	G1~2	T1	M1	G1~2T1M1	低/高度恶性，有转移，间室内
	ⅢB	G1~2	T2	M1	G1~2T2M1	低/高度恶性，有转移，间室外

外科分期是为了更好地选择手术方式，治疗的关键在于选择适当的手术边界。复发率决定于手术的边界而不决定于局部切除或者截肢。

在骨肿瘤学中，描述手术边界的术语有以下四种：囊内、边缘、广泛、根治（图 10-1）。囊内手术边界指切除平面在肿瘤内；边缘手术边界指切除范围的最内缘超过假包膜；广泛手术边界指切除平面完全在正常组织内；当肿瘤所在间室均整块切除时，称为根治性手术边界。

NOTE

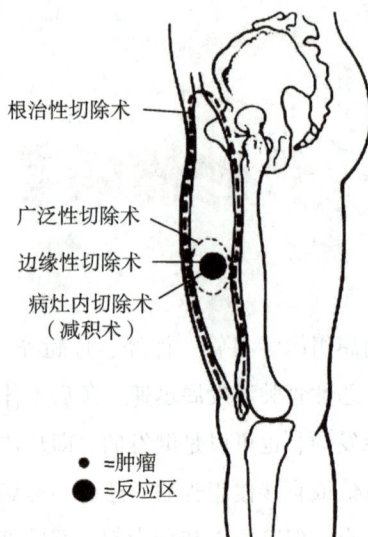

根治性切除术

广泛性切除术

边缘性切除术

病灶内切除术
（减积术）

● =肿瘤
● =反应区

图 10 –1　局部术式的 Enneking 分类

第一节　良性骨肿瘤的手术原则

手术目的是彻底清除肿瘤组织。对于良性骨肿瘤合并病理性骨折畸形严重者可不必等待，准备充分后可行截骨术矫正畸形，同时刮除病变组织、植骨和内固定。

对长管骨的广泛病灶也可以采用截除手术，骨关节端的缺损区可用大块骨移植或用人工关节置换术。

多发性良性骨肿瘤应严密观察变化，对其有症状的尤其是对已发生畸形和骨折的部位可采用手术治疗。

第二节　四肢骨肿瘤的手术治疗

一、骨肿瘤刮除术

骨肿瘤刮除术指外科切除平面在肿瘤内，将其中的肿瘤组织刮除干净，常被描述为"分块切除"。

【适应证】

1. 局限于骨内的良性肿瘤或瘤样病变，如骨囊肿、动脉瘤样骨囊肿、良性内生软骨瘤等。

2. 四肢长骨邻近大关节骨端的Ⅰ、Ⅱ级骨巨细胞瘤；或 X 线片显示溶骨性破坏虽较广，但仍有完整的骨包壳；或虽在 X 线片上显示有骨膜的反应和骨皮质突破，甚至已发生病理性骨折等恶变征象，但活检病理报告仍属Ⅰ～Ⅱ级肿瘤。

3. 某些转移瘤姑息性治疗。

【禁忌证】

1. 骨巨细胞瘤 X 线片显示已有广泛骨皮质的破坏，骨包壳已不完整，肿瘤已穿入邻近软组织中者。

2. 活检报告已证实为恶性肿瘤，X 线片影像显示骨皮质已被穿破，并侵犯邻近软组织者。

【术前准备】

1. 复习 X 线或 CT、MRI、ECT 检查，重点在有无恶变迹象。

2. 查对手术或穿刺活检的病理报告，病变是否良性，或骨巨细胞瘤为 Ⅰ~Ⅱ级无误。

3. 准备必要的手术器械，如各型骨锉、刮匙以及烧灼剂等，还有填充骨腔的异体骨或骨水泥（HA）等。

【麻醉】

上肢病变以臂丛阻滞麻醉为佳，下肢病变宜采用腰硬联合麻醉或全身麻醉。

【体位】

体位根据手术部位，多用仰卧或侧卧位。

【手术步骤】

1. 切口多选该部手术常规直切口或典型入路切口。如肩胛部的 Kocher 切口，上臂的前外侧切口，前臂的背侧或尺、桡侧切口，髋及大腿的前外侧切口，胫骨的前内侧或前外侧切口等。

2. 从肌间隔之间分开直达显露病骨段，注意保护邻近的重要神经、血管等组织。纵向切开病变部的骨膜，用骨膜剥离器从骨膜下推开，清楚显露病段骨皮质。

3. 根据病骨段的范围，用钻孔法或锉除法开窗，注意勿用暴力敲打，以免造成骨折。骨开窗的范围应适应病变的范围，至少要和病灶同样大，暴露病变的全长，才能充分显露瘤腔，但也不宜过大，以免造成过多骨缺损而发生病理性骨折。在骨开窗之前应先用干纱布将周围组织保护好，避免受到刮出组织或瘤细胞的污染。

4. 开窗后，如系骨囊肿，多半有黄褐色或黄绿色的黏稠液溢出，应立即用吸引器吸净。如为动脉瘤样骨囊肿，内含物为全血及血管化的松软组织；嗜酸性肉芽肿则为米白色的纤维结缔肉芽样的组织。搔刮骨囊腔内容物时，一般先用大刮匙大量刮除内容物后，再用小刮匙刮除残余囊壁组织，特别是有的骨嵴的沟缝中易被忽略和残留部分组织。囊腔两端刮除的范围是：近关节端刮至正常海绵质松质骨，骨干端刮至正常的骨髓组织。骨周围或骨腔内的反应性骨增生与腔内的骨嵴，虽不是病变或瘤组织本身，但如有可疑也可用骨锉凿除。刮除后，用动力磨钻在骨腔的各方向研磨扩大 1~2mm，此为骨肿瘤刮除术必需步骤，以彻底清除肿瘤细胞。

5. 骨囊肿腔经刮除至外观确实已干净后，可用生理盐水反复冲洗、吸尽，然后用无菌纱布暂时填塞囊腔压迫止血。

6. 刮除术中囊壁处理是否彻底与肿瘤是否复发关系极大，以往单纯刮除术复发率可高达 50%~90%，故囊壁的灭活是刮除术必不可少的步骤，常用的方法有：①石炭酸甘油（12.5%~50%）涂搭烧灼囊壁约 1 分钟，然后用 75% 乙醇稀释涂搭 1~2 遍，再用生理盐水反复冲洗干净。②0.1% 硫柳汞或 10% 甲醛涂搭囊壁灭活 1~3 次，然后用 75% 乙醇擦净，生理盐水冲洗。③液氮冷冻，使瘤腔内温度降至 -20℃~-140℃灭活瘤壁。④50% 氯化锌烧灼囊壁灭活等。

NOTE

7. 瘤腔灭活和冲洗后，腔内骨缺损可植自体骨、异体骨、人工骨或填塞骨水泥等，填入时可加入适量抗生素，囊腔均应填满，原开窗所取的骨盖也不必盖回，令其开放有利于骨外软组织或骨膜的新生血管长入成骨。

8. 缝合伤口时内层应严密，以防止骨腔内渗血和抗生素的流失，在骨外软组织中或皮下可酌情放置引流。

【术后处理】

1. 如瘤腔病变骨质术后缺损较多并进行了植骨，术后肢体应予石膏固定 1~2 个月，待照片证实骨质已有较好修复，无骨折危险，方可停止固定。下肢能否负重必须参考复查时 X 线片情况决定。

2. 术后应酌情使用抗生素，密切观察体温、血常规和切口愈合情况，引流需要结合实际引流情况拔除，如发现伤口中有积血应尽早用注射器抽尽，防止伤口感染。

3. 如复查时 X 线片显示骨缺损植骨处已有一定骨质恢复，应予拆除石膏，尽快进行康复性功能锻炼，恢复劳动能力。

【注意事项】

1. 手术在止血带控制下施行，要严格掌握缚扎部位、压力、时间，防止止血带损伤。

2. 囊腔的开窗要够宽够长，刮除灭活一定要做得彻底。

3. 采用冷冻或化学药物烧灼瘤壁灭活时，要保护好周围软组织，防止组织冻伤或烧灼坏死。

4. 骨腔内如骨质缺损较多时应争取植自体骨或异体骨等，有利于骨重建和功能的恢复。

二、骨肿瘤切除术

骨肿瘤切除术是将向骨外突出生长的肿瘤自其基底部切除的手术，常用于骨软骨瘤治疗。

【适应证】

多用于骨软骨瘤、骨瘤手术治疗。

【禁忌证】

1. 术区周围有感染、坏死者。

2. 部分骨软骨瘤基底范围较大，肿瘤范围加大者，肿瘤病变侵犯骨质，合并骨质破坏、骨折者。

3. 已明确为恶性肿瘤，或者骨软骨瘤恶变者。

4. 对于骨软骨瘤离骺板和骨生长板很近者，不必急于手术切除。而应定期摄 X 线片观察，待骨骺发育成熟后再考虑择期切除。

【术前准备】

常规拍摄正、侧位 X 线片。有时还须 CT、MRI 检查，了解肿瘤与周围组织的关系。

【麻醉】

上肢病变以臂丛阻滞麻醉为佳，下肢病变宜采用腰硬联合麻醉或全身麻醉。

【体位】

体位根据手术部位，多用仰卧或侧卧位。

【手术步骤】

以股骨远端骨软骨瘤切除术为例。

1. 切口　以肿瘤为中心，沿肢体纵轴切开皮肤和深筋膜。按肌纤维方向分开瘤体浅面的肌肉，并向两侧牵拉，显露出覆盖瘤体表面的滑囊和骨膜。

2. 切除肿瘤　于距瘤体基底至少1cm以上的正常骨膜处，做环形切开。然后用骨凿在正常皮质处做环形切骨，使肿瘤和其表面的骨膜、滑囊完整切除。在肿瘤基底部用骨刀或者骨凿将突出部分完全切除，直至见到正常骨质面。

3. 骨面处理　切除后骨面渗血严重者，可以用骨蜡涂于表面止血。

4. 缝合伤口　反复冲洗伤口干净后，检查有无活动性出血，逐层缝合伤口，必要时放置伤口引流管。

【术后处理】

1. 肿瘤范围小，骨质破坏小者术后可以早期下床活动。

2. 定期复查 X 线片，观察肿瘤是否复发。

【注意事项】

1. 手术在止血带控制下施行，要严格掌握缚扎部位、压力、时间，防止止血带损伤。

2. 肿瘤基底切除范围要稍大一些，一定要切得彻底。

三、骨肿瘤骨段截除术

骨肿瘤骨段截除术是将肿瘤所在的一段骨干整段切除，要尽可能达到广泛的外科手术边缘，避免复发和转移。

【适应证】

1. 大部分骨与软组织恶性肿瘤。

2. 侵袭性良性肿瘤。

3. 无主要神经血管受累，无病理性骨折和弥漫性皮肤浸润的恶性骨肿瘤以及局部感染。

4. 全身情况和局部软组织条件良好，能达到根治性或广泛性切除的外科边界，预计局部复发率不高于截肢者。

5. 有良好的重建技术和重建条件，预计保留肢体的功能好于截肢后安装的假肢。

【禁忌证】

1. 术区周围有感染、坏死者。

2. 肿瘤范围较大，侵犯重要血管、神经，无法进行保肢手术者。

3. 肿瘤局部或其他部位尚有活动性感染存在者。

4. 全身情况差，难以耐受较大手术者。

【术前准备】

1. 常规拍摄正、侧位 X 线片与 CT、MRI 检查，了解肿瘤与周围组织的关系。

2. 进行活检，包括穿刺活检和切开活检，了解肿瘤病变性质，有利于选择适当的手术方式。

3. 对于恶性肿瘤，需要进行新辅助化疗。对于需要术后放疗的患者，需要术前做好相关准备。

NOTE

【麻醉】

上肢病变时以臂丛阻滞麻醉为佳，下肢病变宜采用腰硬联合麻醉或全麻。

【体位】

体位根据手术部位，多用仰卧或侧卧位。

【手术步骤】

以股骨远端骨肉瘤切除术为例。

1. 依据活检部位选择内侧或者外侧切口，做纵向切口至活检瘢痕处，椭圆形切除活检通道。

2. 翻开内侧或者外侧皮瓣，皮瓣应尽可能厚，以保护皮肤的血供，向深部解剖至股直肌、股四头肌腱及髌骨，屈曲膝关节以放松后方组织。解剖腘血管，小心结扎供应肿瘤的血管分支。游离保护胫神经和腓总神经。切开膝关节囊和韧带，在肿瘤表面留一层正常肌肉组织袖，将残留的肌肉在各自股骨的起点和止点处切断。

3. 在股骨截骨前在截骨部位做标记，有利于帮助重建术的股骨旋转力线。以术前 MRI 检查确定受累骨髓的最近端为参考点，再向近端延长 3cm 处行股骨截骨。

4. 从手术端取出肿瘤，并将股骨截骨近端的骨髓送病检。

5. 肿瘤切除后，骨缺损的处理详见保肢手术中骨缺损的重建方法。

6. 反复冲洗伤口干净后，检查有无活动性出血，逐层缝合伤口，尽量避免空腔，放置伤口引流管。

【术后处理】

1. 肿瘤范围小，骨质破坏小者术后可以早期下床活动。

2. 定期复查 X 线片，观察肿瘤是否复发。

【注意事项】

1. 手术在止血带控制下施行，要严格掌握缚扎部位、压力、时间，防止止血带合并伤。

2. 合理使用抗生素，避免感染。

3. 引流管需要待引流量较少时拔出，及时更换引流瓶。

4. 术后逐渐进行肢体功能锻炼，在助行器协助下下地活动。

5. 术后定期复查 X 线片等，排除复发等。

第三节　恶性骨肿瘤的手术原则

恶性骨肿瘤一般可分为原发性恶性骨肿瘤、继发性恶性骨肿瘤与转移性恶性骨肿瘤三种。恶性骨肿瘤的治疗已进入一个比较成熟的阶段，手术治疗是综合治疗方法中用得最多也是最重要的方法。就肢体恶性骨肿瘤而言，20 世纪 70 年代末、80 年代初以前的常用方式是截肢。自 80 年代以来，骨肿瘤外科的治疗有了根本的变化，这是由于几十年中化疗不断发展，尤其是新辅助化疗使保肢治疗成为可能，先进的影像学诊断、外科技术的进步及生物医学工程的发展也提供了客观条件。外科分期系统在临床上广为应用，使人们更深刻地认识肿瘤的生物性行为和侵袭性，为外科治疗选择手术方法提供了科学依据。

一、肢体恶性骨肿瘤的保肢治疗

恶性骨肿瘤的治疗标准是不但要提高患者的生存率，而且要保存良好的肢体功能。手术要力求彻底，以免复发，但应尽量保留肢体功能。对于恶性肿瘤应以抢救生命为主，只有在不降低生存率的前提下，才可考虑保留肢体的问题。保肢手术的第一个目的是避免局部复发，第二个目的是尽可能多地保留功能。

【适应证】

1. 四肢、骨盆和肩部 Enneking 分期 IA、IB、ⅡA 和对化疗反应较好的ⅡB 期肿瘤。

2. 无主要神经、血管受累，无病理性骨折和弥漫性皮肤浸润的恶性骨肿瘤以及局部感染。

3. 全身情况和局部软组织条件良好，能达到根治性或广泛性切除的外科边界，预计局部复发率不高于截肢者。

4. 有良好的重建技术和重建条件，预计保留肢体的功能好于截肢后安装的假肢。

5. 无转移灶或单发转移灶经全身化疗后可以广泛切除者。

【禁忌证】

1. 肿瘤范围广泛，无法达到广泛或边缘性（化疗敏感患者除外）切除。

2. 肿瘤已出现晚期广泛转移，预计存活时间不长者。

3. 放疗或反复手术致局部皮肤、软组织和血供条件差，术后可导致切口闭合困难或皮肤软组织坏死者。

4. 肿瘤局部或其他部位尚有活动性感染存在者。

5. 全身情况差，难以耐受较大手术者。

【术前准备】

1. 新辅助化疗　新辅助化疗除了术前化疗、手术、术后化疗以外，还包括术前化疗后对患者及肿瘤的全面评估：要注意疼痛的减轻、肿块的缩小程度，以及影像学上病灶边界是否变得清晰、骨硬化是否增多、肿瘤的新生血管是否减少以及肿瘤坏死率。术后需要结合术前化疗相关指标进行化疗方案调整。

2. 影像学检查　术前明确肿瘤的浸润范围、肿瘤大小、肿瘤周围解剖结构。

3. 术前活检　主要方法包括穿刺活检和切开活检。活检操作会引起出血，因此在活检中要避免出血引起肿瘤向周围组织内及通道周围扩散。因为活检后的检查常发现血肿形成范围较大，并常污染先前未受侵犯的结构，如果血肿形成过大，则往往不能保证完整切除，而需要对血肿区域追加放疗。

【手术步骤】

以人工关节肿瘤型假体置换治疗股骨远端骨肉瘤为例。

1. 手术切口及肿瘤切除参考骨肿瘤骨段截除术中股骨远端骨肉瘤切除术。

2. 在手术取出切除的肿瘤之前，测量其长度。在成人，此长度应与假体等长；对骨骼发育未成熟者，假体长度应比切除的肿瘤长 1cm，有助于补偿将来的骨骼生长长度。

3. 使用胫骨力线导向器，使胫骨近端截骨面垂直于胫骨干，行胫骨面截骨。

4. 以尽可能地容纳最大直径的假体进行股骨扩髓，假体柄最少长 12cm。

5. 放置试模并最大范围活动膝关节，确定正确力线后，用骨水泥固定股骨和胫骨假体。

NOTE

6. 反复冲洗伤口干净后，检查有无活动性出血，逐层缝合伤口，尽量避免形成空腔，放置伤口引流管。

【注意事项】

1. 务必做到对肿瘤组织的彻底清除。

2. 对于临近重要血管、神经的骨肿瘤清除时应仔细操作，以免损伤血管、神经，安装假体时应注意骨劈裂等情况。

3. 肿瘤假体置换术后容易出现伤口迟缓愈合或不愈合，应注意伤口愈合情况。

4. 骨肿瘤假体置换不同于人工膝关节表面置换，患者大多较年轻，活动量大，负荷量大，要注意早期假体松动、脱位、折断等并发症，因此应适当限制患者做负重量大的活动。

二、保肢手术中骨缺损的重建方法

理想的重建是在不增加复发率的前提下，恢复肢体功能和稳定性，并且不增加感染、松动、疲劳折断等的发生率，同时不影响后续治疗。但目前所有的重建方法中没有一个可以全部满足上述条件。

【重建方法】

目前常用的重建技术有以下几种。

1. 关节融合术　关节融合术是肢体恶性骨肿瘤切除后为重建保留的肢体进行的一种手术，主要用于股骨下端或胫骨上端肿瘤切除后的膝关节融合。该术式适用于肿瘤切除的同时维持关节稳定和运动的肌肉也被切除、已不适合重建功能的青壮年患者。

2. 旋转成形术　旋转成形术利用功能良好的小腿代替大腿，用向后旋转180°的踝关节代替膝关节，术后装配小腿假肢；踝关节轻度跖屈时小腿假肢伸直而负重，踝关节背伸时如同重建的膝关节屈曲。它通常适用于肿瘤位于股骨远端1/2和胫骨近侧1/3处，坐骨神经无损伤，足和踝关节功能正常，骨骼尚未发育成熟的10岁以下患儿，因为他们还有生长发育的空间，可获得肢体长度不同程度的代偿。该手术的优点是保持了肢体的生长和"膝关节"的功能，明显改善了步态，避免了截肢后易跌跤的问题；缺点是重建后肢体外观难看，易产生心理问题。

旋转成形术多用于骨骼尚未成熟的患者，手术后并发症的发生率较低，保留的功能往往较为满意。目前有人将旋转成形术应用于其他保肢手术失败的再手术患者。

3. 异体骨移植术　异体骨移植术是在骨库中挑选所需的超低温冻存的同种异体同侧同名骨，经快速复温后截取与瘤骨段等长或略短（0.5cm）的一段，移植到切除肿瘤的部位，用接骨板螺丝钉或髓内钉内固定。应用较多的是异体骨半关节移植术。该手术的优点在于它是生物性的重建，保留了对侧未受累的关节部分，但是术后不能早期负重，异体骨与宿主骨愈合（有坚固外骨痂）通常要4~6个月，少数需半年以上，偶有不愈合者。术后可发生感染、排异、骨折、迟发窦道等并发症。

4. 自体骨移植术　自体骨移植术多应用于肱骨恶性肿瘤的治疗，使用最多的是腓骨植骨，可用于肿瘤切除后大的骨缺损，带蒂的腓骨植骨重建则是较好的方法和手段。与异体骨相比，自体骨带血管移植的优点是存活率高、无免疫反应、腓骨骺板可继续生长发育、植骨可用接骨板固定。该方法尤其适用于儿童和年轻人，以后基本不需再翻修；缺点是手术时间较长，而且腓骨较细，使其应用受到限制，尤其在下肢重建时更为突出。

5. 瘤段骨灭活术　瘤段骨灭活种类：①高压灭活：瘤段切除后，离体彻底清除病灶，然后置于容器内，温度135℃，压力6.8kPa，持续12分钟，原位置回，瘤细胞百分之百死亡。同时使用内固定或假体。②化学药液浸泡灭活：报道过的药液有酒精、福尔马林、石炭酸、过氧化氢、氯化锌。多数认为95%酒精是较好的。③冷冻灭活：液氮法冷冻治疗骨肿瘤可使囊壁2mm厚度以内的瘤细胞坏死。④照射灭活：切下的瘤段骨用直线加速器照射，最少剂量为30000cGy，然后回植。⑤微波灭活：将瘤段骨用微波处理（50℃、30分钟），系近年国内部分医院开展的瘤段骨灭活方法。

瘤段骨灭活方法操作简单、经济，但骨爬行替代再活化的过程较长，部分病例发生感染或灭活骨骨折等并发症。

6. 人工假体置换术　骨肿瘤的假体置换手术最早施行于20世纪40年代初，以钴铬钼合金（CoCrMo）假体对股骨近端的骨巨细胞瘤进行切除重建。之后，一系列应用定制型假体的骨肿瘤切除重建手术相继展开。手术过程主要包括肿瘤瘤段骨切除、置入人工假体、重建骨关节缺损、重建周围缺损软组织。传统的肿瘤假体没有延长功能，对成人的疗效较为肯定，而儿童植入后随时间的推移会出现明显的肢体不等长，因此只适合于大年龄的儿童（骨骺临近闭合或已经闭合）。

【术后处理】

1. 术后定期复查，以了解肿瘤是否复发、转移。

2. 术后根据肿瘤病理学检查结果确定辅助化疗和（或）放疗方案，可采用中药辅助，以降低放化疗过程中患者的不良反应，增强免疫力。

3. 其余处理方法参照良性骨肿瘤术后处理方案。

【注意事项】

1. 活检通道可成为肿瘤扩散通道，因而所有的穿刺活检通道和切开活检通道都必须在之后的手术中予以切除。

2. 保肢手术应综合考虑患者的年龄、性别、期望和生活方式，外科分期、手术的目的性，医生的技巧、经验和能获得何种的辅助治疗。

3. 重视患者的长期随访，这对评价手术效果具有重大意义。

【并发症】

早期并发症主要为伤口感染；后期的并发症有移植物－宿主界面不愈合、异体植骨骨折、下肢肢体不等长、迟发感染、关节僵硬、无菌性的假体松动、假体折断及假体周围骨折、肢体功能丧失、肿瘤复发及转移等。

第十一章　截肢术

截肢是外科最古老的手术之一，截肢术是将已失去生命能力、危害患者生命和没有生理功能的肢体截除的手术。其目的是挽救患者的生命，并通过体疗训练和安装义肢，使该残肢发挥其应有的作用。由于截肢必然造成永久性的缺损或不可弥补的损失，因此在行截肢术之前对手术指征，以及安装义肢的具体问题要进行讨论。

早期的截肢手术很粗糙，直到 16 世纪早期，法国军医 Ambroise 才极大地改进了截肢手术和假肢。他创造了更具功能的残端，并且率先采用结扎术控制截肢术后出血；同时他还设计了相对先进的假肢。在 17 世纪，Morel 引入的止血带方法进一步改进了截肢手术。随着麻醉和无菌技术的出现，外科医生第一次能够仔细地构建结实而且具有功能的截肢残端，并且能够有理由地预期伤口会在没有感染的情况下愈合。

随着医学的发展，过去认为某些不能避免的外伤性截肢，目前已能再植，并可得到满意的功能恢复。但我们必须防止对已具有明显截肢指征的伤、患肢，片面地强调保留肢体，而进行多次姑息性手术和大量药物治疗。因此，在施行截肢术前，要充分估计到因截肢带来的损伤和欠缺，同时亦要根据病变性质及治疗方法等权衡其预后，只有这样才符合治疗原则。

手术的方式多采用瓣状截肢术，即按装配义肢的要求，做成适宜的瓣，并一次缝合切口。只有对少数患者（战伤或重症气性坏疽），为了抢救生命，缩短手术时间，才施行开放性截肢术，即将软组织做环状切开，敞开创口，不予缝合。

第一节　截肢术的基本原则

一、截肢平面的选择

很久以前，截肢必须在特定的平面施行，以便于装配假肢。应用现代的全接触式接受腔和先进的假肢安装技术，截肢的平面已不那么重要。任何愈合良好、无压痛、构造恰当的截肢残端都可满意地佩戴假肢。因此截肢的平面主要决定于手术的需要。

截肢部位应该经过能良好愈合的组织，保证截除病变或异常部分的肢体。即使这样，截肢的平面，术前仍然应有周密的计划，最重要的原则是通过术中的判断尽可能地保留肢体的长度。这点对拇指更为重要，因拇指是握拳和夹持的主要活动者。截趾也应尽可能保留其长度，特别是截拇趾或小趾时，应以不损害跖趾关节或第一、五跖骨头为原则。因该处是足的三个着地负重点之一。

二、残端组织的处理原则

1. 皮肤　因残端在义肢筒或皮套内的皮肤经常承受一定程度的压力和摩擦，所以这部分的皮肤不仅应有正常的血液供应和神经（感觉）分布，且皮瓣的长短和松紧度也应适应，并须有足够的皮下组织覆盖骨残端。为了达到上述基本要求，发挥残肢的最大功能，在截肢术时必须根据病变性质、截肢平面等，妥善设计皮肤切口和皮瓣类型，使伤口愈合后的瘢痕避开负重面或易被义肢筒压迫的部位。

切取皮瓣时，通常是前、后两个弧形凸向远侧的皮瓣，两皮瓣的总长度应大于肢体断端直径 1 ~ 2cm，以便刚好覆盖残端。如果皮瓣太短，则缝合困难，即使勉强能缝合也其为紧张，术后可致皮肤坏死。另外，设计皮瓣时还应避免引起瘢痕部位受压或摩擦所造成的疼痛。故在不负重的臂部或前臂，义肢着力于残端的两侧，皮瓣应取前后等长，使瘢痕位于残端正中。下肢由于需负重，着力点位于前下方，通常切取前长后短的皮瓣为宜。皮瓣长度的计算是以截肢平面周径长度的 1/3 为残端的直径，将直径三等分，若皮瓣为前长后短，那么前侧皮瓣的长度为残端直径的 2/3，后侧皮瓣的长度为 1/3，这样可使切口瘢痕位于残端后部。

在手部截断时，为了使残端皮肤感觉良好和消除因瘢痕摩擦所致的疼痛，故掌侧皮瓣要长，背侧皮瓣要短。在足部截断时，为了使瘢痕避开足跖侧，故跖侧皮瓣要长于背侧皮瓣。

2. 筋膜　残端筋膜的作用为包盖切断的肌腹，并成为该肌肉的新附着点，同时也是覆盖骨端的最主要组织，它可防止皮肤与骨端粘连，并保持皮肤的滑动性。因此，筋膜应与皮瓣的形状相同。除必要时可做有限度的剥离外，一般不应使其与皮肤分离。

3. 肌肉　残肢肌肉的作用是活动残肢和包绕该段骨干，以利使用义肢和防止义肢套筒部的压迫，而不是为了覆盖或垫骨端，故肌肉的横断面应高于筋膜，即肌肉离断的平面稍远于骨骼截断的平面，肌肉回缩后两者位于同一水平。为了避免残端肌肉过分膨大，对肌肉丰富的残端可在深层肌肉短、浅层肌肉处，自近侧向远侧的斜面上，楔形切除一部分，使残端缝合后成为圆锥状。将两侧筋膜缝合后，肌肉断端即得到新的附着点，故不必缝合肌肉断端。

4. 肌腱　原则上宜在肌腹与肌腱交界处切断，并不必将其断端与对侧的肌腱断端缝合。如行腕、踝关节以下的截肢时，切断两侧的肌腱不用缝合。但在行肘关节或膝关节离断术时，常须将肱三头肌腱与股四头肌腱留长些，并将其断端与对侧的肌肉和软组织缝合。

5. 神经　切断神经后，其近端增生肥大形成"神经瘤"是自然生理现象，一般不会引起疼痛。倘若神经断端被瘢痕组织包绕固定，或肌肉收缩、活动残肢时不断被牵拉，则可产生疼痛。因此，分离神经要仔细，切断神经时要轻轻地将神经干向远侧牵拉出一定长度，用锋利的刀片切断，任其自然回缩至正常的未被分离的组织间隙内，或离肌肉切断面 2 ~ 3cm 以上。大神经如坐骨神经，含有较大的动脉，在神经切断前应予结扎止血而后任其回缩。

6. 血管　为了减少术中出血，对没有血管疾病如动脉硬化、闭塞性脉管炎等患者，手术时宜用气囊止血带，在切断主要血管前应该先进行分离，用可吸收的或不吸收的缝线分别予以结扎，较大的血管应双重结扎，而较小的血管单一结扎即可。仔细止血非常重要，在缝合截肢残端之前应该放松止血带，把所有出血点钳夹后结扎或烧灼。若截肢是在"外伤性截肢"的基础上进行的，而主要血管未见出血，则进行探查并予以结扎，以防术后继发性出血。

7. 骨膜与骨端　禁止过度的骨膜剥离，否则可造成环状死骨，无法用软组织充分衬垫的骨性突起一定要切除，残留的骨端须锉修成圆滑的外形。先在计划截断骨干的平面环形切断骨膜，并用骨膜剥离器向远侧剥离，然后将骨横形锯断，随之锉去骨端的锐利边缘。用生理盐水冲洗干净切口内的骨质、凝血块和细碎的组织块后，即可分层缝合切口。

8. 缝合   一般不缝合肌肉，仅将筋膜用细丝线做间断缝合，然后依次缝合皮下的组织及皮肤。于切口的一侧或两侧放置引流。有时由于手术时血压较低，切口无明显出血，但术后血压上升，常可引起血肿，故除截指、趾外，引流是不可缺少的。如局部炎症较重，不宜缝合切口，残端可用凡士林纱布松松填塞，两皮瓣可用丝线做暂时固定，待切口情况好转和全身状况允许时，再做第二期缝合，一般约在术后5～10天进行。

三、截肢适应证和禁忌证

（一）适应证

1. 无法弥补的大血管损伤   严重碾挫伤，合并无法弥补的大血管损伤，而侧支循环又不能代替者。对个别严重外伤病例，不能只凭体检所见情况即来用截肢处理，而应在清创过程中根据当时的具体情况决定截肢或修补缝合或移植血管和内固定术等。

2. 无功能的肢体   因伤后残留无功能的肢体并伴有血液供应障碍或神经功能障碍者，为解除患者因肢体功能严重障碍所引起的痛苦和负担，应考虑截肢。

3. 肢体干性坏死   动脉闭塞性病变和糖尿病性肢体缺血并发感染，已出现干性坏死界线者。

4. 不能控制的感染   经切开引流和运用抗生素及清热解毒中药等仍不能控制感染者，如气性坏疽等。

5. 骨与关节的炎症   长期存在的慢性骨髓炎和化脓性关节炎，经常出现急性或亚急性发作而危及生命者；破坏广泛且畸形的足、踝关节结核等，而对其严重的功能障碍又无法挽救者，为了防止其他并发症，如继发性癌变等，应行截肢。

6. 肿瘤   四肢原发性恶性骨、关节及软组织的肿瘤，严重影响肢体功能的良性肿瘤，无法进行局部切除及功能恢复者，应行截肢。

7. 周围神经疾病和损伤   如未治或治疗无效的脑脊膜膨出患者的足、踝畸形，并有大而深的营养性溃疡者。

8. 先天性畸形   如小腿短、膝关节屈曲挛缩畸形、足的发育亦有缺陷者，可行膝关节离断。

（二）禁忌证

1. 对某些严重外伤，通过修补缝合或移植血管和内固定术等尚可挽救患肢者。对于肢体严重外伤的患者，必须在清创过程中根据当时的具体情况决定，不应只凭术前体检时所见到的表面现象而盲目采用截肢术处理。

2. 肢体肿瘤，但恶性程度不高，又可用其他有效疗法治疗者。

3. 肢体的恶性肿瘤，远离的脏器已有转移者。

4. 肢体远端冻伤、烧伤或电击伤，虽有坏死表现，但无明显分界线者。

NOTE

四、截肢术前准备与术后处理

（一）术前准备

1. 需要截肢术的患者病情一般较重，应首先纠正全身情况，如休克、严重贫血、水与电解质紊乱等。对慢性疾病应做肝、肾功能检查，必要时请相关科室会诊。对高位截肢患者，要做好输血准备。

2. 对有感染的肢体，术前应该进行细菌培养和药敏试验，根据药敏结果在术前用足量的敏感抗生素。对内分泌紊乱，如糖尿病者，应由内科医生配合，在血糖控制较好的情况下进行截肢。

3. 对恶性骨肿瘤患者，可在术前经过一个阶段的化疗或放疗，使肿瘤局限化，利于手术。

4. 对于开放性截肢后需要再截肢者，应待切口愈合后再行截肢。若切口短期内不能愈合，也要在局部炎症得到基本控制、水肿消退后再手术。

5. 除因血循环障碍而须截肢者外，术中可用充气止血带。成人上肢 250 ~ 300mmHg，下肢 300 ~ 500mmHg，如时间超过 1 小时，应放松 5 ~ 10 分钟后再加压。对恶性骨肿瘤患者，尽量不用止血带，以防解除止血带时，瘤细胞突然大量吸入血循环内，促使转移。

6. 手术前应该进行病例讨论，做好解释工作，至少应有两位医务人员向患者、家属和工作单位负责人做好截肢的解释工作，征得患者及其家属同意和办妥相关手续后再进行手术。

7. 截肢手术的要求较高，一般最好由有经验的医生进行。

（二）术后处理

1. 术后采取仰卧位，残肢和残端须维持在舒适和易于经常观察及护理的位置。对已用夹板固定的残肢不必用垫或枕垫高，但是对肩胛带截肢、髋关节离断及半骨盆切除的患者，均应垫高其床尾，并且在血压未平稳前禁忌翻身，以免引起休克。病情严重和高位截肢者，术后 12 小时内至少每半小时测量呼吸、脉搏和血压 1 次，待病情平稳后始可按常规处理。

2. 患者情况平稳后，为预防肺炎和褥疮，须定时协助和鼓励患者翻身，经常注意清洁及按摩容易发生褥疮部位的皮肤。

3. 手术后经常观察残端伤口敷料的渗血或出血污染的情况。倘若渗血较多，则须及时解开敷料，仔细检查残端有无肿胀，皮肤颜色有无改变，皮下或伤口内有无血肿，必要时拆去 1 ~ 2 根缝线，以便于观察。如有出血点，则予以结扎。对腕、踝关节以上截肢的患者，在术后 14 天内，应在其床头准备一根止血带，以便及时控制可能发生的大出血。

4. 残端伤口内的引流条，须在术后 24 小时拔出或使松动缩短一部分，并于术后 48 或 72 小时取出。如采用闭式负压引流，则应在术后 3 ~ 5 天停止，并拔出负压引流管。如伤口情况良好，则不必重复更换敷料，在术后 12 ~ 14 天可拆除缝线。为加速残端消肿和残端塑形，宜在拆线后用弹性绷带包扎残端。

5. 术后药物和抗生素的使用须结合具体指征，除半骨盆切除者外，抗生素不应作为预防伤口感染的常规使用，但术后给予止痛剂和镇静剂常属必要，尤以在术后 1 周内为甚。

6. 经常注意预防残肢关节挛缩，早日开始锻炼残肢肌肉和关节活动，对装配和使用义肢均具有非常重要的意义。

NOTE

第二节　常见部位的截肢术

一、大腿中1/3段截肢术

此平面截肢术，截骨平面是在股骨大转子远侧 15～25cm 处，这对术后装配义肢时，可使坐骨协助持重。

【麻醉】

采用硬膜外麻醉、腰麻或全身麻醉。

【体位】

患者平卧位。患侧臀部垫以薄枕，在腘窝部垫以软枕头，于大腿高位扎好止血带。

【手术步骤】

1. 切口与暴露　术前进行认真的设计，先测得截肢平面的直径，切取前长后短的皮瓣，即前瓣长度为直径的 2/3，后瓣长度为直径的 1/3，从截骨平面到前、后皮瓣的中点，分别量出两皮瓣的长度，并用龙胆紫标志前、后皮瓣两侧的交点，交点须在大腿内、外侧中线上，并高于截骨平面约 0.5～1cm（图 11－1）。按上述方法，用龙胆紫画出皮瓣标志，按皮瓣标志切开皮肤及皮下组织，并向上游离皮瓣，将其翻向上方。

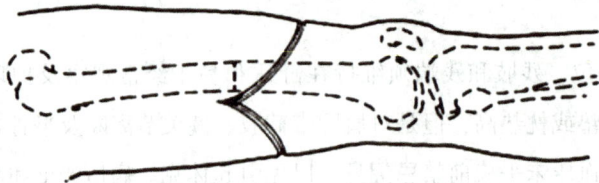

图 11－1　大腿中段截肢切口

2. 切开肌肉和处理股动脉、静脉　于皮瓣回缩的边缘远侧，在股管内牵引缝匠肌，找到股动、静脉及隐神经，分别切断和双重缝合结扎股动脉，单独结扎股静脉，向近侧游离股神经 2～3cm，轻轻牵出后用 1%普鲁卡因封闭，予以高位切断。于内侧皮下切断结扎大隐静脉，切断隐神经。在股骨、股外侧肌、股二头肌短头、内收大肌之间找到股深动、静脉，予以双重结扎后切断。于内收大肌、股二头肌、半膜肌、半腱肌之间，将坐骨神经向近侧游离出 2～3cm，封闭后予以高位切断，切断平面上用小血管钳夹持神经鞘膜，以防退缩，切断后用细丝线结扎神经断端的出血点，以防止血肿机化粘连，引起残肢疼痛。皮下高位切断股内、外侧皮神经和股后皮神经，以免日后形成神经瘤，引起残端痛。

3. 截骨　将切断的肌肉推向近侧，在截骨平面环行切开骨膜，并向远侧剥离 2cm 左右的骨膜。于骨膜环切的同一高度，横形锯断股骨，用骨锉锉平骨断端锐利的边缘（图 11－2）。

松止血带，彻底止血，骨断端的出血用少量骨蜡涂抹止血。生理盐水冲洗创面、清洗骨屑和软组织碎片。将前侧的肌肉筋膜瓣缝在后侧的肌肉筋膜上，包盖骨断端。于切口两端筋膜下，各放置一橡胶片引流，缝合切口（图 11－3）。

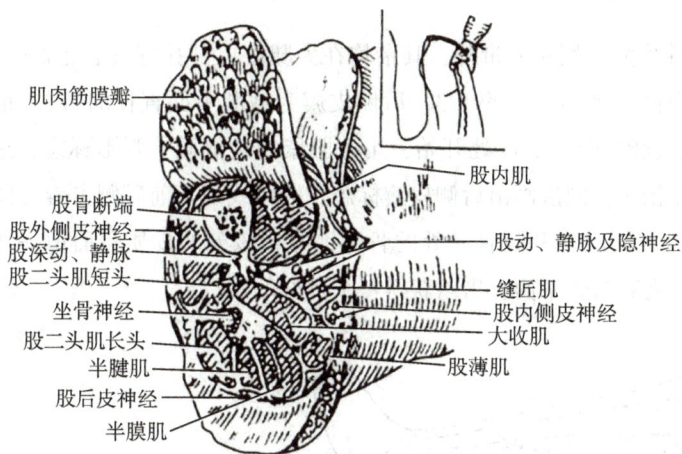

图 11-2　处理神经、股动、静脉及肌肉

肌肉筋膜瓣
股骨断端
股外侧皮神经
股深动、静脉
股二头肌短头
坐骨神经
股二头肌长头
半腱肌
股后皮神经
半膜肌
股内肌
股动、静脉及隐神经
缝匠肌
股内侧皮神经
大收肌
股薄肌

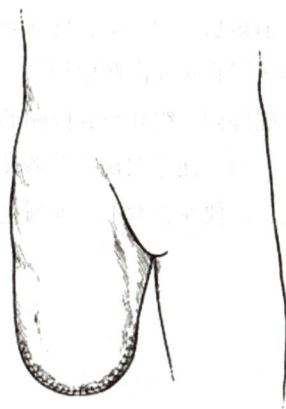

图 11-3　缝合切口

【注意事项】

1. 大腿截肢断面的软组织较多，断面上软组织中任何小的出血，都应彻底进行止血。肌肉中的小血管丰富，切断后小血管常退缩至肌肉断面深处，最好用手将肌肉断面摊开，仔细寻找并以细丝线结扎或电灼止血，避免术后形成血肿导致感染。

2. 在大腿下 1/3 段截肢时，同样也采用前长后短的皮瓣，缝合后是切口瘢痕位于残端的后方，以利装配义肢。但于大腿上 1/3 段行截肢术时，为了避免在坐位时瘢痕受到压迫或摩擦发生溃疡，最好采用前短后长的皮瓣，使瘢痕位于前方。

3. 如为再截肢，没有足够的软组织可以用作包盖骨端时，可在大腿外侧切取一带蒂的阔筋膜，将其翻转遮盖股骨残端，并缝合固定于断端的软组织上。

4. 在股骨髁上部进行截肢时，则可采用髌骨成形截肢术。这种截肢术也是切取前长后短的皮瓣，在前瓣中包含髌骨。将髌韧带在其止点稍上方切断，沿切口方向切开关节囊。切除髌上滑液囊，将腘部血管做双重结扎、切断，胫神经及腓总神经做高位切断。切除髌骨软骨面以及一部分周边骨质，将髌骨向下翻转 90° 后使残留的髌骨刚好嵌入股骨髓腔中，将髌韧带缝合于股骨断端后侧的骨膜及附近的肌肉筋膜上，按层缝合切口。这种方法由于髌骨连有股四头肌腱，残肢功能良好，有足够的力量支配义肢；残肢的骨端为髌骨前面，对装配义肢甚为有利，不致因压迫而引起残端疼痛；股骨下端的髓腔被髌骨所封闭，可预防或减少骨端感染。

二、小腿中 1/3 段截肢术

该部位截肢术，截骨平面是在膝关节远侧约 15cm 处，这个平面截肢可以得到理想的残端与功能。而在小腿下 1/3 段，其肌肉大部分为肌腱，对残端的包盖和切口愈口均不利，故不可在下 1/3 段截肢。在小腿上段范围内截肢时，胫骨残余的长度短于 5cm，不但不易装配义肢，且易产生膝关节挛缩，故小腿截肢最好在中 1/3 段进行。

【麻醉】

采用腰麻、硬膜外麻醉或全身麻醉。

【体位】

取平卧位，在腘窝部垫以枕头。

【手术步骤】

1. 切口与暴露 除血管栓塞性疾病不用止血带外,其余均在大腿中上部扎好气囊止血带。取前短后长的皮瓣,即前侧皮瓣为截肢平面直径的 1/3,后侧皮瓣为截肢平面直径的 2/3,前侧皮瓣自小腿内侧中线预定截骨处近侧 0.5～1cm 处开始,用龙胆紫向远侧画一弧形标志,达小腿外侧中线并与其内侧的起始部相应,同法画出后侧皮瓣标志,沿画线切开前后侧皮瓣(图 11-4)。注意在切开前侧皮瓣时,应同时切开胫骨嵴处的骨膜,并在该处的皮质骨面做一切痕,以便在手术中准确测量切断肌肉和截骨平面,借以获得一个良好的残端。

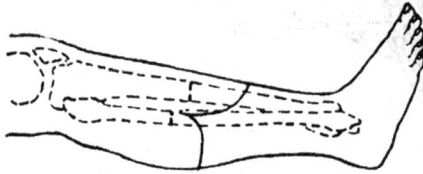

图 11-4 小腿中段截肢切口

2. 切开小腿前外侧肌肉和处理神经血管 在小腿前部皮下,于顶点平面切断深筋膜,自趾长伸肌和腓骨短肌之间剥离切断腓浅神经,而后自胫骨截骨平面的远侧 1～2cm 处,切断前外侧的肌肉和骨间膜,使切断的肌肉回缩至截骨平面。剥离和结扎胫前动、静脉后,将腓总神经封闭后并轻轻向远侧牵拉,用锐刀切断,任其自行回缩至截骨平面以上。

3. 截骨 分别在胫骨和腓骨截骨平面环形切断骨膜,并向远侧剥离,与胫骨纵轴垂直锯断胫骨后,自胫骨下端前嵴 2cm 处与胫骨纵轴成 30°～40°角,斜行锯下一楔状骨块。对腓骨宜用线锯,并在距胫骨截骨平面 2cm 的近侧处锯断,分别锉去胫、腓骨骨端锐利周边。

4. 切断小腿后侧肌肉、结扎血管和处理神经 于后侧皮瓣切开部位的稍远侧,切开小腿后部深筋膜,并斜向近侧胫骨的预定截骨平面切断小腿后部的部分肌肉,形成一个舌形肌肉筋膜瓣,使其以足够包盖残端为宜,瓣的蒂部厚度一般为 3～4mm。做成肌肉筋膜瓣后,再于切骨平面远侧 1～2cm 处,横形切断小腿后部剩余的肌肉(图 11-5)。结扎胫后动、静脉和腓动、静脉,处理胫神经方式和方法同腓总神经。

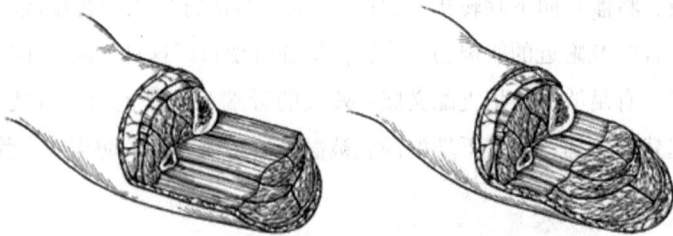

图 11-5 舌形肌筋膜瓣

松止血带,彻底止血,骨断面用骨蜡止血。用生理盐水冲洗创面,清除骨质和积血等。将舌形肌筋膜瓣翻向前方,并将其缝合于胫骨骨膜及两侧的肌筋膜上,以遮盖骨断面,将肌筋膜瓣固定于残端的软组织上。再将前后皮瓣对合,加以缝合,在创口深部放置橡胶片引流,由切口的内侧或外侧引出(图 11-6)。

【注意事项】

1. 由于小腿有胫骨和腓骨,腓骨为相对次要的负重骨,如与胫骨在同一平面截断,在用义肢负重时,腓骨断端将压迫软组织引起疼痛或形成皮肤溃疡。故在小腿截肢时,腓骨必须短

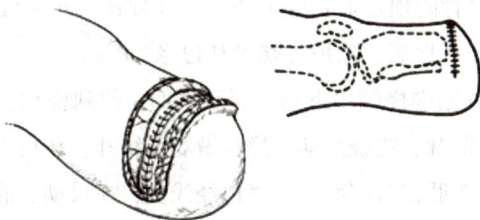

图 11-6 缝合肌肉筋膜瓣及切口

于胫骨 2~3cm。

2. 胫骨断面呈三棱形，其前缘的胫骨嵴在皮下，没有肌肉相隔，如不将胫骨嵴截一斜面，在缝合后必将刺伤皮肤，引起疼痛或溃疡，以致不能装配义肢或负重。斜形切除或锯开的起始部，应在距预定截骨处的近侧 1.5cm 处，止于胫骨髓腔前 4~5mm，使其不达髓腔。

3. 术中注意处理腓骨浅部的神经，特别是腓浅神经。有时该神经可分为 2 支，在腓骨外面的深筋膜与肌肉之间，如不加以高位切断，以后可能发生神经痛，或由于义肢对腓侧的压力，可引起残端疼痛。

4. 小腿上 1/3 段的截肢术，其操作方法与小腿中 1/3 段截肢术相同。为使残肢尽可能保留长一些，有时对残端软组织的要求，就不可能按一般的原则进行，应根据局部情况灵活掌握。所采取的皮瓣，可利用现存的任何方位的皮肤，可采取后侧、外侧、前侧可利用的筋膜以遮盖骨端。

三、前臂截肢术

前臂所保留的残肢长度为前臂全长的 55% 以上者称为长残肢，其长度为前臂全长的 35%~55% 者为短残肢，短于前臂全长的 35% 者为最短残肢。为了保留前臂的旋转活动，肘关节的屈伸活动和力量，应尽可能选择在前臂的低位平面或在其中、下 1/3 处截肢。

【麻醉】

采用臂丛阻滞麻醉或基础麻醉加神经阻滞。

【体位】

取平卧位，将患肢放于手术台的侧台上。

【手术步骤】

以前臂中、下 1/3 交界处截肢为例作叙述。先于上臂中上部扎好气囊止血带。

1. 切口　将前臂置于中立位，不可旋前或旋后，否则两侧皮瓣将因皮肤收缩而变为斜形。自截骨平面近侧 0.5~1cm 处开始，于前臂掌、背侧各做一等长的弧形皮瓣，切开深筋膜，在深筋膜下向上游离，并将两侧皮瓣向近侧牵开（图 11-7）。

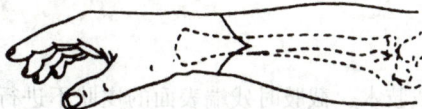

图 11-7 前臂截肢切口

2. 切断软组织和截骨　牵开两侧皮瓣后，将其深部的肌肉、肌腱和其他软组织在预定截骨断面远侧 2cm 左右横形切断直达骨骼，使其退缩后能与预定截骨平面平齐。骨间膜也在这一水平面横形切断，在桡、尺骨的预定截骨线上环行切开骨膜，并向远侧稍做剥离，于同一水平面锯断桡、尺骨，以骨锉锉平骨端，除掉骨端锐利边缘。

3. 处理血管、神经　在断端桡侧皮下指浅屈肌浅面，找到桡动、静脉；在指浅屈肌内缘和尺侧腕屈肌之间找到尺动、静脉，将桡尺动、静脉做双重结扎。在皮下找到各浅静脉，分别予以结扎。在桡动、静脉附近，于肱桡肌深面找到桡神经浅支，在尺动、静脉附近找到尺神经，在指浅屈肌与拇长屈肌之间找到正中神经，将神经向近侧稍做分离并轻轻牵出少许，用1%～2%普鲁卡因溶液高位封闭后，以锐刀切断。骨间掌侧动、静脉，也应予以结扎（图11-8）。

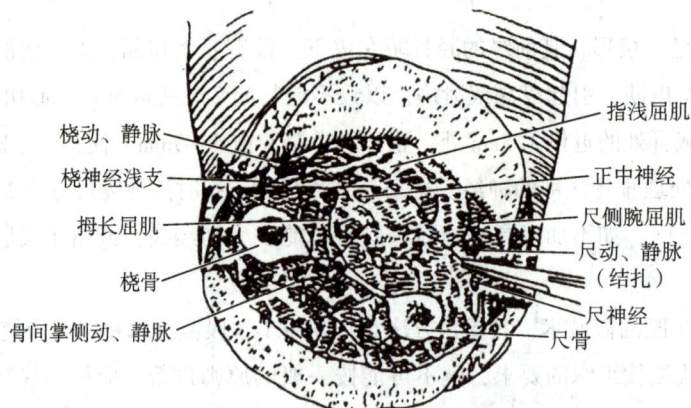

图11-8　处理神经、桡尺动、静脉及肌肉

用生理盐水冲洗断面，清除骨屑和骨膜碎片。松止血带，彻底止血。骨端的出血，可用少量骨蜡止血。然后缝合断端掌、背侧的筋膜，以包盖残端。于筋膜下放一橡胶片引流，引流条的外端于切口的一侧引出。缝合皮下组织及皮肤（图11-9）。

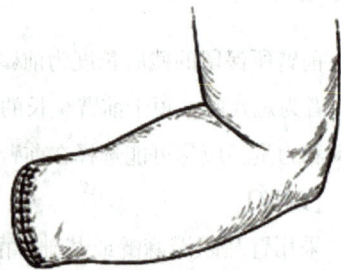

图11-9　缝合切口

【注意事项】

1. 骨间掌侧动、静脉较细，并常回缩较远，结扎断端血管时常不易找到。因此，于结扎其他血管后，还要用手由近向远侧挤压残肢，以观察是否有出血。

2. 如有出血即寻找结扎，若无出血，也应在骨间膜的掌侧面向上分离，尽力将血管找出并予以结扎，以免术后出血形成血肿。

第三节　开放性截肢术

开放性截肢术也称斩断截肢术，截肢时残端表面的皮肤不进行缝合，这一手术仅是构造满意截肢端的两次手术中的第一次手术，还需行二期闭合切口、再截肢、修正术或修复成形术。其主要目的是挽救生命，控制感染和充分引流。

【适应证】

开放性损伤后的严重感染，如危及生命的气性坏疽、急剧蔓延的化脓性关节炎和骨髓炎，伴有广泛组织破坏及大量异物污染的严重创伤，以及战时开放性损伤的抢救等。

【麻醉】

上肢可用臂丛阻滞麻醉；下肢可用硬膜外麻醉、腰麻，或用全身麻醉。

【体位】

患者平卧位。上肢截肢，上肢外展置于手术台的侧台上；下肢截肢，患侧臀部垫以扁枕，在腘窝部垫以枕头。

【手术步骤】

以大腿部位截肢为例叙述。

先于截肢平面上方扎好止血带。在预定截骨平面的稍远侧健康组织上环形切开皮肤、皮下组织及深筋膜，让皮肤自然回缩。沿皮肤回缩平面，环形切断大腿全部肌肉及血管、神经。在肌肉回缩的边缘，环形切开骨膜，并将骨膜稍向远侧剥离，于切开骨膜处锯断股骨，修平骨端。结扎血管，顺势向远侧牵拉神经并再次用锐刀切断，松止血带，彻底止血。用生理盐水冲洗断面，断端不予缝合，创面用凡士林纱布或干纱布松松覆盖，以保持引流通畅（图 11 - 10）。

倘若是患者局部病变程度和全身情况允许，也可做前后等长皮瓣，向上翻开皮瓣。也用同样方法切断与处理软组织及骨骼。

为了防止皮肤和肌肉的进一步回缩，以致骨端突出，可用皮肤牵引。于截肢残端套上弹力袜套，用无菌液体黏合剂将其黏合至皮肤，将袜套的游离端劈为 4 片，在截肢端的敷料外互相打结（图 11 - 11）；将牵引绳连接于袜套上进行牵引，牵引重量约为 1.5kg，定期更换敷料，牵引持续至肉芽组织被瘢痕固定或瘢痕愈合。

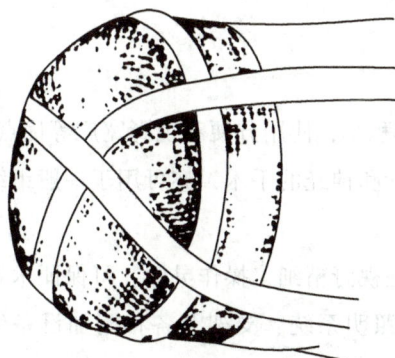

图 11 - 10 创面用纱布覆盖 　　　　图 11 - 11 皮肤牵引

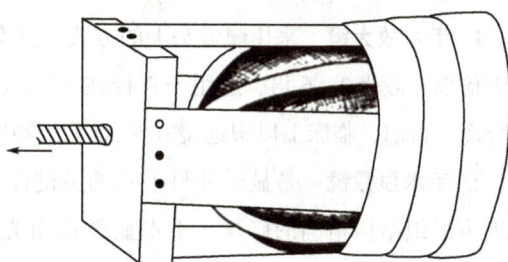

【术后处理】

术后牵引 5~7 天，即可考虑做二期缝合。如感染仍不能控制，分泌物较多，肉芽不新鲜，则不宜缝合创口，可继续牵引与换药，待创面愈合后，再修整残端，缝合创口。

【注意事项】

1. 早期开放性截肢的平面必须在最低位，为以后的修整或二期截肢创造条件。

2. 早期开放性截肢后须进行皮肤牵引，以免造成尖锥形残端或骨端外露。经过皮肤牵引的残端，软组织可以完全盖住骨端，皮缘互相靠拢，很可能不需要再行处理残端就能愈合。气性坏疽截肢后不做皮肤牵引，观察数天待感染已控制后再行牵引。

3. 截骨端骨髓腔不要刮除，更不许用任何药物腐蚀骨髓或用骨蜡封闭，以免引起骨端坏死。

第十二章　显微外科技术在骨科的临床应用

　　显微外科技术是指在手术放大镜或手术显微镜下，借助仪器的光学放大，使用精细的显微手术器械及缝合针线，对细小的组织进行无创或微创手术。显微外科作为一项专门的外科技术发展迅速，仅在骨科已广泛应用各种修复重建手术：如吻合血管的游离皮瓣移植术、游离肌皮瓣、游离骨骼移植术，吻合血管神经的游离肌瓣、游离大网膜移植术，断肢（指）再植术，拇指、手指再造术、淋巴管静脉吻合术和周围神经损伤修复术等。这些手术均需用此项技术，以提高血管、神经、淋巴管吻合质量，提高手术成功率和减少术后并发症。

第一节　显微外科基本技术

一、显微外科设备和器材

（一）手术放大镜和手术显微镜

　　1. 手术放大镜　采用佩戴头上的方式。具有轻巧，体积小，使用方便和视野宽广等优点。放大倍率一般为 2~6 倍，适用于直径在 1~2mm 以上血管和神经的手术，亦可用于一般组织的分离。目前，临床上以望远镜式放大镜最常用。

　　2. 手术显微镜　是显微外科手术的关键设备，特点是视野精细，操作灵活，可保证术者对细小组织结构精确的修复。手术显微镜由光学系统、照明系统、支架及各种附加设备组织，放大倍率为 6~25 倍。放大后的物像是呈正立体像，能产生空间位置感，便于进行手术操作。

（二）显微手术器械

　　显微外科手术器械是指适合于医生在显微镜下对微细组织进行细致的清创、解剖、分离和修复的特殊工具。常用的显微手术器械有以下几种。

　　1. 显微组织镊　显微外科中最重要的工具。作用为夹持、提起、分离组织，支撑塌陷的血管壁，协助进针、接针与打结。镊子尖端要求细小平滑并具有 5~10mm 的接触面以便咬合，分为直形和45°弯形。

　　2. 显微剪刀　有直形与弯形两种，均采用弹簧启闭装置。弯剪刀用于分离组织、游离血管，直剪刀用于修平血管断端、切割神经。

　　3. 显微持针器（钳）　为圆柄、弹簧式持针钳，头部有弯、直之别。持针器的主要用途是夹针、拔针与打结。持针器应夹在针的中、后1/3 交界处。

4. 显微血管钳 有直形与弯形两种，主要用于分离组织、钳夹和结扎小血管等。

5. 显微血管夹 用于夹住小血管，阻断血流，并能固定血管，便于观察血管断端并进行吻合。血管夹应根据血管的不同性质选择压力适中，既能阻断血流，不发生血管夹脱落，又不损伤血管内膜。其尾部可连接在各种微型靠拢器。

6. 冲洗针头 为钝性针头，有不同口径，针头要求末端平滑，操作时不至于损伤血管内膜。其作用为术中用肝素溶液冲洗吻合口或扩张血管。

（三）显微缝合材料

显微外科的缝合材料为缝线一端与缝针连成一体的无损伤缝合针线。有单针和双针两种，不同规格的显微缝合针线适用于缝合不同口径的血管。常用的显微缝合针线为 7/0 ~ 11/0 等型号。

二、小血管吻合法

（一）小血管吻合原则

1. 无创技术 无创伤技术是显微血管手术成功的保证，包括分离显露血管、缝合血管等操作时。只能用镊子轻轻夹持血管外膜组织，严禁用镊子钳夹待吻合的血管壁及锐利器械进入血管腔。一切操作均应在放大镜或手术显微镜下进行。

2. 血管端口的处理 血管远近断端的口径务求相等，口径相差并不大时，可用等直径的扩张器或扩张血管专用的镊子扩张。口径不一致相差超过 1/2 者，宜行端侧吻合。吻合口要准确地对合，不能有扭转、狭窄、外翻或内翻情况，这样的愈合瘢痕最少，通畅率亦增高。

3. 选用适合的显微缝合针线 血管直径在 1 ~ 2mm 的多选用 9/0 缝针线，血管直径在 1mm 以下的选用 11/0 缝针线。

4. 采用间断缝合法 缝合时必须强调基本操作要正规，包括缝针与管壁垂直地进针；沿针的弧度出针；用两等分法或三等分法平均安排好各定位针；要求缝针的数目尽量少，又要达到不漏血的目的。一般 2 ~ 3mm 直径的血管缝 12 ~ 16 针；1 ~ 2mm 直径的血管缝 8 ~ 12 针；1mm 以下直径的血管缝 4 ~ 6 针。

5. 缝合的边间距 缝合动脉边距等于血管壁的厚度，缝合静脉可以为管壁厚度的 2 倍。内脏的静脉壁很薄，可增加到 3 ~ 4 倍。

6. 冲洗 术中用肝素加利多卡因稀释液间断冲洗，可使术野清晰，防止血管旷置干燥，解除血管痉挛，减少血栓形成。

（二）小血管吻合方法

小血管的吻合根据不同的血管条件采用的吻合方法主要有端端吻合、端侧吻合及血管移植三种。

1. 血管端端吻合法 使用显微镊子和剪刀去除血管周围的疏松结缔组织，显露血管断端，向远近端游离血管获得无张力对合的长度；牵拉外膜并横行切断 0.2 ~ 0.5mm 长度的外膜（图12-1）。

检查血管内膜有无损伤及血栓，扩张端口，用血管夹使断端靠拢，吻合血管缝合要注意边距等宽，一般为血管壁厚的 1 ~ 2 倍。针距以不漏血为适宜，针距过密，增加创伤及缝线异物；针距过稀，则发生漏血。针距一般为边距的 1 ~ 2 倍。每针缝合都要与管壁垂直。用显微镊子挑起管壁成45°，缝针亦成45°刺入管壁进针。血管吻合口的内壁要求光滑平整，内膜必须对合良好。管壁可有轻度外翻，绝不能内翻（图12-2）。

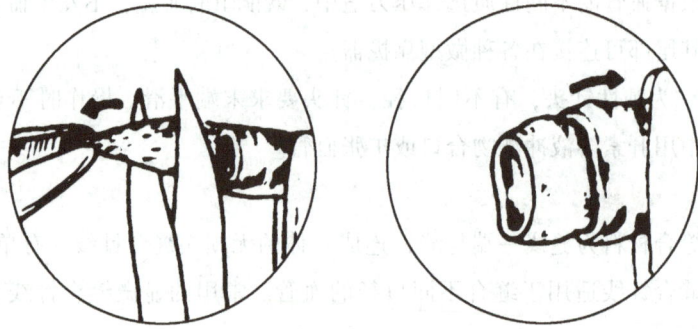

图 12-1　剪除血管外膜

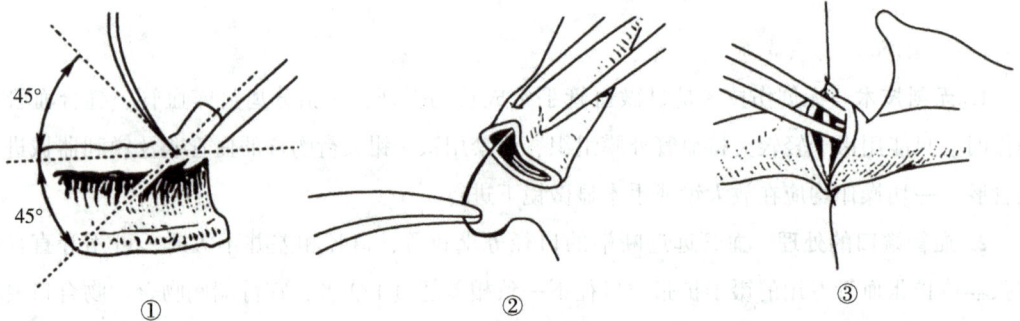

① ② ③

图 12-2　血管端端吻合法

2. 血管端侧吻合法　先将待吻合至受区血管的断端剪成45°～60°的斜形断面。在吻合受区的血管上，清除准备吻合处的疏松结缔组织。用针挑起或缝合线提拉起管壁，用显微剪刀剪成一窗口，口径与准备吻合的血管断端的大小相同。先吻合血管端口椭圆的远近端，即相当于3点处用水平褥式法缝合第一针；相当于9点处，用水平褥式法缝合第二针；相当于6点位，用水平褥式法缝合第三针。将针尾缝线留长以备牵引。再沿牵引线之间的开口部分均匀缝合。血管翻转90°，在12点位用水平褥式法缝合。再沿牵引线之间的开口部分均匀缝合，放松止血夹，检查吻合及漏血情况（图12-3）。

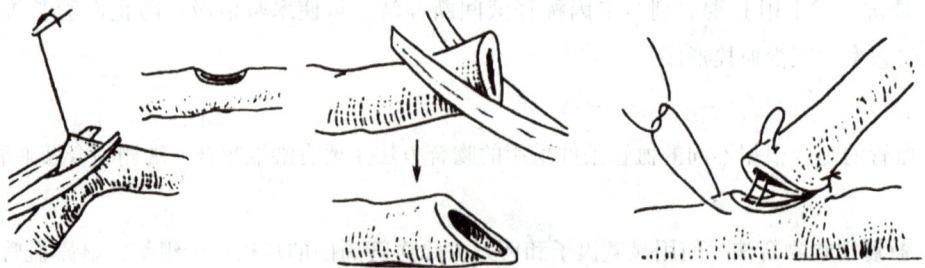

图 12-3　血管端侧吻合法

3. 血管移位移植缝合法　如果不能进行无张力的血管端端吻合，要利用邻近或邻指血管移位缝合，或选用手背、前臂用足背的静脉移植，如拇指背静脉缺损，可移植示指背静脉与之吻合。用静脉移植桥接缺损动脉时，应将其近心端倒置，以免静脉瓣膜关闭阻挡动脉血流（图

12 - 4)；若用于静脉重建则不必倒置。切取静脉的直径应等于或略小于需修补的动脉直径，长度可略长于血管缺损的长度，待缝合一端后，轻轻牵拉比照缺损长度修剪。血管移植时一般不取损伤动脉的伴行静脉进行移植。

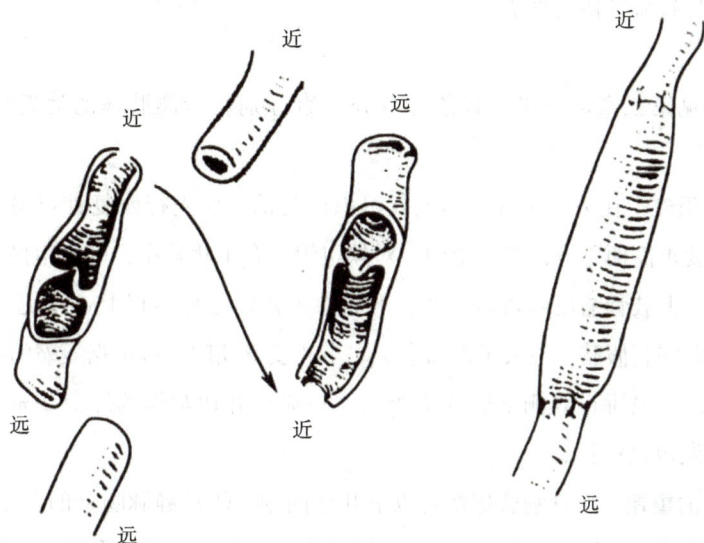

图 12 - 4　静脉血管移植方法

第二节　断肢再植与断指再植术

断肢是指大肢体外伤后的断离，断指是指掌指关节以下的断离。断肢（指）再植术是指失去血液供应的断离肢体，通过骨科与显微外科手术重建其血液循环，使肢（指）体获得再生的手术。

肢体的断离程度可分为以下两种情况。

1. 完全断离　是指伤肢（指）远侧部分完全离体，无任何组织相连，或只有少量损伤的软组织相连，但在清创时必须将这部分组织切断或切除，进行再植。

2. 不完全断离　是指伤肢（指）断面有骨或关节失去连续性，只有损伤肌腱相连或残留的不超过该断面软组织周径的 1/8，其余组织包括血管均断裂，断肢（指）的远端无血液循环或严重缺血，不进行血管吻合将引起肢体坏死。

一、断肢再植术

【适应证】

1. 患者全身情况许可，无（或）其他肢体或脏器合并损伤不危及生命，能耐受长时间断肢再植手术。

2. 断离肢体较为完整，血管床无严重破坏。断离肢体的骨骼、神经、肌肉术后能恢复一定功能。

3. 再植的时限于常温下（20℃）肢体断离不超过 6 ~ 10 小时者，基本上可以恢复；若超

NOTE

过 10 ~ 20 小时，大多数演变为不可逆的变性。

【麻醉】

一般为硬膜外阻滞、臂丛神经阻滞或全身麻醉等。注意麻醉药物中不加肾上腺素类、麻黄碱类药物以避免导致血管持续痉挛。

【手术步骤】

1. 清创　参见第二章清创术，有条件者分两组分别对断离肢体的远近端同时进行清创标记。

2. 骨支架的重建　在进行血管和其他软组织修复前，应先行修复骨与关节的连续性，内固定方法的选择要求简便迅速，确实稳固，对软组织愈合干扰较小，可应用接骨板、髓内钉以及钢针交叉固定。上肢骨缩短可较多一些；下肢除小儿外缩短不超 15cm，过短不仅影响负重和行走，而且妨碍安装假肢，失去了再植意义。小儿发育期间，可根据短缩的情况行骨骺阻滞术或肢体延长术来适当矫正双侧下肢的不等长。一般整齐切割伤约缩短 2cm，碾轧伤约缩短 10cm，撕裂伤的缩短也较长。

3. 血液循环的重建　血管吻合应注意以下几个问题：①动静脉吻合的顺序：先吻合静脉，后吻合动脉，动静脉的比例至少在 1 : 1.5 以上，以保证血液循环的平衡。血管吻合时在腕或踝部水平的断离，主要是缝合浅静脉。②手术需借助于放大镜或手术显微镜下做血管清创，用小剪刀剪除距血管断口 0.2 ~ 0.5mm 之内的血管外膜和损伤的血管组织，直至近端动脉血管夹放松时，有血液迅速喷出。③血管痉挛的处理最简单有效的方法是用肝素稀释液缓慢注入加压扩张。④吻合血管后将其无张力下置于深层组织做必要的缝合，减少血管吻合时的张力，避免与骨骼、内固定物、肌腱组织接触。

4. 血管的吻合方法　断肢再植术的血管吻合方法分连续贯穿缝合、间断贯穿缝合及套叠缝合三种。常用间断贯穿缝合法，适用于不同口径的血管，缝合时可达到准确对合，避免狭窄，但打结较多，费时较长，操作要求高。

5. 血液循环恢复的征象　血管吻合后，用温热的盐水纱布按压 5 分钟，松开血管夹，观察吻合口处有无血液渗出，如见吻合的动、静脉充盈良好，可摸到再植肢体远端的动脉搏动。再植肢体皮肤由苍白转为红润、毛细血管充盈时间不超过 2 秒、再植肢的皮温逐渐上升，则说明血管血液循环建立良好。亦可在指端用粗针或尖刀刺一小口，见有新鲜血液溢出。

6. 肌肉与肌腱的修复　肌腹断裂一般用丝线做褥式缝合；肌腱的断裂，使用不可吸收丝线行 Bunnell "8" 字形对端吻合，或双垂直对端吻合；肌腱与肌腹交界处断裂的修补，应先将远端肌腱缝 1 ~ 2 针在肌腹中，以后再把肌腹包裹在该肌腱上，用间断褥式方法缝合。尽可能不要把肌腱缝合在一个平面，以防止术后粘连。

7. 神经的修复　应争取在手术时一期行神经外膜的缝合。避免严重瘢痕增生、缩短、轴索外翻等晚期变化。严重撕裂性肢体断裂，神经挫伤重，不易确定切除的长度，可将神经的两端用黑线标记，固定于适当的部位，准备二期修复。

8. 皮肤的覆盖　缝合时注意皮肤张力，切勿过紧而压迫静脉，影响血液回流。为预防后期的环状瘢痕，常规做几个斜形小切口，与原伤口成 60°，做 Z 形皮瓣整形缝合。张力大者行减张切口，皮肤缺损者可用游离皮片移植或转移皮瓣覆盖，必要时行带蒂皮瓣移植。

【术后处理】

1. 全身情况观察与处理 断肢患者的病房应严格消毒隔离，并保持室内22℃～25℃的温度、一定的湿度与适当的通风。除了观察可能发生的颅脑、胸与腹部的重要的合并损伤外，应对断肢再植术后一些重要并发症要有充分认识并及时处理，这些并发症常见有血容量不足、急性肾功能衰竭、脂肪栓塞、血浆蛋白过低、水与电解质平衡失调、感染等。

2. 局部情况观察与处理

（1）再植肢体循环危象主要由血管痉挛或血栓形成，首先需迅速判断为动脉还是静脉危象。动脉循环危象表现为脉搏微弱或消失，远端肤色苍白，指腹塌陷，皮温降低；静脉循环危象表现为患肢暗红甚至青紫，肿胀迅速，甚至出现张力性水疱，皮温升高后即转低。然后进一步鉴别是血管痉挛或血栓形成。突然发生的循环危象，大多数由于动脉血栓形成所引起；渐渐发生的供血不足，一般由于血管痉挛所引起。如疑有血栓，应及时手术探查，取出血栓或切除吻合口再行缝接。血管痉挛可通过镇痛、提高局部温度、应用抗痉挛药物等方法改善。

（2）再植肢体肿胀：术中应采取清创彻底、严格止血、引流血肿来预防再植肢体术后可能出现的进行性肿胀。术后应采取抬高患肢，控制感染，避免因患者的体位、石膏、包扎、伤口缝合过紧而造成的静脉回流障碍。如术后形成血肿已压迫静脉，应及时拆除缝线，清除血肿，彻底止血。

3. 再植后伤口感染 是常见并发症，一旦感染已形成，立即局部做拆线引流，或切除坏死组织。立即并不定期行细菌培养和药敏试验后选择敏感的抗生素。注意全身支持治疗，必要时可多次少量地输入新鲜全血或血浆。

【后期的功能恢复与功能评定】

断离肢体经再植手术后，经观察2～3周观察，血液循环情况保持良好，伤口情况渐趋愈合，此时可认为肢体基本存活。进一步是骨折的愈合、周围神经的再生、肢体感觉和关节活动的恢复。

二、断指再植术

【适应证】

1. 断离拇指再植 拇指在手部握持功能中最为重要，凡有条件者再植时应优先予以考虑，尽力争取早期修复拇指。

2. 示、中、环、小指的再植 从功能角度看，示、中指较重要，对于有条件再植的断离示、中指应设法再植，环、小指因职业或其他一些因素需要，也可施行再植。

3. 末节断离的再植 主要是指远侧指间关节以远的手指的断离，因为丧失末节对功能影响相对较小，因而不主张再植。鉴于患者的某些特殊职业的功能需要、心理因素和肢体完整美观上的要求可试行再植。

【麻醉】

一般用臂丛阻滞麻醉，必要时采用连续高位硬膜外麻醉、全身麻醉。

【手术步骤】

断指再植手术一般的操作方法和原则，参阅断肢再植内容。

1. 清创 强调显微镜下的清创，寻找血管、神经及屈、伸肌腱并标记。

2. 骨与关节的固定　选择简单而快速的骨、关节固定。整齐切割伤的骨断端一般缩短 0.5cm；不整齐的骨断端根据清创的情况给予相应的短缩。用直径1mm的不锈钢针做髓腔内固定，或用2枚不锈钢针做交叉固定骨折。经过关节的断指，用2枚粗细相同的克氏针做关节融合术。

3. 肌腱的缝合　伸肌腱常用2/0或3/0的肌腱缝合线间断缝合，近节断离时，应同时缝合伸肌腱的中央部与侧索，中节则缝合侧索的延伸部。屈肌腱在较清洁断指中，可用3/0的尼龙线，采取 Kleinert 等方法对指深屈肌腱吻合，外周9/0尼龙线间断缝合使纤维不外翻，表面光滑，有利于愈合及防止粘连。

4. 手指血管的吻合　原则上血管吻合的顺序是先缝合指背静脉，然后再缝合指动脉。在吻合血管的局部以10～100U/mL肝素等渗盐水间断地冲洗。

指背静脉和指动脉的缝合的针距与边距要均匀，一般边距为0.1～0.2mm，针距为0.2～0.3mm。静脉压力较低，针距可较动脉宽些。指背静脉缝合完毕，该处的软组织或皮肤应缝合数针保护血管免于干燥和损伤。动脉断口修剪外膜后，松去血管夹，其近侧端口应有良好的喷血才能缝合动脉。动脉良好缝合后，松开阻断的血管夹，吻合口远侧的动脉可看到充盈和搏动，说明再植手指的远端血供良好。

5. 神经的缝合　手指神经为单纯感觉纤维，只要有良好的对合即能迅速再生，仅需在放大镜下以9/0无创缝合线做2～4针外膜缝合即可，两侧神经均应修复，如无条件可修复较重要一侧，如拇、小指修复以尺侧为主，而示、中、环指修复以桡侧为主。

6. 皮肤的缝合　一般采用间断缝合，不要缝得过密过紧和内外翻，以免压迫血管。应避开缝接的静脉和动脉。

【术后处理】

1. 断指再植术后常规的处理　安置患者于特殊隔离病室，室内禁止吸烟，保持22℃～25℃室温和一定的湿度，严格消毒隔离制度；抬高肢体；局部用60W灯泡置于手上30～40cm高处照射以提高局部温度；观察再植手指的血液循环，如色泽、皮温、指腹张力、毛细血管充盈时间等；周围血管扩张药物的应用，常用妥拉唑啉25mg/6h，罂粟碱30mg/6h等；预防感染和常规破伤风抗毒血清1500U肌肉注射。

2. 全身应用抗凝药物　断指再植术后，应用全身抗凝药物有助于减少或防止吻合口的血栓。一般应用低分子右旋糖酐氨基酸注射液（500～1000mL）、阿司匹林（每次0.5～1.0g，每日3次）及一些血管解痉药物即可。因肝素有出血及血小板减少伴血栓形成的不良反应，只有当血管损伤严重或手术探查取出血栓，或做血管移植的情况下才慎重地应用肝素等抗凝治疗。

3. 应及时使用镇静剂或镇痛剂　以防止因疼痛或情绪诱发的血管痉挛。

第十三章　人工关节置换及关节镜技术

第一节　人工髋关节置换术

一、人工髋关节的发展及简介

我国人工关节技术开展得较晚，国外大约始于 40 年代，我国在 60 年代以后才逐步开展，比国外晚 20 年左右。随着工业水平的提高，我国在近 50 年内开展了各种人工关节的研制及应用，逐步跟上了世界人工关节技术的发展，目前总的水平和国际水平基本接近，但是科研、管理、随访制度有待努力追赶。髋关节成形术的发展可分为三个阶段。第一阶段是以截骨术为主的髋关节成形术，如阻隔式关节成形术、头颈切除术、贝式截骨术及义形截骨成形术等。第二阶段是 50 年代我国开展的髋关节金属杯成形术，此项技术在国内曾较广泛应用，但由于股骨头颈的磨损，部分病例长期随诊效果欠佳，已经不再应用。同时 50 年代始还应用了 Judet 股骨头置换，但由于其采用的头颈植入固定方法不符合生物力学的要求，容易松动，未能在临床中广泛应用。在 50 年代末期我国武汉率先开展了应用牙托粉热固化的方法进行人工关节置换，以 V 形髓内针为髓腔内固定，也因磨损及松动而不再应用。第三阶段是 70 年代，随着我国工业的发展及生物材料和生物力学水平的提高，在北京、上海等地开始应用以钛为主的内锁型人工股骨头关节。与此同时随着国产骨水泥的出现，国内开始研制出了人工全髋关节。在人工关节材料方面应用了超高分子聚乙烯、钴铬钼合金、陶瓷等生物材料。80 年代后，随着与国际接轨，现代人工髋关节已经相当成熟，在临床应用中得到了医生和患者的好评。

随着人工关节置换术的普及、国际交往的增多、临床经验和例数的积累，以及手术适应证的熟练掌握，我国在假体和固定方法的选择、手术操作技巧、预防性使用抗生素以及术后功能康复等方面更加规范化、合理化。如：由于手术技术的改进，使术中输血量大为减少，通过自体预存血、术中引流血回输等措施，初次单侧全髋或全膝关节置换可不必另外输血。很多医院对髋、膝关节病变可双髋、双膝同期置换，不仅手术安全，而且减轻了患者的痛苦和经济负担，缩短了住院和康复时间。人工膝关节置换术近年来有了很大的普及，并在治疗严重屈曲畸形取得了显著的效果。采用计算机辅助设计（CAD）和计算机辅助制造（CAM）技术，使个体化人工髋关节已开始应用于临床。此外，肩、肘、腕、踝鞍形假体以及特制肿瘤假体等也逐渐地应用于临床。

二、人工髋关节置换的目的

人工髋关节置换术是 20 世纪外科最为成功的手术之一，也是 21 世纪外科最为成功的手术之一，它是用生物相容性好、机械强度高、耐磨性强的人工材料制成的非常接近人生理形态的优质人工关节，通过手术替换掉人体已经损坏的病变关节，这不仅解除了患者关节的疼痛，而且能极大地恢复其关节的正常功能，从而使患者重新拥有正常关节，重新过上高质量的正常生活。美国是全世界施行人工关节置换数目最多的国家，自 1997 年以来，每年接受人工髋关节置换的病例不低于 259000 例，人工膝关节置换的病例不低于 144000 例。

三、人工髋关节的分类及组成

人工髋关节置换分为股骨头置换和全髋关节置换。人工股骨头主要由人工股骨头、人工股骨柄组成，股骨头的假体设计为了防止脱位和减小磨损，半髋关节置换即股骨头置换现在多采用双动头人工股骨头。人工全髋关节主要由人工髋臼、人工内衬、人工股骨头、人工股骨柄组成。人工关节通常采用超高分子聚乙烯、钴铬钼合金、陶瓷、钛合金等材质制成，它们的耐磨性非常好（图 13 – 1）。

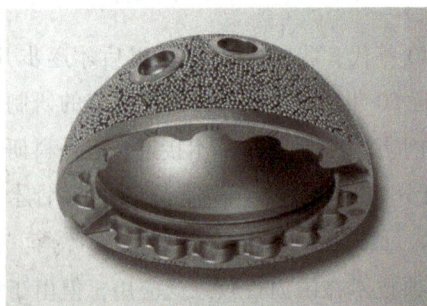
①生物性人工髋臼

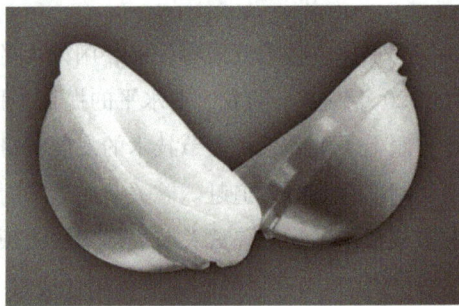
②髋臼内衬

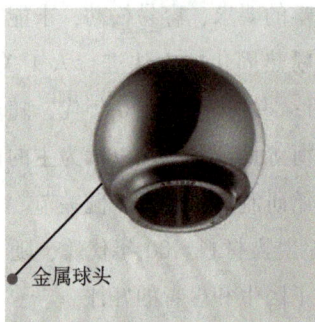
③金属人工股骨头

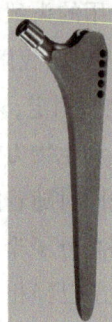
④股骨柄

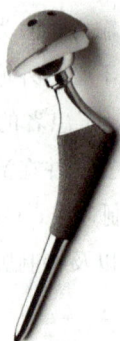
⑤全髋关节的组合

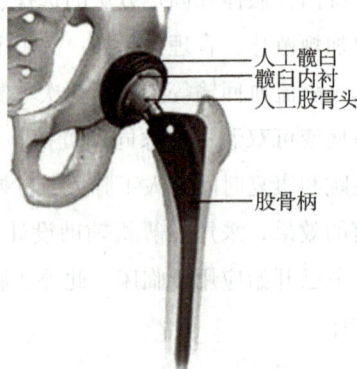
⑥全髋关节装入人体的模式图

图 13 – 1　人工全髋关节假体

四、人工髋关节置换术的发展和展望

我国人工髋关节基础研究相当薄弱，在一些领域中甚至是空白。我国幅员辽阔、人口众多，由于民族、地域、生活习惯和经济状况不同，其解剖特点不同，然而，至今我们仍缺乏设计人工关节所需的相关确切数据。人工髋关节设计新理念、新材料开发、生物力学测试等与国外有着较大的距离，甚至缺少一些必要的装备设施。我们应大力开展这些基础研究，使我们将来在国际论坛上拥有自己的发言权，最终能研制出高标准、高质量的国产人工髋关节假体，以满足一般城乡居民，特别是边远、贫困地区人民的需要。临床工作中对人工髋关节置换术的适应证、假体类型和固定方法选择、手术操作以及术者资格认证等，就全国范围来说尚需进一步规范。我国自己的多病种、大宗病例和长时间随访资料显得匮乏，说明我们的临床研究工作还存在缺欠。完成这些工作既要付出努力，做艰苦细致的工作，又要有长时间的积累。

第二节　人工膝关节置换术

一、人工膝关节的发展及简介

膝关节置换在 20 世纪 70 年代和 80 年代开始广泛应用于临床，目前已被认为是终末期膝关节骨性关节炎有效的治疗手段。目前，膝关节置换手术的数量正在稳步上升，2008 年在美国共进行了 650000 例全膝关节置换（TKR），2009 年英国共进行了 77500 例，而韩国在 2002 年至 2005 年期间共计进行了 103601 例。在发达国家，膝关节置换的数量正在逐年增加。以美国为例，1971 年至 1976 年间，接受 TKR 的比例是每 100000 人每年 31.2 例，而到 2009 年这一数字已经增加到了 220.9 例。在英国，女性患者接受 TKR 的比例由 1991 年的每 100000 人每年 43 例增加到 2006 年的 137 例。在英国，接受 TKR 患者的平均年龄为 70 岁。总体上讲，1991 年至 2006 年期间，手术时患者的年龄结构没有显著的变化。目前男性和女性患者接受手术时的平均年龄情况趋向一致，而在 20 世纪 90 年代时女性患者的比例显著高于男性患者。但从绝对数和比例来看，女性患者接受 TKR 的数值仍然高于男性患者，男女比例大约为 1∶14，这个比例在过去 15 年中基本保持不变。

TKR 的主要临床指征是膝关节骨性关节炎，这大约占所有手术量的 94.97%。导致膝关节骨性关节炎病变的原因复杂，是患者本身体质状况与膝关节所受机械力量共同作用的结果。这些相关因素包括骨密度、骨形态、半月板退变、性别、性激素以及创伤等，但最主要的危险因素是年龄和肥胖。发达国家的人群正面临老龄化过程，并且肥胖人群比例逐渐增加，因此膝关节骨性关节炎发病率的增长也就无法避免。

尽管 TKR 手术总的比例已经明显增长，但对手术指征的分析却揭示了一些不一致性。正如预料的那样，芬兰和瑞典两国在 1986 年到 2003 年期间因为膝关节骨性关节炎接受 TKR 的病例数几乎增加了十倍，但因为类风湿性关节炎接受手术的病例却基本没有变化。在美国加利福尼亚州，1983 年时因为类风湿性关节炎接受 TKR 的比例为每 100000 人每年 524 例，而在 2007

年这一数字降到了 460，其中减少最多的是 40～59 岁年龄段的患者。在中国接受膝关节置换术的患者除了年龄和肥胖外，也与患者的劳动量有一定的关系。

二、人工膝关节置换的目的

进行人工膝关节置换的目的和髋关节一样，都是为了达到消除疼痛、矫正畸形、恢复其稳定性和活动度、提高生活质量的目的。

三、人工膝关节的分类及组成

人工膝关节置换术主要包括髌股关节置换、胫股关节单间室置换和全膝关节表面置换术。国内运用较多的仍然是胫股关节表面置换术。人工膝关节是在冶金学、生物材料学、生物力学和矫形外科学发展的基础上设计出来的人工器官，用来替代人体原来的膝关节。人工全膝关节包括股骨假体、胫骨假体和髌骨假体，由金属制成的股骨髁、胫骨托及用超高分子量聚乙烯制成的胫骨垫和髌骨假体几部分组成。与人体组织相容性好的钴铬钼合金和耐磨损的超高分子量聚乙烯是目前人工膝关节中常用的两种生物材料（图 13－2）。

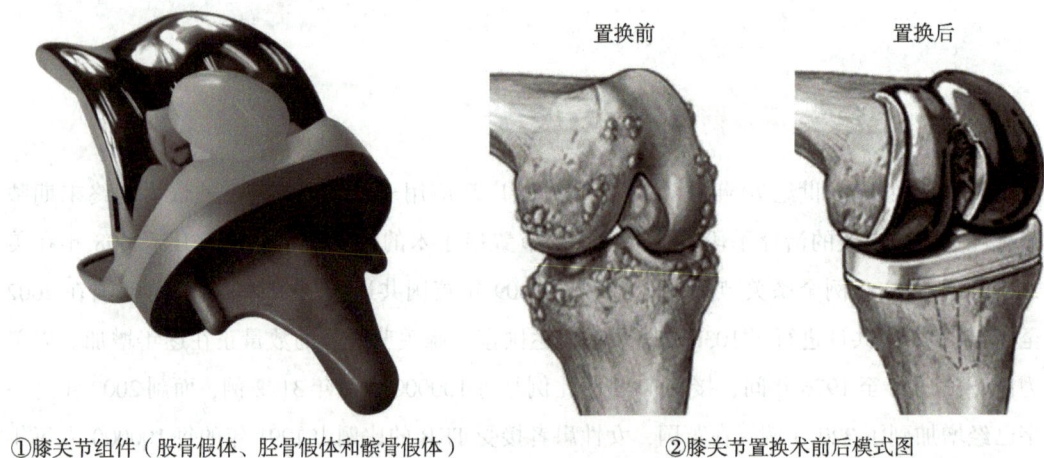

①膝关节组件（股骨假体、胫骨假体和髌骨假体）   ②膝关节置换术前后模式图

图 13－2   膝关节假体图

人工全膝关节置换术即用人工假体取代已严重损坏而不能行使正常功能的膝关节表面，术中医生利用特殊的精密器械将磨损的关节表面切掉，再根据患者关节大小和损害程度为患者选择合适的金属和聚乙烯假体植入关节内。髌骨关节面是否需要置换，则由医生在术中根据患者的髌骨关节面损伤严重程度决定。并不是每位患者的髌骨都需要植入髌骨假体。

人工膝关节的固定方式主要分骨水泥固定和非骨水泥固定两类。目前应用最广泛的是骨水泥固定，患者在术后第 2 天即可下地，3～4 天后即可开始练习行走。

四、人工膝关节置换术的发展和展望

成功的人工膝关节置换术，可以替换关节结构，保留活动功能，缓解患者的疼痛，大大改善生活质量。据文献报道，人工髋关节置换术 10 年随访成功率达 95% 以上，20 年成功率达 85%～90%；人工膝关节置换术成功率更高，术后 10 年随访成功率达 98%，15 年随访成功率 85%～92%。除此以外，肩关节、肘关节、踝关节等关节置换也在不断发展，取得了良好的中、长期结果。随着生物材料与外科技术的进步，陆续又出现了腕关节、指间关节、跖趾关节等小关节置换术，为患有严重小关节疾病的患者带来了希望。

人工膝关节假体的设计也日趋完善，甚至向个性化的假体迈进。人工膝关节假体包括初次置换用假体和翻修手术用假体。翻修手术往往病情复杂，对假体的要求更高，需要许多辅助的组件，预先制造的假体在很多情况下不能满足实际的需求。以往定制一个假体，需要耗时数月，耽误治疗，且费用极其昂贵。现在利用金属 3D 打印技术，将有可能根据患者术前的 CT 或 MRI 扫描，快速精确地制造出符合患者需求的个性化假体。另外，人工膝关节置换的手术技术也愈加精确。计算机辅助导航、机器人手术等新技术正不断被应用到人工膝关节置换中，人工膝关节置换术的手术效果将越来越好，越来越多的患者将因此而受益。

第三节　膝关节镜手术

一、关节镜的发展概述

关节镜外科是一门古老又年轻的学科，其历史可以追溯到 19 世纪初，但真正成为现代关节镜外科则是最近 30 年来的发展结果。关节镜本身作为一种内窥镜并非新的发明，直至 21 世纪初，电灯的发明才使得小型电灯泡被用作光源应用于膀胱镜，使之成为泌尿外科的重要检查工具。但在此之前，内窥镜始终是通过人体的自然开口进入体腔进行检查。直到 1918 年日本的 Tagaki 首先应用 7.3mm 膀胱镜对尸体膝关节进行检查，由此开创了以内窥镜通过非自然孔道而经手术入口检查体内结构的先河，因而 Tagaki 也被公认为是关节镜历史的开山第一人。1931 年，Tagaki 教授用 3.5mm 内窥镜以液体扩张的方法对膝关节进行了检查，才使得关节镜真正可能用于临床诊断。关节镜外科发展史中最重要的人物之一是日本的 Watanabe，他继承和发展了 Tagaki 的关节镜理论和技术，并且改进了关节镜及操作系统，积累了一定的关节镜检查的经验，从而使在关节镜下施行手术成为可能。随着关节镜技术的广泛开展，以及光学、电子学和图像技术的发展，关节镜及其操作系统不断获得改进，也使得关节镜的应用领域不断拓展，而经验的积累和认识的提高又促进了关节镜技术的发展，这种良性循环终于使关节镜外科登上了一个新的台阶。关节镜手术或关节镜辅助下的关节手术不仅可以用于大多数膝关节疾病的诊治，而且已越来越多地应用于肩、肘、腕、踝、椎间盘等关节疾患的诊治。随着关节镜外科临床与实验研究的深入以及关节镜技术的发展，可以预言，关节镜外科作为一种显微无侵袭外科技术，必然会继续得到重视和发展。

二、关节镜的基本知识

（一）关节镜器械和设备

1. 关节镜　标准的关节镜由透镜系统、环绕透镜的光导纤维、金属鞘、光缆接口以及目镜或摄像头接口 5 个部分组成（图 13-3）。

许多因素可以影响关节镜的光学特性，其中最为重要的是视向与视角。视向即关节镜观察的方向，由镜头前端的斜面角度决定，关节镜前端的镜片斜面通常有 0°、10°、30°、70° 等，

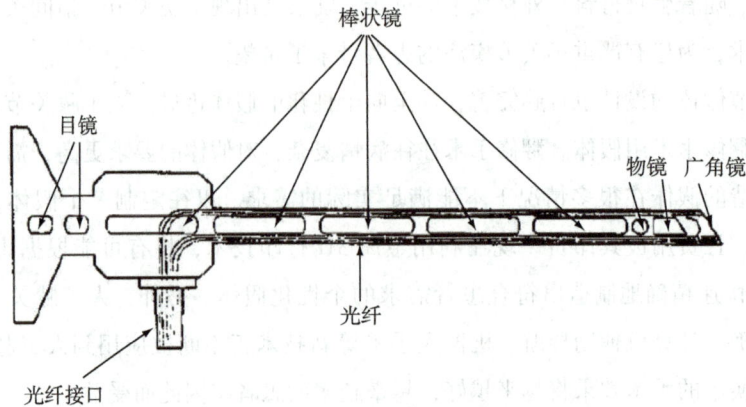

图 13-3 关节镜系统结构模示图

其中以 30°前斜视向镜被使用最多。因为当旋转 30°镜时可明显扩大视场面，且不出现盲区。但在某些特殊场合，70°镜亦有其不可替代的作用。因而，关节镜医生最常选用的关节镜是 30°镜和 70°镜。

2. 光源及摄像系统 光源系统也是关节镜系统中最基本的组成部分。现在主要使用疝冷光源，摄像头、摄像主机及监视器是摄像系统最基本的配置。

3. 关节镜专用手工器械 关节镜手工器械大致可分为五类：第一类是穿刺器械，用于关节穿刺以导入镜头或器械；第二类是探针，用于探查关节内结构，是关节镜外科医生最应熟悉的基本工具；第三类是切割器械，包括手术剪、篮钳以及各种手术用切剖刀具，是关节镜手术操作中最重要的手工器械；第四类是持物钳，用于夹持关节内组织和取出游离体；第五类是各种专用特殊器械如瞄准器、缝合针等，用于关节镜下 ACL 重建、半月板缝合等特殊手术操作。

4. 电动刨削系统、电切割及激光操作系统 关节内动力切削系统由主机、操作手柄、可替换刨削、磨削头、控制器并配合吸引系统所组成。关节内动力切削系统是提高关节镜手术效率与质量的重要工具。射频气化等离子手术系统（包括系统主机、脚踏控制器、线缆、电极刀头）在关节镜外科中应用具有广阔的前景。

（二）关节镜基本技术

1. 手术者的术前准备 手术医生在术前应了解受术者的基本情况，包括亲自进行膝关节的物理操作检查、读片和翻阅患者的全部病史资料，根据病史、体检和其他辅助检查结果对病情做出合乎逻辑的推断。

2. 患者的术前准备 患者在手术前应接受手术医生或经管医生的检查和术前谈话，消除其紧张心理，以获得术中满意的配合。应用预防性抗生素。

3. 手术室及器械的准备 对经常施行关节镜手术的医院，必须制定一套关节镜手术室和关节镜设备及器械的常规配置。手术室器械的准备应该是充分和周到的，这样可以避免手术医生每次手术前对所有设备和器械的准备工作。

4. 膝关节镜术的麻醉选择 上肢多选用局部麻醉，下肢多选用椎管内麻醉。椎管外麻醉可以根据需要延长麻醉时间，特别适用于需要长时间手术的病例。

5. 膝关节镜术的体位和铺巾 膝关节镜术的体位一般有两种方法：一为以北美与欧洲医生为代表的下垂式；一为以日本医生为代表的平卧式。

6. 膝关节镜入路

（1）前外侧入路（Anteralateral Portal，AL）　取外侧关节线上1cm、髌腱旁1cm处，即为AL入路的体表定位点。在只做一个入路进行关节镜诊断时，常取AL入路。

（2）前内侧入路（Anteromedial Portal，AM）　与AL入路相类似，AM入路位于内侧关节线上1cm、髌腱旁1cm。该入路也是手术操作的最重要的入路之一。

（3）后内侧入路（Posteromedial Portal，PM）　后内侧入路位于股骨内髁后内侧缘与胫骨后内侧缘所形成的三角形软组织小凹处，即后内侧关节线上1cm、股骨内髁后缘处。经PM入路用30°的镜头可以观察到整个后内侧腔室内的结构。

（4）外上入路（Superolateral Portal，SL）　SL入路位于股四头肌腱外侧、髌骨外上角上方各2.5cm处。

7. 关节镜手术的适应证

（1）关节损伤的检查和治疗：关节软骨损害；韧带损伤；骨软骨损伤及骨折；创伤后不明原因的持续性疼痛；关节内异物存留；游离体；关节粘连；某些关节骨折；各种原因导致的滑膜肥厚等炎症增生。

（2）关节化脓性感染。

（3）可用于某些关节外伤病的手术，例如弹响髋的髂胫束松解、跟腱断裂的缝合修复。

8. 关节镜的禁忌证　关节镜的禁忌证很少，对于局部或者全身有明显感染灶，可能会引起关节感染的病例应视为关节镜的禁忌证。

9. 镜下手术的基本原则和方法

（1）选用适当的麻醉，关节镜手术常选用局部麻醉和椎管内麻醉，尽量不选用全麻。

（2）充分了解患者的局部解剖，根据患者疾病情况选择手术入路。

（3）手术操作必须简捷、迅速和准确。

（4）严格掌握镜下手术指征，要求术者必须有熟练的诊断性关节镜技术和实践经验。特别是通过一定训练，掌握"三点进路"的方法和"三角操作技术"。

（5）如果镜下手术确有困难时则不应勉强实施。

（6）根据不同的手术切口和进路，关节镜和手术器械的配合方式分为三种：第一种是关节镜和手术器械同一切口和入路，并在同一鞘套内进入关节腔，器械的前端出现在关节镜的视野内，容易达到手术部位和便于在镜下直接准确地操作，适用于关节间隙狭窄或镜下活检术；第二种是器械由另一鞘套插入，从鞘套前端穿出，并显现在关节镜的视野内，器械进出虽然比较方便，但移动受限；第三种是通过小切口，将手术器械直接植入关节，并出现在视野内，不经过鞘套，该器械活动范围较大，操作方便，但对正常结构和组织有一定损伤。

第十四章　肩关节及臂部的手术

第一节　肩、臂部的局部解剖和手术入路

一、肩部的局部解剖

（一）体表标志

1. 喙突　起自肩胛骨外角附近，向上并稍弯向前外方。位于锁骨外侧 1/4 与其余 3/4 交界处的下方。其内下方有腋血管和臂丛各束经过。

2. 三角肌胸大肌间沟　三角肌胸大肌间沟的视诊易于发现。尤其在体型偏瘦的患者，有时能看见行于此沟内的头静脉。

3. 肩峰　是肩部最隆起部位，向前内与锁骨外侧端相连，向后内可摸到肩胛冈。

4. 肩胛冈　是自肩胛骨背面突起的一个厚的骨嵴。肩胛冈的基底几乎是水平走向，而其游离的外侧缘弯向前方形成肩峰。肩胛冈将冈上窝和冈下窝隔开。

5. 肱骨大结节　突出于肩峰的前外。

（二）肩部的关节

肩关节由肱骨头和肩胛骨的关节盂构成。特点：①肱骨头大，关节盂浅而小，周缘有纤维软骨构成的盂唇加深。②肩关节囊薄而松弛，囊内有肱二头肌长头腱通过，经结节间沟出现于关节囊外。③囊的上部、后部和前部有肌和肌腱纤维跨越。④关节囊的上方有喙肩韧带架在肩峰和喙突之间，构成"喙肩弓"。

（三）肩部的韧带、肌肉

纤维层被下列腱纤维加强：上、下部分别由冈上肌肌腱及肱三头肌长头腱加强；前、后部分别由肩胛下肌腱、冈下肌腱和小圆肌加强。关节囊下壁最为薄弱，肩关节脱位时，肱骨头常从下壁脱出。关节囊内有肱二头肌长头腱通过。肩关节的韧带主要有盂肱韧带，位于关节囊前壁内面，有加强关节囊前壁的作用。喙肱韧带，自喙突根部的外侧缘斜向外下方，达肱骨大结节的前面。此韧带加强关节囊上部，而且有限制肱骨向外侧旋转和防止肱骨头向上方脱位的作用。在肩关节上方，喙肩韧带与喙突、肩峰共同形成一弓状骨韧带结构，称为喙肩弓，可防止肱骨头向上脱位。

肩部肌配布于肩关节周围，起自上肢带骨，跨越肩关节，止于肱骨上端，有稳定和运动肩关节的作用。主要有三角肌、冈上肌、冈下肌、小圆肌、大圆肌和肩胛下肌等（表 14 - 1）。

表 14-1　肩部肌

肌群	名称	起始	抵止	作用	神经支配
浅层	三角肌	锁骨外 1/3、肩峰及肩胛冈	肱骨三角肌粗隆	臂外展、前屈和后伸	腋神经
深层	冈上肌	冈上窝	大结节上压迹	臂外展	肩胛上神经
深层	冈下肌	冈下窝	大结节中压迹	臂外旋	肩胛上神经
深层	小圆肌	肩胛骨外侧缘	大结节下压迹	臂外旋	腋神经
深层	大圆肌	肩胛骨下角背面	肱骨小结节嵴	臂内收内旋	肩胛下神经
深层	肩胛下肌	肩胛骨肋面	肱骨小结节	臂内收内旋	肩胛下神经

（四）肩部的血管、神经

肩部分为腋区、三角肌区及肩胛区。

1. 腋区

（1）腋区的构成　①顶：由锁骨中 1/3、肩胛骨上缘和第一肋外缘围成，是腋窝的上口，与颈根部相通。②底：由浅入深为皮肤、浅筋膜及腋筋膜。皮肤借纤维间隔与腋筋膜相连。腋筋膜中央部较薄弱，且有皮神经、浅血管及淋巴管穿过，呈筛状，故称筛状筋膜。③四壁：有前壁、外侧壁、内侧壁及后壁。前壁由胸大肌、胸小肌、锁骨下肌和锁胸筋膜构成。锁胸筋膜呈三角形，位于锁骨下肌、胸小肌和喙突之间。胸小肌下缘以下的筋膜，连于腋筋膜，称为腋悬韧带。外侧壁由肱骨结节间沟、肱二头肌短头和喙肱肌组成。内侧壁由前锯肌及其深面的上四个肋与肋间隙构成。后壁由肩胛下肌、大圆肌、背阔肌与肩胛骨构成。由于肱三头肌长头穿过大圆肌和肩胛下肌、小圆肌之间，其内侧为三边孔，有旋肩胛血管通过；肱三头肌长头与肱骨外科颈之间为四边孔，有腋神经及旋肱后动脉通过。

（2）腋区的内容

①腋动脉：以胸小肌为标志分为三段。

腋动脉第一段：从第一肋外侧缘至胸小肌上缘，在锁骨胸肌三角内。其前方有皮肤、浅筋膜、胸大肌及其筋膜、锁骨下肌、锁胸筋膜，以及穿过该筋膜的头静脉、胸肩峰血管及胸外侧神经等。后方有臂丛内侧束及胸长神经、前锯肌、第一肋间隙等；外侧为臂丛外侧束和后束；内侧有腋静脉以及腋动脉第一段发出的胸上动脉及伴行静脉。胸肩峰动脉自第一段发出，穿锁胸筋膜至胸大肌、胸小肌、三角肌及肩峰。

腋动脉第二段：位于胸小肌后方的胸肌三角内。其前方除皮肤、浅筋膜外，有胸大肌、胸小肌及其筋膜；后方为臂丛后束及肩胛下肌；外侧为臂丛外侧束；内侧有腋静脉及臂丛内侧束。胸外侧动脉自第二段发出，与其伴行静脉于腋中线前方沿前锯肌下行，营养该肌；胸长神经于腋中线后方下行，支配前锯肌。

腋动脉第三段：位于胸小肌下缘至大圆肌下缘之间。其末段位置表浅，仅被以皮肤及浅、深筋膜，是腋动脉最易暴露的部位。其前方有正中神经内侧根及旋肱前动脉越过；后方有桡神经、腋神经及旋肱后动脉；外侧有正中神经外侧根、肌皮神经、肱二头肌短头和喙肱肌；内侧有尺神经、前臂内侧皮神经和腋静脉。腋动脉第三段的主要分支有肩胛下动脉和旋肱前、后动脉。肩胛下动脉平肩胛下肌下缘或稍上发出。其分支为旋肩胛动脉和胸背动脉，后者与胸背神经伴行入背阔肌。旋肱后动脉先向后穿四边孔，然后与旋肱前动脉分别绕过肱骨外科颈的后方

NOTE

和前方，相互吻合并分布于三角肌和肩关节。

②腋静脉：位于腋动脉内侧，两者之间的前方有臂内侧皮神经和前臂内侧皮神经；后方为尺神经。

③臂丛：位于腋窝内的是臂丛锁骨下部。由来自臂丛锁骨上部的三个后股合成后束；上、中干的前股合成外侧束；下干的前股延续为内侧束。三个束先位于腋动脉第一段的后外侧，继而位于腋动脉第二段的内、外侧及后方，在腋动脉第三段周围分为五大终支。

2. 三角肌区　指该肌所在的区域。此区皮肤较厚，浅筋膜较致密，有腋神经的臂外侧上皮神经分布。三角肌从前、外、后包绕肩关节。腋神经的前支支配三角肌的前部与中部，其后支支配三角肌的后部和小圆肌。旋肱后动脉与腋神经伴行穿四边孔，绕肱骨外科颈，向前与旋肱前动脉吻合。肱骨外科颈骨折时，可伤及腋神经，致三角肌麻痹，日后可形成"方肩"，而肩关节脱位时，亦有"方肩"表现。

3. 肩胛区　指肩胛骨后面的区域。此区皮肤厚，浅筋膜致密；肩胛上神经起自臂丛锁骨上部，和肩胛上血管分别经肩胛上横韧带的深面和浅面，分布于冈上、下肌。

肩胛动脉位于肩胛骨的周围。其构成有：肩胛上动脉，为甲状颈干的分支，经肩胛上横韧带上方，达冈上窝；肩胛背动脉，即颈横动脉降支，沿肩胛骨内侧缘下行，发支分布于冈下窝；旋肩胛动脉，为肩胛下动脉的分支，分布于冈下窝。三条动脉的分支彼此吻合成网，是肩部重要的侧支循环途径。当腋动脉血流受阻时，该网仍可维持上肢的血运。

二、肩部的手术入路

（一）肩关节前内侧手术入路

肩关节前内侧入路可为肩关节手术提供良好、充分的显露，允许对覆盖肩关节前、下及上方的组织进行修复。

【适应证】

1. 复发性脱位的重建。

2. 脓毒症的引流。

3. 肿瘤活检和摘除。

4. 肱二头肌长头腱的修复或加固。

5. 肩关节置换，通常经改良前方切口植入假体。

6. 肱骨近端骨折内固定。

【体位】

患者仰卧于手术台上，将一沙袋垫于脊柱和肩胛骨内侧缘下方，将患侧肩部推高，使上臂后沉，打开肩关节前方间隙。将手术台头端升高30°～40°，以降低静脉压，从而减少出血，同时可将术中出血引流出手术区。

【显露步骤】

1. 切口起自肩锁关节前部，向内沿锁骨外1/3前缘经喙突向下外弯转，依三角肌前缘延伸至三角肌、胸大肌间沟下段与胸大肌肌腱抵止点的前缘。

2. 切断三角肌锁骨头，显露喙突；切开皮肤、皮下组织后在三角肌、胸大肌间沟内解剖头静脉。由于头静脉有时被肌肉遮盖，有时被一条脂肪线所隐匿，故寻找头静脉时，最好于三角肌、胸大肌间沟的下段分离，此处头静脉表浅，容易显露。为了不损伤头静脉，可在其外侧约 0.5cm 处顺三角肌纤维方向切开筋膜，再将三角肌前缘分离出一窄条肌纤维以保护头静脉。然后将头静脉及部分三角肌纤维一起牵向内侧，为使肩关节前方显露清楚，可切断三角肌锁骨头，并将其轻轻翻向外侧，此时即可见喙突尖和附于喙突尖部的喙肱肌、肱二头肌短头和肩关节前关节囊。若将上臂外旋，可于关节囊的前面看到横行通过的肩胛下肌和三条横行血管，即旋肱前动脉、静脉，它们是肩胛下肌下缘的定位标志，此三条血管可以结扎切断。

3. 切断肱二头肌短头、喙肱肌及肩胛下肌，显露肩关节囊，游离喙肱肌、肱二头肌短头，在距喙突约 1cm 处切断此肌的联合腱，并将其向下翻转，即可显露止于肱骨小结节的肩胛下肌。仔细游离肩胛下肌的上、下缘及其与关节囊的接触面，用一长血管钳夹住该肌，在距止点约 1cm 处切断，并翻向内侧，则关节囊前面及其下部可充分显露。

根据需要切开关节囊，显露肱骨头和关节盂。如果显露肱骨上段，可将胸大肌于肱骨大结节嵴附着处部分或全部切断。

（二）肩关节后侧手术入路

后侧入路提供了进入肩关节后面和下面的通路，这一入路较少使用。

【适应证】

1. 习惯性肩关节后脱位修复术。
2. 肩关节后方游离体摘除。
3. 肩胛盂后部肿瘤活检术或切除术。
4. 肩关节后方隐窝内游离体的摘除。
5. 肩关节化脓性关节炎的切开引流术（有利于体位引流）。
6. 肩胛颈骨折，特别是伴锁骨骨折（浮肩）病例的治疗。
7. 肱骨近端后方骨折脱位的治疗。

【体位】

患者侧卧于手术台边缘部，患侧位于上方。铺巾方式应允许患肢独立活动。术者站于患者背侧。

【显露步骤】

1. **切口**　从肩峰尖端开始，沿肩胛冈下缘向内止于三角肌后缘附着处，然后沿三角肌后缘转向下方 7~10cm 处，呈一倒 U 型切口。

2. **翻开三角肌，显露冈下肌、小圆肌**　切开皮肤、皮下组织，沿三角肌后缘切开筋膜，游离出三角肌后缘，然后距肩胛冈下缘 3cm 处切断三角肌，并将其向下向外翻转，即可显露冈下肌和小圆肌，依肌纤维方向，于冈下肌和小圆肌之间切开筋膜。在牵拉翻转三角肌时，不要用力过猛，以免过度牵拉损伤支配三角肌的腋神经。因为腋神经经四边孔在小圆肌下缘先分一支进入小圆肌，然后再向前延伸，支配三角肌。

3. **显露肩关节后关节囊**　切开筋膜后，从肩胛骨与肩关节后关节囊处分离冈下肌，并将其向上牵开。在此应注意保护肩胛上神经。由于肩胛上神经是经过肩胛上切迹从冈上窝进入冈下窝，在冈下肌的深面行走，支配该肌。将小圆肌向下牵开，即可显露肩关节后关节囊。切开关节囊，可显露肱骨头。如要显露肩胛颈部的后面和肩胛的邻近部分，可更广泛地游离冈下肌和小圆肌。

NOTE

（三）肩锁关节前方手术入路

肩锁关节前方切口可显露肩锁关节和喙锁韧带。

【适应证】

1. 肩锁关节脱位手术。

2. 喙锁韧带修复与再造。

3. 锁骨外端切除术。

4. 肩锁关节骨赘的切除。

【体位】

患者仰卧于手术台上，在脊柱和肩胛骨内侧缘之间垫一枕垫，以推高患侧肩部。将手术台头端升高 45°。

【显露步骤】

切口自肩峰前上缘开始，向内沿锁骨至其外 1/4 段后，再弯转向下沿三角肌、胸大肌间沟下 3~4cm，切开皮肤、皮下组织，在三角肌、胸大肌间沟内找到头静脉，并加以保护。分离三角肌内缘及其肌下间隙后，于锁骨及肩峰下 0.5cm 处，切断三角肌锁骨头和肩峰头，并将其向下翻转，即可显露肩锁关节囊以及喙突、喙肩韧带和喙锁韧带。

根据手术需要，也可切开锁骨骨膜，于骨膜下将斜方肌、三角肌从锁骨和肩峰部剥离，斜方肌向上牵开，三角肌向下翻转。

（四）锁骨手术入路

锁骨前方入路可显露整个锁骨。

【适应证】

1. 骨折的切开复位。

2. 胸锁关节和肩锁关节脱位的修复重建。

3. 脓毒症的引流。

4. 肿瘤活检和切除。

5. 骨折畸形愈合的截骨术。

【体位】

患者仰卧于手术台上，将手术台头端升高，抬高患者肩部。于肩胛骨内侧缘和脊柱之间放置一枕垫，这样可以使肩关节下沉，通过此方法可使锁骨中 1/3 段骨折复位。

【显露步骤】

1. 切口　触准皮下锁骨后，依锁骨长轴方向，在锁骨前上缘做一所需要长度的切口。

2. 切开颈阔肌及锁骨骨膜　沿切口线切开皮肤、皮下组织和深筋膜，并将皮瓣适当向上下游离。沿切口的方向切开颈阔肌。显露出锁骨，再按切口的位置，在锁骨表面依其中轴线切开骨膜。

3. 显露锁骨　在骨膜下连同颈阔肌一起剥离，并向两侧牵开，即可显露锁骨中段。如需显露肩峰段，则应于骨膜下将斜方肌和三角肌向上下牵开。如需显露胸骨段，亦应将胸锁乳突肌锁骨头与胸大肌锁骨部连同骨膜一起剥离，并向两侧牵开。剥离骨膜时应紧贴锁骨。要注意勿穿破锁骨床，以免损伤锁骨下血管及胸膜。

三、臂部的局部解剖

（一）臂部的肌肉

臂部肌位于肱骨周围（表 14 - 2）。臂肌可分为前群和后群。前群为屈肌，后群为伸肌。前群位于肱骨前方，有浅层的肱二头肌、上方的喙肱肌和下方深层的肱肌。后群位于肱骨后方，为肱三头肌和肘肌。

表 14 - 2　臂部肌

肌群	名称	起始	抵止	作用	神经支配
前群	肱二头肌	长头：盂上结节 短头：喙突	桡骨粗隆	屈臂和前臂，并使前臂旋后	肌皮神经
前群	喙肱肌	喙突	肱骨中部前内面	使臂内收前屈	肌皮神经
前群	肱肌	肱骨下半前面	尺骨粗隆	屈前臂	肌皮神经
后群	肱三头肌	长头：肩胛骨盂下结节 内侧头：桡神经沟以下骨面 外侧头：桡神经沟以上骨面	尺骨鹰嘴	伸前臂	桡神经
后群	肘肌	肱骨外上髁	鹰嘴外侧面	伸前臂、紧张肘关节囊	桡神经

（二）臂部的血管、神经

臂前区浅层结构：臂前区的皮肤较薄，浅筋膜薄而疏松。有臂外侧下皮神经、臂内侧皮神经和肋间臂神经分布。头静脉和贵要静脉分别起自手背静脉网的桡侧和尺侧，到达臂前区后，头静脉沿肱二头肌外侧沟上行，最后经三角肌与胸大肌间沟，穿锁胸筋膜注入腋静脉或锁骨下静脉；肱二头肌外侧沟下部还有前臂外侧皮神经走行。贵要静脉和前臂内侧皮神经走行于肱二头肌内侧沟的下段，静脉和神经在臂的中份同时从深筋膜穿入和穿出，贵要静脉汇入肱静脉，或直接续于腋静脉。

1. 臂前区深层结构

（1）筋膜与肌肉臂前区的深筋膜较薄，向上移行于三角肌筋膜和腋筋膜，向下移行于前臂筋膜，在臂部屈、伸肌之间形成臂内、外侧肌间隔，附着于肱骨，并共同围成臂前区骨筋膜鞘，包绕肱二头肌、喙肱肌和肱肌。

（2）血管神经束

①肱动脉：在大圆肌下缘处续于腋动脉，沿肱二头肌内侧沟行至肘窝深部；自上而下越过喙肱肌、肱三头肌长头和肱肌的前方。该动脉在臂部的分支有肱深动脉、尺侧上副动脉、尺侧下副动脉。肱深动脉起自肱动脉上端，与桡神经伴行于桡神经沟内，穿肱骨肌管至臂后区；沿途分支营养肱三头肌和肱肌；其终支为桡侧副动脉，参与构成肘关节网。尺侧上副动脉平肱肌起点处发自肱动脉，与尺神经伴行，穿臂内侧肌间隔，达臂后区，参与构成肘关节网。尺侧下副动脉平肱骨内上髁上方5cm处起自肱动脉，经肱肌前面行向内侧，分为前、后两支，参与肘关节动脉网。肱动脉在臂上份居肱骨内侧，臂中份位于肱骨前内方，臂下份行于肱骨前方。因此，压迫止血时，在臂上份、中份和下份应分别压向外侧、后外和后方。

②肱静脉：有两条肱静脉与肱动脉伴行；贵要静脉至臂中点稍下方穿深筋膜汇入肱静脉，

或伴肱静脉上行至大圆肌下缘处汇合成腋静脉。

③正中神经：伴肱动脉沿肱二头肌内侧沟下行，在臂上部位于肱动脉的外侧，在臂中点平面越过动脉前方，向下行于肱动脉内侧至肘窝，向下穿旋前圆肌进入前臂。

④尺神经：在臂上部位于肱动脉内侧，在臂中点上方离开肱动脉，穿臂内侧肌间隔入臂后区。

⑤桡神经：在臂上部行于肱动脉后方，然后伴肱深动脉沿桡神经沟走行，绕肱骨中段背侧转向外下方，穿肱骨肌管至臂后区。

⑥肌皮神经：起自臂丛外侧束，穿喙肱肌，经肱二头肌与肱肌之间，行向外下方，发肌支支配上述三肌；其末支从肱二头肌与肱肌之间穿出，在肱二头肌外侧沟下份浅出深筋膜，称为前臂外侧皮神经。

2. 臂后区浅层结构　臂后区，皮肤较厚，浅筋膜较致密，有四条皮神经分布。

（1）臂外侧上皮神经　是腋神经的皮支，分布于三角肌区和臂外侧区的皮肤。

（2）臂外侧下皮神经　起自桡神经，分布于臂外区下份的皮肤。

（3）臂后皮神经　是桡神经在腋窝的分支，分布于臂后区的皮肤。

（4）前臂后皮神经　也是桡神经的分支，约平臂中、下 1/3 交界处穿出深筋膜，分布于前臂后区的皮肤。

3. 臂后区深层结构

（1）筋膜与肌肉臂后区的深筋膜厚而坚韧，借臂内、外肌间隔与肱骨共同围成臂后区骨筋膜鞘，包绕肱三头肌。该肌的内侧头、外侧头、长头与肱骨桡神经沟形成一个绕肱骨中份后面的管道，称为肱骨肌管，内有桡神经及伴行的肱深血管，故又名桡神经管。

（2）血管神经束

①桡神经血管束：由桡神经和肱深动脉组成。桡神经在大圆肌下缘与肱骨交界处斜向下外，于肱骨干后方与肱深动脉及两条伴行静脉经肱骨肌管，至臂中、下 1/3 交界处，与肱深动脉前支桡侧副动脉共同穿外侧肌间隔达臂前区。肱深动脉与桡侧返动脉吻合。肱深动脉后支中副动脉在臂后区下行，与骨间返动脉吻合。由于桡神经穿肱骨肌管时，紧贴骨面，故肱骨中段骨折时，易伤及桡神经，致前臂伸肌麻痹，引起腕下垂。

②尺神经：与尺侧上副动脉伴行，在臂中份以下，行于臂内侧肌间隔后方，经肘后内侧沟至前臂前区。

四、臂部的手术入路

（一）臂部前外侧手术入路

【适应证】

1. 肱骨干骨折切开复位术。

2. 肱骨截骨术。

3. 骨肿瘤的活检和切除。

4. 骨髓炎病灶清除术。

5. 桡神经的探查。

【体位】

患者仰卧于手术台上，患肢置于侧台上，外展约 60°，使患者身体向健侧倾斜，以减少患肢出血。

【显露步骤】

肱骨干的显露，以前外侧入路为最常用。该切口从三角肌止点近侧约 3cm 开始，沿肱二头肌的外侧向远侧延伸，切口的长度视所需显露的范围而定。深筋膜切开后，在三角肌、胸大肌内寻间沟找头静脉，将其游离，避免头静脉的损伤。

如欲显露肱骨干上端，可自三角肌内侧及胸大肌间隙内进入，需要时也可按照肩关节前内侧切口，沿三角肌内侧向上延长。如欲显露肱骨干中部，可自三角肌及肱二头肌间隙内进入，将三角肌向外牵开、肱二头肌向内侧牵开。肱肌显露后，将肱肌在其外、中 1/3 交界处，顺肌纤维方向拨开，并做骨膜下剥离，即可将肱骨干显露。因肱肌外 1/3 肌纤维由桡神经支配，内 2/3 由正中神经及肌皮神经支配，在此处切开肱肌不致影响肌肉的神经支配。利用此切口，向下亦可显露肱骨干下端，直至肱骨髁上 5cm。在下部切口中，注意勿损伤桡神经，该神经绕过肱骨干的桡神经沟后，穿行于后为肱桡肌、前为肱肌之间隙，最好能将其寻出后牵开。

如需显露肱骨干的内侧，亦可沿肱二头肌内侧沟进入，唯在此步手术中，遇到重要组织较多，肱动脉及正中神经均在肱二头肌内侧走行，注意切勿损伤。如切口靠上，尚须注意勿损伤肌皮神经。

(二) 臂部后侧手术入路

【适应证】

1. 肱骨骨折的切开复位内固定。
2. 骨髓炎的治疗。
3. 肿瘤的活检和切除。
4. 骨折不愈合的治疗。
5. 桡神经的探查。
6. 逆行肱骨髓内钉的插入。

【体位】

术中可采用两种体位：患肢在上的侧卧位或俯卧位并外展患肢 90°。应在术侧肩部下方垫一枕垫，并使肘关节可以屈曲，前臂垂在手术台外。

【显露步骤】

少数情况下，如需显露肱骨干的后侧，或在桡神经损伤，需寻找其断端时，切口可沿臂后侧中线进入，自三角肌后缘中点开始，向尺骨鹰嘴方向切开。深筋膜切开后，在肱三头肌长头、外侧头间隙做钝性剥离，桡神经及肱深动脉即紧贴于其下的桡神经沟内。如将肱三头肌外侧头切断，该神经可向下追踪，直至其穿过臂外侧肌间隔进入臂下部前外侧。在桡神经损伤的病例中，由于桡神经断端向上下回缩，损伤处又有大量瘢痕组织，切口应较长，寻找桡神经时，宜自断端的上下正常部位向断端寻找，否则有再度损伤神经的可能。

肱骨中下部呈三棱形，逐渐变扁并稍向前弯曲，髁上嵴向上约 10cm，延续呈嵴状弯曲向前，桡神经在肱骨中段斜向前下，在肱骨外侧缘中、下 1/3 交界处穿过外侧肌间隔，行于肱桡肌与肱肌之间。

在肱骨后侧，也可在正中做纵行切口，切开皮肤及浅、深筋膜后，显露肱三头肌，切开其腱膜，在肱三头肌外侧头与长头之间分开，切开肱三头肌内侧头及骨膜，即可显露肱骨。如需显露肱骨中段，可将肱三头肌长头及支配该肌的桡神经肌支适当游离后向内侧牵开。桡神经在肱骨后侧沿桡神经沟行走长度约 3~5cm，切开桡神经出口的肌间隔 3cm，可使桡神经游离，扩大显露范围。

第二节　肩锁关节脱位的手术

一、肩锁关节切开复位内固定术

【适应证】

1. 肩锁韧带和喙锁韧带同时断裂，引起肩锁关节完全性脱位，经闭合复位无法获得满意对位，或复位后无法用外固定维持其确实对位者。

2. 小儿发生靠近肩锁关节的锁骨远端骨折合并喙锁韧带断裂，骨折端移位明显者。

【手术步骤】

1. 在肩部做弧形切口，起自肩锁关节前方，沿锁骨的外 1/3 前缘向内，继沿三角肌前缘向内下，达三角肌中、下 1/3 交界处，注意勿损伤头静脉。将三角肌和胸大肌分别向前后方向做骨膜下剥离，显露肩锁关节和喙锁韧带。

2. 清除肩锁关节内损坏的软骨盘及其他妨碍复位的组织。将断裂的喙锁韧带做褥式缝合，缝线待肩锁关节复位固定后才收紧结扎。自肩峰外端穿入 2 枚克氏针，两进针点相距约 2cm，针尖对准肩锁关节并交汇于此，整复脱位的肩锁关节，使两针贯通肩锁关节进入锁骨髓腔 2~3cm，进行交叉内固定，针尾部齐皮肤截断；骨外部分折弯呈钩形，将其埋于皮下。

3. 拉紧结扎喙锁韧带缝合线，缝合肩锁关节囊、三角肌和锁骨骨外膜。亦有主张不缝合断裂的喙锁韧带，而将斜方肌和三角肌的边缘在锁骨和肩峰上重叠做褥式缝合。逐层缝合切口。

【术后处理】

术毕随即用绷带将患肩、上臂与胸廓做缠绕固定（velpeau 固定法）。术后 3 周解除固定，开始主动练习上肢各关节的活动。术后 6 周时拔除克氏针。

【注意事项】

穿针太深或偏斜刺伤锁骨下血管和神经。

二、锁骨外侧端切除术

【适应证】

1. 肩锁关节脱位，未能复位超过 3 周，且有疼痛和功能障碍者。

2. 锁骨外端过度隆起，致肩部畸形者与喙锁韧带钙化者。

【禁忌证】

对肩部力量要求较高者不宜采用此法。

【手术步骤】

1. 于肩部做一始自肩峰尖部稍呈弧形的横切口。切口长约 6cm 左右。

2. 切开皮肤、筋膜和锁骨骨膜，将三角肌和斜方肌分别向前后方向做骨膜下剥离，显露肩锁关节和锁骨外侧段 3～4cm 一段。

3. 用线锯或摆锯截除锁骨外侧端 3cm 长一段，随后清除肩锁关节中碎裂的软骨盘和残余组织，将锁骨的近侧断端锉光滑，并用骨膜和软组织将其包裹。

4. 将三角肌和斜方肌附着于锁骨的游离缘重叠后做褥式缝合。

5. 依层次间断缝合切口。

【术后处理】

1. 三角巾悬挂患肢 1 周。

2.1 周后允许自由活动上肢，主动练习肩、肘活动，并辅以理疗。

【注意事项】

游离锁骨外侧端时，一定注意做骨膜下剥离。截除锁骨外侧端时，切忌用骨刀或骨剪，以免锁骨碎裂，骨碎片或刀、剪损伤锁骨后组织。用线锯操作简易而且较安全，但置放线锯引导绕过锁骨后方时，应注意保护好锁骨后组织。锁骨近心侧截端前上方略修正其锐缘，以免突出于皮下。

三、肩锁关节复位喙锁韧带重建术

【适应证】

对 3 周以上的陈旧性肩锁关节脱位，除做切开复位与克氏针内固定外，尚须重建喙锁韧带以增强复位后的稳固性者。

【手术步骤】

1. 切口显露　同肩锁关节切开复位内固定术。

2. 显露喙突　于喙突上切除喙锁韧带的残端，切开对应喙突上方的锁骨骨外膜，进行骨膜下环形剥离约 2～3cm 一段，以备环绕重建的喙锁韧带。自大腿外侧取长 15cm、宽 2cm 的阔筋膜条一根，并将其上下对折成双层后环绕于锁骨和喙突，暂不缝合。

3. 复位肩锁关节　用克氏针交叉固定，方法同前。然后拉紧阔筋膜条，使重叠后用褥式缝合法缝合。

【术后处理】

同前。但外固定时间应延长至术后 4 周，术后 6 周拔除克氏针。

第三节　肩胛骨骨折切开复位内固定术

肩胛骨骨折发生率较低，占全身骨折的 5%～10%。随着高能量损伤日趋多见，肩胛骨复杂骨折发生率较前增加，保守治疗致肩胛骨骨折畸形愈合被认为是引起肩关节不适和功能障碍的重要原因之一。因此，对于明显移位的肩胛骨盂、颈、体部不稳定性骨折，大多学者主张采取手术治疗。

一、肩胛骨周围解剖

内侧缘、外侧缘和肩胛冈是放置内固定物的重要部位。肩胛颈狭窄，骨质薄弱，易骨折，其稳定性依靠三柱的完整性，单纯保守治疗易造成骨折畸形愈合。正常成年人中肩胛盂约 3/4 有 7°（2°~12°）的后倾角，约 1/4 有 2°~4°的前倾角。如果有畸形愈合超过这一生理范围，可造成盂肱关节不稳定或脱位。肩胛骨是肩悬吊复合体的一部分，连接上肢与中轴骨，其周围有丰富肌肉包绕，也是多块肌肉的起始点和附着点。前方有臂丛神经、肩部血管（腋动、静脉）、头静脉等；外侧缘三边孔、四边孔，孔内有旋肩胛血管、腋神经、旋肱后血管通过；肩峰下有肩胛上神经血管，骨折移位或手术时极易损伤。

二、肩胛骨骨折的手术时机

肩胛骨骨折常提示致伤暴力强大，据统计 80%~95% 的患者合并有其他部位的损伤。因此对于不稳定肩胛骨骨折合并多发伤的患者，入院后最重要的是迅速发现并处理可能危及患者生命的合并伤，防止因体检加重损伤或延误治疗。因肩胛骨表面有丰富的肌肉覆盖及良好的血运，所以骨折端很容易生长骨痂，延迟手术时间会增加手术显露及骨折端解剖复位的难度，使手术及后续治疗困难。所以在患者生命体征稳定后应早期行肩胛骨骨折手术复位内固定，这也有助于术后早期功能锻炼及便于医疗护理。

三、肩胛骨骨折切开复位重建接骨板内固定术

【适应证】

1. 体部骨折　可为暴力骨折，体部外缘骨折片可妨碍关节活动。

2. 盂缘骨折　整复肩关节脱位后，盂缘骨折片较大，肩关节不稳定。

3. 盂窝骨折　按盂窝骨折的分型如下：Ⅰ型，手法整复后，肱骨头仍呈半脱位或不稳定，骨折移位超过 10mm，骨折片含盂窝前部至少 1/4 或后部至少 1/3。Ⅱ型，盂窝关节面移位呈阶梯状，高低不平超过 5mm，盂窝骨折片向下移位，伴肩关节向下半脱位。Ⅲ型，盂窝骨折片向外移位、盂窝关节面高低不平超过 5mm，或伴肩关节上部悬吊复合体（即肩盂 - 喙突 - 喙锁韧带 - 锁骨 - 肩锁关节的联系）断裂。Ⅳ型，盂窝上部骨折片向外移位伴肩关节向下半脱位、盂窝关节面高低不平超过 5mm，骨折片严重分离移位，或肩关节上部悬吊复合体断裂伴盂窝骨折片向外移位。

4. 解剖颈骨折　牵引不能整复骨折移位。肩胛颈骨折移位、成角会导致肩功能丢失。

5. 外科颈骨折　伴锁骨骨折或喙锁韧带断裂，或两者均有损伤，骨折不稳定。

6. 肩峰骨折　严重向下移位。

7. 肩胛冈骨折　骨折片严重移位，合并其他移位骨折。

8. 喙突骨折　其基底骨折片压迫神经血管束。

【手术入路选择】

肩胛骨骨折的常用手术入路有三种：肩前方三角肌、胸大肌间隙入路及肩胛骨外侧缘入路、改良的 Judet 入路。肩前方入路只适合显露肩胛盂前部、喙突骨折；肩胛骨外侧缘入路和改良的 Judet 入路一般通过冈下肌、小圆肌间隙显露肩胛颈及肩胛骨外缘，但对内侧结构显露

受限，且冈下肌、小圆肌间隙不易辨认，如误进小圆肌、大圆肌间隙有损伤四边孔内的腋神经及旋肱后动脉可能。故以上三种入路对于多部位复杂肩胛骨骨折都具有局限性，采用 Judet 入路将冈下肌、小圆肌内缘切开并向外侧剥离，这样位于盂缘后部、盂窝、肩胛颈、肩胛骨内外缘、肩胛冈、肩峰及肩胛体等处的骨折均能良好地显露并固定。

【术中操作（Judet 入路）】

气管插管全身麻醉满意后，侧卧位（切口起自肩胛冈的肩峰端，沿肩胛冈下缘向内侧至肩胛骨内上角，再沿脊柱缘向下，直达肩胛下角。沿切口走行切开肩胛冈上的筋膜和骨膜直达肩胛冈，切断部分附着在肩胛冈上的三角肌，于菱形肌与冈下肌之间切开肩胛骨脊柱缘的骨膜；将冈下肌紧贴冈下窝骨膜剥离，将三角肌及冈下肌一并掀起拉向外侧，清晰显露冈下窝、肩胛骨脊柱缘及外缘、肩胛颈、肩胛盂。直视下复位肩胛骨骨折，于肩胛颈、肩胛盂、肩胛冈和肩胛体部边缘等构造比较坚厚的部位放置重建接骨板及螺丝钉内固定，通常行 2 块重建接骨板经预弯后固定，1 块放置于肩胛骨颈部肩胛骨外缘，另 1 块预弯约 90° 后一端置于肩胛冈下缘，另一端置于肩胛骨脊柱缘。术中 C 型臂 X 光机透视复位、固定满意后常规冲洗、缝合伤口。术后 24~48 小时拔出引流管，术后 1 周开始肩关节钟摆样运动，3 周后肩关节外展、上举训练，逐渐增加活动量，促进肩关节功能恢复。

【手术的注意事项】

术中关键要准确找出冈下肌与小圆肌的间隙，此间隙没有重要的神经、血管经过，两肌肉近端宽度不同，远端走行也不同，比较好辨认；对冈下肌及小圆肌之间的分离应从内向外逐渐进行，以避免伤及血管、神经。如果骨折延及关节面时可以打开部分关节囊以直视下复位。肩胛骨内侧缘骨皮质较薄，螺丝钉容易脱出，尽量避免在此处固定接骨板。如术中肩胛冈根部上面外侧缘滋养孔出血不止，可用电凝或骨蜡止血。注意肩胛颈及肩胛盂骨折固定时要避免螺丝钉打入关节面，体部粉碎性骨折复位及钻孔时要注意勿损伤胸膜。对于粉碎性骨折、肩胛颈解剖颈骨折，单枚接骨板不能使骨折固定牢固，还应该选用传统肩后侧手术入路，行双接骨板固定。同时，术中应行 C 型臂 X 光机透视，以确保骨折复位与内固定满意。

【术后康复】

为了能让患者更好地恢复肩关节的功能，肩胛骨骨折术后的康复护理重点应放在正确地指导患者进行肩关节功能锻炼上。进行良好的康复治疗对恢复和改善功能具有极其重要的意义。方法是术后 1~7 天锻炼肘、腕、指关节活动，可以预防肌肉粘连，促进血液循环，利消肿。术后 7~14 天行肩关节环转功能锻炼，以松解粘连，增加肩关节的活动度。术后 4~5 周行抱颈、爬墙运动、卧位旋臂、自由活动，能有效地预防软组织挛缩、关节粘连、创伤性关节炎等的发生，此时如能配合使用局部中药熏洗理疗，则效果更好。但功能锻炼应循序渐进，量力而行，避免因一时做剧烈活动反而影响关节功能恢复，甚至导致更严重的创伤。

第四节　锁骨骨折切开复位内固定术

【适应证】

1. 骨折不连接或存在明显移位者。

NOTE

2. 骨折伴有神经、血管损伤者。

3. 骨折端有软组织嵌入，骨片间存在较宽的分离。

4. 某些职业要求体型较好者。

【手术体位】

仰卧位，患侧肩下垫软枕，略抬高；双上肢固定于身体两侧，双下肢用约束带固定；静脉通路建立在下肢。

【手术步骤】

1. 以骨折部为中心沿锁骨上缘做 2.5～5cm 横切口，若行接骨板螺丝钉内固定术，切口则稍长些。钢丝张力带固定主要用于锁骨远端骨折，切口在锁骨外端做长于 5cm 横切口。切开皮肤及颈阔肌后，电凝止血，保护皮肤。顺锁骨长轴切开骨膜，做骨膜下剥离，显露骨折两断端。

2. 助手将肩部后伸，术者用骨钩将骨折复位。如系横形骨折，则从骨折远端的前面用手摇钻钻入一直径 2.5～3cm 的螺纹针，将骨折固定，针尾折弯置于皮外。如系短斜形骨折，可于复位后，用一枚合适的加压螺丝钉固定。

3. 逐层缝合切口，颈阔肌下放置橡皮片引流，敷料包扎。

【术后处理】

术后用三角巾悬吊患侧上肢或用三角巾将患侧上肢固定于胸前 4～6 周，外端切除者 2 周即可练习活动。引流条于 24～48 小时拔除，2 周拆线。骨折愈合后，局麻下取出内固定材料。

【注意事项】

1. 显露骨折断端时范围不宜太长，并应紧贴骨膜下进行，注意勿损伤锁骨下血管，钻入螺纹针时，应瞄准方向使其进入骨折近段髓腔内 4～5cm，注意勿误穿出后侧骨皮质。

2. 使用加压螺丝钉时，钉的长度应适当，应使有纹部越过骨折线后进入骨折远、近侧端，以刚穿过对侧骨皮质为宜。

第五节　习惯性肩关节脱位的手术

肩关节脱位是全身大关节脱位中最常见的，占关节脱位的 45%。前脱位最常见，其次是后脱位，前者发生率是后者的 8～9 倍。肩关节上脱位和肩关节下脱位一般较罕见。

一、喙突移位阻滞术

【适应证】

1. 肩关节复发性前脱位。

2. 合并 Bankart 损伤或者 Hill - sachs 损伤。

3. 保守治疗或反复手法复位无效。

【手术步骤】

手术采用全身麻醉，患者取半卧位，取肩前内侧切口，切口起自喙突，沿喙突直接下行至腋窝，长 8～10cm，切开皮肤、皮下后，游离皮瓣，显露三角肌和胸大肌间隙，保护好头静脉后，将三角肌和头静脉向外侧牵开，由三角肌和胸大肌间隙进入深层，显露喙突和肱二头肌短头、喙肱肌联合肌腱，将联合肌腱向下游离2cm，沿联合肌腱在喙突表面止点向下切开骨膜，紧贴骨面剥离1cm左右，用骨刀或摆锯切下喙突连同肱二头肌短头、喙肱肌联合腱1cm，用1.5mm的克氏针从喙突中间穿过，4mm的空心钻扩大骨孔，将切下的肱二头肌短头、喙肱肌联合腱一并向下翻转，长度约不大于4cm，以免损伤肌皮神经，翻转后显露肩胛下肌，横行切开肩胛下肌和冈上肌间隙，用一个骨撬紧贴肩胛颈表面插入，牵开肩胛下肌，分离显露肩胛颈中线偏下方距关节骨性边缘5～8mm处，剥离周围骨膜，使用骨凿去除少量骨皮质，打入1.5mm的克氏针1枚，可用C型臂X光机证实位置，确认后用空心钻钻开骨皮质即可，将凿下的喙突带联合腱穿入克氏针，使之与骨面压紧，用1枚长度为32～36mm、直径4.5cm空心螺丝钉沿克氏针旋入固定喙突，注意螺丝钉不可拧入太紧以免压碎喙突。旋转肩关节确认活动不受影响后，关闭伤口。

【术后处理】

术后用一圆筒包将患肩固定于外展20°旋转中立位6周，1周后在健手托护下做肩关节90°以内的外展和前屈活动，术后3～6周可做肩关节各个方向的练习，并主动肩关节外旋练习。术后3个月肩关节活动基本正常。术后半年开始参加对抗性运动项目训练。

二、肩关节镜下行修复术

随着微创外科的发展，肩关节镜下行修复术已成为主要治疗手段。关节镜下带线锚钉治疗复发性肩关节脱位是近年来常用的方法。其最大的优势是将关节囊－盂唇复合体直接固定于肩盂前缘，以达到骨与韧带的良好愈合。置入简单、牢固、不易拔出的内固定物，软组织修复可靠，具有微创、出血少、手术时间短、术后疼痛轻、功能恢复快，并可较早进行肩关节功能训练等优点。

【适应证】

1. 肩关节复发性前脱位。

2. 合并 Bankart 损伤或者 Hill－sachs 损伤。

3. 保守治疗或反复手法复位无效。

【手术步骤】

1. 关节镜探查　用记号笔标记肩峰、喙突和锁骨等，确定穿刺点。用30°关节镜常规进行肩关节探查，了解是否合并肩袖损伤，如有则先行肩袖修补。

2. 镜下修复　常规在关节盂边缘处建立锚钉骨道，根据情况采用2～4枚带线锚钉进行缝合固定。先将锚钉钻入骨道，在过线器和PDS线帮助下将锚钉线的一端穿过关节囊－盂唇复合体，同时将锚钉线的两端从同一工作通道引出，体外打结后将线结推入，使盂唇关节囊复合体重建于肩盂。再次镜检，确保损伤修复无遗漏，缝合伤口。

【注意事项】

该手术对医生技术要求高，对护士的配合也提出了更高的要求，而预防手术并发症的发生是手术成功的重中之重。

1. 防止低体温　术中使用大量的灌注液，容易引起低体温。术前采用恒温箱将灌注液加温至37℃左右，注意保暖，调节室温，必要时使用保温毯。

2. 防止损伤血管神经 侧卧位术野暴露充分，手术操作方便，持续牵引，不需要助手扶握手臂。但牵引患肢不当易引起腋神经、臂丛神经损伤。巡回护士需协助医生做患肢牵引时注意防止过度牵引，一般牵引重量 3~5kg。

3. 防止低血压 肩关节部位手术由于不能上止血带，而出血势必影响医生的操作。一般在 2000mL 灌注液内加上 0.5mg 肾上腺素，注意患者是否有高血压，必要时对患者进行术中控制性降压，使收缩压控制在 90~95mmHg。巡回护士要密切观察手术进程，防止术中低血压的发生。

4. 防止灌洗液外渗性水肿 关节镜手术必须经过灌洗使关节腔有效扩张。维持关节腔内的压力及灌注的有效性是减少术野出血的重要手段。应做到：提供良好的灌注及吸引，确保各种仪器设备性能完好，运转正常。及时更换灌洗液，保持灌注顺畅，术野清晰，防止误伤。维持合适的压力，压力太小，达不到止血的效果；压力太大，容易引起水肿。术中要根据关节腔内的状况调节灌注压力和速度，一般灌注液悬挂高度为手术部位上方 2m 左右，灌注泵压力以在 80~100mmHg 为宜。

5. 防止术后感染 肩关节镜术中灌洗较多，要做好防水。总之，手术护士充分做好术前准备及患者的心理护理，熟练掌握各种仪器性能和手术操作步骤，严格无菌操作是手术成功的重要保证，预防并发症是手术成功的关键。

第六节　肱骨近端骨折切开复位内固定术

一、肱骨外科颈骨折切开复位内固定术

【适应证】

1. 移位明显的内收型骨折，关节囊或肱二头肌腱夹在两折端之间，阻碍手法复位者。

2. 有移位的外展型骨折，并发大结节骨折，并有碎骨片嵌于肩峰之下，影响外展功能者。

3. 有移位的内收型骨折、外展型骨折或骨骺骨折，手法复位失败者。

4. 骨折发生后 2~4 周，骨折复位不满意者。

5. 肱骨外科颈骨折合并肱骨头脱位者。

【术前准备】

术前据 X 线片准备适当长度的加压螺丝钉 2 枚，或 2.5mm 骨圆针 2 枚。

【手术步骤】

1. 体位 仰卧位，伤侧肩部垫高 30°。

2. 切口显露 用肩关节前内侧显露途径，弧形切开皮肤。从三角肌、胸大肌间隙分开，将三角肌向外侧拉开，即可显露肩关节前侧。然后，循肱二头肌腱长头向上分离，即可显露骨折端。

3. 骨折复位 骨折近段多呈外旋、外展移位，骨折远段呈内收、向上移位。故助手应握伤肢向下牵引，并旋转上臂，对准结节间沟后，术者用骨膜剥离器插入骨折端间撬开，利用杠杆作用使骨折端复位。如复位有困难，应适当分离周围组织，清除两端间的瘢痕和骨痂后，

再进行复位。复位后助手继续牵引，或用巾钳夹住骨折端，维持对位。

4. 内固定　复位后可用1～2枚螺丝钉或钢针，自骨折线下2～3cm的肱骨外侧，斜向肱骨头钉入。如骨折不稳定，稍一活动即可发生移位者，应切断部分三角肌，显露肱骨大结节，选长度合适的髓内钉固定。如有肱骨头骨骺分离，应改用1～2枚克氏针固定，以减少对骨骺的损伤。

【术后处理】

术后用外展支架将伤肢固定于外展前屈位3～4周，以后逐步进行肩关节的功能锻炼。

【注意事项】

1. 用螺丝钉做内固定时，螺丝钉应有足够长度；亦可用松质骨螺丝钉，以便牢固固定骨折段。

2. 用克氏针做内固定时，应在肱骨外面留0.5～1cm的针尾，并弯成钩形，以免针尾全部进入骨内，将来取针困难。

3. 骨折并发肱骨头脱位的患者，切开复位时，应尽量避免或减少切开关节囊和分离附着于大结节的软组织，以免损害肱骨头的血液供应。

二、肱骨近端骨折切开复位锁定接骨板内固定术

【适应证】

1. 不稳定的二、三、四部分肱骨近端骨折，关节面成角大于45°，主要骨折块之间的移位大于1cm，或者在影像增强器监视下做被动运动试验时确定骨折不稳定。

2. 肱骨近端骨折按照AO分型为11－A2、A3、B1、B2、B3、C1型的骨折。

3. 年轻患者肱骨近端骨折按照AO分型为C2和C3型。

4. 老年患者肱骨近端骨折按照AO分型为C2和C3型，如果预计能够获得满意的复位固定，并且患者对关节活动要求较高。

5. 肱骨头下型骨折不愈合。

6. 病理性骨折。

【禁忌证】

1. 无移位的稳定性骨折，以及移位很小、稳定性良好的骨折。

2. 儿童肱骨近端骨折。

3. 老年患者肱骨近端骨折按照AO分型为11－C2和C3型，肱骨头骨折块血供较差，重建困难，以及对关节活动要求不高的患者。

4. 局部存在急性的感染。

【手术步骤】

1. 患者卧于可透X线的手术床上，取沙滩椅位或仰卧位。经胸大肌、三角肌入路，显露头静脉，牵向外侧，并妥善保护其数个三角肌支。钝性分离胸大肌、三角肌肌间沟，并将三角肌钝性牵开，插入肌肉拉钩，推荐应用Roux或三角肌拉钩。将上臂轻度外展可使三角肌松弛，便于显露肱骨头。

2. 在胸大肌上缘找到由头侧延续而来的肱二头肌长头腱。在结节间沟处通常存在骨折线，将大结节和小结节分割为各自独立的骨折块。如果结节间沟无法重建，或者肱二头肌长头腱已

经破损，可在骨折复位固定结束后进行肌腱的原位固定。

3. 复位骨折时，肩袖的各个肌腱，无论是结节骨块的一部分还是与肱骨头骨折块相连，都用不可吸收线进行标记。通过这些标记的缝线，牵拉结节骨折块，可使其与肱骨干骨折块的外侧皮质相连续。值得注意的是，必须确认缝线应位于肌腱与骨质的结合部，以防切割肌腱组织，这一点对老年患者尤其重要。应用间接复位手法，无须暴力通常可达成复位，这些手法包括纵向牵引上臂，外展、内收或旋转，侧向推移肱骨干的同时牵拉缝线等。由于胸大肌的牵拉，颈部骨折的患者肱骨干通常都向内移位。通过纵向牵引并向外侧牵拉常可部分复位，如同时将肱骨干骨折块逐渐向接骨板靠拢便可获得满意的复位。为了达到这一目的，先将接骨板固定在肱骨头外侧面，而此时骨干可能仍然存在向内移位，在骨折线远端的第一个螺丝钉孔置入一枚 3.5mm 皮质骨螺丝钉将肱骨干向外提拉复位。如果肱骨头骨折块存在内翻移位，可同时牵拉头部的缝线使其复位。应用上述方法时，将接骨板放置在适当的位置非常重要。拧紧 3.5mm 皮质骨螺丝钉将内移的骨干复位后，可能会使接骨板在大结节上轻度上移。因此，预计到这一偏移，一开始将接骨板放置在大结节上时就应该稍往远端一些。如果接骨板放置的位置太偏上，则必须重新调整。

4. 如果骨干向肱骨头内嵌插移位，可将骨膜剥离子插入骨折端撬拨复位，恢复内侧的肱骨距。肱骨头骨折块复位后，便可通过缝合线牵拉结节骨折块，通过手法将其复位固定。这一间接复位技术非常重要，因为如果应用大的持骨钳或者广泛剥离软组织，对于已经受累的肱骨头而言，都可能进一步破坏其血供。对于粉碎性骨折，复位成功后可用多枚克氏针临时固定，但必须注意的是，这些克氏针的位置不能妨碍接骨板的位置。对于存在多个骨折块的骨折，肩袖止点上穿入缝线后，可在直视下将骨膜剥离子插入骨折端轻轻地撬拨复位肱骨头骨折块。

5. 放置肱骨近端锁定接骨板时，可借助瞄准装置确定理想的位置。距离肱骨大结节上缘 5~8mm 并位于结节间沟外侧 2~4mm，确保接骨板与肱二头肌长头腱之间有足够的缓冲区。置入接骨板时如果必要的话可在三角肌止点处做适当的剥离。应用影像增强器确认接骨板位置和骨折的复位是否满意。为了避免撞击，必须注意不要将接骨板放置得太靠近段。第一枚螺丝钉通常为 3.5mm 皮质骨螺丝钉，应用标准操作规程置入靠近骨折端的螺孔内。这一螺丝钉可对抗胸大肌对肱骨干骨折块的牵拉。拧紧螺丝钉时，必须留心，确保接骨板的远端部分位于肱骨干的正中。

6. 应用钻头导向器，在肱骨头内置入稳定螺丝钉（锁定螺丝钉）。用 2.8mm 钻头钻孔后，测深，确定螺丝钉的长度，置入锁定螺丝钉。为了获得良好的把持力，螺丝钉头必须拧入对侧皮质数毫米。在肱骨头内，只能应用自攻锁定螺丝钉，以减少螺丝钉穿出的风险，对于嵌插骨折尤其如此。用 5 枚固定角度的螺丝钉在不同的平面上固定肱骨头骨折块，注意先前穿入的缝线。肱骨近端锁定接骨板应放置在肱骨大结节顶端以远 5~8mm 处。缝线穿过接骨板上的小孔打结固定。在骨干上最少要有 2 枚双皮质锁定螺丝钉，对于骨质疏松性骨折则至少要用 3 枚，以免螺丝钉松动拔出。根据不同的骨折类型，将先前置入的缝合线通过接骨板上的小孔打结固定。将这些缝线固定到接骨板上可以对抗肩袖的张力，进一步增加骨折固定的稳定性。

7. 在直视下进行被动活动，检查固定的稳定性，然后再拍摄 X 线影像，特别需要注意的是复位的结果、接骨板的位置、固定的稳定性以及螺丝钉的长度等。由于肱骨头内的螺丝钉方向各异，因此必须在影像增强器监视下旋转上臂，确定每一枚螺丝钉的位置都准确无误，最后拍摄腋位 X 线影像。最后冲洗创口，逐层缝合。

【注意事项】

1. 破坏骨折块的血供。由于过分显露骨折端，在肱骨颈内侧插入骨膜剥离器、复位钳或 Hohmann 拉钩，损伤了供应肱骨头骨折块细小的血管分支。

2. 肱骨头骨折块复位不佳，尤其是存在内翻移位的情况，复位丢失的风险较大，从而导致运动受限。

3. 由于接骨板位置太靠近端，上臂外展时导致肩峰下撞击。

4. 接骨板勺状部分的位置太靠后，使得后上部的接骨板与肱骨头曲线无法获得良好的贴合。

5. 接骨板太偏前侧，累及旋肱前动脉的升支，激惹肱二头肌长头腱。

6. 结节骨折块复位不佳，被肱骨头螺丝钉或强韧的缝线固定在不恰当的位置。这可能导致继发性移位或肩峰下撞击，移位大于 5mm 时尤其如此。

7. 最初选择的锁定螺丝钉太长，或由于骨折块下沉导致穿出。穿透关节面后由于疼痛而是运动受限，并损伤关节盂的关节面，此时必须更换穿出的螺丝钉。

8. 锁定螺丝钉太短，对肱骨头骨折块没有足够的把持力，骨折块继发移位的风险较大。必须将螺丝钉更换，或者调整术后的康复计划。

9. 在肱骨头内应用自攻自钻螺丝钉，在骨折愈合的过程中，螺丝钉尖端可能穿破肱骨头的骨皮质。

10. 锁定螺丝钉的位置不佳，导致接骨板与螺丝钉头的锁定失效，如螺纹破损、冷焊接以及螺丝钉松动等。

11. 没有很好地重建内侧的支撑，导致继发性的复位丢失或内固定断裂。

12. 骨干部分应用的双皮质锁定螺丝钉太少（仅用 3.5mm 标准皮质骨螺丝钉或单皮质锁定螺丝钉），导致接骨板与肱骨干分离，内固定失效。

锁定接骨板扩大了切开复位内固定治疗肱骨近端骨折的手术适应证，它可以充分地中和多种畸形应力，即使骨折部位骨质不良也能提供足够的稳定，而且不会进一步损伤肱骨头血供。老年骨质较差的三部分骨折和压缩型四部分骨折也可被纳入切开复位内固定治疗的手术适应证。通过胸三角肌入路进行手术不仅安全而且舒适，减少了腋神经损伤的风险。在肩袖肌腱部分进行缝合牵引协助旋转肱骨近端，便于将接骨板放置在肱二头肌肌腱沟后方。而由于锁定接骨板不能像加压接骨板一样协助复位骨折，因此使用锁定接骨板时需要医者采取适合骨折类型的技巧进行复位。

第七节　肱骨干骨折切开复位内固定术

【适应证】

1. 肱骨干骨折多次手法复位失败，考虑两骨折端有软组织嵌入。

2. 伴有血管损伤的肱骨干骨折。

3. 伴有桡神经损伤的肱骨干骨折，尤其是中、下 1/3 和中 1/3 交界处的斜形或螺旋形骨折。

4. 肱骨干开放性骨折，可于清创时一并行切开复位内固定。

5. 肱骨干多段骨折。

6. 病理性骨折。

7. 伴有其他需要卧床休息的损伤。如上肢下肢同有骨折，一起用牵引治疗比较困难，在此情况下，对肱骨干骨折可选用手术切开复位内固定。

8. 肱骨干骨折不连接者。

【术前准备】

术前准备适当的内固定器材。如系肱骨干上、下 1/3 骨折，可选择长度和粗细适合的髓内针；如系中 1/3 骨折，应选择适合长度的接骨板或加压接骨板和长度适当的螺丝钉；如系上、中段大斜形或螺旋形骨折，需准备 2～3 枚长度适当的加压螺丝钉。

1. 肱骨干骨折接骨板内固定术　其手术步骤为：

（1）切口起自三角肌止点前缘，沿肱二头肌外缘向下，止于骨干中下 1/3 交界处。

（2）切开深筋膜后，沿肱肌与肱三头肌之间切开肌间隙及骨膜，行骨膜下剥离。将肱肌与其浅层的肱二头肌牵向内侧，肱三头肌牵向外侧，即可显露骨折端。

（3）清除骨折端积血后，将肘关节屈曲至90°使屈肌松弛。用骨钩将骨折准确复位，放入三爪持骨钳，将选定的接骨板置于肱骨干前外侧，旋紧三爪钳，将骨折端与接骨板夹牢。再逐一钻孔和拧入螺丝钉，取下三爪钳后，再逐一将螺丝钉拧紧。按层缝合切口，厚敷料加压包扎。

2. 肱骨干骨折髓内钉内固定术

（1）肱骨干上 1/3 骨折切开复位髓内钉内固定术　其手术步骤为：

①切口起自三角肌前缘中上部，沿该肌前缘向下至其止点，再垂直向下 3～4cm。

②切开皮下组织后，距头静脉外侧 0.5cm 切开三角肌，下段切开肱二头肌与肱三头肌间隙、肱肌和骨膜，行骨膜下剥离，将两侧肌肉分别牵开，即可显露骨折端。

③清除骨折端积血，将选定的髓内钉（一般选用梅花形或 V 形髓内钉）在充分内收情况下从骨折近端髓腔逆行插入，须使髓内钉从肱骨大结节处穿出，并于该处皮肤切一小口。用骨钩将骨折复位。再将髓内钉顺行击入骨折远段髓腔内，髓内钉尾端留在大结节外。分别按层缝合两切口，厚敷料加压包扎。

（2）肱骨干上、中 1/3 骨折交锁髓内钉内固定术　目前使用肱骨的交锁髓内钉直径有 7mm、8mm、9mm 三种，其近端均为 9mm。8mm、9mm 髓内钉为空心，其内可通过 2.4mm 导针。7mm 者为实心。交锁髓内钉近、远端都用 4mm 全纹螺丝钉锁定。该钉备有近端导向器（或称钻孔瞄准器），可分扩髓腔与不扩髓腔两种，可顺行（由近而远）插入，也可逆行（由远而近）插入。

肱骨交锁髓内钉可用于肱骨干横行、斜行和粉碎型骨折，骨折不连接以及病理性骨折。开放性骨折可在清创时使用开放插钉。闭合性骨折如有 C 或 G 型臂 X 光机可做闭合插钉，闭合插钉更能体现该钉的优点。如无 C 型臂 X 光机也可采用开放插钉（即切开骨折部）。

交锁髓内钉的优点是可以抗旋转剪力，其抗剪力强度比一般髓内钉强，可防止骨折端分离或相互重叠；术后不用外固定，利于预防肩、肘关节僵硬等。

术前测健侧肱骨长度，准备适当长度和粗度的交锁钉、直径 4mm 全纹螺丝钉及相应一套工具。患者取仰卧位，头转向健侧。伤侧上肢处于解剖位，置于手术床旁可透 X 线的手术台上。如采用开放插钉亦可取全侧卧位，伤侧朝上。

其手术步骤为：

①取自肩峰前方至肱骨大结节前方直切口长 3～4cm。纵向切开三角肌，显露肱骨大结节顶部，用拉钩向两侧牵开。用曲柄锥插入大结节顶的前侧，经 C 或 G 型臂 X 光机监视证实后拔出曲柄锥，插入 2mm 圆头导针。

②如采用扩髓技术，沿 2mm 导针分别插入髓腔锉，每次增加直径 0.5mm 进行扩大髓腔，直至髓内直径大于所选用的髓钉直径 0.5～1mm，无论扩髓与否，肱骨近端 4cm 之内均应扩髓至 10mm，以便容纳交锁髓内钉近段增粗部分。将交锁髓内钉与引导器相连并固定于曲柄栓（其上还装有瞄准器）上，再装上击入器，使髓钉近端弧朝向外侧，在导针引导下缓缓击入（8.9mm），通过骨折部时需在 C 或 G 型臂 X 光机监视下进行，助手牵引远端达到解剖复位。无 C 或 G 型臂 X 光机监视机可开放复位及插钉。当髓钉进入骨折远端后拔去导针，直至距鹰嘴窝上 2cm，钉的近端需置于肱骨大结节顶的骨皮质下约 0.5mm。

③将 8mm 套筒插入瞄准器内，通过相应处皮肤切口将其直抵骨皮质，在其内再套入 2.7mm 钻头套，用 T 形柄手钻经 2.7mm 钻头套钻孔，并钻透内外侧骨皮质。拔去 T 形柄手钻及 2.7mm 钻头套，测量孔深。将 4mm 全纹螺丝钉经 8mm 套筒拧入，使髓钉近端锁定。

④肱骨交锁髓内钉远端椭圆形孔为前后方向。一般取前入路，在 X 线透视下于该孔正前方做 1cm 横行切口，用血管钳分离肱二头肌，将 2.7mm 导针接于 T 形柄，徒手将其抵于前方皮质骨，将 2.7mm 钻头套套入 8mm 套筒内，再套入导针外，使 8mm 套筒抵于前侧皮质骨。拔去导针，用 2.7mm 手钻钻孔，攻丝测深，移去 2.7mm 钻头套，拧入 4mm 全纹螺丝钉，使髓内钉远端锁定。逐一缝合切口，敷料包扎。

3. 肱骨干骨折逆行交锁髓内钉内固定术　肱骨逆行交锁髓内钉内固定除适用于肱骨干下 1/3 骨折外，尚可用于中 1/3 及上 1/3 的横行、斜行以及蝶形骨折等。但肱骨下端骨折及骨质疏松者不宜采用。髓腔<10mm 者忌用逆行法。逆行插针的优点是不涉及肩轴和肱骨结节区的结构，有利于肩关节功能的早期恢复。

患者俯卧，伤上肢置于 C 或 G 型臂 X 光机透视台上。亦可取全侧卧位，伤肢朝上。

其手术步骤为：

（1）自尺骨鹰嘴尖向上做一 6cm 纵行切口，纵向切开三头肌腱膜及骨膜，显露肱骨下段背侧的鹰嘴窝及其近端。

（2）距鹰嘴窝上 2.5cm 先用手钻在皮质骨钻孔，再扩大为 2cm×1cm 骨窗。

（3）同顺行法插入圆头导针，复位骨折，导针穿过骨折线进入骨折块内（需在 C 或 G 型臂 X 光机监视下，或开放复位穿针），直达肱骨头。如采用扩髓，技术方法同前。无论扩髓与否，远侧 4cm 之内均需扩髓至 10mm。再按前法插入长短、粗细合适的交锁髓内钉，弧应朝向背侧。理想的位置是钉的远端刚刚埋入肱骨远端髓腔内，不宜过深；近端距肱骨结节<2cm。远端交锁髓内钉可在直视下拧入，也可经瞄准器拧入。T 形手柄钻钻孔，将 2.7mm 钻头套套到 8mm 套筒内并抵于钻孔处皮质骨上，然后经 2.7mm 钻头套钻孔，攻丝、测深，移去 2.7mm 钻头套，将 4mm 全纹螺丝钉拧入锁定髓内钉远端。

（4）在 C 或 G 型臂 X 光机上看到近端髓内钉末端椭圆形孔，在相应区上臂近端外侧做一小切口，用血管钳做钝性分离至骨皮质。插入 8mm 套筒（其内套有 2.7mm 钻头套），用手钻经钻头套钻孔，直至钻透内侧骨皮质。经透视确认钻头通过髓内钉椭圆形孔内，取出钻头套，拧入 4mm 全纹螺丝钉，将肱骨近端锁定。逐一缝合切口，敷料包扎。

【术后处理】

使用接骨板螺丝钉固定者，术后需加石膏外固定，拆线伤口愈合后可改用小夹板。使用髓内针者，如髓内针粗细合适，术中内固定牢靠者，术后可用三角巾将伤侧上肢托紧悬吊于胸前，直至骨折愈合。使用交锁髓内钉者，术后 1 周即可开始做肩肘关节功能锻炼。术后 2～3 个月 X 线摄片检查，如骨痂甚少，可酌情拔除下位（远侧）螺丝钉，变静态交锁为动态交锁。

【注意事项】

1. 肱骨中、上段手术时，在三角肌止点外侧和下 1/3 肌间隔处，有桡神经经过。在切开肱二头肌与肱三头肌之间前，先用手触摸切口下有无索状物，或逐层切开显露桡神经。将肱三头肌向外牵开时要轻柔，注意勿损伤桡神经。

2. 上 1/3 骨折手术时，注意勿损伤皮下的头静脉。

3. 使用髓内钉做内固定者，其长度应适当。上 1/3 骨折的髓内钉应达到肱骨髁上；下 1/3 骨折的髓内钉应到达肱骨头，不宜太短。

4. 使用接骨板螺丝钉者，螺丝钉的长度以刚好穿过对侧骨皮质为度，不宜太长或太短。用钻头钻孔时，钻头宜比螺丝钉直径小 0.5mm，避免螺丝钉松动。

5. 使用交锁髓内钉时不能比髓腔粗，以免造成骨裂开。锁定远侧螺丝钉注意避免肱骨髁上骨折。

6. 扩髓至鹰嘴窝上 2cm 时操作要轻柔。避免肱骨近端侧壁会被髓腔锉锉破，或在髓内钉插入时骨折。

7. 无论是顺行或逆行插交锁钉，在锁定上、下螺丝钉时，务使骨折对位满意，切勿使骨折端分离，尤其是粉碎型骨折。

8. 使用交锁髓内钉者，其上、下锁定的螺丝钉务必使它通过上下钉孔，而不能在钉孔外。

第十五章　肘关节及前臂部的手术

第一节　肘、前臂部的局部解剖和手术入路

一、肘部的局部解剖

（一）体表标志

在肘关节两侧，肱骨内、外上髁及鹰嘴易触及，内上髁更为显著。在内上髁及鹰嘴之间有一明显的沟，为尺神经沟，尺神经由此通过。肘关节半屈时，外上髁也易摸到，唯在肘关节伸直时则隐入凹陷内，凹陷之内侧为肘后肌，外侧为桡侧各伸肌。

肘关节伸直时，肱骨内、外上髁与尺骨鹰嘴同在一条横线上。而在肘关节屈曲成直角时，由后面观察，此三点相连成一等边三角形，基底向上，由两上髁构成，尖向下，为鹰嘴；如自侧面观察，此三点也位于一直线上，与肱骨纵轴相当（图 15 – 1）。

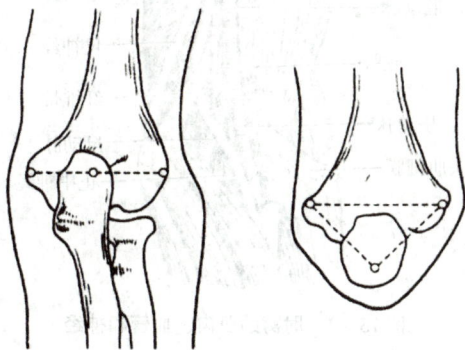

图 15 – 1　肱骨内、外上髁与鹰嘴的关系

（二）肘部的关节

1. 肘关节的构成　肘关节由肱、桡、尺三骨组成。肱骨下端内侧滑车与尺骨半月切迹构成肱尺关节，肱骨小头与桡骨小头凹构成肱桡关节，尺骨近端桡骨切迹与桡骨小头之环状关节面构成近侧尺桡关节（图 15 – 2）。桡骨头下部被环状韧带紧紧包绕，此韧带连于尺骨的桡骨切迹的前、后缘，将桡骨头紧紧固定于尺骨的桡骨切迹外侧。环状韧带与尺骨的桡骨切迹共同形成一个圆弧，桡骨头即在此圆弧内做旋前及旋后运动。三个关节共居一关节囊内，成为一个整体的肘关节。

2. 关节囊　肘关节囊前面近侧附着于肱骨冠突窝和桡骨窝的上缘，两侧附着于肱骨内、

外上髁的远侧，远侧附着于环状韧带和尺骨冠
突的前面，后面近侧附着于鹰嘴窝底及其内、
外侧缘，远侧终于尺骨滑车切迹两侧及环状韧
带。关节囊肘关节内外两侧较坚固，可防止关
节侧方移位。前后较薄弱，使关节屈伸灵活。

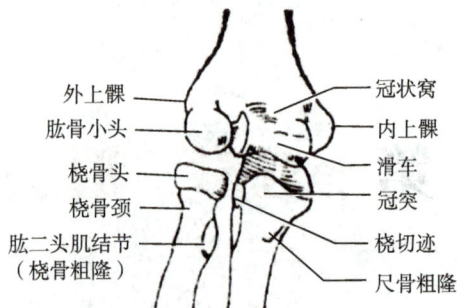

图15-2 肘关节骨端结构

3. 韧带 肘关节的韧带包括尺侧副韧带、
桡侧副韧带及环状韧带。尺侧副韧带呈扇形，
行于肱骨内上髁、尺骨冠突及鹰嘴之间，分为
三束。桡侧副韧带也呈扇形，起于肱骨外上髁
下部，向下至环状韧带，并延长至桡骨的外面，最后部的一些纤维越过桡骨，而止于尺骨旋后
肌嵴。环状韧带围绕桡骨颈，对维持桡骨头的位置有重要作用。韧带的前后两端分别附着于尺
骨的桡骨切迹前、后缘，形成3/4~4/5环，与尺骨的桡骨切迹合成一个完整的环，实际环状
韧带呈杯状，上大、下小，可防止桡骨头脱出。

（三）肘窝

肘窝为一三角形凹陷，尖向下，基底朝上，其上界为一连接肱骨两上髁的假想线，内侧为
旋前圆肌，外侧为肱桡肌（图15-3）。

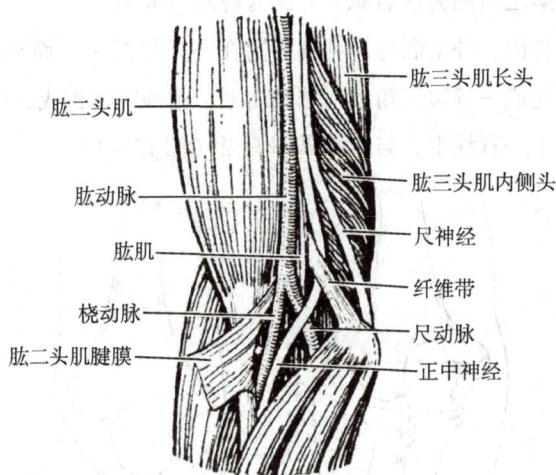

图15-3 肘窝的肌肉、血管和神经

1. 肘部浅静脉 肘窝浅部有许多浅静脉，行于外侧者为头静脉，行于内侧者为贵要静脉，
行于前臂正中者为前臂正中静脉。肘正中静脉并借交通支与深静脉相连。肘正中静脉与肱动脉
接近，两者隔以肱二头肌腱膜。

2. 肌肉 外侧有肱桡肌，内侧有旋前圆肌及屈肌。肱肌与肱二头肌在肘窝之底，上内侧
为肱肌，肱肌大部为肱二头肌所覆盖。向上在肱肌与肱桡肌之间有桡神经。在肱二头肌及肱肌
两侧各显一沟。

3. 肱动脉及其分支 在肱二头肌肌腱内侧，肱动脉、两条伴行静脉及动脉内侧的正中神
经所组成的血管神经束位于肱肌之前，其前为肱二头肌腱膜所覆盖。肱动脉行经肘窝，在平尺
骨冠突及桡骨颈处分为尺动脉和桡动脉。

4. 神经 正中神经在肱动脉内侧，走行于旋前圆肌二头之间，与尺动脉之间仅隔以旋前

圆肌深头。桡神经位于肱骨外髁前侧的肱桡肌深面，分为深浅两支。浅支为感觉神经，在肱桡肌深面向下行走，直到前臂下段；深支（骨间背神经）为运动神经，在越过肘关节后向下向后行走，绕过桡骨颈，进入旋后肌浅、深层之间。尺神经在肘后内侧的浅沟内，通过肘管离开臂部。尺神经由肘管向下潜入尺侧腕屈肌肱骨小头的深面，行于指深屈肌之前。

二、肘部的手术入路

（一）肘关节后正中手术入路

【适应证】

1. 陈旧性肘关节后脱位切开复位术。

2. 肱骨髁部骨折切开复位术。

3. 肘关节成形术。

4. 肘关节融合术。

5. 肘关节结核病灶清除术。

【显露步骤】

切口起自臂部后正中线，尺骨鹰嘴尖端上方 8～12cm 处，向下延伸绕过鹰嘴外侧至鹰嘴以下 3～5cm（图 15-4）。如手术需要，仍可向上或向下延长，但切口上端不可过高，以免损伤桡神经。

切开皮肤及皮下组织，显露肱三头肌及其肌腱。然后在尺神经沟处沿肱三头肌内侧缘游离尺神经，并用橡皮条牵开以免损伤。当肱三头肌有挛缩或需广泛显露肘关节或行肘关节融合术时，将肱三头肌肌腱做舌状瓣切开，其尖端起于鹰嘴突上方 10cm 处，其基底部在关节线上，止于肱骨内、外髁的边缘（舌状瓣尖端部分为肱三头肌腱膜），中部包括腱膜和一薄层肌肉，基底部包括肱三头肌全层和腱膜（图 15-5）。切割时应将刀刃向中线偏斜，形成浅部宽、深部窄的腱膜瓣。

将舌状瓣向下翻开，沿肱骨轴线切开骨膜。在骨膜下向两侧剥开附着于内外上髁的肌肉，并将其牵向两侧，暴露肱骨下端及肘关节后侧关节囊。最后沿鹰嘴边缘切开关节囊，暴露肘关节后侧（图 15-6）。如将肘关节屈曲，则可显露整个肘关节。

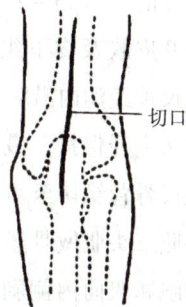

图 15-4　肘后正中皮肤切口

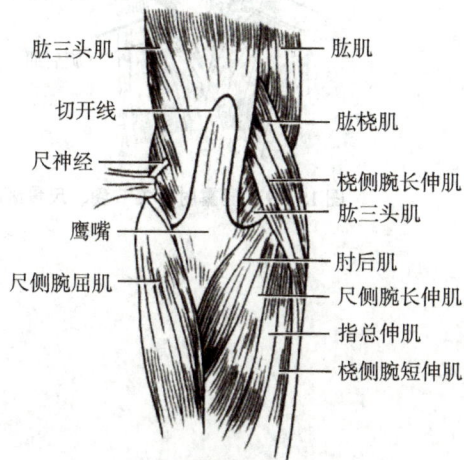

图 15-5　肱三头肌舌状瓣切开线

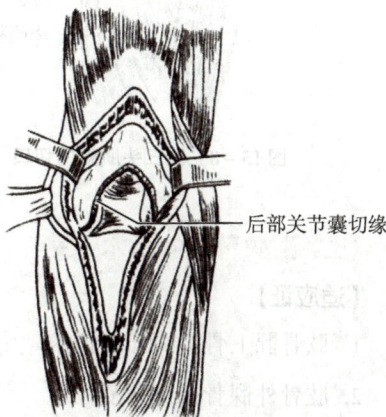

图 15-6　显露肘关节

NOTE

缝合时必须将肘关节屈曲90°，先将肱三头肌腱膜的近端切口缝合数针，形成一个较小的三角形缺损，然后将舌状瓣的两侧边缘缝上。对肱三头肌分裂切口，则直接缝合。

如肱三头肌无挛缩，术后需早期活动肘关节时，则可在肱三头肌及其腱膜的中线上做纵行切口，切开腱膜、肌肉及骨膜，并向两侧牵开，即可显露肘关节后侧部。

（二）肘关节后外侧手术入路

【适应证】

1. 陈旧性肘关节后脱位切开复位术。

2. 肱骨髁部骨折切开复位术。

3. 肘关节融合术。

4. 肘关节成形术。

【显露步骤】

切口起自尺骨鹰嘴尖端上方6~8cm，向下外呈纵弧形延伸绕向鹰嘴外侧，行经肱骨外上髁与鹰嘴之间至鹰嘴尖端以下3~5cm处为止（图15-7）。

切开皮肤及皮下组织，暴露肱三头肌的肌腱部分和止点。然后在尺神经沟内沿肱三头肌内侧缘游离尺神经至肘关节平面，用橡皮条牵开保护。最后将肱三头肌腱后侧正中纵向切开，并向下顺尺骨背缘切至切口远端（图15-8）。

将肱三头肌做骨膜下剥离，并向两侧牵开。另自尺骨背缘将尺侧腕屈肌向内侧剥离，再将肘后肌及尺侧腕伸肌向外侧剥离。最后切开后侧关节囊及滑膜，暴露肘关节后侧（图15-9）。

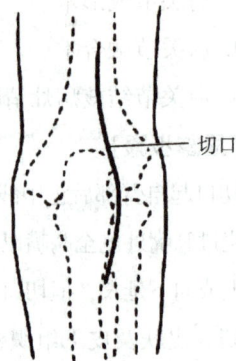

图15-7 肘后外侧皮肤切口

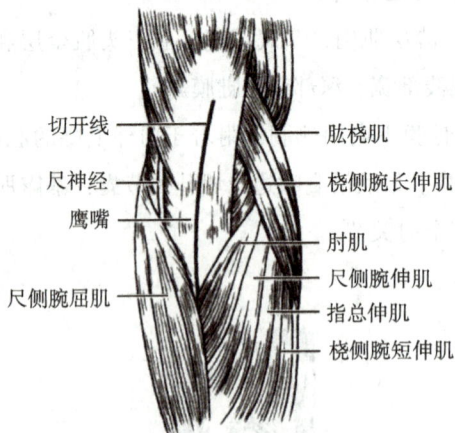

图15-8 肱三头肌腱的切口

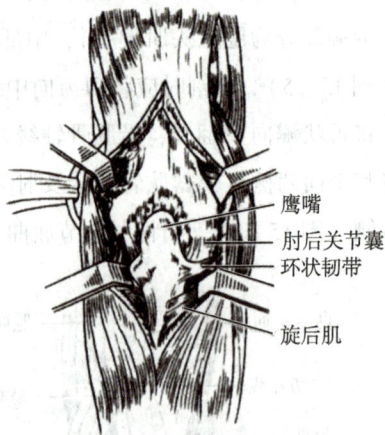

图15-9 显露肘后关节囊、尺骨鹰嘴

（三）肘关节外侧手术入路

【适应证】

1. 肱骨髁上骨折切开复位术。

2. 肱骨外髁骨折切开复位术。

3. 桡骨头颈骨折切开复位术。

4. 桡骨头切除术。

【显露步骤】

切口起自肘横纹上5cm的外侧，经肱骨外上髁至桡骨小头外侧处做切口（图15-10）。

切开皮肤、皮下组织及深筋膜，显露深部组织。在上臂部分，于桡侧腕长伸肌与肱桡肌和肱三头肌之间做解剖，形成间隙，直至肱骨。显露肱骨外髁和肘关节的外侧关节囊。在桡骨小头以下，分开肘后肌和尺侧腕伸肌，切开肱骨外侧骨膜，行骨膜下剥离。附着在外上髁上的伸肌群起点，可以在骨膜下剥离，也可用骨刀凿下一薄片外上髁骨质，连同附着其上的伸肌群起点向下翻转牵开。为了得到更大的显露，可把旋后肌牵开或沿尺骨切断旋后肌（图15-11）。

由于桡神经深支绕过桡骨头颈部紧贴关节囊，向下穿过旋后肌，故在切断或剥离旋后肌时，应注意不要损伤该神经。纵向切开关节囊，显露肱桡关节（图15-12）。

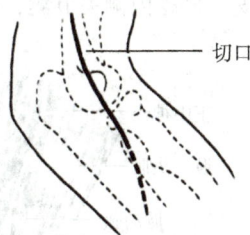

图 15-10　肘外侧皮肤切口

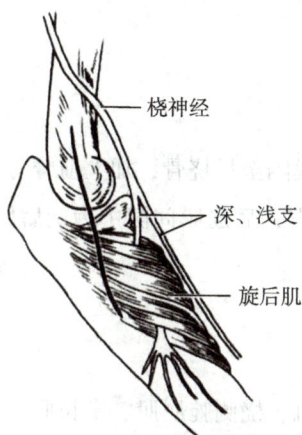

图 15-11　显露并切断旋后肌

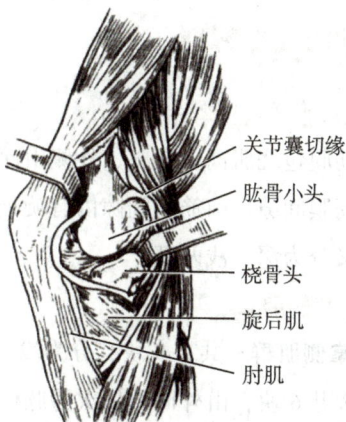

图 15-12　显露肘关节

（四）肘关节内侧手术入路

【适应证】

1. 显露尺神经。

2. 肱骨内上髁骨折切开复位术。

3. 肱骨内髁骨折切开复位术。

4. 肘关节探查术。

5. 肘关节融合术。

【显露步骤】

将肘关节微屈，切口从肱骨内上髁上方5cm处起，向下经内上髁至其下方5cm处止做皮肤切口（图15-13）。

切开皮肤及皮下组织，扪及肱骨内上髁及鹰嘴后，在尺神经沟内沿肱三头肌内侧缘游离尺神经至肘关节平面，并用橡皮条牵开保护（图15-14）。

显露内上髁。如需要显露肘关节则用骨刀凿下内上髁，将

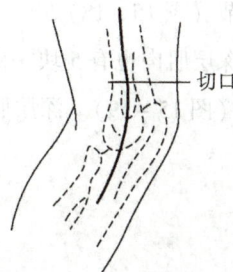

图 15-13　肘内侧皮肤切口

NOTE

凿下的内上髁连同附着其上的前臂屈肌群起点向远侧翻转，避免损伤正中神经到屈肌外缘的小分支。显露内侧关节囊，纵向切开关节囊，显露肘关节内侧（图15-15）。

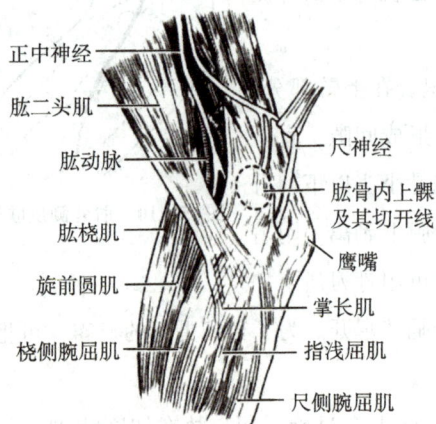

图15-14　显露保护尺神经

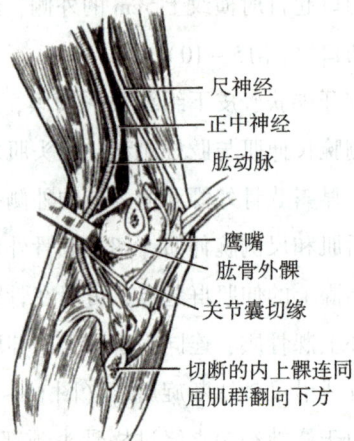

图15-15　切断内上髁，切开关节囊

三、前臂部的局部解剖

（一）深筋膜和筋膜间隙

前臂深筋膜包绕肌肉，在内、外侧由深面发出两筋膜隔至尺桡骨，加上前臂骨间膜合而形成前后两骨筋膜间隙。前筋膜间隙内有旋前圆肌和屈肌群，后筋膜间隙中为旋后肌和伸肌群。前筋膜间隙又分为深、浅两部。

（二）前臂的肌肉

1. 前臂掌侧肌群　共有9块，分为浅、深两层。

浅层肌肉共6块，由外向内依次为肱桡肌、旋前圆肌、桡侧腕屈肌、掌长肌、指浅屈肌和尺侧腕屈肌（图15-16）。这些肌肉除肱桡肌外，其余的主要是起自肱骨内上髁，而抵止点各有不同，因此具有屈指、屈腕和前臂旋前等功能。

深层肌肉共有3块，包括外侧的拇长屈肌、内侧的指深屈肌和远侧的旋前方肌（图15-17）。深层肌肉均起自前臂两骨和骨间膜前方，抵止于不同部位。指深、浅屈肌各有4条肌腱，有屈指功能。

2. 前臂背侧肌群　共有10块肌肉，分为浅、深两层。

浅层肌肉有5块，均起自肱骨外上髁，由外向内依次为桡侧腕长伸肌、桡侧腕短伸肌、指总伸肌、小指固有伸肌和尺侧腕伸肌。浅层肌肉主要有伸腕、伸指功能，并可协同肱三头肌伸肘关节（图15-18）。

深层肌肉也有5块，由外向内依次为拇长展肌、拇短伸肌、拇长伸肌、示指固有伸肌及旋后肌（图15-19）。深层肌肉主要有伸拇指、伸示指和前臂旋后功能。

肱二头肌
肱肌
肱桡肌
旋前圆肌
肱二头肌腱膜
掌长肌
桡侧腕屈肌
尺侧腕屈肌
指浅屈肌

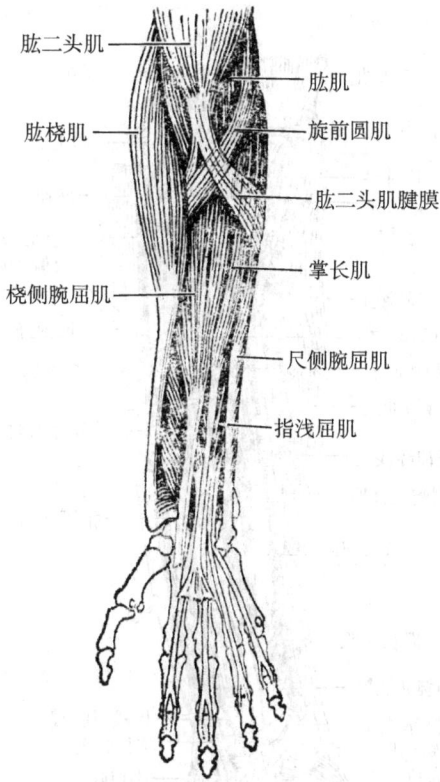

图 15 – 16　前臂掌侧浅层肌肉

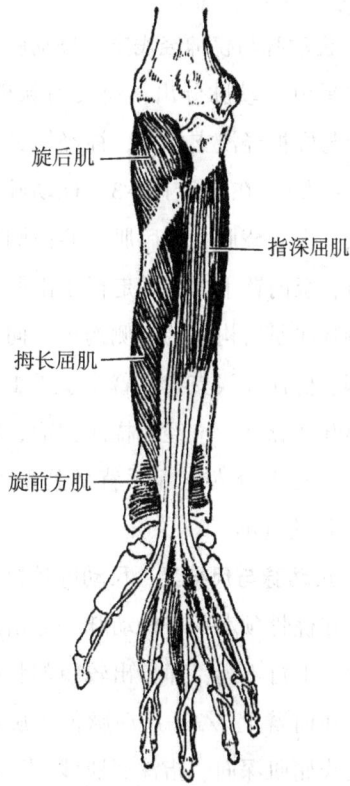

旋后肌
指深屈肌
拇长屈肌
旋前方肌

图 15 – 17　前臂掌侧深层肌肉

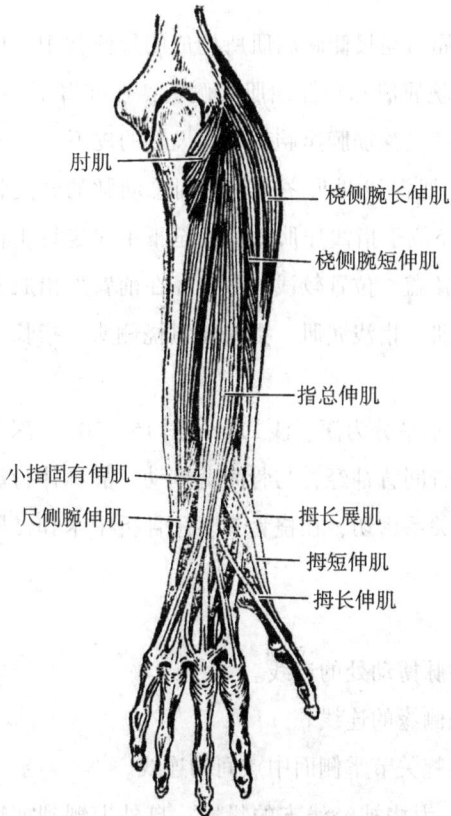

肘肌
桡侧腕长伸肌
桡侧腕短伸肌
指总伸肌
小指固有伸肌
尺侧腕伸肌
拇长展肌
拇短伸肌
拇长伸肌

图 15 – 18　前臂背侧浅层肌肉

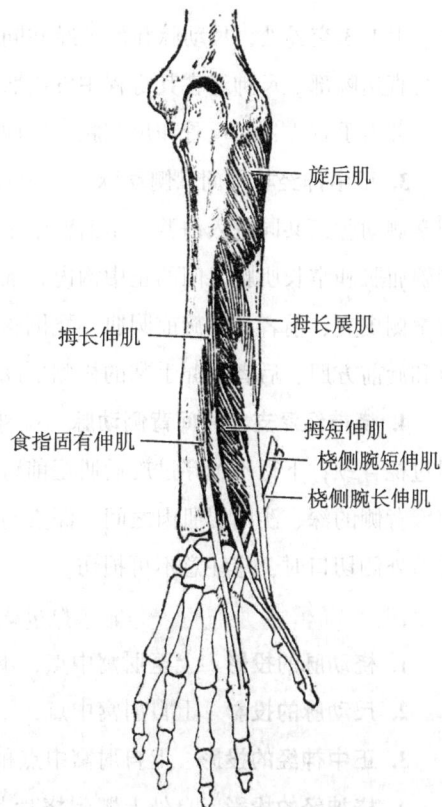

旋后肌
拇长伸肌
拇长展肌
食指固有伸肌
拇短伸肌
桡侧腕短伸肌
桡侧腕长伸肌

图 15 – 19　前臂背侧深层肌肉

NOTE

（三）前臂的血管、神经

1. 桡动脉与桡神经浅支 桡动脉在桡骨颈水平由肱动脉分出，较尺动脉稍细。桡动脉与桡神经浅支伴行，神经居其外侧（图15－20）。在前臂上1/3，桡动脉和桡神经浅支在肱桡肌、旋后肌与旋前圆肌之间走行；至前臂下2/3则走行于由肱桡肌和桡侧腕屈肌所构成的桡侧沟内，向下直达腕部。桡神经浅支在前臂中、下1/3交界处离开动脉外行，经肱桡肌深面，穿出深筋膜，发出分支支配手背的桡侧及1、2、3手指的近侧。

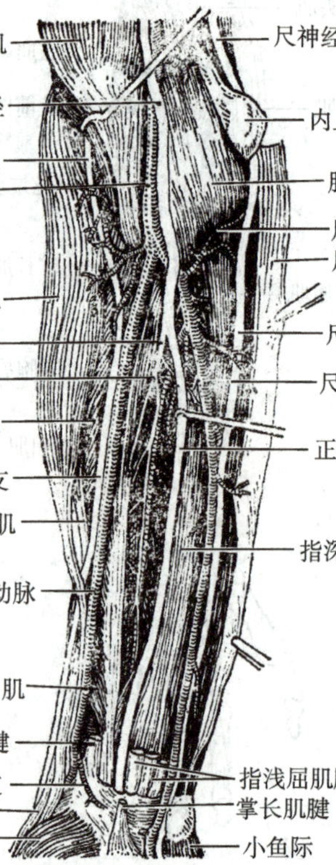

2. 尺动脉与尺神经 尺动脉较桡动脉略粗，在桡骨颈水平与桡动脉一起由肱动脉分出。下行不远，即分出较粗的骨间总动脉。在前臂上1/3，尺动脉位于旋前圆肌和指浅屈肌深面、指深屈肌浅面。尺神经因自肘后于尺侧腕屈肌二头之间，移向尺动脉，故在此部两者相距较远。至前臂

图15－20 前臂的血管、神经

中、上1/3交界处，尺动脉和尺神经共同走行于指浅屈肌与尺侧腕屈肌所构成的尺侧沟中，再下行直达腕部。尺神经在其行程中发出肌支，至尺侧腕屈肌和指深屈肌尺侧头；在前臂下1/3处，分出手背支，经尺骨和尺侧腕屈肌向后下走行，穿过深筋膜至腕和手背尺侧的皮下。

3. 正中神经与骨间掌侧动脉 正中神经自旋前圆肌深浅两头之间与骨间总动脉的分支骨间掌侧动脉，共同进入前臂。于前臂中1/3，正中神经位于指浅屈肌深面，至下1/3走行于桡侧腕屈肌和掌长肌腱之间的正中沟内，前面有掌长肌覆盖，位置较浅。该神经在前臂发出肌支和掌侧皮支，前者支配旋前圆肌、桡侧腕屈肌、掌长肌、指浅屈肌、指深屈肌桡侧头、指长屈肌和旋前方肌，后者支配手掌的桡侧皮肤。

4. 桡神经深支与骨间背侧动脉 桡神经在桡骨头水平分为深、浅二支（图15－20）。深支斜过桡骨颈，下行不远穿过旋后肌至前臂后部，称为骨间背神经，与骨间背侧动、静脉伴行于前臂背侧的深、浅两层肌肉之间。深支与桡骨头、颈关系密切，在桡骨头、颈骨折手术和做肘关节外侧切口时，应注意不可损伤。

（四）前臂主要血管、神经的投影

1. 桡动脉的投影 上至肘窝中点，下至腕上桡动脉搏动处的连线。

2. 尺动脉的投影 上自肘窝中点，下至豌豆骨桡侧缘的连线。

3. 正中神经的投影 上自肘窝中点稍内侧，下至腕关节掌侧面中点间的连线。

4. 桡神经的投影 自外上髁到桡骨茎突的连线，为桡神经浅支的投影；自外上髁到前臂背侧中、下1/3交界处的连线，为桡神经深支的表面投影。

5. 尺神经的投影 上自尺神经沟，下至豌豆骨桡侧缘的连线。

四、前臂部的手术入路

（一）前臂背尺侧手术入路

【适应证】

1. 尺骨骨折切开复位术。

2. 尺骨骨肿瘤病灶刮除术。

3. 尺骨骨髓炎病灶清理术。

【显露步骤】

切口从尺骨鹰嘴下方起，沿尺骨背侧缘向远端纵行延伸，长约15cm。根据手术需要，可在此切口线上选择合适部位（图15-21）。

切开皮肤、皮下组织，暴露尺骨背侧缘，此时内侧的尺侧腕屈肌及外侧的肘后肌、尺侧腕伸肌清晰可见。纵向切开尺骨背侧缘骨膜（图15-22）。

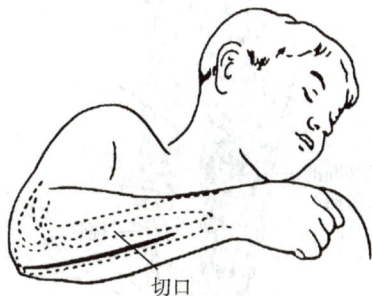

图15-21　前臂背尺侧皮肤切口

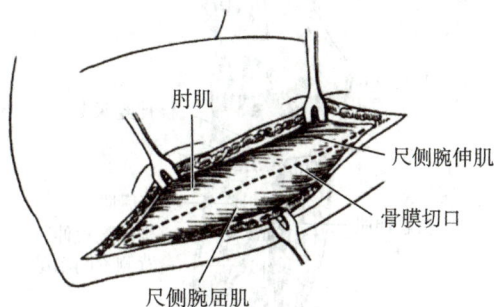

图15-22　尺骨骨膜切口

沿尺骨背侧缘向两侧做骨膜下剥离，将尺侧腕屈肌牵向内侧，尺侧腕伸肌、肘后肌牵向外侧，即可显露尺骨干。

（二）前臂背桡侧手术入路

【适应证】

1. 桡骨骨折切开复位术。

2. 桡骨骨肿瘤病灶刮除术。

3. 桡骨骨髓炎病灶清理术。

【显露步骤】

前臂旋前位，从肱骨外上髁前方1.5cm处起，到腕关节背侧中心画一条直线，取此直线的上2/3，根据手术需要，做适当长度的皮肤切口（图15-23）。

切开皮肤、皮下组织和深筋膜，显露指总伸肌与桡侧腕短伸肌间隙。将指总伸肌牵向内侧，桡侧腕短伸肌牵向外侧，显露由旋后肌深浅层之间穿出的桡神经深支及其发出的肌支（图15-24）。

于桡骨干的外侧缘纵向切开旋后肌，并将其翻向内侧。纵向切开骨膜，行骨膜下剥离，然后向内侧牵开旋后肌、指总伸肌、拇长展肌、拇短伸肌，向外侧牵开桡侧腕长、短伸肌，显露桡骨干背侧（图15-25）。

NOTE

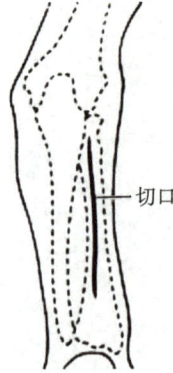

图 15 – 23　桡骨背侧皮肤切口

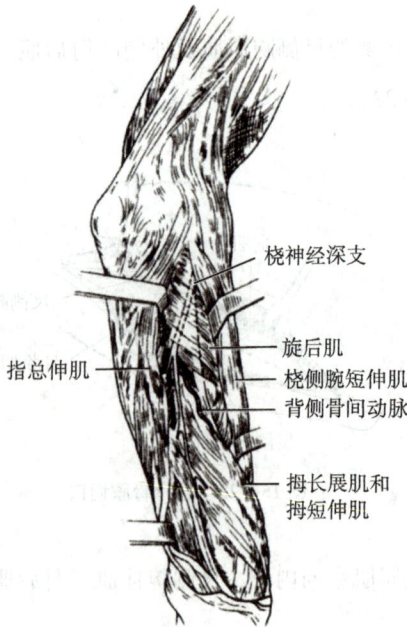

图 15 – 24　显露旋后肌和桡神经深支

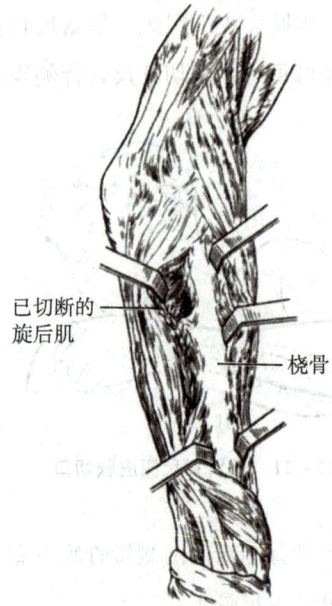

图 15 – 25　显露桡骨干

（三）前臂背侧上段手术入路

【适应证】

1. 尺骨上 1/3 骨折合并桡骨头脱位。

2. 桡骨上端骨折的手术。

【显露步骤】

从肘关节上方 2~3cm 处起，沿肱三头肌腱外侧做一皮肤切口，向下弧形延伸，经过尺骨鹰嘴突外缘、尺骨背侧到尺骨上、中 1/3 交界处，或切口下端至骨折线以下 2~3cm（图 15 – 26）。

牵开切开的皮肤和皮下组织，暴露尺骨鹰嘴外侧缘、肘后肌、尺侧腕伸肌和内侧的尺侧腕屈肌等。

然后切开尺骨与肘后肌、尺侧腕伸肌之间的深筋膜，再沿尺骨背侧缘切开骨膜，做骨膜下剥离。向桡侧牵开肘后肌和尺侧腕伸肌，暴露尺骨上 1/3 及附着于尺骨的旋后肌、环状韧带及后侧关节囊。

为了避免桡神经深支损伤，应靠近尺骨切断旋后肌，并将其与肘后肌、尺侧腕伸肌牵向桡侧，显露桡骨上 1/4（图 15 - 27）。

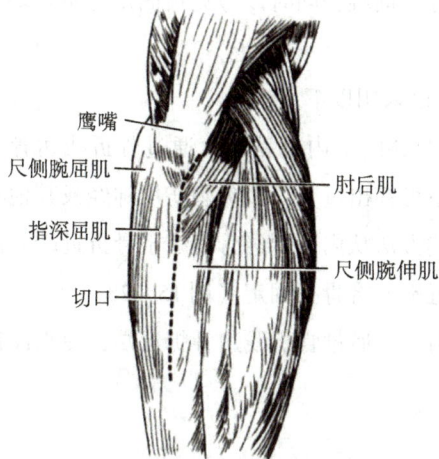

图 15 - 26　前臂背侧上段皮肤切口

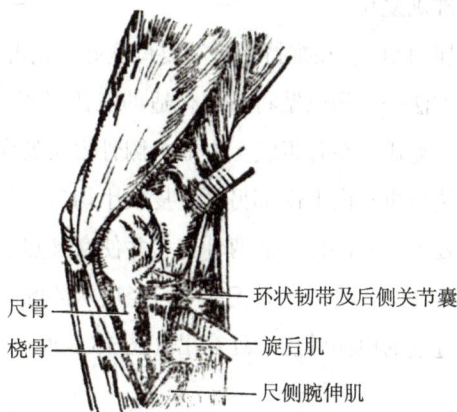

图 15 - 27　显露尺骨上 1/3 和桡骨上 1/4

第二节　肱骨远端骨折内固定术

肱骨远端骨折常见的有肱骨髁上骨折、肱骨髁间骨折、肱骨外髁骨折或骨骺分离、肱骨内上髁骨折或骨骺分离等。除肱骨髁间骨折外，其余骨折以骺板未闭合的儿童多发。为减少对骺板的再次损伤，经过骺板的内固定物以直径 2mm 以内的光滑克氏针为宜，禁用带螺纹的克氏针或螺丝钉。手术时必须使骨折准确复位，对关节内骨折，应彻底清除关节内积血、恢复关节面的解剖位置，保持关节面的平整，减少组织损伤，以防止术后关节粘连，从而影响关节功能的恢复。

一、肱骨髁上骨折内固定术

【适应证】

1. 肱骨髁上骨折采用非手术疗法失败者。

2. 肱骨髁上骨折畸形愈合有功能障碍者。

3. 肱骨髁上骨折合并血管、神经损伤者，在行手法整复骨折后，桡动脉搏动仍不恢复时，应立即手术探查，同时进行内固定术。

【麻醉】

臂丛神经阻滞麻醉或全身麻醉。

【体位】

仰卧位，患肢上臂缚止血带，置于胸前或外展于侧台上。

【手术步骤】

1. 切口与显露　患肢取肘关节外侧入路。切开皮肤、皮下组织，沿肱骨外上髁嵴切开骨膜，并做骨膜下剥离。将肱桡肌和桡侧伸腕长肌牵向前方，肱三头肌牵向后方，清除积血，显露骨折部。

NOTE

2. 复位与固定　清除两骨折端间的肌肉纤维、筋膜、骨碎片或肉芽组织，充分游离显露骨折远、近端，将肘关节略屈曲，向下牵引前臂及骨折远端，同时以考克钳固定骨折近端，使骨折准确复位。

屈肘90°，在维持骨折端复位良好的情况下，可以采用以下方法。

方法一：用电钻将粗细合适的克氏针经皮从外髁斜向上内方钻入，通过骨折线达骨折近端，使克氏针在骨折线上方的内侧骨皮质处穿出，不可穿出过长，以免刺伤尺神经或其他软组织。然后再于内上髁部另做一皮肤小切口，仍按上述方法从内上髁经骨折线于骨折近端外侧骨皮质处穿一克氏针，使两针交叉并使交叉点于骨折近端，将骨折固定（图15－28）。

方法二：将2枚克氏针平行经皮从外髁斜向上内方，通过骨折线达骨折近端，使克氏针在骨折近端的内侧骨皮质处穿出（图15－29）。

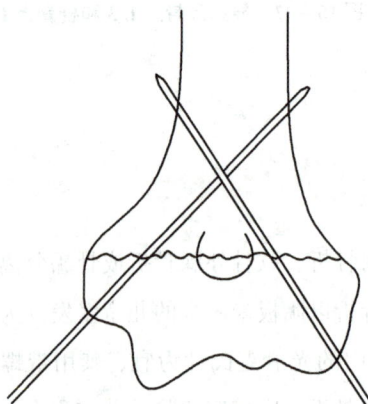

图15－28　克氏针交叉固定

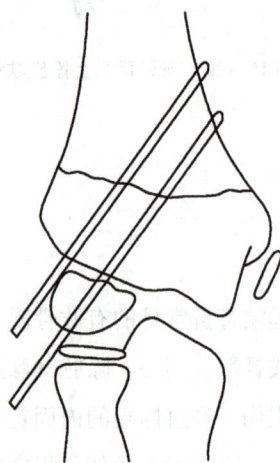

图15－29　外侧2枚平行克氏针固定

松开止血带，彻底止血。用生理盐水冲洗切口并放置引流条，缝合深筋膜、皮下组织、皮肤。剪掉多余的钢针，使针尾留在皮肤外1～2cm。无菌敷料包扎。

【术后处理】

用石膏托将患肢固定于屈肘90°位，三角巾悬吊。早期功能锻炼。

【注意事项】

1. 骨折复位固定

①骨折复位固定后，应检查远折段是否有旋转、尺偏及尺倾。如有变位，将造成肘内翻畸形，应重新复位与固定。

②正常的肱骨远端有30°左右的前倾角，故在切开复位时应恢复此角度，以免形成肘部畸形，从而影响肘关节屈伸功能。

③固定的克氏针直径以2mm以内为宜。穿针时要准确，争取一次成功，不可反复多次，否则易致钢针松脱，固定不牢。

④因肱骨髁上部骨质较薄，如交叉穿针，则方向易偏前或偏后，克氏针穿出骨皮质外而不进入骨折近端，起不到固定的作用。而外侧平行穿针出现偏前或偏后概率较小，容易一次成功。故穿针前充分显露骨折端，在直视下准确穿针。

⑤两种穿针方法均注意两针穿过骨折线的位置不要太靠近，否则固定不牢靠易发生旋转等

再移位。理想位置为骨折线的中、外 1/3 和中、内 1/3 交界处。如骨折粉碎或固定不牢，可从外髁斜向上内方加穿第 3 枚克氏针。

2. 合并血管、神经损伤的处理　如在术前检查已经发现或怀疑存在合并有血管、神经的损伤，应探查明确损伤类别和性质。以肱骨近折端处为切口上段，在肘窝前侧做切口，沿肱二头肌肌腱内侧切开腱膜和肘前深筋膜，直至找出肱动脉和正中神经，常探查所见为肱动脉痉挛。血管、神经的损伤，经探查证实后，即在骨折固定后，按其损伤情况做相应的处理。

二、肱骨髁间骨折内固定术

肱骨髁间骨折即肱骨髁部 T 形、Y 形骨折，多发生在成人。肱骨髁间骨折系关节内骨折，由于关节破坏，整复困难，固定不稳，如处理不当常遗留肘关节僵直。

当发生肱骨髁间骨折时，内、外两髁骨折块分别向内、外两侧旋转、倾倒，并向前移位。手法不易复位，外固定也不易维持骨位，尺骨鹰嘴突骨牵引反而可增加两髁的旋转、倾倒。此类骨折常伴有关节囊和周围软组织的撕裂，治疗要求很高，既要求准确复位，又要坚强固定以便求能早期肘关节活动，以减少关节周围的瘢痕形成，尽早恢复肘关节的功能。

对肘部有严重软组织损伤或有严重污染的开放性骨折，应做清创术，但骨折不宜一期做内固定，待肿胀消退后再行内固定术。

【适应证】

1. 新鲜开放性肱骨髁间骨折。

2. 手法整复失败的肱骨髁间骨折。

3. 关节面不平整及固定不牢固的肱骨髁间骨折。

【麻醉】

臂丛神经阻滞麻醉或全身麻醉。

【体位】

俯卧位，患肢上臂近端缚止血带，置于侧台上，屈肘 90°，悬于侧台边缘。

【手术步骤】

1. 切口与显露　于肘内侧，以肱骨内上髁的正常部位为中心，做一长 6cm 的切口，上与肱骨干平行，下与尺骨干平行。切开皮肤、皮下组织，显露内髁及其后侧的尺神经。游离尺神经，用橡皮条牵开保护。另在肘外侧，在外髁上部也做一长 1cm 的切口，以能显示外上髁部的骨骼为度。

另一种显露方法为肘关节后外侧入路，行尖端向下的 V 形尺骨鹰嘴截骨的骨折显露方式（AO 推荐）。切口起自肱骨远端背侧中线，于尺骨鹰嘴处轻度弧向外侧，直至尺骨嵴后方。切开皮肤、皮下组织，显露尺骨鹰嘴肱骨外、内髁及其后侧的尺神经。游离尺神经，用橡皮条牵开保护。在尺骨滑车切迹中央水平用摆锯行尖端向下的 V 形尺骨鹰嘴截骨。截骨后将截骨近端及肱三头肌止点部分翻向近侧，完全显露肱骨远端及其关节的组成部分。肱骨髁间骨折复位固定完毕后，将截骨块复位，用 2 枚克氏针和钢丝行张力带固定或螺丝钉固定（图 15-30）。

2. 复位与内固定　用克氏针撬拔法先使髁间骨折复位，然后在内、外髁部各钻入 1 枚较粗的克氏针，其方向对准对侧上髁，但应避免穿入肘关节腔。借此两针撬拔内、外两骨块，先使髁间骨折复位。如经 X 线检查复位良好，则分别将两针继续钻入对侧髁内或螺丝钉固定，使髁

NOTE

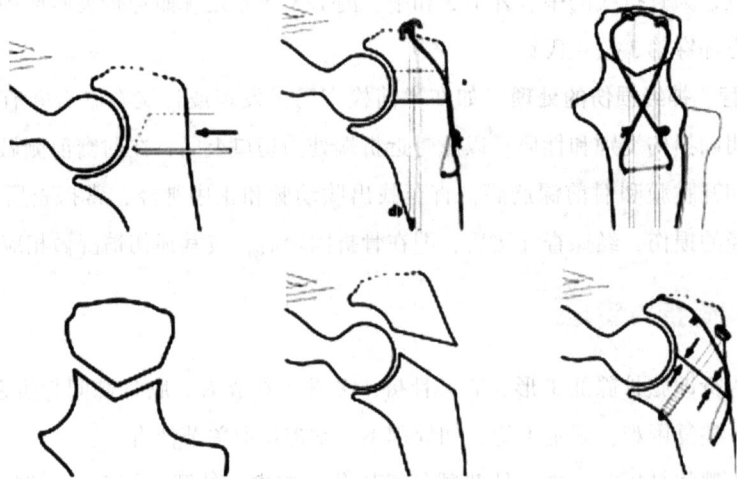

图 15-30　尺骨鹰嘴的 V 形截骨

间骨折获得稳妥固定。至此，已将髁间劈开骨折转变为肱骨髁上骨折（图 15-31）。

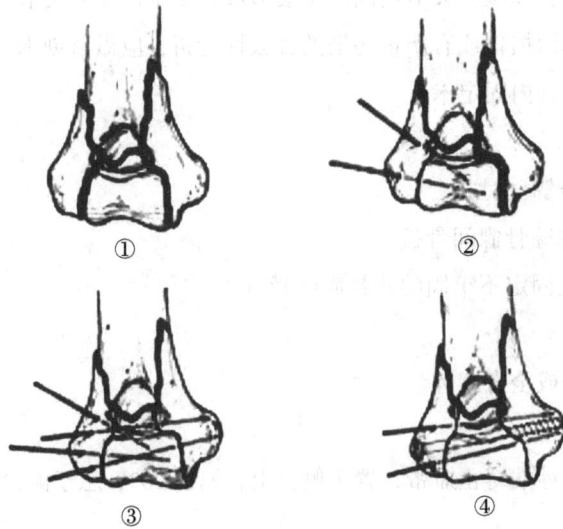

图 15-31　复位固定内外髁骨块

当肱骨髁间骨折固定牢靠后，即用手法将髁上骨折复位。然后从内、外两髁各钻入 2 枚克氏针，将肱骨髁上骨折交叉双侧张力带固定（图 15-32）。

AO 推荐的复位固定方法：首先使用细克氏针将肱骨滑车和肱骨小头骨块复位和固定。完成关节面骨块的复位后，用空心螺丝钉或松质骨螺丝钉将髁间骨折块固定成一整体，并将其与肱骨干复位，用克氏针临时固定。先将一块精确塑形的重建接骨板置于肱骨远端的后外侧固定，再将另一塑形后的 1/3 管状接骨板置于内侧的骨嵴并与外侧的接骨板垂直固定，以增加稳定性（图 15-33）。

最后将尺神经放回原位，然后逐层缝合切口。

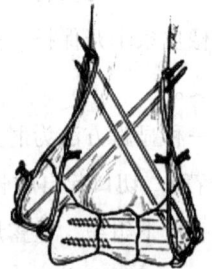

图 15-32　双侧张力带固定

NOTE

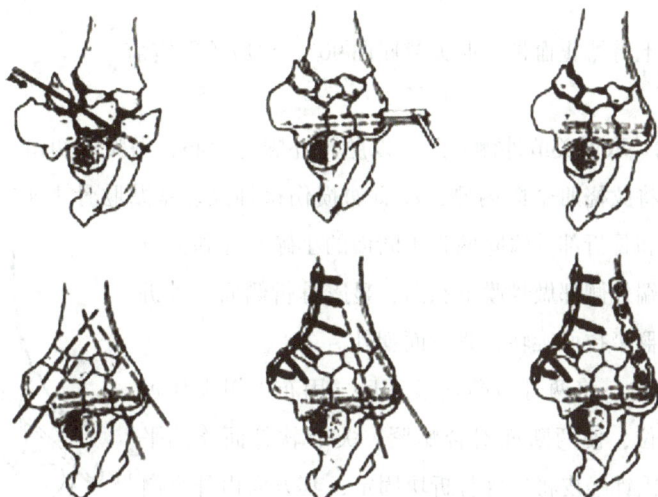

图 15 - 33　AO 推荐的固定方法

【术后处理】

用石膏托将肘关节固定于屈肘 90°位，4 ~ 6 周后开始练习肘关节活动。晚间仍用石膏固定，直至骨折牢固愈合。

【注意事项】

1. 选用肘关节内侧切口的目的　减少软组织和关节囊的损伤，便于显露和游离尺神经，避免尺神经损伤。手术中操作应轻柔，尽量减少手术创伤。

2. 关于内固定方法　用克氏针交叉固定肱骨髁间骨折是简便易行的方法，但骨折固定不牢固，无法早期行肘关节功能锻炼。AO 推荐的显露复位固定方法固定效果更佳，可以早期功能锻炼，但人为增加了一处尺骨鹰嘴骨折。

三、肱骨外髁骨折（或骨骺分离）内固定术

肱骨外髁骨折（或骨骺分离）为关节内骨折。这种骨折损伤范围较大，近端骨折块包括整个肱骨小头骨骺、一部分滑车和一部分干骺端骨质。骨折后，骨块可有不同程度的旋转移位，其程度决定于关节囊和肌筋膜的撕裂范围和伸肌的收缩程度，严重者可达 90° ~ 180°的旋转移位。由于这类骨折为关节内骨折，要求达到解剖复位，重新恢复肱骨远端关节面的完整性，要求骨折必须有良好的远期疗效，即骨折愈合和骨骺的正常发育。

【适应证】

1. 移位超过 2mm 的肱骨外髁骨折。

2. 手法复位失败的肱骨外髁骨折。

3. 陈旧性肱骨外髁骨折畸形愈合影响功能者。

4. 陈旧性肱骨外髁骨折骨折不愈合者。

对移位明显的陈旧性肱骨外髁骨折，如两断端间无骨痂形成，或两骨折端的骨质尚能与骨痂分清楚（一般受伤后 2 个月以内），可施行切开复位内固定术，以防日后影响肱骨外髁骨骺生长或骨骺被吸收后产生肘外翻畸形和晚期尺神经麻痹等一系列并发症。

【麻醉】

臂丛神经阻滞麻醉或全身麻醉。

NOTE

【体位】

仰卧位，患肢上臂缚止血带，肘关节屈曲90°，患肢置于胸前。

【手术步骤】

1. 切口与显露　取肘关节外侧入路。以肱骨外髁为中心，做弧形切口，长5～7cm。切开皮肤、皮下组织，将肱桡肌牵向内侧，注意勿损伤桡神经。紧贴肱骨小头前侧纵向切开关节囊，即可见到血肿和骨折部。清除两骨折断面的小碎骨片和关节内血块。将肱骨下端外侧部做骨膜下剥离，显露骨折侧面。骨折远侧面常已被伸肌群牵拉而旋转，骨折面朝外。

2. 复位与内固定　将两骨折断面清理后，用布巾钳夹住远侧骨块，并旋转复位，使两断面对合贴紧，关节软骨面连续平整。然后用2枚克氏针经皮将外髁骨折块固定，其方向由外下向内上，成45°～60°角（图15-34）。把皮外的钢针弯成钩形，并剪去多余部分，仅留2～3mm于骨外，以便日后拔出。放松止血带，彻底止血，然后分层缝合切口。

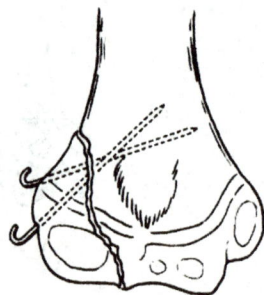

图15-34　克氏针交叉固定

【术后处理】

石膏托屈肘90°固定6周，此间可练习手的屈伸、握拳活动。术后1周必须摄X线片，观察骨折复位情况。术后6周再照X线片复查，证实骨折已愈合后，拔出克氏针。

【注意事项】

1. 如手法复位不成功，应尽早切开复位与内固定。手术时间越早越好，因为只有早期正确复位与牢固固定，骨折才能愈合。延迟复位即使仅1周，纤维组织和骨痂迅速长入骨折间隙，阻挠准确复位。延迟4周施行手术者，将导致骨骺发育紊乱。

2. 不可切断附着在外髁骨块后侧的任何软组织，否则有可能导致肱骨外髁骨折块缺血坏死。

四、肱骨内上髁骨折（或骨骺分离）内固定术

肱骨髁内上髁骨折常见于儿童，根据骨折块移位的程度分为四度：Ⅰ度，骨折无移位或仅有轻微移位；Ⅱ度，骨折块被前臂屈肌群拉到肱尺关节水平位置；Ⅲ度，骨折块嵌入肱尺关节内；Ⅳ度，肘关节向桡侧脱位，骨折块随之移到肱骨关节面下方。在后两种情况下，尺神经常被牵拉、挫伤或夹入关节内。

【适应证】

1. 肱骨内上髁骨折Ⅱ度至Ⅳ度骨折。

2. 肱骨内上髁骨折经手法复位失败者。

【麻醉】

臂丛神经阻滞麻醉或全身麻醉。

【体位】

仰卧位，患肢上臂缚止血带，患肢外展放于侧台上。

【手术步骤】

1. 切口与显露　取肘关节内侧入路，以肱骨内上髁为中心，做弧形切口，长约6cm。切开

皮肤、皮下组织和深筋膜，显露并保护尺神经。清除骨折周围的积血和血凝块，即可见到内上髁的近端骨折面和旋转变位的骨折块。清理骨折断端后用布巾钳夹持骨折块并将其向上牵拉复位。如骨块进入关节间隙中，应将肘关节外展，以加大内侧关节间隙，并将其由关节中提出，回复原位。

2. 复位与固定　将骨折块复位后，用2枚克氏针斜向外上方钻入，将骨折块固定。若患者为大龄儿童并且骨块较大，可用1枚空心松质骨螺丝钉固定。复位固定骨块时均需显露保护尺神经，必要时可将其游离移至肘前方，用数针间断缝线固定于屈肌与旋前圆肌筋膜上，埋于脂肪组织内。

【术后处理】

用石膏托将肘关节固定于屈肘90°位3周，逐渐练习肘关节的屈伸活动。待骨折坚固愈合后方可取出克氏针或螺丝钉。

【注意事项】

1. 肱骨内上髁骨折切开复位内固定，要求将远端骨折块准确复位与牢固固定，否则肘关节内侧的软组织可形成坚实的瘢痕，影响关节的正常活动。3周后应开始肘关节的功能锻炼，才能减轻或避免肘关节僵直。

2. 肱骨内上髁后侧是尺神经沟，如复位不理想发生畸形愈合，则有瘢痕或大量骨痂形成，经常刺激尺神经，发生迟发性尺神经炎，唯有准确的复位和良好的固定，才能避免发生这一不良后果。

3. 对Ⅲ度、Ⅳ度肱骨内上髁骨折可行尺神经前移术。

第三节　肘内翻截骨矫正术

肘内翻多发生在肘部损伤以后，骨折畸形愈合或因肘内侧骨骺损伤，使其发育比外侧骨骺缓慢所致，以肱骨髁上骨折最多见。轻度的肘内翻，对功能和美观无多大影响，不需手术治疗。重度的肘内翻，畸形明显，内翻角大于20°，肘部功能严重障碍者，应行手术矫正畸形。

【适应证】

1. 肘关节内翻角大于20°者。

2. 肘关节内翻，功能明显障碍，家长迫切要求手术者。

【术前准备】

将患者两侧肘关节伸直，测量携带角。肘内翻畸形时，矫正角度是内翻角与健侧携带角相加之和。然后用一薄的硬纸片在肘关节伸直位的正位X线片上，描绘出肱骨和桡、尺骨的轮廓，并定出其纵轴线，测定其内翻角度。在肱骨髁上部鹰嘴窝上缘1cm处画一横线与肘关节相平行，再在横线上方按照所要矫正的角度画一楔形。楔形的基底在桡侧，楔形的尖端不超过对侧骨皮质。将纸上的轮廓和楔形剪下，把纸样矫正畸形，使携带角度呈10°。

【麻醉】

臂丛神经阻滞麻醉或全身麻醉。

NOTE

【体位】

仰卧位，患肢上臂缚止血带，肘关节屈曲90°，患肢置于胸前。

【手术步骤】

1. 切口与显露 在上臂下端的外侧做一长5~6cm的直切口。切开皮肤、皮下组织和深筋膜。在筋膜下找出肱桡肌和肱三头肌之间隙，将肱桡肌牵向前侧，肱三头肌牵向后侧，显露肘关节以上的肱骨远端。沿肱骨外侧嵴切开骨膜，做骨膜下剥离，显露肱骨外侧前后骨面，但要保留其内侧嵴的骨膜。

2. 截骨与固定 在肱骨髁上部鹰嘴窝上缘1cm和骨干垂直的横切面，用骨刀刻出一横线标记，再按截骨的楔形大小，以此横线为一边，刻出楔形的另一边。然后，用摆锯分别在这两个线上行截骨，贯穿前后骨质保留内侧骨膜及部分骨皮质。核对楔形大小无误后，取出楔形骨块。然后将前臂外展，使两截骨面互相接触（图15-35）。观察是否达到预定矫正的角度，如不够理想，应从上位断面再切除少许骨质，直至合适为止。

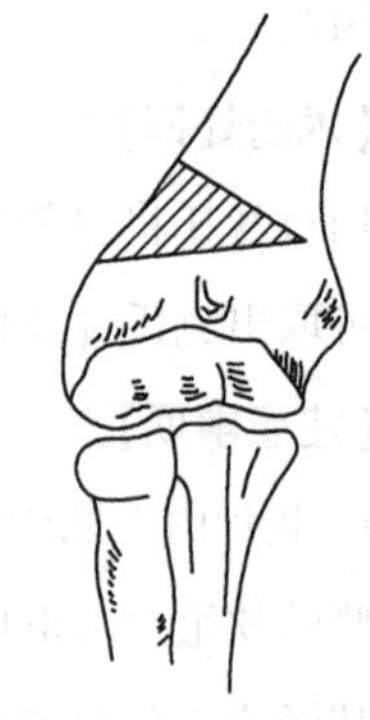

准确对合好截骨的两断面后，选用以下方法进行内固定术。

15-35 楔形截骨

（1）克氏针交叉外侧加压固定法 先在肱骨近侧端截骨线以上平行截骨线钻入1枚克氏针，通过内、外两侧骨皮质。再用另2枚克氏针平行从外上髁钻向内上方，通过截骨面后，从肱骨干内侧穿出。穿出的针尖不能过长，以刚穿透骨皮质为准，否则有损伤血管、神经的危险。针尾于皮外拧弯，近端克氏针弯向远侧，远端靠近截骨面的一枚克氏针弯向近侧，两针尾平行相贴，确认两截骨面互相接触、尺偏矫正满意后，将两针对向按压，使骨折端外侧适当加压后，两针尾再次拧弯勾绕在一起维持加压。远端另一枚克氏针于皮外拧弯剪短。

（2）螺丝钉钢丝固定法 即在截骨面远、近端外侧同一纵轴线上各钻入长短、粗细合适的螺丝钉，然后用钢丝绕扎两螺丝钉固定（图15-36）。

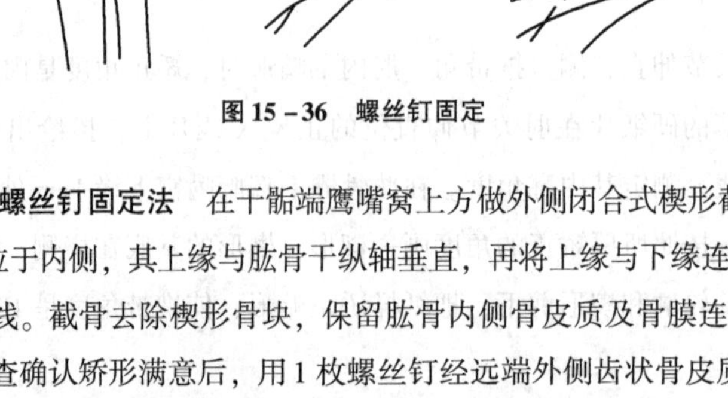

图15-36 螺丝钉固定

3. L形截骨术和螺丝钉固定法 在干骺端鹰嘴窝上方做外侧闭合式楔形截骨术。楔形的尖端（需要矫正的角度）位于内侧，其上缘与肱骨干纵轴垂直，再将上缘与下缘连接成一直角三角形，三角形三边即为截骨线。截骨去除楔形骨块，保留肱骨内侧骨皮质及骨膜连续。闭合截骨间隙，克氏针临时固定，检查确认矫形满意后，用1枚螺丝钉经远端外侧齿状骨皮质到近端固定，拔除克氏针。此法操作较复杂，但截骨面接触面大，内固定作用较好（图15-37）。

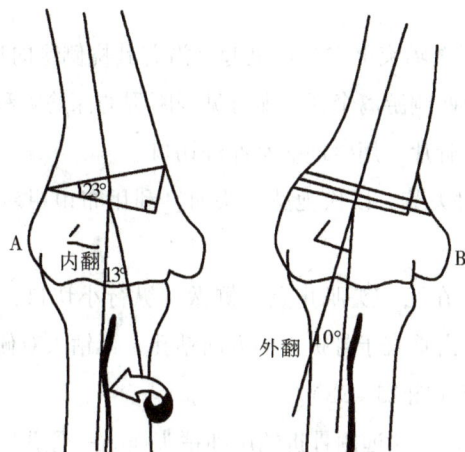

图 15-37 L 形截骨和螺丝钉固定

伤口用温盐水冲洗，放松止血带，彻底止血。检查截骨及固定无误后，先缝合骨膜，然后逐层缝合切口。

【术后处理】

石膏托屈肘 90°固定 6 周，此间可练习手的屈伸、握拳活动。术后 6 周照 X 片复查，证实骨折已愈合后，拔出克氏针。

第四节 尺骨鹰嘴骨折内固定术

尺骨鹰嘴骨折的治疗必须注意两点：一是要求将骨折准确复位，恢复光滑平整的关节面。如骨折错位愈合，关节面高低不平，将引起创伤性关节炎。二是要恢复正常的伸肘功能。在尺骨鹰嘴横形骨折，骨折端两侧的肱三头肌扩张部分和软组织可有不同程度的撕裂。骨折移位越明显，肌肉和软组织的撕裂越严重，此必将影响伸肘的功能。因此只有将骨折准确复位，缝合撕裂的软组织，才能恢复正常的伸肘功能。

【适应证】

1. 尺骨鹰嘴横形骨折。

2. 尺骨鹰嘴斜形骨折。

3. 尺骨鹰嘴粉碎性骨折。

4. 尺骨鹰嘴骨折块移位较大，手法复位失败者。

【术前准备】

除一般器械准备外，应备不锈钢丝、克氏针或接骨板、螺丝钉等。

【麻醉】

臂丛神经阻滞麻醉或全身麻醉。

【体位】

患肢上臂缚止血带，仰卧位，屈肘 90°，患肢置于胸前。或取俯卧位，患肢外展置于侧台上。

【手术步骤】

1. 切口与显露   从尺骨鹰嘴突上方2cm处起，沿着其桡侧缘向远侧延伸6cm做弧形切口。切开皮肤、皮下组织，并向两侧游离牵开，即可见到断裂的深筋膜和骨折端。屈曲肘关节，彻底清除关节内积血块或小碎骨片，用生理盐水冲洗切口。

2. 复位与固定   伸直肘关节，以松弛肱三头肌。利用布巾钳对合骨折端。然后采用下列方法之一进行内固定。

（1）螺丝钉内固定法   在肱三头肌止点远侧做一纵行小切口，直达尺骨近端背侧面，由此背侧面中点后方用细钻头沿垂直于骨折面的方向钻孔，再钻入对侧骨质，然后拧入合适的松质骨螺丝钉，将骨折块固定（图15-38）。

（2）钢丝"8"字固定法   在远侧骨折端用细钻头横钻一骨孔，钻孔的部位在尺骨鹰嘴前后径的中、后交界处，在肱三头肌腱膜下穿过钢丝包绕鹰嘴，将钢丝一端斜行经过骨折处的后面，至远侧骨折端的对侧穿过骨孔，最后再斜行经过骨折处到肱三头肌对侧将钢丝两端拧紧剪短。钢丝结的尖端扭弯埋于筋膜下（图15-39）。

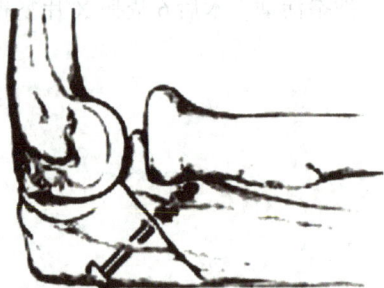

图15-38   螺丝钉固定法

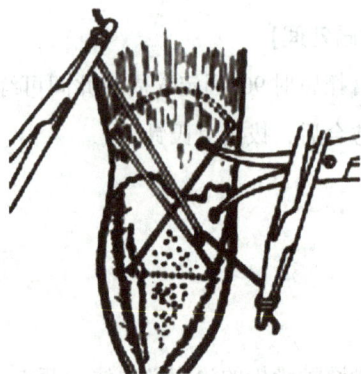

图15-39   钢丝"8"字固定法

（3）克氏针钢丝张力带固定法   适用于钢丝"8"字固定近折端有向后成角趋势的骨折。此方法最为常用。先将2枚克氏针做平行的髓内固定，再将钢丝穿过远侧骨折端已穿好的横行骨孔，交叉经过鹰嘴后方，然后钢丝绕过突出的克氏针，拉紧后拧紧打结，钢丝结的尖端扭弯埋于筋膜下。最后将克氏针近端做180°拧弯剪短，轻敲克氏针，使其断端进入近侧骨折块中（图15-40）。

（4）接骨板内固定法   当尺骨鹰嘴粉碎性骨折伴有骨缺损时，由于可能造成鹰嘴短缩而无法应用张力带固定时，将经过仔细塑形的半管状接骨板或尺骨鹰嘴解剖接骨板置于鹰嘴后面固定，在近关节面处用单侧螺丝钉固定（图15-41）。骨缺损处可行骨移植。

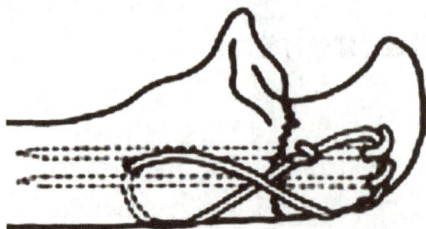

图15-40   张力带固定法

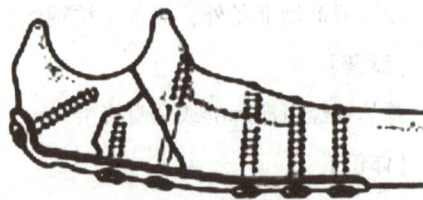

图15-41   接骨板固定法

【术后处理】

术后用长臂石膏前后托将肘关节制动于屈肘90°位2周。术后当日即可开始手指、手腕部的活动。术后2周去除石膏托，开始肘关节功能锻炼。

第五节 桡骨头切除术

【适应证】

1. 桡骨头粉碎性骨折。

2. 超过1/3的桡骨头边缘骨折，关节面严重破坏者。

3. 陈旧性桡骨颈骨折畸形愈合，影响前臂旋转功能者。

4. 陈旧性桡骨头脱位，手法复位失败者，或做肘关节成形术时。

【禁忌证】

儿童桡骨头、颈骨折。

【麻醉】

臂丛神经阻滞麻醉或全身麻醉。

【体位】

患肢上臂缚止血带，仰卧位，屈肘90°，患肢置于胸前。

【手术步骤】

1. 切口与显露 采用肘关节后外侧入路。自肱骨外髁后缘起，向内下方斜行至尺骨鹰嘴突以下5cm处止，做皮肤切口。切开皮下组织和深筋膜。在切口的远侧找出尺侧腕伸肌和肘后肌的间隙，并加以分离。将肘后肌牵向尺侧，尺侧腕伸肌牵向桡侧。在切口近侧显露关节囊。将肘后肌的近侧纤维向远侧牵开，充分显露肱桡关节囊。纵向切开关节囊，显露桡骨头。桡神经深支（骨间背神经）在旋后肌纤维的两平面之间经过，应避免损伤。

2. 切除桡骨头与修整骨端 在桡骨头的关节缘处横形切开骨膜，并剥离至桡骨结节水平。清除关节的碎骨片及血块，切断桡骨颈部，用咬骨钳修整骨端，仔细取尽关节内的碎骨片。

用温生理盐水冲洗手术切口，去净骨屑，放松止血带彻底止血。将骨膜包盖桡骨端，丝线缝合数针以固定骨膜，并依次缝合关节囊、筋膜、皮下及皮肤。

【术后处理】

1. 患肢用长臂石膏后托屈肘90°固定2周。术后当日即可开始练习手指和手腕部活动。

2.2周后去除石膏托，逐步练习肘关节屈伸及前臂旋转活动。

【注意事项】

1. 手术中应仔细操作，避免损伤桡神经深支。在肘部，桡神经深支紧贴关节囊外面走行，故只要在关节囊内操作，不横形扩大关节囊切口，即可避免桡神经深支的损伤。另外在牵拉关节囊时不可用力过猛，否则也会牵拉伤及该神经，应予注意。

2. 桡骨头的切除范围，一般不宜超过1.5cm，即相当于桡骨头、颈交界处的水平。如切除过多，日后桡骨可能逐渐上移，从而引起桡尺远侧关节的紊乱和创伤，产生腕部疼痛及无力。

3. 切除桡骨头后，应彻底清除关节内一切小碎骨片，以免日后形成新骨，引起肘部疼痛

NOTE

和僵硬。

4. 术中如发现环状韧带断裂，应在切除桡骨头后，将断裂的韧带予以缝合，以增加桡骨残端的稳定性，防止前臂旋转时残端向外突出。

第六节　尺骨上 1/3 骨折合并桡骨头脱位切开复位术

尺骨上 1/3 骨折合并桡骨头脱位称为孟氏骨折。孟氏骨折一般可分为以下四型：伸直型，尺骨近端 1/3 骨折，骨折向前成角和桡骨头向前脱位；屈曲型，尺骨近端 1/3 骨折，骨折向后成角和桡骨头向后脱位；内收型，尺骨近端骨折，骨折向外成角和桡骨头向外脱位；特殊型，尺、桡骨近端骨折，桡骨头向前脱位。其中以伸直型较为多见。

【适应证】

1. 尺骨上 1/3 骨折合并桡骨头脱位，经手法复位失败或复位后骨折、脱位不稳定者。

2. 尺骨粉碎性骨折、多段骨折或合并桡神经损伤伴桡骨头、颈骨折者。

3. 陈旧性骨折脱位的患者，有明显畸形和功能障碍者。

【术前准备】

除一般器械准备外，如需要植骨者，应准备髂骨部皮肤。准备长短合适的髓内针、接骨板及螺丝钉等。

【麻醉】

臂丛神经阻滞麻醉或全身麻醉。

【体位】

仰卧位，患肢外展 90°，前臂稍旋前，置于侧台上。

【手术步骤】

1. **切口与显露**　采用前臂背侧上段切口。从肘关节上方 2~3cm 处起，沿肱三头肌腱外侧做皮肤切口，向下弧形延伸，经尺骨鹰嘴突外缘、尺骨背侧缘到尺骨上、中 1/3，全长约 12cm。牵开皮肤、皮下组织，暴露尺骨鹰嘴外侧缘、肘后肌、尺侧腕伸肌和尺侧腕屈肌。然后切开尺骨与肘后肌、尺侧腕伸肌间的深筋膜。再沿尺骨背侧切开骨膜，在肘后肌与尺侧腕伸肌之间做骨膜下剥离，暴露尺骨上 1/3 部及附着其上的旋后肌、环状韧带及后侧关节囊。靠近尺骨切断旋后肌，将切断的旋后肌、肘后肌和尺侧腕伸肌牵向桡侧，切开关节囊显露肱桡关节。到此，尺骨上 1/3 部及肱桡关节均已充分暴露。

2. **整复桡骨头与修复环状韧带**　先检查桡骨头脱位的程度，然后检查环状韧带损伤情况。如因环状韧带破裂嵌入关节内，阻碍桡骨头还纳，则须将环状韧带自关节内牵出，然后牵引前臂，术者以拇指压迫桡骨头，使其复位。缝合破裂之环状韧带。如果环状韧带已严重破坏而不能缝合，则可在切口内适宜部位切取一带蒂的深筋膜条（长 6~8cm，宽 1cm），其蒂部在近侧（图 15-42），将筋膜条在尺骨的桡骨切迹远侧与桡骨结节的近侧部位绕过桡骨颈的后方，以备重建环状韧带之用，暂不缝合。

3. **骨折复位与固定**　牵引前臂，利用骨膜剥离器撬拨骨折端，使尺骨骨折复位。然后在尺骨鹰嘴部做一纵行切口，长 1cm，显露尺骨鹰嘴突中央部。用骨钻由该部沿尺骨纵轴钻一骨孔，直达髓腔，然后由此骨孔向尺骨髓腔内钉入一斯氏针或三棱针，以固定尺骨骨折，也可用加压接骨板和螺丝钉固定尺骨骨折。螺丝钉应以穿透对侧骨皮质为度，不宜过长，否则将阻碍桡骨头的复位或影响前臂的旋转功能。

4. 重建环状韧带　将环绕桡骨颈的深筋膜条使其与蒂部重叠，行间断缝合，固定桡骨头（图 15 - 43）。缝合筋膜条时应松紧合适，以不影响桡骨头的旋转为度。

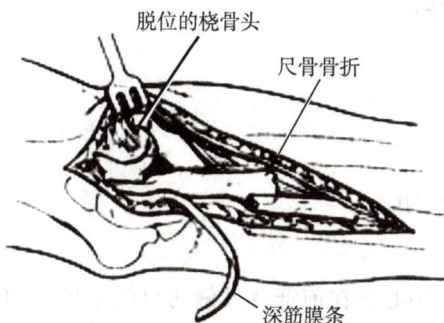

图 15 - 42　自尺骨上切取带蒂深筋膜条

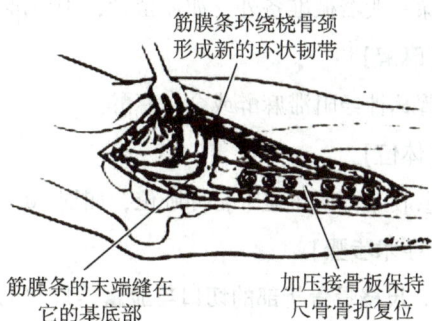

图 15 - 43　重建环状韧带

放松止血带，彻底结扎止血，用生理盐水冲洗切口，然后按层缝合。

【术后处理】

1. 术后用长臂前后石膏托将肘关节固定于 90°位。2 周拆线，换管型石膏维持固定。

2. 抬高患肢，注意手指的血液循环及肿胀情况。术后第 2 天即可开始练习手指的活动。也应尽早练习肩关节的活动。

3. 术后 4~6 周，经拍 X 线片证实骨折已愈合后，即拆除管型石膏，拔除尺骨的髓内针。主动练习肘关节的屈伸活动及前臂的旋转活动。并可配合理疗，以促进关节功能的恢复。

【注意事项】

1. 本手术的目的是使脱位的桡骨头还纳，并对尺骨骨折行内固定，待骨折坚强愈合后，即能恢复前臂的旋转功能和肘关节的屈伸活动。故在手术中如发现桡骨头脱位并有严重骨折、关节面破坏者，应同时将桡骨头切除。

2. 对陈旧性孟氏骨折，如环状韧带虽有破裂，但仍较完整者，经仔细游离后仍可用此韧带进行缝合，以固定桡骨头。尺骨骨折复位内固定后，应于骨折部行松质骨植骨。桡骨头脱位时间过久，不能复位时，应切除桡骨头，以改善前臂的旋转功能。

3. 重建环状韧带的筋膜条，可以自创口附近切取，也可以从大腿外侧切取阔筋膜。将筋膜条的光滑面朝外，折叠缝合成条状，再于尺骨的桡骨切迹稍下方处纵行钻 2~3 个骨孔，并将三骨孔凿成一裂隙。将筋膜条穿过裂隙，然后整复脱位的桡骨头，用手指固定之再重建环状韧带。

第七节　尺桡骨干双骨折内固定术

尺桡骨干双骨折临床上十分常见，而且治疗比较复杂，对复位、愈合及功能的恢复要求均很高。如治疗不当，可发生一系列并发症，将严重影响手和上肢的功能，影响劳动力的恢复。

NOTE

【适应证】

1. 尺、桡骨干双骨折，经手法复位失败或复位后不稳定的患者。

2. 一骨或双骨多段骨折，移位严重者。

3. 陈旧性尺、桡骨干双骨折不愈合或畸形愈合，影响功能者。

【术前准备】

除一般器械准备外，如需植骨，则应准备髂骨部皮肤。

【麻醉】

臂丛神经阻滞麻醉或全身麻醉。

【体位】

患肢上臂缚止血带，仰卧位，屈肘90°，前臂置于胸前。

【手术步骤】

1. 尺桡骨骨折部的切口与显露   以尺骨骨折部为中心，在前臂背尺侧切口线上做一相应长度的切口。切开皮肤、皮下组织和深筋膜，牵开两侧的肌肉，清除积血，显露尺骨断端。

另以桡骨骨折部为中心，在前臂背桡侧切口线上做一相应长度的切口。切开皮肤、皮下组织和深筋膜，牵开两侧的肌肉，清除积血，显露桡骨骨折端。

2. 尺桡骨骨折的复位与内固定

（1）髓内针固定   屈曲肘关节，于尺骨鹰嘴部做一长1.5cm的纵切口，沿切口方向切开肱三头肌腱膜和骨膜，显露尺骨鹰嘴。于鹰嘴突中点用骨钻钻孔后，将髓内针沿尺骨纵轴方向钻入近侧段骨髓腔中，至骨折远端外0.5cm处时，将骨折端准确对位，持骨钳维持复位，再将髓内针钻入远侧段（图15-44），针尾留在皮肤外1~2cm，或把针尾弯曲，留2~3mm，埋于筋膜下。

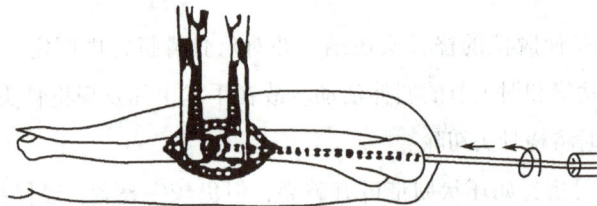

图15-44   尺骨髓内针固定

将腕关节掌屈并尺偏，使桡骨茎突向上。以桡骨茎突为中心，在桡侧腕长伸肌腱和拇短伸肌腱之间，做一长约3cm的直切口。显露桡骨茎突的外背侧，避免损伤桡神经浅支和头静脉。切开剥离骨膜，桡骨茎突骨皮质上钻一斜孔（图15-45），方向几乎平行于桡骨髓腔。将髓内针按桡骨解剖弧度塑形后沿此孔穿入髓腔（图15-46），并向近侧推进，直达骨折部，整复骨折并维持复位，将髓内针穿入骨折近端髓腔。将髓内针在桡骨茎突外留1cm。术中拍片显示髓内针针位、针长及骨折复位均满意，并直视骨折断端无分离。

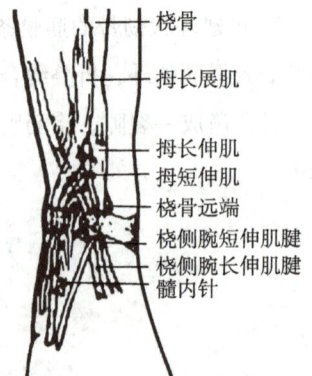

桡骨
拇长展肌
拇长伸肌
拇短伸肌
桡骨远端
桡侧腕短伸肌腱
桡侧腕长伸肌腱
髓内针

图15-45   桡骨髓内针进针点

（2）接骨板固定   清理复位尺桡骨骨折端，用夹式持骨器

保持复位。对桡骨上 1/3 部的骨折（相当于旋前圆
肌止点以上骨折），应将前臂放在旋后位；中 1/3
部的骨折，应将前臂放在中立位，使骨间膜的张力
平衡。这样才能克服肌肉牵拉所引起的骨折段的旋
转移位，从而有利于复位和固定。对尺桡骨骨折选
用的接骨板至少要有 5 孔，粉碎的或长斜骨折需用
较长的接骨板。尺骨干较直，将接骨板直接置于尺
骨内侧或外侧固定。而固定桡骨的接骨板应恢复桡

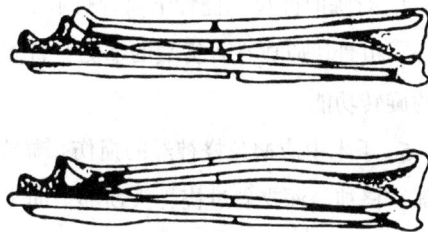

图 15-46 桡骨髓内针应先塑形，
否则导致骨折端分离

骨的桡侧和背侧弧度。需将有韧性的模板置于准备放置接骨板的桡骨骨面上并将其塑形成桡骨
的弧度，取下该模板以此为模型，将桡骨接骨板仔细塑形后与桡骨固定。接骨板的中点，要与
骨折线对齐，用长短合适的螺丝钉固定之。桡骨干近侧 1/2 骨折，接骨板放置于桡骨背侧；如
骨折在桡骨远侧 1/2 骨折，接骨板放置于桡骨掌侧。尺桡骨双骨折应分别显露固定。并应先选
择非粉碎、形状稳定的骨折做内固定，再固定另一骨折。

3. 止血缝合 检查尺骨与桡骨的固定牢靠后，松开止血带，彻底止血。用生理盐水冲洗
切口，然后按层次缝合各处切口。

【术后处理】

1. 术后长臂前后石膏托将肘关节固定于 90°位 2 周。2 周拆线后改用石膏管型固定，直至
骨性愈合，然后拔除髓内针。

2. 术后即可开始练习手指屈伸活动，逐步练习握拳活动。

3. 去除外固定后应逐步练习肘、腕关节的屈伸活动和前臂的旋转活动。

【注意事项】

1. 当前臂旋转时，主要是桡骨围绕尺骨而转动，故桡骨比尺骨活动度大。为了使桡骨骨
折端在内固定后不发生任何旋转，应行接骨板螺丝钉内固定。而尺骨主要是屈伸活动，一般采
用髓内针固定即可。因此常规是尺骨用髓内针，桡骨用接骨板螺丝钉内固定。但当尺桡骨均为
斜形骨折，尺骨不宜用髓内针固定时，则尺、桡骨均可用接骨板螺丝钉固定，但要将接骨板固
定在尺骨的内侧面和桡骨的外侧面（图 15-47）。

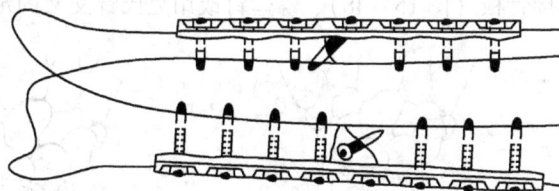

图 15-47 接骨板放置于尺、桡骨外侧

如为尺、桡骨多段骨折或桡骨多段，尺骨单一骨折，则两骨均可用髓内针固定。

2. 尺、桡骨干双骨折内固定术多采用两个切口显露骨折部，一般不宜用一个切口进行手
术。因为一个切口操作不方便，而且可破坏骨间膜和肌肉，且可导致上桡尺关节的骨性连接，
影响前臂的旋转功能。

3. 尺、桡骨干双骨折合并上桡尺关节或下桡尺关节脱位的，应先处理脱位，然后再行骨
折的内固定。

NOTE

4. 对陈旧性尺、桡骨干双骨折和骨折不愈合的患者，手术的同时应取髂骨植骨，以促进愈合。植骨块应放在骨折端的掌侧、背侧及外侧，不能放在骨间膜处，以免形成骨桥，影响前臂的旋转功能。

5. 手术中应避免桡神经的损伤。显露桡骨上 1/3 部时，在切口中不可损伤桡神经深支。在该部，桡神经深支斜过桡骨头颈部，向下穿入旋后肌达前臂浅、深两层肌肉之间。为了避免该神经损伤，应将旋后肌紧靠尺骨切断或于骨膜下剥开，将旋后肌连同桡神经深支一起牵向外侧。另外在桡骨茎突部穿针时，应注意勿损伤桡神经浅支。该神经位于深筋膜下，应仔细切开深筋膜，并轻巧地分离，不可损伤。

第八节　桡骨远端骨折内固定术

桡骨远端根据骨折受伤时的体位及骨折端移位的情况，常见骨折类型分为两类：伸直型（又称 Colles 骨折）和屈曲型（又称 Smith 骨折）。

（一）伸直型骨折

【适应证】

1. 严重粉碎性桡骨远端骨折，向背侧桡侧移位明显，桡骨远端关节面破坏者。

2. 桡骨远端骨折闭合复位失败，或复位成功，外固定不能维持复位。

3. 陈旧性桡骨远端骨折，骨折畸形愈合影响功能者。

【麻醉】

臂丛神经阻滞麻醉或全身麻醉。

【体位】

患肢上臂缚止血带，仰卧位，上肢外展放于侧台上。

【手术步骤】

经腕背桡侧做弧形切口，长约 6cm。切开皮肤、皮下组织和筋膜，于指总伸肌腱的桡侧切开腕背侧韧带，将指伸肌腱、桡侧腕短伸肌腱、拇长伸肌腱牵向尺侧，显露骨折端，在直视下将骨折片复位，用 T 形接骨板（图 15-48）、螺丝钉或用克氏针交叉固定（图 15-49）。

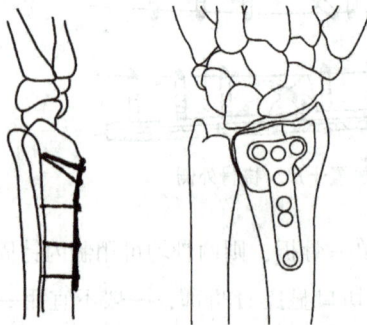

图 15-48　背侧 T 形接骨板固定　　　　图 15-49　克氏针交叉固定

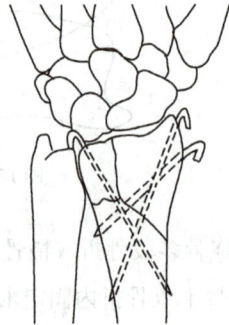

若骨折块碎裂、塌陷，有骨缺损，骨折片无法复位，经牵引复位后，可分别于桡骨骨折近端及第 2 掌骨穿针，用外固定支架维持复位，取髂骨植骨充填缺损，结合克氏针固定（图 15-50）。

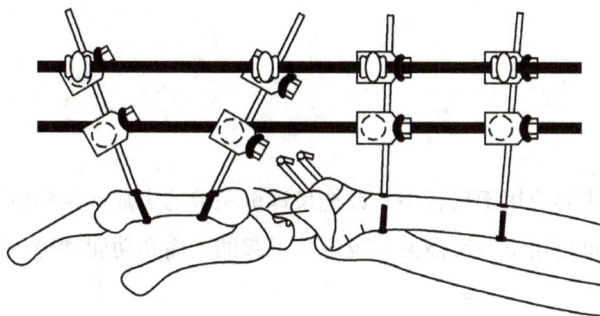

图 15 - 50　外固定架结合克氏针固定

检查复位满意，固定可靠，彻底止血，先缝合腕背侧韧带，再逐层缝合，妥善包扎。6 ~ 8 周后可去除外固定支架。

（二）屈曲型骨折

【适应证】

1. 严重粉碎桡骨远端骨折，向掌侧桡侧移位明显，桡骨远端关节面破坏者。

2. 桡骨远端骨折闭合复位失败，或复位成功，外固定不能维持复位。

3. 陈旧性桡骨远端骨折，骨折畸形愈合影响功能者。

【麻醉】

臂丛神经阻滞麻醉或全身麻醉。

【体位】

患肢上臂缚止血带，仰卧位，上肢外展放于侧台上。

【手术步骤】

于腕掌侧做一弧形切口，长约6cm，切开皮肤、皮下和深筋膜。再于桡侧腕屈肌与掌长肌之间做切口，切开腕掌侧韧带和肌膜。将桡侧腕屈肌、拇长屈肌牵向桡侧，掌长肌、正中神经和其他肌腱牵向尺侧。将旋前方肌于桡骨附着处切开至骨膜做骨膜下剥离，显露骨折端，将桡骨直视下复位，用 T 形接骨板（图 15 - 51）、螺丝钉固定，也可用克氏针交叉固定。如有骨缺损须行骨移植填充骨缺损。

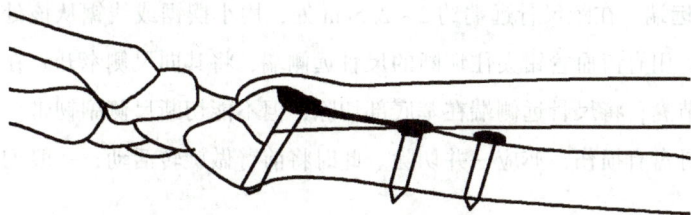

图 15 - 51　掌侧接骨板固定

检查复位满意，固定可靠，冲洗创口，先缝合腕掌侧韧带，再逐层缝合创口，妥善包扎。

【术后处理】

1. 术后患肢前臂石膏托外固定。

2. 术后 6 周，当骨折愈合较坚强后，可拆除石膏，换小夹板保护，练习腕关节的活动。

NOTE

第九节　尺骨远端切除术

尺骨远端切除术主要应用于尺骨小头或桡尺远侧关节的炎症或疾病所引起的前臂旋转功能障碍、疼痛和无力，也可用于下尺桡关节脱位所引起的腕痛和功能障碍。但本手术不能改善腕关节的畸形。

【适应证】

1. 陈旧性尺桡远侧关节脱位。

2. 桡骨远端骨折畸形愈合或尺骨小头骨折。

3. 腕关节三角软骨盘损伤。

【麻醉】

臂丛神经阻滞麻醉或全身麻醉。

【体位】

患肢上臂缚止血带，仰卧位，患肢置于胸前或外展于侧台上。

【手术步骤】

1. 切口与显露　沿前臂尺侧由尺骨茎突处起向上做一长 5 ~ 6cm 的纵行切口。切口下端不可超过尺骨茎突，以免损伤尺神经的手背支（图 15 - 52）。切开皮肤、皮下组织和深筋膜，从尺侧腕伸肌与尺侧腕屈肌之间游离。纵向切开骨膜，行骨膜下剥离，显露尺骨远端。

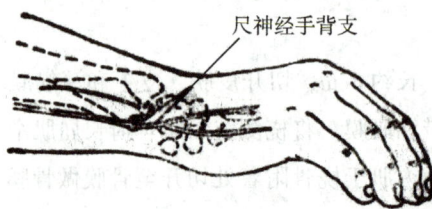

尺神经手背支

图 15 - 52　皮肤切口

2. 切除尺骨远端　在距尺骨远端约 2 ~ 2.5cm 处，用小摆锯或线锯从该处切断尺骨，这样可防止尺骨劈裂。用有齿血管钳夹住切断的尺骨远侧端，将其向尺侧牵开。在接近尺骨远端关节面处切开腕关节囊，将尺骨远侧端在基底部切除，但不能切断尺侧副韧带。用骨锉修整尺骨残端。如三角软骨盘有损伤，亦应一并切除。此时将前臂做旋转活动，一般均可获得一定的旋转功能。

然后清除碎骨片，用生理盐水冲洗切口，缝合骨膜。逐层缝合皮下组织和皮肤。

【术后处理】

术后不用外固定。术后第 2 天即可开始练习腕关节和手指的屈伸活动和前臂的旋转功能锻炼。

第十六章　腕关节及手部的手术

第一节　腕、手部的局部解剖和手术入路

一、腕部的局部解剖

（一）体表标志

腕前面可以看到三条腕横纹：腕近纹位于尺骨头的平面上；腕中纹相当于桡腕关节线的两端；腕远纹微凸向手掌，通过中腕关节线的最高点并相当于屈肌支持带的近缘。当腕关节轻微屈曲时，做拇指与小指相捏的动作可以清晰地看到掌长肌腱（图16-1）。掌长肌腱桡侧的肌腱即为桡侧腕屈肌腱。正中神经处于屈肌支持带下，掌长肌与桡侧腕屈肌之间。当腕关节轻微屈曲尺偏时易于摸到尺侧腕屈肌腱，尺神经位于尺侧腕屈肌桡背侧。在腕背面桡侧可触及一骨性突起，为Lister结节，拇长伸肌腱从结节的尺侧绕过，行向拇指。拇指外展并轻度后伸时腕关节桡背侧可见一三角形凹窝，即解剖学鼻烟窝（图16-2）。

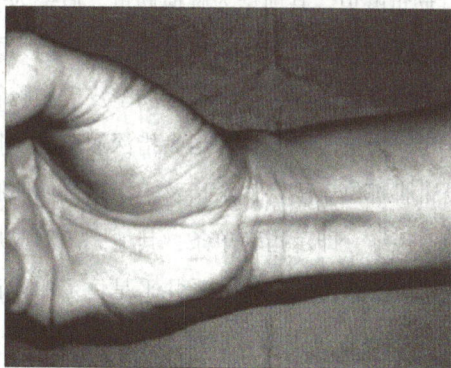

图16-1　掌长肌腱定位

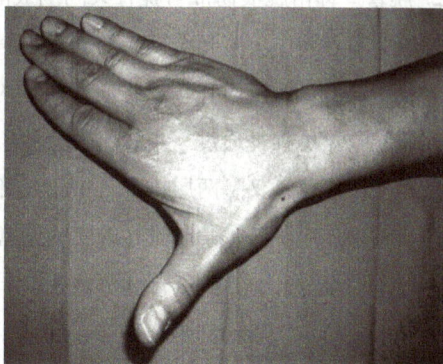

图16-2　解剖学鼻烟窝定位

（二）腕部的骨与关节

腕关节包括桡腕关节、腕骨间关节和下尺桡关节。腕骨共有8块，分远、近两排，各4块。近排由桡侧起依次为舟骨、月骨、三角骨、豌豆骨；远排由桡侧依次为大多角骨、小多角骨、头状骨与钩骨。舟骨、月骨和三角骨相连的弧状关节面与桡骨远端关节面构成桡腕关节（图16-3）。豌豆骨是尺侧腕屈肌的籽骨，不参加腕关节的活动，但可增加尺侧屈腕的功能。在远排，第1掌骨隔大多角骨、第2掌骨隔小多角骨与舟骨相对，第3掌骨隔头状骨与月骨相对。当腕骨骨折或病变时，叩击此相应的掌骨可产生疼痛。下尺桡关节呈L形，其垂直部位于桡、尺骨下端之

NOTE

间，横部在尺骨头远端与腕关节盘之间。腕关节盘或称三角纤维软骨盘，是一块位于尺骨头与三角骨之间狭长区域内的纤维软骨，平面略呈三角形，中央比周围薄，上下面呈双凹形。另外桡骨茎突较尺骨茎突长 1~1.5cm，桡骨远端关节面向尺侧倾斜 20°~25°，向掌侧倾斜 10°~15°。

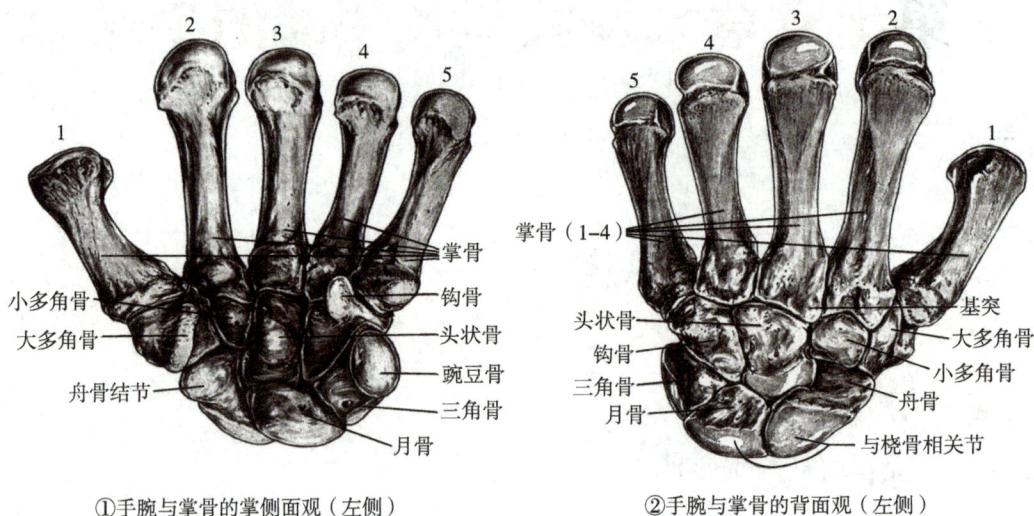

①手腕与掌骨的掌侧面观（左侧）　　②手腕与掌骨的背面观（左侧）

图 16-3　手腕与掌骨的构成

（三）腕掌侧的局部解剖

1. 腕横韧带　两排腕骨排列成弓状，凹侧朝向掌侧。弓的两端各有两个骨突，尺侧为豌豆骨与钩状骨，桡侧为舟骨结节与大多角骨嵴。一条厚而致密的纤维带附着于两端的两个骨突上，该纤维带即为腕横韧带，也称屈肌支持带。腕横韧带可保持腕弓，为屈指肌腱的重要支持带滑车，起保护正中神经作用，手术切开后，可以不缝合。

2. 腕管　即由腕横韧带与腕骨共同围成的一个骨韧带隧道。其前壁为腕横韧带，后壁为一层覆盖桡腕关节及腕中关节光滑韧带的筋膜组织，桡侧壁为舟骨结节及大多角骨嵴，尺侧壁为豌豆骨、钩状骨。腕管的浅面有掌长肌及其相续的掌腱膜，还有正中神经和尺神经的掌皮支。腕管内有指屈肌腱与正中神经通过。指屈肌腱分两层排列，浅层为指浅屈肌，深层为指深屈肌腱及拇长屈肌腱。指浅屈肌腱又呈两层排列，中指及环指指浅屈肌腱位于浅层，示指及小指指浅屈肌腱位于深层。指深屈肌腱的 4 条肌腱在腕管内常常和在前臂一样，即示指为单条，其他 3 条形成扁平的，一般不完全分开，直到掌部才分成 3 条。腕管桡侧半各结构的位置关系几乎是恒定的，正中神经入管后直接位于腕横韧带桡侧半的下方，拇长屈肌腱恒定位于腕管的桡侧极，它的内侧是指浅、深屈肌的示指腱。正中神经则位于外侧拇长屈肌腱和内侧的指浅屈肌示指腱中间（图 16-4）。

3. 尺管　为尺神经及其深支走行于腕部的骨纤维性通道。位于腕骨的尺掌侧，前壁为腕浅横韧带，后壁为腕横韧带，内壁为豌豆骨及豆钩韧带，其内走行为尺神经及尺血管，从外向内分别为尺静脉、尺动脉、尺神经（图 16-5）。

（四）腕背侧的局部解剖

1. 腕背侧韧带　是前臂背侧深筋膜的加厚部，在外附着于桡骨下端的外侧缘及桡骨茎突，斜行向内至尺骨茎突及其远端，附着于豌豆骨及三角骨。从其深面发出许多纵隔，至桡骨、尺骨的嵴上，在腕背侧与骨膜之间构成 6 个骨性纤维管，手背的各肌腱及其滑膜鞘即经过这些骨性纤维管。

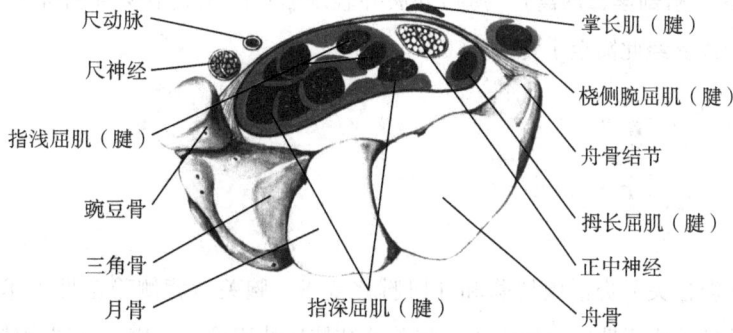

图 16-4 腕管构造模式图

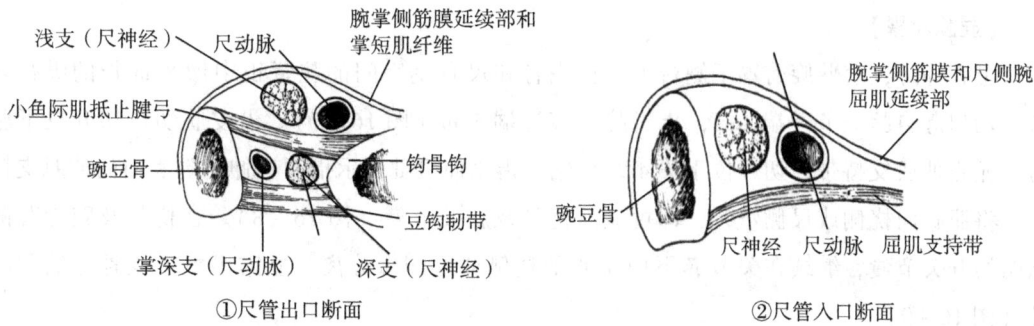

①尺管出口断面

②尺管入口断面

图 16-5 尺管构造模式图

2. 腕背侧滑膜鞘 在腕背侧韧带下有 9 个肌腱，均裹以滑膜鞘，经过 6 个骨纤维管达于手背。每个管内均衬以腱滑膜鞘，自外向内为：第 1 管通过拇长展肌腱与拇短伸肌腱；第 2 管通过桡侧腕长、短伸肌腱；第 3 管通过拇长伸肌腱；第 4 管通过指总伸肌腱和示指伸肌腱，位于指伸肌深面的前臂骨间后神经亦位于此管内；第 5 管通过小指伸肌腱；第 6 管通过尺侧腕伸肌腱（图 16-6）。

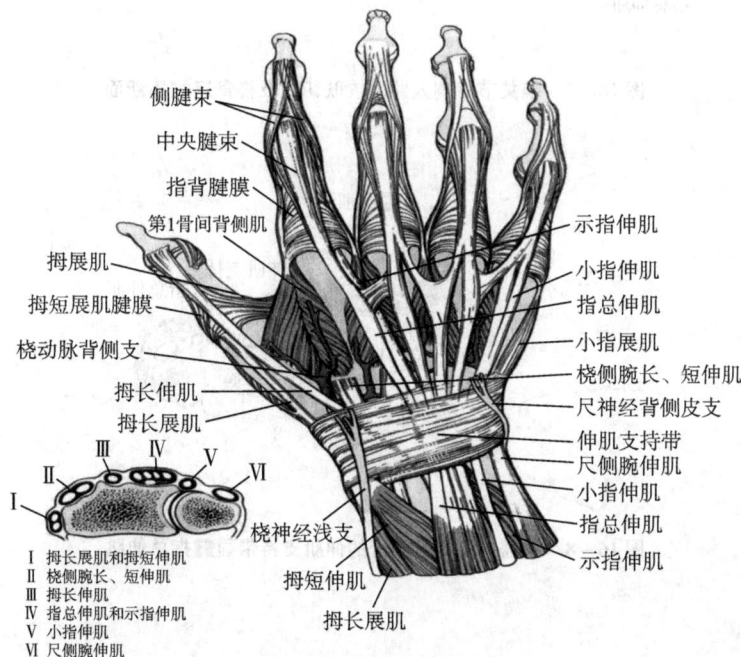

Ⅰ 拇长展肌和拇短伸肌
Ⅱ 桡侧腕长、短伸肌
Ⅲ 拇长伸肌
Ⅳ 指总伸肌和示指伸肌
Ⅴ 小指伸肌
Ⅵ 尺侧腕伸肌

图 16-6 腕背滑膜鞘的分布

3. 腕桡侧窝（解剖学鼻烟窝） 拇指外展并轻度后伸时腕关节桡背侧可见一三角形凹窝，桡动脉和桡神经浅支经此窝至手背。

二、腕部的手术入路

（一）腕关节背侧手术入路

【适应证】

适用于类风湿性关节炎滑膜切除和伸肌腱修复术、腕关节背侧稳定性手术、腕关节融合术、桡骨远端的良性或恶性肿瘤切除术、腕关节结核病灶清除术、桡骨远端背侧关节内唇状骨折移位和经舟骨月骨周围脱位手术、近排腕骨切除术等。

【显露步骤】

患者仰卧，前臂旋前置于侧台上，在桡骨和尺骨茎突间的腕背正中做8cm长的纵行切口，切口起自腕关节近端3cm，止于腕关节远端5cm（图16-7）。沿皮肤切口切开皮下脂肪，显露伸肌支持带，切开位于第4纤维鞘管指总伸肌腱和示指固有伸肌腱表面的伸肌支持带，将肌腱向桡侧或尺侧牵开，即可显露桡骨及腕关节囊（图16-8）。在桡骨及腕骨背侧纵向切开关节囊，继续在关节囊下向桡骨的桡侧或尺侧做分离，显露出整个桡骨远端和腕骨（图16-9）。

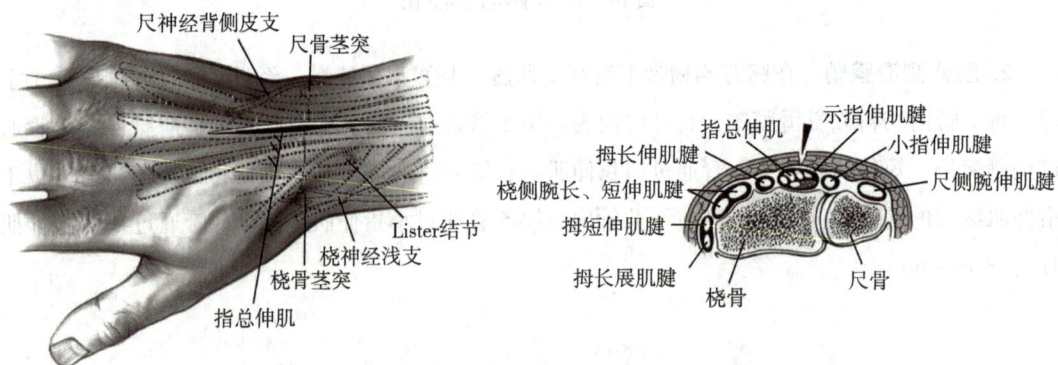

图16-7　腕关节背侧入路的皮肤切口及桡骨远端横断面

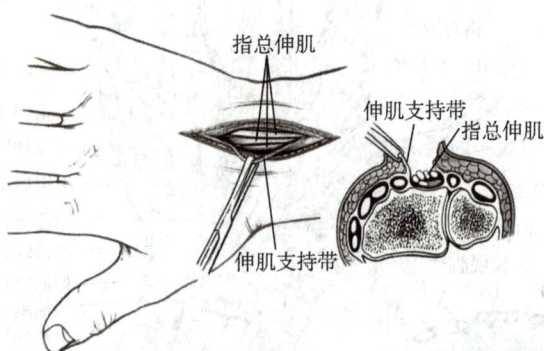

图16-8　覆盖第4纤维鞘管的伸肌支持带显露指总伸肌

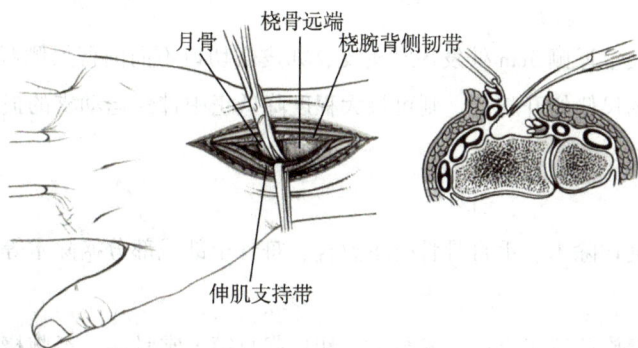

月骨　　桡骨远端　桡腕背侧韧带

伸肌支持带

图 16 - 9　从桡骨背面掀起桡腕背侧韧带和伸肌腱，充分显露桡骨背面

【注意事项】

1. 皮肤切口位于尺神经皮支和桡神经皮支分布区皮肤之间，在脂肪内分离容易造成皮神经的损伤，因此在分别向桡侧和尺侧游离皮肤前，将切口向下延长至伸肌支持带，神经分支可受到脂肪层的保护。

2. 桡动脉在腕关节外侧经过，因此在腕关节水平保持骨膜下剥离，桡动脉就不易受到损伤。

(二) 腕关节掌侧手术入路

【适应证】

适用于正中神经减压术，腕部屈肌腱的滑膜切除术，腕管内肿瘤切除术，腕管内肌腱、神经断裂的修复术，掌中间隙化脓性感染的引流，某些桡骨远端及腕骨骨折和脱位的切开复位内固定术等。

【显露步骤】

患者仰卧位，上肢前臂旋后位置于侧台上，此入路切口呈 S 形，从大、小鱼际肌间皱纹处开始向近侧，达腕横纹时尽量与纹平行，避免垂直产生瘢痕，再向近侧延伸，切口呈 S 形，长 6~8cm（图 16 - 10）。切开皮肤、深筋膜，将掌长肌腱牵向尺侧，找到在掌长肌腱和桡侧腕屈肌腱之间的正中神经，为防止支配鱼际肌的正中神经运动支受伤，要在正中神经的尺侧切开腕横韧带。将正中神经向桡侧牵开，并将屈肌腱拉离腕管，纵向切开腕管基底，显露腕骨的掌侧面，向近端延长，可达腕关节和桡骨远端的掌侧面（图 16 - 11）。

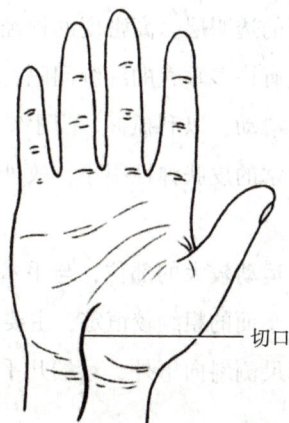

切口

图 16 - 10　腕关节掌侧入路切口

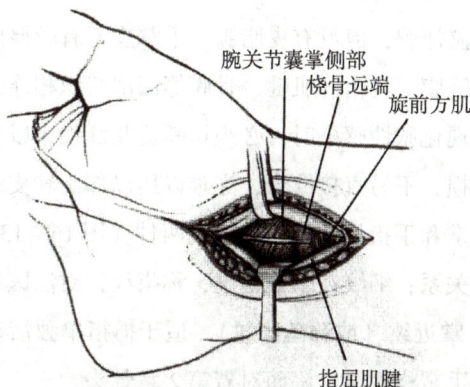

腕关节囊掌侧部
桡骨远端
旋前方肌

指屈肌腱

图 16 - 11　显露桡骨远端和关节囊，切开关节囊显露腕骨

【注意事项】

正中神经在腕关节近侧5cm处发出掌皮支，如皮肤切口不向前臂尺侧弯曲则容易损伤该皮支。如在正中神经的尺侧切开腕管，则可最大程度降低正中神经运动支的损伤。

（三）腕关节桡侧手术入路

【适应证】

适用于桡骨茎突切除术、手舟骨骨折不愈合、舟骨全部或部分摘除术等。

【显露步骤】

患者仰卧，前臂旋前置于上肢手术台上，切口起自第1掌骨底，经腕桡侧窝中央，斜向腕近侧延伸约6cm（图16-12）。将皮瓣牵向两侧，显露头静脉起始部及桡神经浅支，将头静脉和桡神经浅支牵向尺侧，可清楚显现腕桡侧窝，其近侧界为伸肌支持带和桡骨茎突，桡侧界为拇长展肌和拇短伸肌，尺侧界为拇长伸肌和桡侧腕长伸肌。将拇长伸肌和桡侧腕长伸肌牵向尺侧，拇长展肌和拇短伸肌牵向桡侧，即可显露腕关节囊及桡侧副韧带。纵向切开关节囊并牵向两侧，显露桡骨茎突及舟骨。

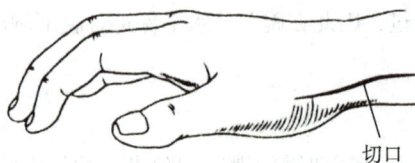

图16-12   腕关节桡侧手术入路切口

【注意事项】

桡动脉经拇长展肌和拇短伸肌深面斜行跨过该窝，经拇长伸肌深面至手背，术中需妥善保护桡动脉。

三、手部的局部解剖

（一）手部的皮肤与皮纹

手背皮肤薄而柔软，近节指骨的背面和手背尺侧的皮肤一般是有毛。手背的浅筋膜脂肪组织较少，为疏松结缔组织，有较大的滑动性，有利于握持动作的完成，但易发生手背皮肤的撕脱伤。与之相对照，手掌掌面的皮肤较厚而且无毛，有界限清晰的透明层、高密度的神经末梢和外分泌汗腺，但没有皮脂腺。手掌皮下有较厚的脂肪垫，并且有许多垂直的纤维间隔，将皮肤与掌腱膜、腱鞘、肌腱、骨膜等深部组织相连，以减少皮肤的滑动，以利抓握。当手掌皮下组织出现化脓性感染时，必须切断这些纤维束以利引流。由于手掌的皮肤弹性很小，故外伤后皮肤缺损，不易直接缝合，亦难以用局部旋转皮瓣修复。

手掌和手指均有粗纹和细纹两种（图16-13）。粗纹分布于运动较大的部位，与手术定位有密切关系；细纹在末节指腹，称指纹，对法医鉴定有意义。手掌面的粗纹较恒定，主要有：

1. 掌近纹（或称鱼际纹）   适于拇指单独活动，位于大鱼际尺侧斜向下外，远端几乎呈横行，达手掌桡侧缘，深面对着第2掌骨头。

2. 掌中纹   远端与鱼际纹重叠，向手掌尺侧延伸，止于第4指蹼的垂线上。

3. 掌远纹   从第2指蹼达手掌尺侧缘，平对第3、4、5掌骨头，适应第3、4、5指的屈曲

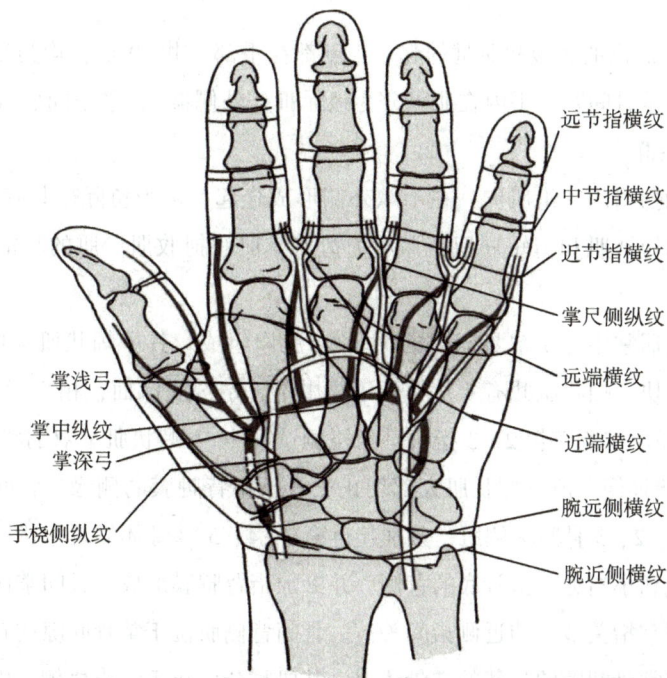

图 16-13 手部皮纹

活动。屈指时指腹可抵此纹稍远侧。

4. 指近侧纹 平指蹼的边缘，约对近节指骨的中 1/3 稍近侧。

5. 指中间纹 两旁抵赤白肉际，纹处皮肤直抵屈肌腱鞘，这里的刺伤可进入腱鞘中。

6. 指远侧纹 平对远侧指间关节。

7. 拇指近侧纹 平第 1 掌骨头，拇外展时几乎呈垂直，此纹延至第 1 指蹼。

8. 拇指远侧纹 平对拇指指间关节。

（二）手部的骨与关节

手部骨骼由 8 个腕骨、5 个掌骨、14 个指骨与数个籽骨构成。手骨借腕骨间关节、腕中关节、腕掌关节、掌指关节和指骨间关节相连，形成 2 个横弓和 5 个纵弓。

1. 横弓

（1）**腕横弓** 为坚硬的半圆形弓，由远侧列腕骨及腕骨间韧带构成，起自桡侧的大多角骨结节与手舟骨结节，止于尺侧的钩骨钩与豌豆骨。该横弓的破坏可使腕管发生改变，其内容物受到压迫，有时需切开减压，否则会引起手指旋转畸形。

（2）**掌横弓** 由各掌骨远端与掌深横韧带形成。

2. 纵弓 由各指骨、掌骨与腕骨通过指间关节、掌指关节及腕骨间关节构成。

（三）手部的肌肉、肌腱

运动手部的肌肉位于前臂和手部，而相应地分为手外在肌和手内在肌。

1. 手外在肌 均起始于前臂，以肌腱止于手部，共 15 块，按其所在部位可分为前群和后群。前群肌共有 6 块，可分为浅、深两层：浅层为桡侧腕屈肌、掌长肌、指浅屈肌和尺侧腕屈肌；深层为拇长屈肌和指深屈肌。后群肌共 9 块，分为浅、深两层：浅层由外侧向内侧为桡侧腕长伸肌、桡侧腕短伸肌、指伸肌、小指伸肌和尺侧腕伸肌；深层为拇长展肌、拇短伸肌和示指伸肌。

2. 手内在肌　肌肉的肌腹和肌腱的起、止点都在手部，共 19 块，均为较短小的肌肉，全部位于手的掌侧和掌骨间隙。手内在肌可分为鱼际肌（外侧群）、掌中间肌（中间群）和小鱼际肌（内侧群）三群。

鱼际肌是运动拇指的一组肌肉，在手掌外侧形成隆起，称为鱼际。共有 4 块肌，分为浅、深两层：浅层为拇短展肌和拇短屈肌；深层为拇对掌肌和拇收肌。肌的功能基本上与其名称一致。

掌中间肌由位居掌中部及掌骨间隙的 11 块小肌肉组成。其中蚓状肌 4 块，骨间掌侧肌 3 块，骨间背侧肌 4 块。蚓状肌共有 4 块，位于掌中部，掌腱膜深面，相应指深屈肌腱的桡侧。第 1、2 蚓状肌呈单羽状起于第 2、3 指肌腱的桡侧；第 3、4 蚓状肌呈双羽状，起于第 3、4 指与 4、5 指肌腱的毗连缘。所有蚓状肌大部均止于各指指背腱膜的侧缘。骨间掌侧肌位居掌骨间隙的掌侧，第 1、2、3 骨间掌侧肌，分别起自第 2、4、5 掌骨体靠近中指的一侧，各肌腱分别止于示指、环指和小指近节指骨底的背侧，并参加指背腱膜形成。骨间掌侧肌收缩使相应的指向中指靠拢，屈掌指关节，伸近侧指间关节。骨间背侧肌位于掌骨间隙的背侧，各肌均以两个起点分别起自各掌骨间隙的相邻的掌骨体上。其肌腱分别止于示指桡侧、中指两侧、环指尺侧的近节指骨底，并参加指背腱膜的构成。其作用是使示指外展、中指桡偏、中指尺偏、环指外展。

小鱼际肌是作用于小指的一组肌肉，在手掌尺侧形成小的隆起，共 4 块肌肉，包括浅层的掌短肌和小指展肌、深层的小指短屈肌和小指对掌肌。

（四）手部的血管、神经

供应手部血运的动脉有桡动脉、尺动脉、骨间掌侧动脉及正中神经的动脉。这些血管在手部形成动脉网或动脉弓，按形成的部位，可大致分为腕关节周围及手掌部两个系统。

1. 腕关节周围血管网　血供来自桡动脉、尺动脉和骨间掌侧动脉的分支所构成的 3 个腕掌侧横弓和 3 个腕背侧横弓。这些血管横弓在纵向上，其内、外两侧通过尺动脉和桡动脉，远近端通过掌深弓的 3 条穿支和骨间掌侧动脉，中央部通过各弓分支形成腕掌侧动脉网及腕背侧动脉网。

腕掌侧动脉网：位于旋前方肌远侧缘与掌骨底之间，屈肌腱鞘的深面。近端为骨间掌侧动脉的掌侧终支，两侧为桡动脉和尺动脉的腕掌支，远端为掌深弓发的近侧返支，上述源动脉互相吻合形成腕掌侧动脉网。

腕背侧网：位于伸肌腱深面，由骨间掌侧动脉的腕背支、桡动脉鼻烟窝段发出的腕背支、尺动脉在尺骨远端发出的腕背支和掌深弓发出的近侧穿支吻合构成。

2. 掌弓　手掌的动脉起于尺动脉及桡动脉，组成掌浅弓与掌深弓。

（1）掌浅弓　由尺动脉本干续行段与桡动脉的掌浅支组成。前者构成掌浅弓的主要部分，在掌腱膜的覆盖下，相当于掌中横纹，越过屈肌腱的前面，与正中神经各指支交叉。由掌浅弓的凸侧发出 3 支指掌侧总动脉，然后在近指叉处又分为 2 支指掌侧固有动脉，供应手指的相邻侧。第 4 支即小指尺掌侧固有动脉，直接由掌浅弓发出，向下至小指的尺侧缘。指掌侧总动脉、指掌侧固有动脉与同名的神经伴行，神经在动脉的浅层。

（2）掌深弓　桡动脉从拇收肌两头之间穿掌骨间隙入手掌，向内侧弯行，对第 5 掌骨底与尺动脉掌深支相连，形成掌深弓，约在掌浅弓近侧 1~2cm 处，位于指屈肌腱的深面和骨间掌侧肌及掌骨底的浅面。其主要分支为 3 个掌心动脉，掌心动脉在掌骨间隙前行，分支与掌浅弓相交通。桡动脉深支，位于内收肌及第 1 背侧骨间肌之间，首先分出一支到拇指，称为拇指主要动脉，示指的桡侧动脉常由拇指主要动脉分出，少数直接来自桡动脉深支。拇指主要动脉及示指桡侧动脉，无论是共同有一主干起自桡动脉深支或是两条分支，都不属掌深弓的直接分支，而是桡动脉的末梢分支。由于两者和尺动脉或掌浅弓有侧支循环，因此桡动脉损伤后，不致影响拇指及示指的血运。

根据手掌动脉分布情况，可以看到桡、尺动脉间通过掌浅、深弓存在广泛的吻合，因此桡、尺动脉伤，如其中一条被阻断，特别是尺动脉尚畅通时，手部血供仍可维持。

3. 手部静脉系统　可分为浅层和深层两部分，浅层的回流是主要的。手部的深静脉和掌浅、深弓伴行，然而手指的掌侧只有动脉，而常常没有伴行静脉，即指动脉和指神经伴行，组成手指的神经血管束，而不包含静脉。从手指末节开始，指背侧的浅静脉汇聚手指掌面及侧面的静脉丛回流的血液，至中节指背更为明显。

4. 手掌部神经

（1）**正中神经**　正中神经由屈肌支持带深面入掌，穿出屈肌支持带后即变宽扁，分为 5~6 支。分支至外侧三指半掌侧全部及背侧远端的皮肤。另外还发支至第 1、2 蚓状肌，并分出返支（鱼际肌支）支配鱼际肌。

（2）**尺神经**　尺神经经屈肌支持带的浅面入掌，在钩骨钩侧分为深、浅两支。浅支分支支配小指及环指尺侧的皮肤及掌短肌；深支与尺动脉深支伴行，在小指短屈肌及小指展肌之间穿入深面，分支支配小鱼际肌，又转向外，行于指深屈肌腱的深面，并分支支配所有骨间肌、拇收肌、拇短屈肌深头及第 3、4 蚓状肌。

（3）**桡神经**　浅支沿前臂外侧前面下行，在肱桡肌之深面，以后绕桡骨外侧面，穿过深筋膜，于腕上约一手掌处，斜越腕背分成多支，支配腕背、手背外侧及外侧三指半近侧的皮肤。当其从肱桡肌后缘穿出时，即变为皮神经。

手掌桡侧以正中神经支配为主，尺侧以尺神经为主。手部背侧由桡神经及尺神经支配大部区域，其支配区常有交叉及变异。无交叉处即所谓绝对支配区（图 16-14）。

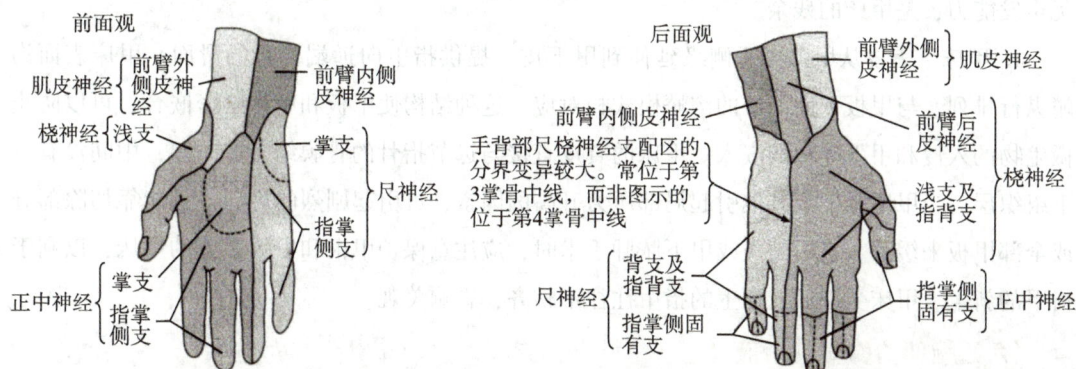

图 16-14　手部的神经支配

（五）手部的附属组织

指甲是位于指端背侧，为扁平而有弹性的角质化上皮，由多层连接紧密的角质化上皮细胞凝集而成，其既有保护指端，赋予手指美观的功能，又对手指功能的发挥起支持作用。它由甲板、近端和两侧的甲襞、甲基质、甲床和甲下皮组成（图 16 – 15）。

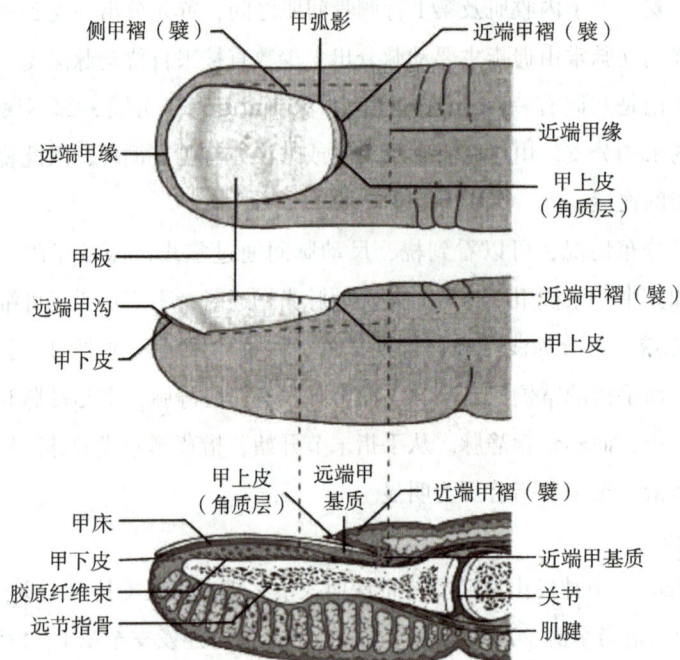

图 16 – 15　指甲的组成

1. 甲板　固定在近端和两侧的甲襞内，近似矩形，在纵轴和横轴上均呈凸形。甲板的厚度由近及远增加，表面有细的纵嵴，其下表面为纵行沟与甲床的嵴相对应。甲板起源于紧密排列的角化表皮细胞，后者来源于背侧、中间及腹侧甲基质。

2. 甲襞　侧甲襞包绕甲板的外侧游离缘，且以远节指骨的外侧缘和外侧甲缘所附着的皮肤为界。近端甲襞是甲板的可见近端边界，由浅、深两层表皮组成，浅层表皮无毛囊及表皮嵴，其角化的远端边缘超出甲板一小段距离，称为甲上皮。

3. 甲基质　是甲板的起源，可分为背侧基质、中间基质和腹侧基质三部分。背侧基质为近端甲襞的掌侧面；中间基质从背侧基质向后返折处开始，延伸到甲弧影远端部位；腹侧基质无生发能力，是甲床的残余。

4. 甲床　表皮从甲弧影远侧缘延伸到甲下皮，提供指甲向远端生长的滑面。甲床表面沟嵴纵行排列，与甲板下面相似的沟嵴模式相对应，这种结构使甲板和甲床紧密嵌合，可以防止微生物的入侵和甲下碎片的嵌入。甲床的真皮直接与远节指骨的骨膜结合在一起，中间没有皮下组织层，当甲床感染或其他引起局部压力升高的因素，可引起剧烈的疼痛，只能靠切除部分或全部甲板来缓解。当甲沟炎或甲下脓肿手术时，应注意保护甲根和甲弧影处的甲床，以利于指甲的新生。甲床受损后，新生的指甲往往不整齐，影响美观。

（六）腕部的腱鞘和滑液囊

1. 腱鞘　在手指中，指深、浅屈肌腱被包绕在骨性纤维鞘管内，以适应手指灵巧的活动功能，防止肌腱牵拉时出现"弓形指"使指屈肌腱远段均被约束在骨纤维鞘管内。该鞘管由腱滑液鞘和腱纤维鞘两部分组成。

腱滑液鞘：为包绕指屈肌腱的双层套管状滑液囊。示、中、环指的腱滑液鞘从掌指关节的近侧向远侧延伸，达远节指骨底。拇指及小指的腱滑液鞘分别与桡、尺侧滑液囊相连续。其分为脏层和壁层，脏层包绕肌腱的表面，壁层紧贴腱纤维鞘的内面。脏、壁两层在鞘的两端密闭，在肌腱的背侧与指骨间有腱系膜相连，即腱纽，其中有出入肌腱的血管和神经。

腱纤维鞘：即由指骨掌侧面的骨膜、关节囊前方的掌板和坚韧的结缔组织围成的骨纤维管道。鞘管的不同部位，与其所处的功能位置相适应，其纤维层增厚，形成一系列具有重要生物力学特性的滑车系统。在手指内行肌腱手术时，要尽量保留滑车，尤其是中节指骨中部的滑车。

2. 腕掌部滑液囊　腕掌部滑液囊为屈肌腱的特化辅助结构和支持组织，利于肌腱经过。分尺侧滑液囊和桡侧滑液囊。桡侧滑液囊包绕拇长屈肌腱，其余4条肌腱被尺侧滑液囊包绕。桡侧滑液囊起于距腕横韧带近侧缘约2.5cm处，包绕拇长屈肌腱，经腕横韧带的深面、腕管的桡侧通过手掌，延续为拇指的屈指肌腱鞘。尺侧滑液囊是一个较为宽大的滑液囊，在旋前方肌远侧缘平面包绕第2、3、4、5指的指深、浅屈肌腱，经腕横韧带深面，向掌部延伸。通常示、中、环指的指屈肌腱滑液囊到掌中部为止，而小指的指屈肌腱滑液囊则常和小指的指腱鞘相连续。通常情况下，示、中、环三指的指屈肌腱鞘内感染仅局限于单个手指，小指的指屈肌腱鞘的感染可蔓延到整个尺侧滑液囊，拇指的指屈肌腱鞘感染可蔓延致整个桡侧滑液囊，由于尺侧滑液囊和桡侧滑液囊向近侧延续至手腕以上，故感染可蔓延至前臂。

3. 手部间隙　手的数层筋膜之间，有一些潜在的间隙，使手掌与手背互相交通，也可经过腕背侧韧带的背侧延至前臂。手的筋膜间隙分为掌侧的鱼际间隙及掌中间隙，背侧的皮下间隙及腱膜下间隙。鱼际间隙位于掌部桡侧半，其前界为示指的指屈肌腱及第1蚓状肌，后界为拇收肌，桡侧界为掌腱鞘发出至第1掌骨的筋膜隔，尺侧界为附着于第3掌骨的筋膜隔，近侧界为屈肌支持带近侧缘，远侧界到达鱼际纹的远端。此间隙沿第1蚓状肌管可通至手背侧。掌中间隙位于掌部尺侧半，其前界是尺侧三指的指屈肌腱、腱鞘及蚓状肌，后界为尺侧两个半骨、骨间肌及其表面筋膜，桡侧界为与鱼际间隙分隔的筋膜隔，尺侧界为掌腱膜附于第5掌骨的筋膜隔，近侧界至屈肌支持带的远侧缘平面，远侧界至远侧掌横纹平面。此间隙经蚓状肌管可通手背。手背浅筋膜、深筋膜浅层及深筋膜深层间构成两个筋膜间隙，即为手背皮下间隙及腱膜下间隙。感染时两间隙可相互扩散，使整个手背肿胀。

四、手部手术入路选择原则

手部的构造及功能有很多特点，在手上设计切口时，必须考虑这些特点，避免不良后果，得到预期结果（图16-16）。手部切口的选择应注意以下原则：

1. 手掌侧真皮内有大量弹性纤维和结缔组织纤维平行于手掌侧的屈曲横纹排列，手指掌侧纵行切口或垂直跨越手掌横纹的切口易切断弹性纤维，术后屈伸活动的牵拉造成切口瘢痕增生及挛缩，妨碍手的伸直。而应采取以下方法避免：手指掌侧应采用横切口、斜切口或Z形切口，亦可在手指侧方中线上做切口，这样既不影响手指屈伸，也远离了屈伸肌腱避免粘连。手掌掌侧切口走行应与皮纹平行。

2. 手背纵行切口正好与皮下的肌腱走行方向一致，切口瘢痕易与肌腱粘连，妨碍手指屈曲，故切口应采用横切口、L形切口或Z形切口，也可用弧形切口。

3. 手指末节指腹当中的切口中，其瘢痕易影响触觉。末节背侧中央的切口易伤及甲床，

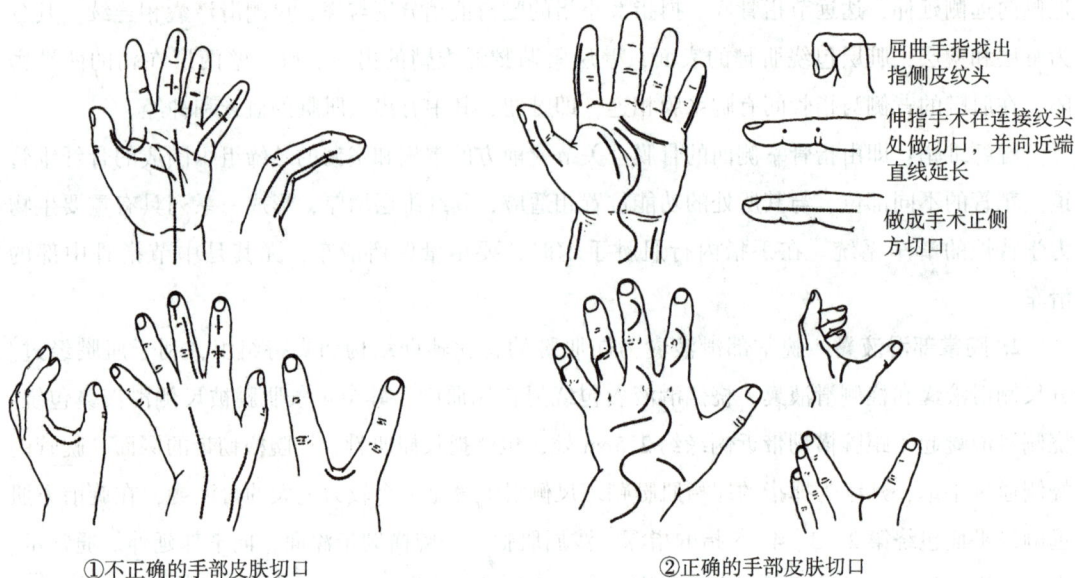

右上角标注：
屈曲手指找出指侧皮纹头

伸指手术在连接纹头处做切口，并向近端直线延长

做成手术正侧方切口

①不正确的手部皮肤切口   ②正确的手部皮肤切口

图 16 - 16   手部的皮肤切口

生长畸形指甲。这两种手术切口应该避免。

4. 平行指蹼的切口易使蹼挛缩，妨碍分指功能，故应垂直指蹼做切口，这样不会因为切口挛缩而妨碍分指功能。

5. Z 形切口的转折点应避开深面有肌腱、神经的部位，若转折处切口垂直于粗纹，当手掌运动时会刺激瘢痕增生，进而粘连而压迫肌腱、神经，影响手功能的恢复。

第二节   腕舟骨骨折的手术

腕舟骨骨折在腕骨骨折中最常见，多见于青年，其中腰部骨折占腕舟骨骨折总数的 70%。其发生机制：跌倒受伤手掌着地，腕部桡偏背伸，舟状骨产生旋转，暴力继续作用，腕部过伸，慢性冲击力使桡骨茎突向舟骨背部切压，产生舟骨腰部骨折。近端骨折大多是舟骨半脱位时发生，结节骨折系直接压迫所致。由于舟骨表面大部分为关节软骨所覆盖，血液供应较差，只有腰部和结节部有来自背侧和掌侧腕桡韧带的小血管供应，所以舟骨骨折易发生骨折延迟愈合或不愈合。当骨折愈合困难时，可采用舟骨植骨术、桡骨茎突切除术治疗。

一、舟骨植骨术

腕舟骨骨折不愈合，断端骨质硬化或有囊变，或是近侧骨段有缺血坏死改变，保守治疗往往难以奏效，应考虑切开植骨，促进骨折的愈合和加强骨折处的连接。

【适应证】

舟骨骨折，时间已超过 3 个月，仍无愈合现象，腕关节桡偏活动时，桡骨茎突未触碰骨折部者。如近侧骨折段已发生缺血性坏死或并发创伤性关节炎者，不适应行该手术方式。

【术前准备】

无须特殊准备。

NOTE

【麻醉】

臂丛神经阻滞麻醉。

【体位】

患者仰卧，前臂旋前置于侧台上。

【手术步骤】

1. 切口起自第 1 掌骨底，经腕桡侧窝中央，斜向腕近侧延伸约 6cm。将拇长伸肌和桡侧腕长伸肌牵向尺侧，拇长展肌和拇短伸肌牵向桡侧，即可显露腕关节囊及桡侧副韧带。纵向切开关节囊并牵向两侧，即可显露腕舟骨及骨折部。

2. 用球形锉清除断端内的纤维组织及硬化骨，扩大髓腔至正常松质骨，或以骨折线为中心于远、近侧骨段掌侧开凿骨槽。从对侧髂骨嵴切取相应大小的骨块，依据骨髓腔或骨槽的形状、大小修整，使其成栓状，以松质骨为主并带有薄层皮质骨。将骨栓插入髓腔或嵌入骨槽，旋转并用力挤压远、近侧骨折段，使之对合，无旋转、侧方及成角移位。沿舟骨长轴平行钻入 2 根细导针后旋入 2 枚 Herbert 钉固定，Herbert 钉的螺纹须完全没入骨质中。

3. 清洗切口，关闭切口，放置橡皮引流条，包扎切口，前臂掌侧石膏托固定。

【术后处理】

术后 2 周拆线，换石膏托为前臂管型，石膏应包至拇指指间关节处。3 个月去石膏摄 X 线片，开始功能活动，并配合物理治疗。

【注意事项】

1. 隧道的长度应超过近侧骨折段的 1/2 以上，否则固定不牢，但又不能钻穿关节面，以免损伤桡骨及其他腕骨的关节软骨。

2. 近侧 1/3 骨折不愈合，骨栓植入难度较大，可用松质骨骨屑代之；舟骨驼背畸形者，应植入楔形骨块。

3. 术中注意保护舟骨周围的软组织，以免影响骨的血液供应。

二、桡骨茎突切除术

舟骨腰及近侧骨折不愈合者，常与桡骨茎突摩擦碰撞，日久可致后者骨质增生，即桡舟关节骨性关节炎，加剧关节疼痛的症状。舟骨骨折切开复位内固定时一并行桡骨茎突切除术可解除桡骨茎突对舟骨断端所产生的剪力，促进骨折愈合，预防骨性关节炎的发生。

【适应证】

舟骨腰部骨折不愈合、桡舟关节炎、近排腕骨切除、局限性腕关节融合。

【术前准备】

无须特殊准备。

【麻醉】

臂丛神经阻滞麻醉。

【体位】

患者仰卧，前臂旋前置于侧台上。

【手术步骤】

1. 与舟骨植骨术同，但切口稍移向近侧，显露腕舟骨骨折部及桡骨茎突。

2. 将光滑的骨膜剥离匙插入桡舟关节间隙保护舟骨，用骨凿或微型电锯截除桡骨茎突，长短以腕关节桡偏时茎突断面位于骨折线近侧 1~2mm，二者无接触为准。

3. 生理盐水冲洗伤口，清除碎骨屑，放置橡皮引流条，包扎切口。

【术后处理】

术后 2 周拆线，腕关节功能位，前臂掌侧石膏托固定 3~4 周后开始功能活动。

【注意事项】

切除桡骨茎突时，注意勿损伤桡腕关节的软骨面。

第三节　月骨脱位的手术

月骨脱位在腕骨脱位中最为多见，分为月状骨周围脱位及月骨脱位。发生机制是使腕过伸、尺偏及腕中部旋转的暴力所致。月骨脱位后常因桡、月韧带损伤而破坏月骨的血供，最终导致月骨缺血性坏死。根据脱位的时间、临床症状及病理变化，采用切开复位术或月骨摘除术。

一、月骨脱位切开复位术

【适应证】

新鲜月骨脱位伴有明显正中神经压迫症状，或闭合复位失败者，或陈旧性脱位者。

【术前准备】

无须特殊准备。

【麻醉】

臂丛神经阻滞麻醉或局部浸润麻醉。

【体位】

患者仰卧，前臂旋后置于侧台上。

【手术步骤】

1. 在腕掌侧做 S 形切口，切开腕横韧带，向桡侧牵开掌长肌、桡侧腕屈肌及正中神经，向尺侧牵开指浅、深屈肌腱，切开腕关节囊，显露脱位的月骨，注意保留月骨的掌侧韧带。

2. 牵引并背伸腕关节，清除关节腔内的血肿和机化组织，分离月骨周围的粘连，然后用拇指推按月骨，同时屈曲腕关节，使其复位。如复位困难，可用骨膜剥离匙将舟状骨向远端推开，再复位。复位后用 2~3 枚克氏针从舟骨结节的桡背侧穿入，沿舟骨长轴进针，将舟月骨固定，可从桡骨茎突进针，将月骨和头状骨固定。

3. 生理盐水冲洗切口，逐层缝合关节囊、腕横韧带、皮下组织及皮肤。

【术后处理】

用前臂背侧石膏托将腕关节固定于掌屈 45°位，1 周后将腕关节改为中立位，继续固定 2 周后解除固定，拔除克氏针，开始行腕关节屈伸运动。复位后应定期复查 X 线平片，一旦发现月骨坏死，即需重建月骨的血运或行近排腕骨切除术。

【注意事项】

1. 注意保护正中神经。

2. 月骨复位时，注意勿损伤桡月前韧带。

二、月骨摘除术

【适应证】

月骨复位后月骨缺血性坏死或并发创伤性关节炎。

【术前准备】

同切开复位术。

【麻醉】

同切开复位术。

【体位】

同切开复位术。

【手术步骤】

1. 切口入路同切开复位内固定术。

2. 显露月骨后，夹住月骨，锐性分离月骨周围的粘连和软组织，摘除坏死的月骨。生理盐水冲洗，逐层缝包扎切口。

【术后处理】

腕关节功能位前臂掌侧石膏托固定 3 周后，解除固定，开始行腕关节屈伸活动。

【注意事项】

1. 注意保护正中神经。

2. 注意防止误摘其他腕骨。

第四节　腕管综合征切开减压术

腕管是由腕横韧带及腕骨形成的一个管道。其顶为腕横韧带，底是腕骨沟以及腕骨外、腕骨间的韧带。腕管内包括指浅、深屈肌和拇长屈肌腱 9 条肌腱及其滑膜和正中神经。腕管综合征是正中神经在腕管内受压的一组症状。大多数患者经保守治疗多可治愈，对保守治疗无效或大鱼际肌萎缩、感觉消失的患者可行腕管切开减压术。

【适应证】

非手术治疗不能缓解或症状加重，甚至出现鱼际肌萎缩的慢性腕管综合征。

【术前准备】

无须特殊准备。

【麻醉】

臂丛神经阻滞麻醉。

【体位】

患者仰卧，前臂旋后置于侧台上。

NOTE

【手术步骤】

1. 切口有两种，一是与大鱼际纹平行，斜而弯曲向下，至腕横纹稍下处做切口，二是在腕部做短横切口，一般选择前者。

2. 切开皮肤及皮下组织，纵向切开增厚的前臂远侧深筋膜，于钩骨钩处尽量近腕横韧带尺侧切断腕横韧带，并向远侧切开直至掌浅弓周围的脂肪。打开腕管，观察正中神经及屈肌腱鞘的情况，并取部分屈肌腱鞘做病理检查。松解正中神经，可行外膜切开。假如仅行腕横韧带切断而松解不够时，可将腕横韧带剪去 1～2cm，以避免术后再形成粘连，预防腕管受压。

3. 缝合包扎切口（筋膜层不缝，仅缝皮下组织及皮肤）。

【术后处理】

颈腕吊带悬吊患肢，避免下垂，术后即可开始进行手指的屈伸活动，以避免肌腱及神经粘连。

【注意事项】

手术入路过程中应注意避免损伤正中神经掌皮支、鱼际肌支、掌浅弓。

第五节　第 1 掌骨基底部骨折、脱位切开复位内固定术

第 1 掌骨基底部骨折、脱位是一种不稳定的骨折，常见两种类型：Bennett 骨折脱位，即第 1 掌骨基底部骨折合并第 1 腕掌关节半脱位或全脱位；Rolando 骨折，即掌骨基底部骨折呈粉碎性，可表现为 T 形或 Y 形，这类骨折一般复位容易，但固定比较困难，常需进行切开复位内固定。

【适应证】

第 1 掌骨基底部骨折、脱位，手法复位后外固定不满意者；陈旧性骨折脱位。

【术前准备】

无须特殊准备。

【麻醉】

臂丛神经阻滞麻醉。

【体位】

仰卧位，患肢外展置于侧台上。

【手术步骤】

1. 以第 1 腕掌关节背侧为中心行弧形切口，切开皮肤、皮下组织及深筋膜，于拇长展肌与拇短伸肌腱间分离进入，注意保护此处头静脉和桡神经浅支，纵向切开关节囊并对骨膜做适当剥离，显露骨折端（图 16 – 17）。

2. 对拇指进行牵引，使拇指及第 1 掌骨外展、背伸，同时用拇指向尺掌侧方向按压第 1 掌骨基底部，即可使骨折脱位完全复位。采用消毒巾钳暂时固定骨折端，选用直径 1mm 的克氏针将骨折端固定。如骨折块很小，可在保持复位情况下，于拇指外展、对掌位，用克氏针将第 1 掌骨与大多角骨固定，亦可用克氏针将第 1 掌骨与第 2 掌骨固定（图 16 – 18）。

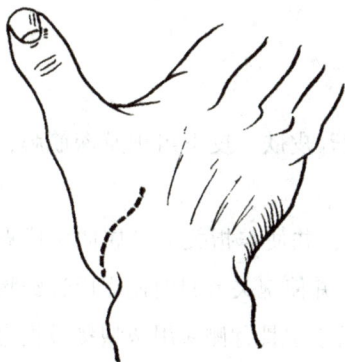

图 16 - 17　手术切口

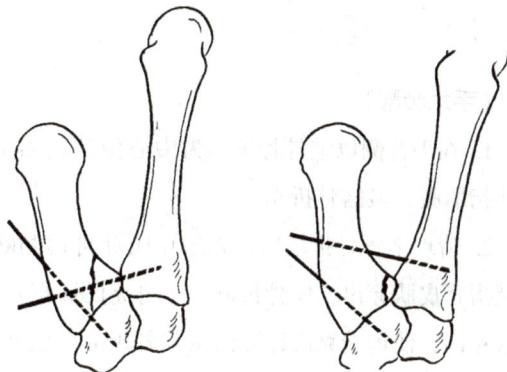

图 16 - 18　用 2 枚克氏针固定骨折端

3. 将克氏针尾弯成钩状埋于皮下。

【术后处理】

用前臂掌侧石膏托将腕关节固定于功能位，拇指置于外展、对掌功能位。固定部位至拇指指间关节，并允许指间关节活动。术后 3 周拆除石膏，4~6 周拔除克氏针，行功能锻炼。

【注意事项】

1. 手术入路时注意不要损伤头静脉及桡神经浅支。

2. 由于骨折不稳定，骨折端复位后容易再脱位，故在穿克氏针时注意确认骨折端是否再移位。

第六节　掌骨、指骨骨折内固定术

外伤是掌、指骨骨折的主要原因。掌骨骨折常出现手背隆起，第 4、5 掌骨骨折可出现手指尺偏畸形。掌、指骨骨折若伴有旋转移位，则手指轴线发生改变，当手指屈曲时，表现为骨折的手指靠在邻指背侧。一般的掌、指骨骨折通过手法整复和小夹板或石膏固定即可治愈。但在开放性骨折、多发性骨折或骨折合并肌腱断裂等情况则需考虑行手术治疗。

【适应证】

掌、指骨闭合性骨折经手法复位失败者，开放性骨折或皮肤缺损和肌腱损伤需修补者，骨折畸形愈合须手术矫正者。

【术前准备】

直径为 1~1.5mm 的克氏针。

【麻醉】

局部浸润麻醉或臂丛神经阻滞麻醉。

【体位】

仰卧位，患指外展置于侧台上。

NOTE

一、掌骨骨折内固定术

【手术步骤】

1. 在手背侧以掌骨骨折端为中心做长约 2cm 的切口，切开皮肤、皮下组织及深筋膜，牵开伸指肌腱，显露骨折端。

2. 清理掌骨骨折端后，先把克氏针自远侧断端掌骨穿入，并使掌指关节呈屈曲位使克氏针经指背皮肤穿出，使骨折复位，将克氏针打入近端掌骨内，并使腕关节屈曲使克氏针经腕背皮肤穿出，使远端克氏针退回至掌骨颈部。也可复位骨折端后于掌骨背侧采用微型接骨板内固定（图 16 - 19）。

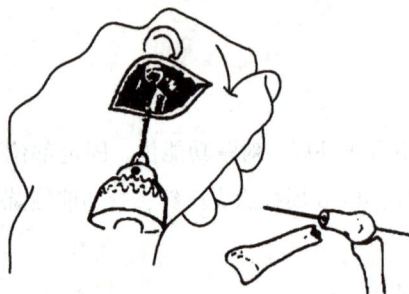

①掌骨骨折，克氏针逆行穿出

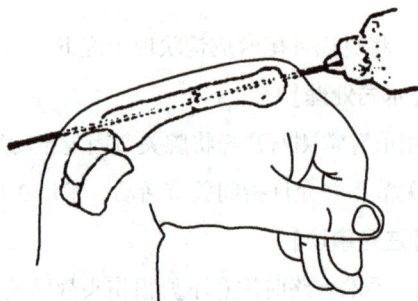

②骨折复位后，克氏针顺行打入，
屈腕使针自掌骨基底穿出

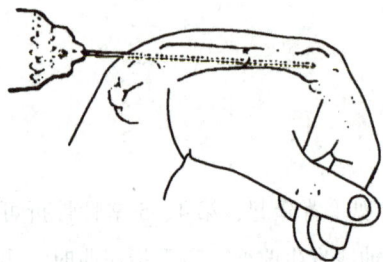

③将克氏针自掌骨基底部退回，使针尖退至掌骨颈部

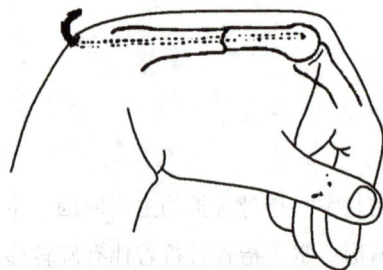

④剪除多余克氏针，将针尾弯向背侧

图 16 - 19   掌骨骨折切开复位克氏针内固定术

3. 冲洗切口，彻底止血，逐层缝合，包扎切口。

二、指骨骨折内固定术

对末节指骨骨折可用单枚克氏针由指尖直接钻入固定，对中节及近节指可采用双克氏针固定或微型接骨板固定。

【手术步骤】

1. **末节指骨骨折**   复位骨折端，用直径为 1mm 克氏针于指端处钻入，通过骨折端向近端穿入末节指骨基底部（图 16 - 20）。

2. **中节及近节指骨骨折**   清理骨折端后打开髓腔，用 2 枚直径为 1mm 克氏针自远侧断端髓腔分别呈 45°~60° 角斜向指骨两侧经皮肤穿出，复位骨折端后，再顺行将 2 枚克氏针穿入近端指骨。复位骨折端后亦可采用微型接骨板固定（图 16 - 21）。

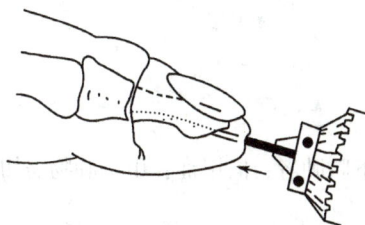

图 16 – 20 末节指骨骨折克氏针固定

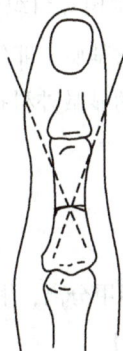

图 16 – 21 中节及近节指骨骨折双克氏针固定

【术后处理】

1. 如内固定较牢，术后 3 天即可开始练习掌、指关节活动。

2. 术后 4～6 周拍片复查，考虑拔除克氏针。

【注意事项】

1. 采用双克氏针固定时，注意当固定第 1 枚克氏针时应使骨折端紧密接触，防止打入第 2 枚克氏针后骨折端出现间隙。

2. 贯穿克氏针应一次成功，反复多次穿针会使髓腔扩大，影响骨折的固定。

3. 为了顺利地返回穿针，应将针尾咬成斜面。

第七节 指端损伤与感染的手术

指端具有精细的解剖结构和灵敏的感觉功能，而且是手部易受损伤的部位，如处理不当则会引起晚期指端严重畸形和功能障碍。

一、指甲、甲床缺损修补术

【适应证】

指甲及甲床有部分缺损或完全缺损。

【术前准备】

无须特殊准备。

【麻醉】

指神经阻滞麻醉。

【体位】

仰卧位，患肢外展置于侧台上。

【手术步骤】

1. 部分缺损 对甲床缺损进行标记，以标记的缺损大小及形状为模板在足趾的非生发基质上切取大小相同的断层甲床移植于甲床缺损处，用凡士林纱布敷盖并压迫包扎。

2. 完全缺损 清创后在已暴露的指骨骨面上钻孔，直至骨髓出血，用凡士林纱布敷包扎。

NOTE

1~2 周后，局部肉芽组织生长良好，即可行中厚皮片植皮模仿指甲外观。亦可采用复合指甲移植，即将生发基质、非生发基质以及甲基质一起移植重建指甲。常用第 2 趾作为供区，这种手术要求熟练的显微外科技术。

二、拔甲术

【适应证】

因外伤致指甲分离，甲沟炎已弥漫至甲下并形成甲下脓肿者；嵌甲症；甲下肿物需切除者。

【术前准备】

无须特殊准备。

【麻醉】

指神经阻滞麻醉。

【体位】

仰卧位，患指外展置于侧台上。

【手术步骤】

常规消毒铺巾后，用尖刀先分离甲皱及指甲两侧缘，然后再将刀尖刺入指甲与甲床之间予以分离，用一血管钳夹住指甲中部，按水平方向进行拔除。仔细检查拔除之指甲是否完整，尤其是指甲的两角。甲床处用凡士林纱布敷盖并压迫包扎。

【术后处理】

术后隔日换药 1 次，直至创面愈合。

【注意事项】

1. 切勿损伤甲床，以免日后指甲畸形。

2. 残留甲根一定要拔除干净，以免影响甲生长或造成再感染。

三、指端皮肤缺损的手术

单纯的指端皮肤缺损，无论在指腹还是在手指侧方，只要皮肤缺损区的基底部仍保留有健康的、有血液循环的软组织基床，且无肌腱及骨质外露，即可行游离植皮术。如有骨外露且≤5mm，可采用游离软组织、组织瓣转移等方法覆盖外露骨质。如伴有大面积肌腱或骨质外露，可采取缩短手指或皮瓣移植等方法来闭合伤口。

【适应证】

各种手指末端皮肤缺损。

【术前准备】

无须特殊准备。

【麻醉】

指神经阻滞麻醉。

【体位】

仰卧位，患肢外展置于侧台上。

【手术步骤】

1. 游离植皮术　对指端皮肤缺损创面做彻底清创和止血后，根据缺损的形状和面积大小在前臂上端尺侧、肘窝或腹股沟区切取全层皮片，并将皮片移植于创面，缝合皮片的缝线留长，在皮片上放置网眼纱布后，打包包扎。伤指包扎后用石膏制动，术后2周拆线。

2. 离断指端直接缝合术　适用于指端斜形缺损，指甲全部缺损的患者。予彻底清创后，咬除部分末节指骨后，直接缝合消除缺损创面。

3. 邻指皮瓣移植术　主要适用于指端或掌侧皮肤缺损，伴骨或肌腱外露。皮瓣取自合适的邻指之背侧，皮瓣的长与宽的比例可达2∶1，切取时不应损伤手指伸肌腱的腱旁膜。剥离皮瓣时，指背静脉应保留在皮瓣内，伸肌腱上注意保留一层疏松的腱周组织。将邻指皮瓣翻转，覆盖受区创面，于前臂切取游离皮片修复供皮区创面。手术两指之间用纱布隔开，以敷料与胶布固定2指，一般3~4周后断蒂（图16-22）。

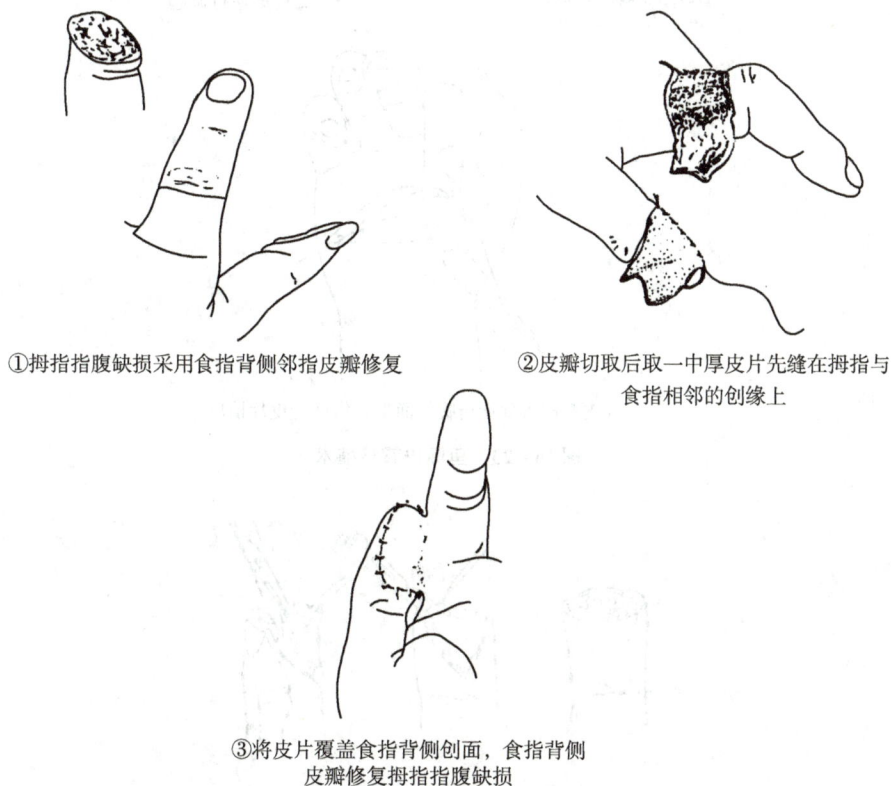

①拇指指腹缺损采用食指背侧邻指皮瓣修复　②皮瓣切取后取一中厚皮片先缝在拇指与食指相邻的创缘上

③将皮片覆盖食指背侧创面，食指背侧皮瓣修复拇指指腹缺损

图16-22　邻指皮瓣移植术

4. 鱼际皮瓣移植术　适用于修复示指、中指和环指末节少量的横形或侧方斜形缺损。将伤指屈曲，按一血印于手掌鱼际部。根据血印的形状切取较指压血印略宽1~1.5mm的皮瓣，蒂部位于近端、远端、尺侧或桡侧均可，以便于皮瓣转移而定。于前臂切取全厚皮片修复供区创面，屈曲患指将皮瓣缝于指端创面上。将伤指及相邻的健指用胶布条良好固定于屈曲位。2周后拆线，陪同固定的健指可放开活动，3~4周后断蒂（图16-23）。

5. V-Y推进皮瓣术　适用于手指横断性外伤、残端缺损，又不宜将指骨较多修去的创面。手指掌侧于指端创面两侧至远端指横纹中点做V形切口，切开皮肤全层，不切开皮下组织，沿末节指骨掌面剥离指骨与指腹之间软组织的联系，保留两侧软组织与V形皮瓣相连，将V形皮瓣向远端推移，覆盖创面，先缝皮瓣远端，再缝近端。术后2周伤口拆线（图16-24）。

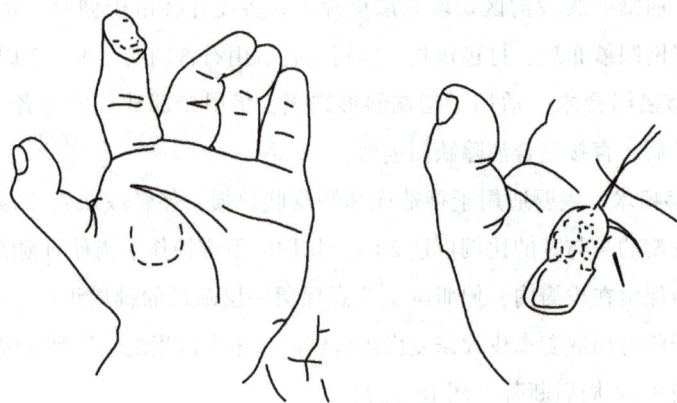

①鱼际皮瓣的切口设计　　　　②皮瓣逆行掀起

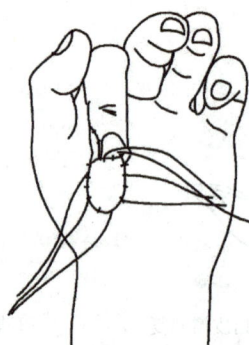

③皮瓣覆盖食指指腹创面上，供区行皮片植皮

图 16 – 23　鱼际皮瓣移植术

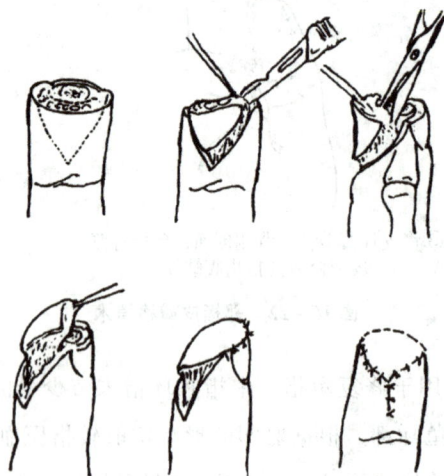

图 16 – 24　V – Y 推进皮瓣术

第八节　手部游离肌腱移植术

　　肌腱移植术是二期腱鞘区腱损伤的主要修复方法。常用来移植的肌腱有掌长肌腱、跖肌腱和趾长伸肌腱。由于掌长肌腱细长且有完整的腱旁膜，切取后不影响手的功能，故常为首选。但有 10% ~12% 的人没有掌长肌，因此术前应详细检查。

NOTE

【适应证】

1. 肌腱断裂未及时缝合，断端明显回缩，无法直接缝合者。

2. 手指"无人区"内的深、浅肌腱损伤，未能及时治疗，指关节被动活动良好，局部皮肤正常。如局部皮肤有瘢痕，须在肌腱手术前先将瘢痕切除，采用局部皮瓣修复。如有骨关节畸形或功能障碍者，应先纠正畸形，关节被动活动良好后才能做肌腱移植手术。

【术前准备】

患指条件是关键，应去除手术局部瘢痕，加强患指功能锻炼，使关节被动活动度满足条件。

【麻醉】

臂丛神经阻滞麻醉。

【体位】

仰卧位，患肢外展置于侧台上。

【手术步骤】

以中指深、浅屈肌腱在第1指节处断裂为例叙述（图16-25）。

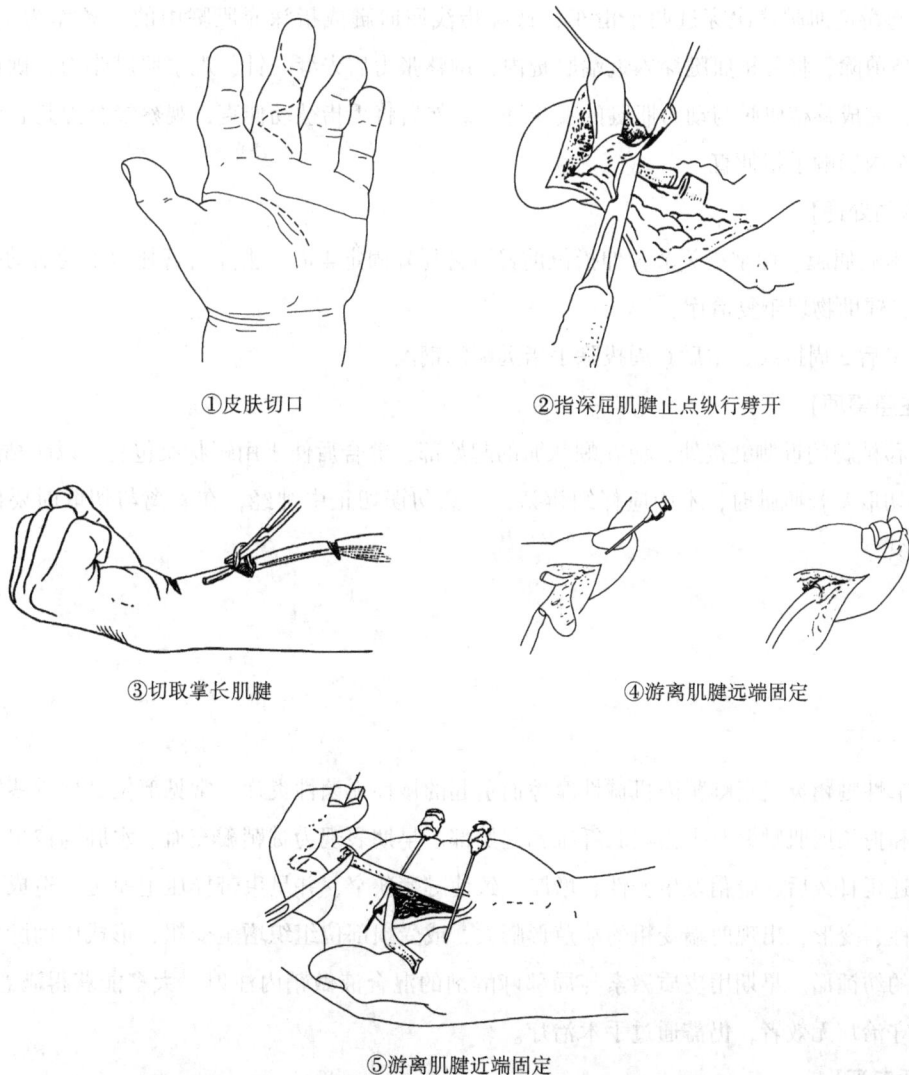

①皮肤切口　②指深屈肌腱止点纵行劈开

③切取掌长肌腱　④游离肌腱远端固定

⑤游离肌腱近端固定

图16-25　游离肌腱修复中指深、浅屈肌腱在第1指节处断裂

1. 做中指侧方纵行或手指掌侧锯齿状切口，远端弯向末节指腹，近端至指根部。切开皮肤、皮下组织，显露、分离指神经血管束，并用橡皮条将其牵开，显露整个鞘管及屈肌腱。

2. 沿远侧掌横纹做长约 3cm 的弧形切口，切开皮肤、皮下组织及掌腱膜，显露深层的指屈腱鞘。

3. 分别将远、近端断裂肌腱从滑车内抽出，将肌腱远端呈冠状面劈开（在止点部肌腱大于 1cm 时），如因严重外伤不能保留腱环时，宜用掌长肌或大腿阔筋膜重建腱环。

4. 在腕横纹处做长 1～1.5cm 的横切口，显露、分离掌长肌腱，并在此处将其切断。在切口内向近端潜行剥离，然后依次从前臂的横行小切口内将肌腱抽出。根据需要切取相应长度，最高可至靠近肌腹处切断。取下的肌腱包于生理盐水纱布中备用。

5. 用细软钢丝在注射针头引导下，在游离肌腱一端做交叉固定，用两个注射针头于指甲中部两旁，经皮下穿至屈肌腱止点处劈开的两腱片之间，并将游离移植肌腱的固定钢丝经针头引至甲旁，抽紧钢丝，用纱布团做一指甲垫，将钢丝牢固固定于指甲背面，将屈肌腱远端两腱片剪短，将其残端缝于移植肌腱上。

6. 将游离肌腱依次穿过两个滑车，选择指浅屈肌腱或指深屈肌腱中的一条作为动力腱，将另一条剪除，将移植肌腱穿入近端肌腱内，调整张力后先缝一针，观察肌腱张力，确认张力合适后，完成移植肌腱与动力肌腱的编织缝合。然后将手指被动伸直，观察缝合处是否嵌入近端的滑车内影响手指伸直。

【术后处理】

1. 术后屈腕、伸掌指关节及伸指位前臂石膏托外固定 4 周。去除石膏托后主动活动手指屈伸功能，辅助物理康复治疗。

2. 术后 2 周拆线，术后 6 周拔除手指远端的钢丝。

【注意事项】

1. 移植腱的近侧缝接处，应在蚓状肌的起始部，缝合后便于用蚓状肌包裹，以防粘连。

2. 切取掌长肌腱时，术中应仔细辨认，注意勿误切正中神经，在剥离与切取时要保留其腱周组织。

第九节　狭窄性腱鞘炎手术

狭窄性腱鞘炎是指腱鞘因机械性摩擦而引起的慢性无菌性炎症。常见部位是桡骨茎突处拇短伸肌和拇长展肌腱鞘及手指屈肌纤维鞘起始部。早期表现为腱鞘瓣充血、水肿与渗出，反复创伤或迁延日久后，腱鞘发生变性、增厚，致使腱鞘狭窄，并呈束带样压迫肌腱，造成肌腱水肿、变性、变形，出现两端变粗的葫芦形膨大，或受损部位组织增生变粗，形成中间膨大、两端较细的纺锤形。早期用皮质激素与局部麻醉剂的混合液做鞘内注射，大多能获得满意效果，但经保守治疗无效者，仍需通过手术治疗。

【适应证】

反复发作、病程较长的狭窄性腱鞘炎，经局部封闭等保守治疗无效者；先天性指屈肌腱狭窄性腱鞘炎观察 2 年以上不能自愈，或经保守疗法无效者。

【术前准备】

除一般准备外，无特殊准备。

【麻醉】

局部浸润麻醉。

【体位】

仰卧位，患者外展于侧台上。

【手术步骤】

1. 经皮腱鞘切开法　采用平口小针刀，刀口宽 0.8~2mm。常规消毒，盖无菌洞巾，消毒的小针刀口与肌腱走行方向一致，进入结节处，深达腱鞘，而后纵向切割腱鞘狭窄部位，松解狭窄，其松解程度以扳机征消失为准，此时患指伸屈可恢复正常。如狭窄剥离不完全，可从原路进针刀，再行切开剥离。术后创面以温盐水纱布压迫 5~10 分钟即可止血，然后用消毒敷料包扎。

2. 开放直视下腱鞘切开法　切口视狭窄部位而定，如为拇指则其切口在拇指近侧纹处。如为示、中、环、小指屈肌腱者，切口在掌远纹稍远部。切口长约 2cm，切开皮肤、皮下组织及深筋膜，纵向切开掌腱膜，向两侧牵开掌腱膜，显露指屈肌腱腱鞘。用尖刀沿肌腱走行切开增厚狭窄的腱鞘，不需做部分切除，对有结节状膨大的肌腱也不必修剪。彻底止血，逐层缝合，包扎切口。

【术后处理】

术后须早期指导患者活动患指，减少肌腱粘连。

【注意事项】

注意保护屈指肌腱两侧的指神经、血管束。

第十节　先天性并指、多指的手术

一、先天性并指的手术

并指畸形是手部常见的先天性畸形之一，以中环指并指最为多见，其他依次为环小指、示中指、拇示指。一般多为皮肤并连，骨性并连较少，皆需行手术治疗。

【适应证】

并指畸形。

【手术时机】

婴幼儿时期，因手指短小，设计皮瓣、皮片移植操作困难，术后又不易固定，一般不宜施行手术。儿童生长发育快，过早的手术，术后瘢痕赶不上手的发育，逐渐发生挛缩，常需再次手术修复，因此尽量推迟施行手术，多数人认为可以在 5~6 岁左右进行手术。如果并连指不在同一关节水平，彼此影响手指的屈曲活动时，需适当早做手术，以免影响发育。多个手指并连，要分次手术矫正，以免造成中间手指缺血坏死。

【术前准备】

拍摄 X 线片，了解有无骨性并连，如需植皮则须做好供皮区的准备。

【麻醉】

小儿可用全身麻醉，成人可采用臂丛神经阻滞麻醉。

【体位】

仰卧位，患肢外展于侧台上。

【手术步骤】

1. 皮肤并指畸形的分指　切口设计为锯齿形，并指相连的皮肤掌背侧锯齿形切口方向应相反，并连手指基底常设计掌背侧三角形皮瓣，以重建指蹼。按切口设计，切开皮肤、皮下组织，掀起掌背侧所有三角形皮瓣，从手指远端将手指相连的其他软组织完全分开，直至手指指蹼。将手指上的各个三角形皮瓣充分掀起，交错覆盖手指及指蹼创面，皮瓣应尽可能覆盖手指关节部位，缝合伤口，残留的手指的皮肤缺损用全厚皮片移植覆盖，加压打包（图 16 – 26）。

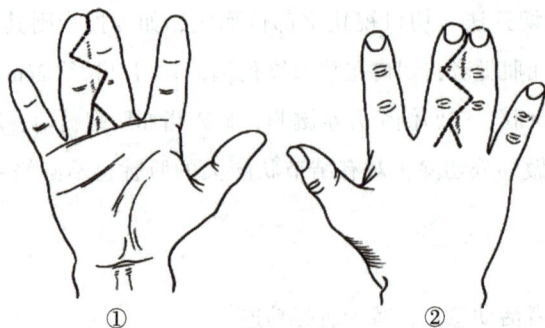

图 16 – 26　皮肤并指畸形的分指手术切口设计

2. 末节骨性连接的并指分指　并连手指末节背侧指甲交界处做纵切口，掌侧指腹部应设计预留一皮瓣，蒂保留在该皮瓣将要覆盖手指的一侧，远节手指近侧的切口与皮肤并指相似，为锯齿形切口，指蹼部掌背侧各设计一个三角形皮瓣，用来重建指蹼。从手指基底开始切开皮肤、皮下组织，掀起除末节外所有已形成的皮瓣，掌侧指腹按设计掀起一个皮瓣，在其深面再掀起一个皮下筋膜组织瓣。末节背侧将指甲锐性切开，显露指骨骨性相连处，用骨凿将其凿开，分别用已形成的皮下筋膜瓣及指腹皮瓣覆盖各个手指末节指骨的裸露面，手指其他部分及指蹼用已形成的三角形皮瓣，交错覆盖手指及指蹼创面。残留的皮肤软组织缺损及末节皮下筋膜组织瓣上以中厚皮片移植，加压打包（图 16 – 27）。

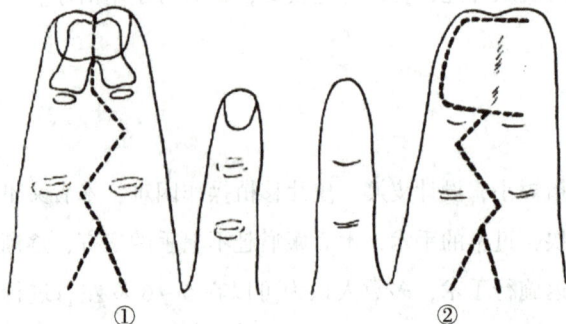

图 16 – 27　末节骨性连接的并指分指手术切口设计

NOTE

【术后处理】

术后功能位石膏托固定 2 周，注意观察皮瓣及手指血运，拆除外固定后可进行康复训练。

【注意事项】

1. 切开皮肤形成的三角形皮瓣厚度应掌握好，缝合时张力也应适中，皮瓣太薄或缝合张力太大容易引起皮瓣血液供应障碍，或压迫指动脉导致手指坏死。

2. 重建的指蹼深度及宽度应稍大于正常者，重建的指蹼过小，术后会引起指蹼挛缩。

3. 切忌在两并指之间行直线缝合，以免日后发生瘢痕挛缩，影响手指功能。

二、先天性多指的手术

多指畸形是先天性畸形中最常见的，可以与并指同时存在，有遗传因素。多生的手指多发生在拇指的桡侧和小指的尺侧，在示指、中指和环指两侧者较少见。多生手指常与正常手指的指骨或掌骨相连，或附于掌指关节、指间关节的一侧。

【适应证】

多指畸形。

【手术时机】

如多生手指仅以狭长的皮蒂与正常手指相连，在出生后任何时候均可施行手术切除。如多生手指有骨关节、肌腱和神经血管束与正常手指相连，需施行关节囊、肌腱等较复杂的手术，可推迟到学龄前期施行。如需施行骨关节等手术，可待骨骺发育接近停止或成年后施行。

【术前准备】

行 X 线片检查，确定主指与副指。

【麻醉】

小儿可用全身麻醉，成人可采用臂丛神经阻滞麻醉。

【体位】

仰卧位，患肢外展于侧台上。

【手术步骤】

以拇指多指畸形为例叙述。

1. 末节指骨不完全分裂型拇指多指畸形 如拇指多指部分发育不良，发育不良的拇指称次要拇指，在切除时在次要拇指掌、背侧各做一个 V 形切口，切除范围包括指甲及掌侧部分指腹，适当保留皮肤，以覆盖次要拇指切除后的皮肤缺损。显露次要拇指指骨及其与主拇指指骨相融合的部分，以微型骨刀将相连之指骨基底凿开，将次要拇指全部切除。保留侧副韧带并予以固定缝合，如关节不稳定，可用克氏针固定。逐层缝合伤口（图 16 - 28）。如拇指末节多指部分与正常部分相等，手术仍采用 V 形切口，切口两臂各沿两个发育相等的拇指纵轴由指端向近端延续，直至两臂相交于指间关节附近，其指甲各保留一半，相应的关节囊、屈伸肌腱均需部分切除。以微型骨刀切除设计范围内的指骨，包括两指骨的中央相融合部分，以细克氏针在保留的末节两侧指骨钻孔，将保留的两部分指骨合拢在一起，确认位置可接受后，以克氏针和细钢丝或可吸收缝线固定，并修复相应的关节囊、肌腱和甲床。冲洗创口，逐层缝合伤口（图 16 - 29）。

2. 末节指骨完全分裂型拇指多指畸形 在桡侧发育不良之次要拇指根部行掌背侧梭形切

NOTE

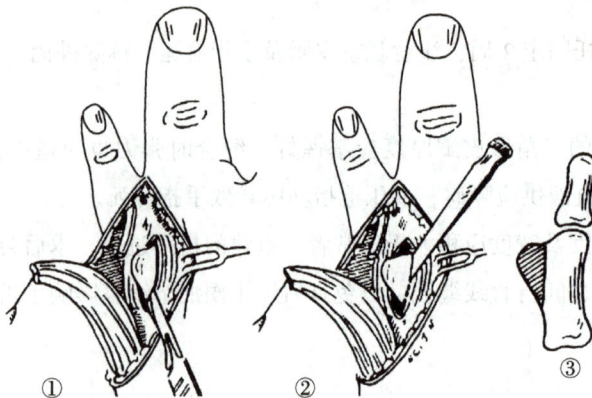

图 16 - 28　拇指多指部分发育不良切除术

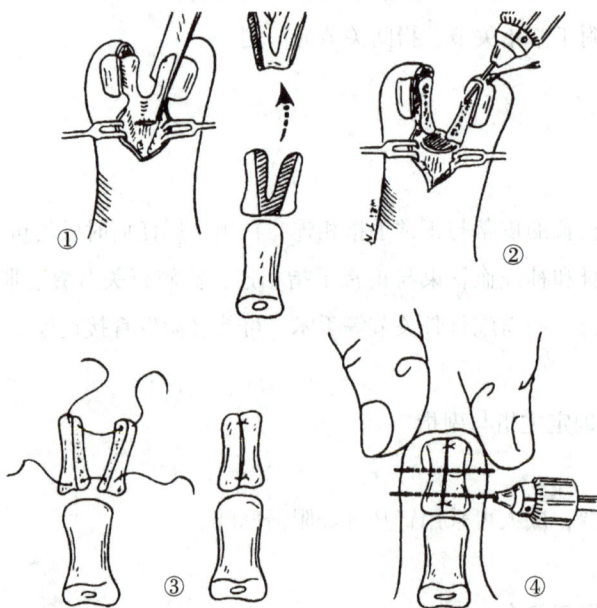

图 16 - 29　拇指末节多指部分与正常部分相等的多指切除术

口，掌侧应预留相对大些的皮瓣。探查相关的神经、血管、肌腱的分布情况，如存在两套血管、神经或肌腱组织，则需小心保留主拇指一侧的，如主拇指一侧的相关组织缺如或发育不良，则需将次要拇指一侧移位于主拇指。切除次要拇指，切开关节囊，凿除近节指骨桡侧膨隆骨质。如主要拇指有尺侧偏斜畸形，切除多生指后，可于近节指骨做楔形截骨矫正畸形。

【术后处理】

术后 2 周拆除缝线，石膏托外固定 4 ~ 6 周，随之进行康复功能锻炼。

【注意事项】

截骨时应尽量使用微型器械，保护关节软骨。

第十七章　髋关节及大腿部的手术

第一节　髋、大腿部的局部解剖及手术入路

一、髋部的局部解剖

（一）体表标志

髋骨由髂骨、坐骨和耻骨组成。髂骨翼的上方形成弓形的髂嵴，可在皮下触及。髂嵴最前端突出点为髂前上棘，后端突出点为髂后上棘。髂前上棘后上方约 5~7cm 处，可触及髂结节，其下方大腿上段外侧可触及股骨大转子，易在皮下触及。在髂前上棘和髂后上棘的下方各有一骨性突起，分别称为髂前下棘、髂后下棘。在髂前上棘至耻骨联合上缘连线中点的下方为股骨头（图 17-1）。

坐骨构成髋骨的下部，其最底部为坐骨结节。耻骨构成髋骨的前下部，其上支向前终于耻骨结节。这构成髋部重要的体表骨性标志。

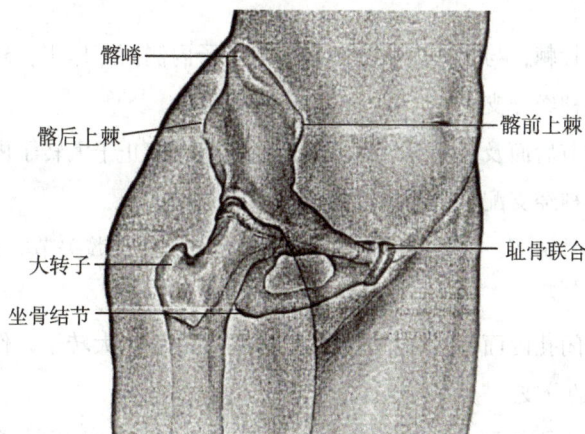

图 17-1　髋部体表标志

（二）髋部的关节

髋关节由髋臼和股骨头构成，是典型的多轴球窝关节。髋臼呈倒杯形，其边缘附有纤维软骨构成髋臼盂唇，可以增加髋臼的深度以增强髋关节的稳定性。股骨头呈球形，其中央部有一凹陷，为股骨头圆韧带附着处，除此凹陷处，股骨头皆覆盖以透明软骨。

（三）髋部的肌肉、韧带

1. 髋部肌肉　髋部肌肉可分为前群肌肉和后群肌肉，共 12 块肌肉，主要参与髋关节活动

NOTE

功能。

（1）前群肌肉

髂腰肌：由腰大肌和髂肌组成，腰大肌起于第 1～4 腰椎体侧面及横突，髂肌起于髂窝，两肌肉下部集合，向下经过肌腔隙，通过髋关节前面，止于股骨小粗隆（图 17 - 2）。作用：屈曲和外旋髋关节。神经支配：腰 2～4 神经。

（2）后群肌肉（图 17 - 3）

臀大肌：起于髂骨翼外面、骶骨背面和骶结节韧带，肌束斜向外下，止于髂胫束和股骨的臀肌粗隆，在臀大肌腱与坐骨结节和大转子之间常有一滑囊。作用：后伸和外旋髋关节，下肢固定时，可使前屈的躯干伸直。神经支配：臀下神经。

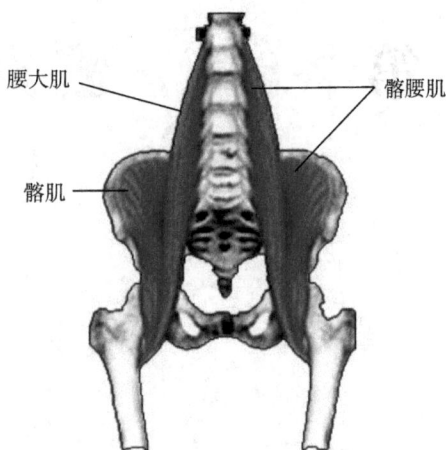

图 17 - 2   髂腰肌

阔筋膜张肌：起于髂嵴前部，止于髂胫束，肌腹位于阔筋膜两层之间。作用：屈曲髋关节。神经支配：臀上神经。

臀中肌：起自臀前线和臀后线之间，止于大转子外侧。作用：外展大腿，前部纤维可使髋关节内旋。神经支配：臀上神经。

臀小肌：起自臀前线和臀下线之间，止于大转子前面。作用：外展和内旋髋关节。神经支配：臀上神经。

梨状肌：起自骶骨前面，穿出坐骨大孔达臀部，止于大转子。作用：外旋髋关节。神经支配：骶 1～2 神经前支。

上孖肌：起自坐骨棘，与闭孔内肌一起止于大转子内侧面。作用：外旋大腿，辅助外展大腿。神经支配：骶丛神经分支。

下孖肌：坐骨结节后面及闭孔缘外侧，与闭孔内肌一起止于大转子内侧面。作用：外旋大腿，辅助外展大腿。神经支配：骶丛神经分支。

股方肌：起自坐骨结节，向外止于转子间嵴。作用：外旋髋关节。神经支配：腰 4～骶 2 的分支。

闭孔内肌：起自闭孔内面及其周围骨面，出坐骨小孔止于大转子。作用：外旋髋关节。神经支配：腰 4～骶 2 的分支。

闭孔外肌：起自闭孔外面及其周围骨面，经股骨颈后方，止于转子窝。作用：外旋髋关节。神经支配：闭孔神经。

2. 髋部韧带

髋臼横韧带：位于髋关节囊内，为连结髋臼切迹两端的韧带，并与髋臼切迹围成一孔，孔内有血管、神经通过（图 17 - 4）。

髂股韧带：位于关节囊浅层，起自髂前下棘，向下呈"人"字形，经关节囊前方止于转子间线，可防止髋关节过伸（图 17 - 5）。

耻股韧带及坐股韧带：耻股韧带位于髋关节前下方，起于耻骨上支；坐股韧带位于髋关节后方，起于坐骨体。两者均与关节囊融合，位于股骨颈内侧 2/3 的后方（图 17 – 5）。

股骨头圆韧带：位于关节腔内，一端连于髋臼横韧带，另一端附于股骨头，内含营养股骨头的血管。

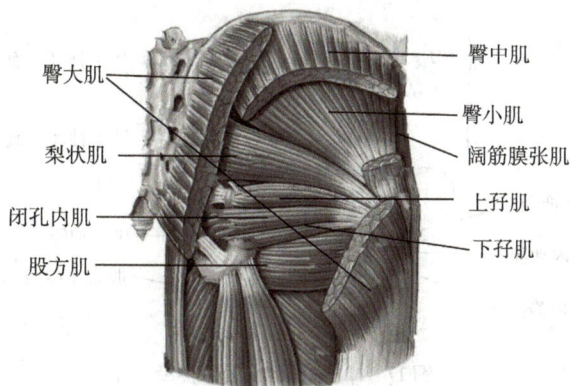

图 17 – 3 髋部后群肌肉

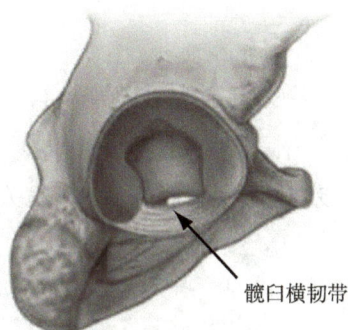

图 17 – 4 髋臼横韧带

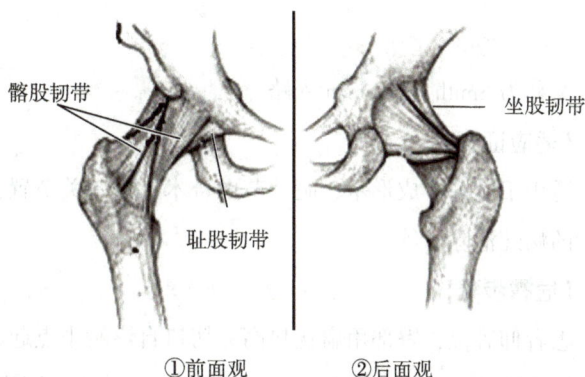

图 17 – 5 关节囊韧带

（四）髋部的血管、神经 （图 17 –6）

1. 髋部的血管

臀上动、静脉：分浅支和深支，浅支行于臀大肌和臀中肌之间，供应臀大肌；深支行于臀中肌和臀小肌之间，供应该二肌。

臀下动、静脉：出梨状肌下孔，分布于臀大肌。

阴部内动、静脉：出梨状肌下孔，在阴部神经的外侧绕坐骨棘的后面，经坐骨小孔入坐骨直肠窝，分布于会阴部的各结构。

2. 髋部的神经

臀上神经：出梨状肌上孔，与臀上动脉的深支同行，分支支配臀中肌、臀小肌和阔筋膜张肌。

臀下神经：出梨状肌下孔，支配臀大肌。

股后皮神经：出梨状肌下孔，沿坐骨神经后外侧下降入大腿。

坐骨神经：出梨状肌下孔，在大转子与坐骨结节之间，梨状肌以下各肌的后面下降入大腿，分为胫神经和腓总神经。

阴部神经：出梨状肌下孔，位于阴部内血管内侧，绕坐骨棘后面，入坐骨小孔，至坐骨直

NOTE

肠窝,分布于会阴部。

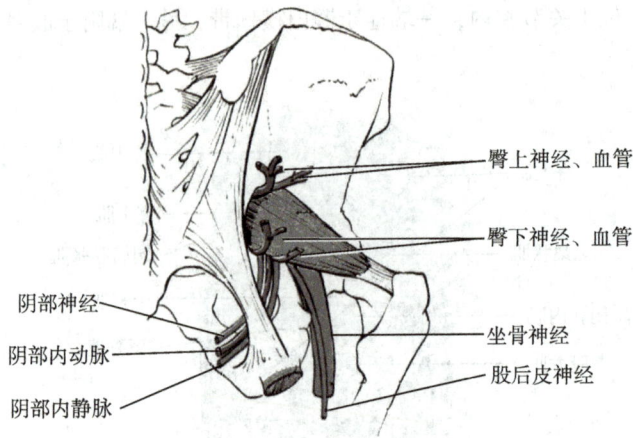

图 17 - 6   髋部的血管、神经

二、髋关节的手术入路

(一) 髋关节前侧的手术入路

又称为 Smith - Peterson 入路。

【适应证】

适用于髋关节成形术、髋关节融合术、人工关节置换术、发育性髋关节脱位手术及髋关节疾病的病灶清除术等。

【显露步骤】

患者仰卧位,臀部用扁枕垫高。切口自髂嵴中点起,沿髂嵴向前至髂前上棘,再转向与髌骨外缘连线的方向上约 10 ~ 12cm (图 17 - 7)。切开皮肤、皮下组织、深筋膜,于髂嵴外缘切开骨膜,在骨膜下将臀中肌、阔筋膜张肌剥离并外翻,用干纱块填塞止血。再切开大腿深筋膜,从肌间隙进入深部,把缝匠肌及股外侧皮神经往内侧拉,把臀肌及股外侧肌往外侧拉开,即可显露关节囊。为更充分显露关节囊,可将股直肌的直头在髂前下棘处切断,其斜头在髋臼上方处切断,然后将其向下翻,便可将髋关节囊的前、上面均显露。在股直肌翻开时可见到一横行的旋股外侧动静脉的分支,必要时可结扎切断。

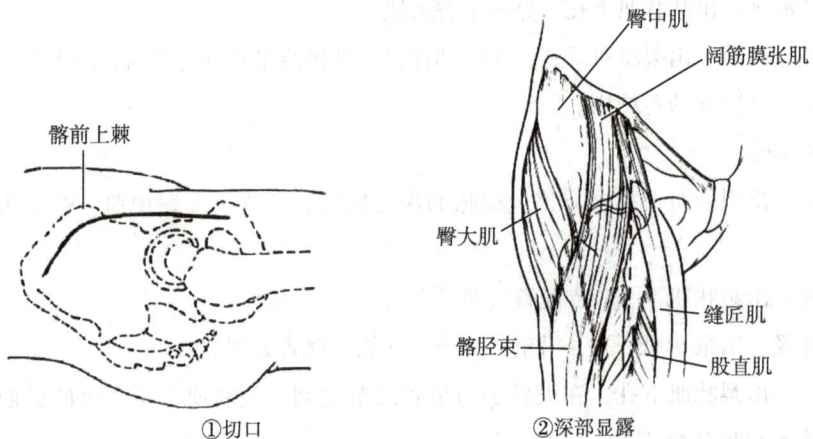

①切口   ②深部显露

图 17 - 7   髋关节前侧入路

【注意事项】

1. 股外侧皮神经　一般在髂前上棘下方 2.5cm 处，在缝匠肌和阔筋膜张肌之间切开阔筋膜时，需注意保护此神经。

2. 股神经　在股三角血管神经束最外侧，在深层分离时，注意保护此神经。

3. 旋股外侧动脉　其主干一般起自股深动脉上端外侧壁，沿股直肌深面向外横行，在股直肌外缘发出升支、降支、横支。翻转已切断股直肌时，注意避免对该血管主干损伤。

（二）髋关节外侧的手术入路

又称为 Watson – Jones 入路。

【适应证】

适用于人工关节置换术、髋关节切开引流术、股骨颈骨折切开复位内固定术及股骨转子间截骨术等。

【显露步骤】

患者仰卧位，可分直切口和弧形切口两种。直切口以股骨大转子为中心，纵向切开，经大转子后 1/3 下行至股骨外侧；弧形切口起于髂前上棘后外侧 2～3cm，经大转子后 1/3 下行至股外侧。切开皮肤、皮下组织、深筋膜，触及阔筋膜后缘，由远向近切开阔筋膜并向前方牵开，钝性分离臀中肌与阔筋膜张肌的肌间隙，臀上动脉横穿该肌间隙，需予结扎切断，分别向后、向前拉开，即可显露关节囊，可做"十"字或纵向切开，显露关节腔（图 17－8）。此入路用于人工关节置换时，可将臀中肌前部肌纤维和臀小肌全部肌纤维自股骨大转子处剥离。如需显露股骨干上端，可将股外侧肌纵向切开，或切断其起始部，或将大转子前上部的薄层骨质凿下，连同附于其中的臀中、小肌一并向上翻起，便可达到更广泛的暴露。

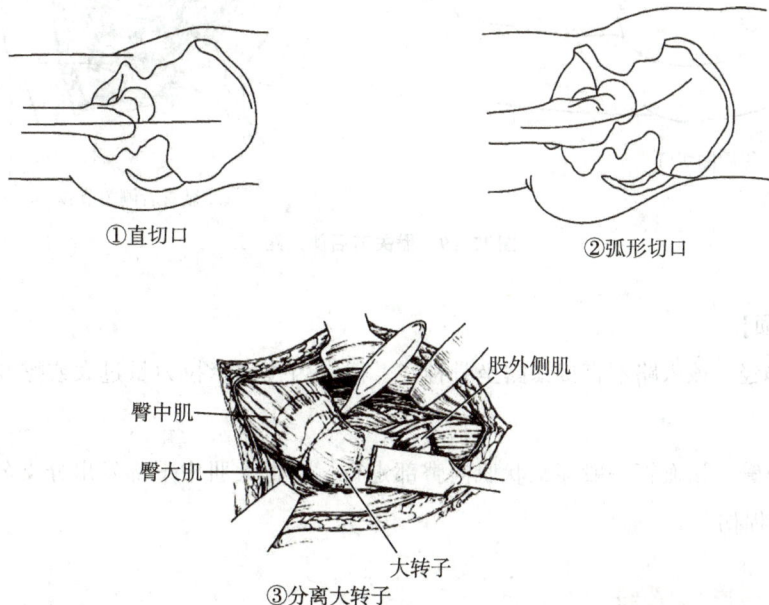

①直切口　　　　②弧形切口

臀中肌　　　　股外侧肌
臀大肌
大转子
③分离大转子

图 17－8　髋关节外侧入路

【注意事项】

1. 股神经，见前侧入路。

2. 股动、静脉，主要因牵开器位置不当引起股动、静脉损伤，注意牵开器尖端应插入髋

NOTE

臼上缘骨质。

3. 暴露关节囊时，牵开器位置不当或用力不当可造成髋臼前壁损伤，术中需小心操作。

（三）髋关节后侧的手术入路

常用 Moor 切口。

【适应证】

适用于人工关节置换、髋关节后脱位、合并髋臼后上缘骨折的复位，或髋关节后方肿瘤切除等手术。

【显露步骤】

患者侧卧位，患侧向上，固定骨盆，使髋、膝关节可充分屈伸活动。切口自髂后下棘的外下方约5cm处，向大转子后上方，再转向股骨干方向延伸约5cm止，长12~15cm。切开皮肤、皮下组织、深筋膜，显露臀大肌和股外侧肌，钝性分开臀大肌，然后把臀大肌在髂胫束附着处向下切开5cm，注意轻柔分开臀大肌，结扎或电灼扇状分布于臀大肌深面的臀上、下动脉及伴行静脉，向两侧牵开，显露附着于股骨转子窝的髋关节外旋肌。内旋大腿，紧张外旋短肌，并使手术区远离坐骨神经，在大转子处，将梨状肌、上孖肌、下孖肌和闭孔内肌拉紧切断，并拉向内侧，再将梨状肌牵向上，显露髋关节囊的后侧。切开关节囊，显露关节腔（图17-9）。操作中，注意保护梨状肌上下缘穿出的神经血管。

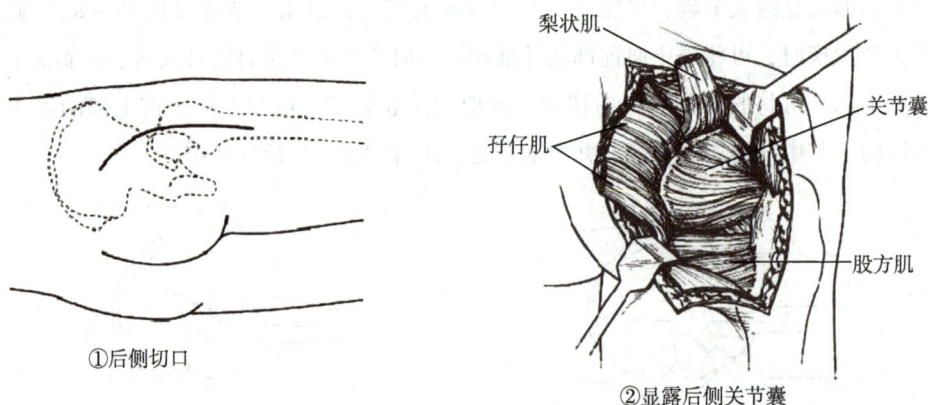

①后侧切口　　②显露后侧关节囊

图 17-9　髋关节后侧入路

【注意事项】

1. 坐骨神经　该入路不直接暴露坐骨神经，但常因拉钩牵拉力量过大或撑开器放置不当导致损伤。

2. 臀下血管　该血管一般穿梨状肌向臀部走行，向臀大肌中下部发出分支分布，钝性分离时容易造成损伤。

三、大腿部的局部解剖

（一）大腿部的筋膜和筋膜间隙

1. 筋膜　筋膜分深、浅两层。大腿深筋膜又叫阔筋膜，为全身最厚的筋膜。其上端前侧附于腹股沟韧带、耻骨体及弓缘，后侧与臀筋膜相连，下端经膝关节与小腿筋膜相连。阔筋膜内侧稍薄，外侧较厚，其纵行纤维比较发达，呈腱膜样结构，称为髂胫束（图17-10）。

2. 筋膜间隙　深筋膜向深部走行形成肌间隔，把大腿分割成三个筋膜间隙。外侧肌间隔起自髂胫束，由股骨大转子起至膝关节外侧；内侧肌间隔由小转子至收肌结节；后侧肌间隔不甚明显，上在大收肌与半膜肌之间，下在大收肌的后面。三个肌间隔形成三个筋膜间隙，在这三个筋膜间隙中分别有大腿前侧、内侧、后侧肌群。

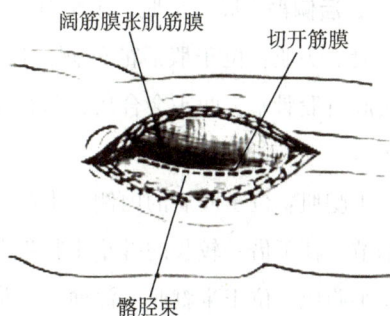

图 17 - 10　阔筋膜张肌与髂胫束

（二）大腿部的肌肉

大腿肌肉被筋膜分成前侧群、内侧群、后侧群三组。

1. 前侧群　有阔筋膜张肌、缝匠肌及股四头肌（图 17 - 11）。

阔筋膜张肌：起自髂前上棘，移行于髂胫束，止于胫骨外侧髁，由腰 4~5 的臀上神经支配。旋股外动脉的皮支经此肌到大腿外侧皮肤。

缝匠肌：起自髂前上棘，斜过大腿的前面到内侧，越过股薄肌和半腱肌的浅面，止于胫骨上端内侧面，作用为屈大腿，内旋小腿，属腰 2~3 的股神经支配。

股四头肌：为股直肌、股中间肌、股内侧肌及股外侧肌的合称。其中股直肌位于大腿前面中部，起自髂前下棘及髋臼上缘；股中间肌位于股直肌的深面，在股内外侧肌的中间，起自股骨干的前面；股外侧肌位于大腿的外侧，起自股骨嵴的外侧唇；股内侧肌位于大腿的内前侧，起自股骨嵴的内侧唇。此四肌下端逐渐融合成一较坚固的肌腱，称为股四头肌腱，附着于髌骨的前面，向下形成髌韧带，止于胫骨粗隆。股四头肌的作用主要是伸小腿，股直肌还有屈大腿作用，属腰 2~4 的股神经支配。

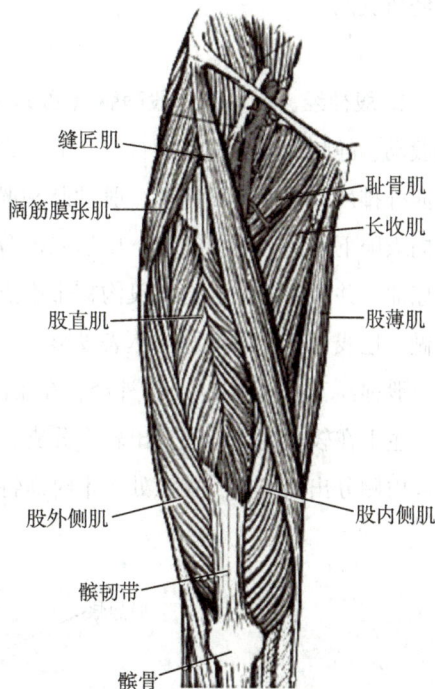

图 17 - 11　大腿前内群肌肉

2. 内侧群　有耻骨肌、长收肌、股薄肌、短收肌及大收肌（图 17 - 11）。

耻骨肌：为长方形短肌，起自耻骨梳，斜向外，位于髂腰肌的内侧，止于小转子后下方的股骨粗线。

长收肌：为带状长条肌，位于耻骨肌的内侧，起自耻骨上支，止于股骨粗线。

股薄肌：为带状长条肌，位于大腿最内侧，起自耻骨下支最前面，止于胫骨粗隆内下方。

短收肌：为近似三角形的扁肌，位于耻骨肌和长收肌的深面，起自耻骨下支，止于股骨粗线。

大收肌：呈三角形，位于最深处。被上述数肌覆盖，起自闭孔下缘和坐骨结节，止于股骨粗线。在大收肌下端的抵止处，腱和股骨之间有一裂孔，称为收肌腱裂孔，此为下肢股动、静脉所穿行的孔道。

内侧肌群的作用为使大腿内收和稍外旋，属腰 2~4 的闭孔神经支配。

NOTE

3. 后侧群 股二头肌、半腱肌、半膜肌（图 17 – 12）。

股二头肌：位于股后的外侧，长头起自坐骨结节，短头起自股骨嵴，两头会合后，移行于肌腱，止于腓骨小头。

半腱肌：位于股后的内侧，半膜肌的浅面，起自坐骨结节，往下借一较长的腱止于胫骨上端内侧。

半膜肌：位于半腱肌的深面，亦借较长腱膜起自坐骨结节，向下止于胫骨髁的内侧面。

后侧群肌肉，其作用均为屈小腿、伸大腿，协助臀大肌伸直躯干。在膝关节屈曲时，股二头肌能使小腿外旋，半腱肌及半膜肌使小腿内旋。属腰 5 ~ 骶 3 的坐骨神经所支配。

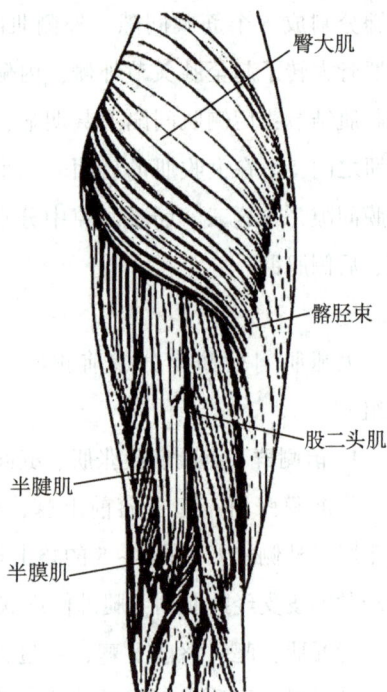

图 17 – 12 大腿后侧肌肉

（三）大腿部的血管、神经及体表投影

1. 股神经、股动脉、股静脉（图 17 – 13） 股神经和股动、静脉在大腿相伴而行，它们在大腿上端前侧由内向外排列，依次是股静脉、股动脉和股神经，从股三角向大腿下端的内后方行走，中途发出分支。使髋关节稍屈曲，并取外旋位，自腹股沟韧带中点起，至收肌结节做一连线，即为股动脉的体表投影。

股神经：发自第 2 ~ 4 腰神经，在髂前上棘和耻骨联合连线的中点外侧约 1cm 处进入大腿部，主干在较短的距离便分出较多分支，以支配大腿肌肉为主，其中最大的是隐神经，此支下至膝内侧分出髌下支，在该处手术时需特别注意保护。

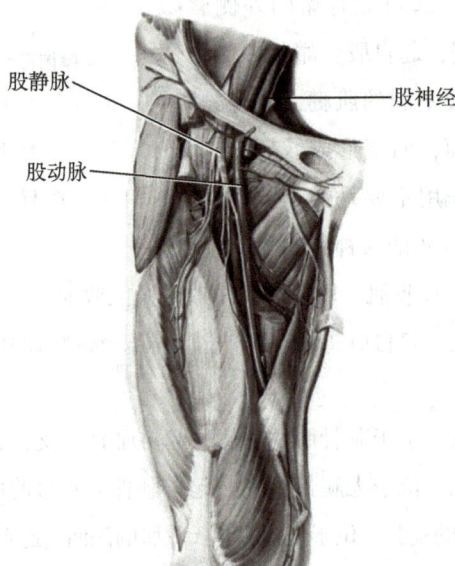

图 17 – 13 股动脉、股静脉、股神经及分支

股动、静脉：股动脉为髂外动脉的延续，直径约 6 ~ 8mm，在腹股沟韧带中点处进入大腿，然后接近直线方向下行至大腿中、下 1/3 交界处，穿入收肌腱孔后成为腘动脉。股动脉穿出腹股

沟后，即分出许多小支，在腹股沟韧带下 3~4cm 处偏后方分出一供养大腿的主要血管股深动脉，紧贴股骨粗线下行，且发出分支：①旋股外侧动脉：有时亦发自股动脉，其始部在股直肌的深面、髂腰肌浅面，向外横行，在髂腰肌外缘分为升、横、降支。大腿外侧上段取带血管肌皮瓣，就是利用此动脉。②旋股内侧动脉：发出后向内转后行，供养髋关节及附近诸肌。③穿支：有 3~4 支，分别从不同的高度出发，向后供养大腿后侧肌群，并分别在髋和膝关节形成血管网。

股静脉直径约 8~12mm，为腘静脉的延续，经收肌腱裂孔与股动脉伴行，向上与髂内静脉相续。

2. 闭孔神经与闭孔动脉（图 17-14）　闭孔神经与闭孔动脉相互伴行于大腿前内侧，各司其职。

闭孔神经：为腰丛的分支，由第 2、3、4 腰神经组合而成，经闭孔管离开骨盆，并分前、后两支，前支走行于闭孔外肌与短收肌和大收肌之间，支配内收诸肌和髋、膝关节。如大腿诸肌发生挛缩，或髋部前侧顽固性疼痛，有时需行此神经切断术。

闭孔动脉：为髂内动脉分支，经闭孔管出盆腔后，即分为两支，于闭孔膜面处形成动脉环，并发出小支至邻近的肌肉。其中有一髋臼支，穿过髋臼孔，进入髋关节，再经股骨头韧带进入股骨头。在髋部手术时，此动脉损伤后，断端易向盆腔回缩，不易止血，需加注意。

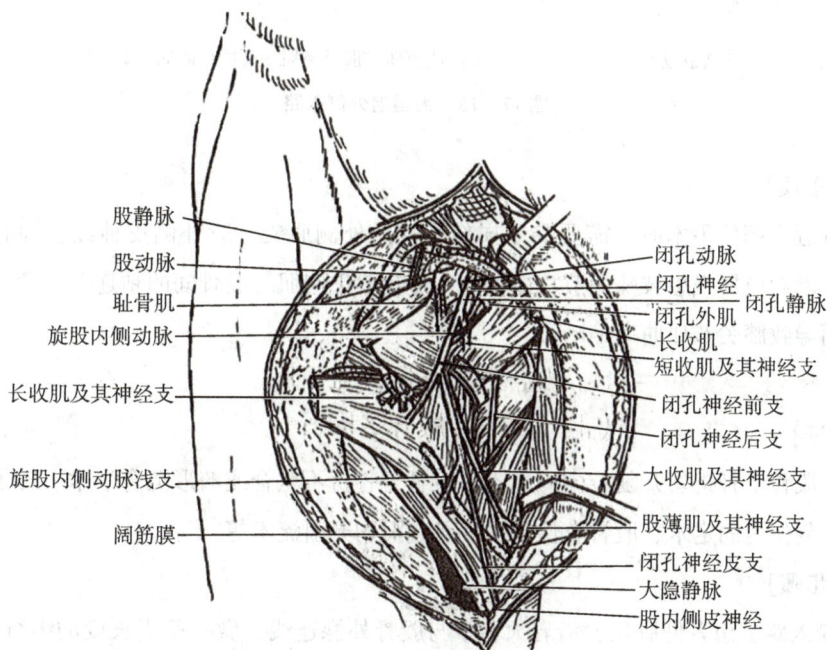

图 17-14　闭孔动脉及闭孔神经

3. 坐骨神经　自梨状肌下缘走出骨盆，先下行至股二头肌两个头之间，而后于股二头肌和半膜肌之间，通常在大腿后侧中部分为两支，即胫神经和腓总神经。从坐骨结节外缘与大转子连线中点起向腘窝后上角做一连线，此连线即坐骨神经的体表投影；自腘窝外缘起沿股二头肌腱至腓骨颈做一连线，这便是腓总神经的体表投影。

四、大腿部的手术入路

（一）大腿部前外侧的手术入路

【适应证】

适用于股骨干骨折切开复位内固定术、股骨慢性骨髓炎病灶清除术、股骨延长术、股骨肿瘤切除术等。

【显露步骤】

患者仰卧位，沿髂前上棘与髌骨外侧缘连线，围绕病灶中心，根据手术需要决定切口长度。先沿切口线切开皮肤、皮下组织、深筋膜，沿股外侧肌和股直肌肌间隔显露股中间肌，顺着肌纤维的方向切开股中间肌并向两侧牵开，做骨膜下剥离，显露股骨干（图 17 – 15）。

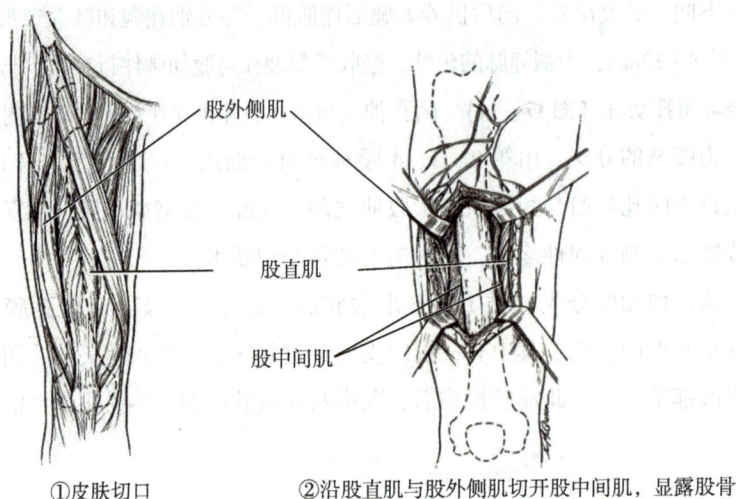

①皮肤切口　　　②沿股直肌与股外侧肌切开股中间肌，显露股骨

图 17 – 15　大腿前外侧入路

【注意事项】

行股骨近端部位手术时，需要避免损伤股神经外侧肌支、股外侧皮神经、旋股外动脉横支。另外，术后应加强患肢膝关节功能锻炼，避免股中间肌与股骨间的粘连，以免影响伸膝装置的功能而导致膝关节屈曲挛缩畸形。

（二）大腿部外侧和后外侧的手术入路

【适应证】

适用于股骨干骨折切开复位内固定术、股骨干骨折不愈合或畸形愈合手术、转子间或转子下骨折切开复位内固定术、股骨急性化脓性骨髓炎切开引流术等。

【显露步骤】

1. 外侧入路　患者仰卧位，沿着大转子与股骨外髁连线，做一适当长度的纵行皮肤切口。切开皮肤、皮下组织、深筋膜，纵向切开髂胫束，按肌纤维方向切开股外侧肌及股中间肌并向两侧牵开，做骨膜下剥离，暴露股骨干（图 17 –16）。

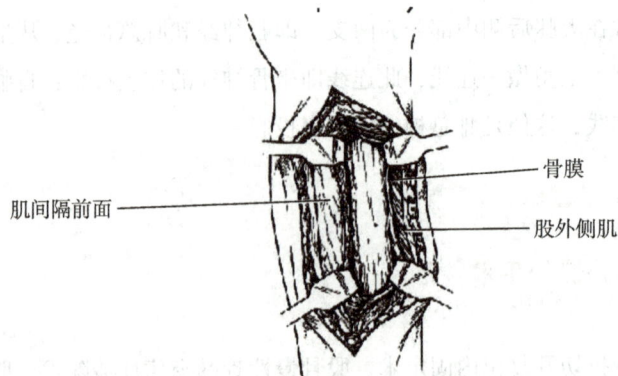

图 17 –16　外侧入路，股外侧肌和股中间肌已按肌纤维方向切开，显露股骨

2. 后外侧入路 垫高患侧臀部，内旋下肢，自大转子基底部至股骨外侧髁做纵行手术切口。辨明髂胫束，切开浅筋膜和阔筋膜，暴露股外侧肌间隔。向前牵拉股外侧肌，沿外侧肌间隔的前面分离股外侧肌肌纤维直至股骨，钝性分离附着于股骨粗线的肌肉，沿切口方向剥离骨膜即可见股骨（图 17-17）。

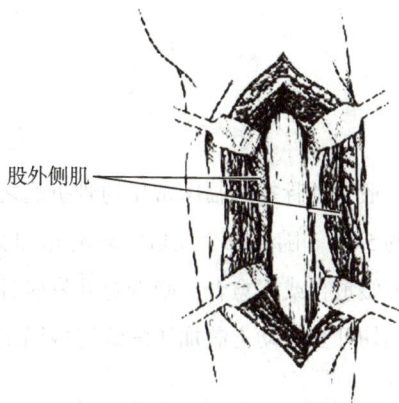

股外侧肌

图 17-17 沿股外侧肌间隔的后外侧入路

【注意事项】

大腿后外侧入路沿着股外侧肌和外侧肌间隔进入，有损伤股神经和坐骨神经的风险，手术中应注意保护。股深动脉有许多穿支横穿股外侧肌，行大腿外侧入路时应避免损伤这些血管。

（三）大腿部内侧的手术入路

【适应证】

适用于膝外翻股骨髁上截骨矫形和大腿下段内侧软组织等手术。

【显露步骤】

患者仰卧位，膝关节稍微屈曲，在大腿的前内侧，沿股内侧肌和股直肌间隙，做一长 10～15cm 的纵行皮肤切口，止于大收肌结节远端 5cm 处。切开皮肤、皮下组织、深筋膜，沿股直肌和股内侧肌肌间隔，显露股中间肌。接着，切开髌内侧支持带及膝关节内侧关节囊，于股四头肌肌腱部做纵向切开，并向上沿股中间肌肌纤维方向纵向切开，做骨膜下剥离，显示股骨干（图 17-18）。

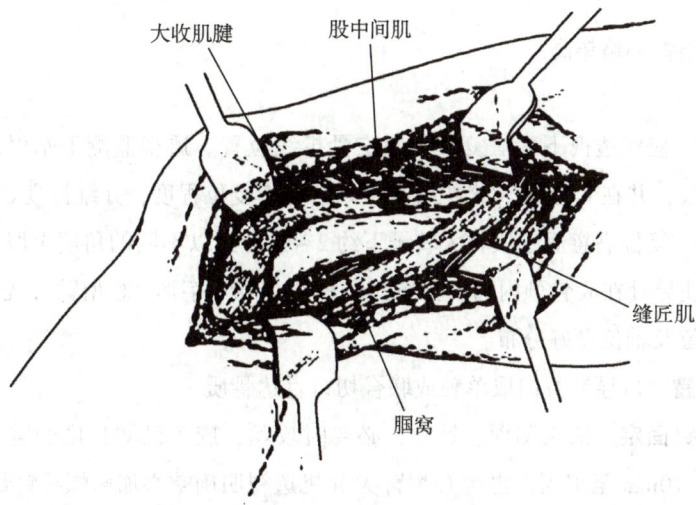

大收肌腱　　股中间肌

缝匠肌

腘窝

图 17-18 大腿内侧入路

【注意事项】

隐神经位于缝匠肌深面，切开暴露时应避免损伤。做股骨后内部软组织钝性分离时，注意向后牵开腘窝内的大血管和神经，避免损伤。

NOTE

第二节　股骨颈骨折的手术

股骨颈骨折是临床常见的骨折病之一，好发于老年人，约占全身骨折的 3.58%，占髋部骨折的 54%。随着社会人口的老龄化和交通意外增多，此种病例亦有上升趋势。骨折后容易出现迟缓愈合或不愈合，晚期有并发股骨头缺血性坏死的可能。目前闭合复位加压螺纹钉内固定术和切开复位动力髋加压螺纹钉内固定术是临床常用的治疗方法。

一、闭合复位加压螺纹钉内固定术

【适应证】

有移位或有移位倾向的股骨颈骨折，患者全身状况良好，对于骨折线与股骨颈纵轴垂直者尤为适宜。

【禁忌证】

股骨颈粉碎性骨折不宜采用加压螺纹钉内固定术。

【术前准备】

患者入院后，完善相关检查，评估患者身体情况，同时对于骨折移位的患者行患肢牵引。根据 X 线片，选取合适长度的加压螺纹钉 3～4 枚，并多备稍长及稍短螺纹钉各 1 枚。准备加压螺纹钉相应工具。

【麻醉】

采用硬膜外麻醉或腰麻－硬膜外联合阻滞麻醉。

【体位】

仰卧位，患侧臀部略垫高。

【手术步骤】

1. 手法复位　应在透视下手法复位，确定骨折线位置。透视监测下牵引患肢，使患肢长度恢复后内旋患肢，并在 C 型臂 X 光机透视下判断骨折复位程度，并维持良好的牵引姿势。

2. 导针固定　复位满意后于股骨大转子下约 2～3cm 处以不同的角度至股骨颈的方向闭合旋入 3 枚导针，使导针在股骨颈内均匀分布，最好呈"品"字形。C 型臂 X 光机透视明确导针位置在股骨颈正位及轴位良好分布。

3. 切口与暴露　以导针方向取单独或联合切口直达骨质。

4. 加压螺纹钉固定　依次测深、钻空，必要时攻丝，旋入已知长度的空心加压螺纹钉距股骨头软骨下 5～10mm 至牢固。再次 C 型臂 X 光机透视明确空心加压螺纹钉长度及位置满意，骨折端固定牢固。生理盐水冲洗伤口，缝合伤口（图 17－19）。

【术后处理】

术后患肢维持外展中立位，做到不侧卧、不盘腿，避免极度内、外旋动作，指导患者行股四头肌的收缩以及踝、趾关节的屈伸练习。若固定稳固，可以早期扶拐下地免负重活动；6 周至 3 个月扶双拐部分负重活动；3 个月至 6 个月后，经摄片证实骨折愈合并无股骨头坏死，方可正常负重行走；随访 1～2 年，必要时去除内固定。

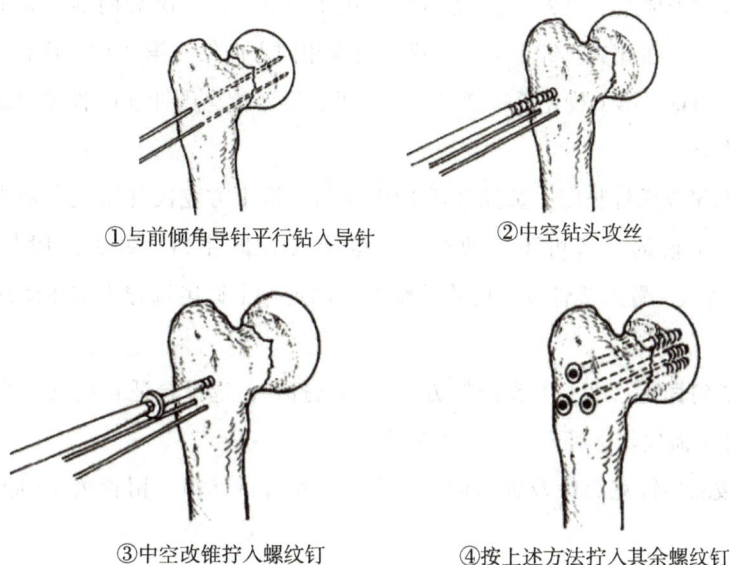

①与前倾角导针平行钻入导针　　　②中空钻头攻丝

③中空改锥拧入螺纹钉　　　④按上述方法拧入其余螺纹钉

图 17 – 19　闭合复位空心钉内固定

【注意事项】

1. 在闭合复位时，手法宜轻巧，不可使用暴力，以免加重周围血管损伤，影响骨折愈合；复位时注意股骨距复位；多次手法复位失败时，应选择切开复位。

2. 加压螺纹钉螺纹应超过骨折线，达到骨折近端，才能起到加压作用，避免穿出股骨头软骨面。

3. 单枚加压螺纹钉，不能防止骨折端旋转，因此，建议采用 2 ~ 3 枚加压螺纹钉固定，以防骨折端旋转，螺纹钉位置避免过度偏前或偏后。

二、切开复位动力髋加压螺纹钉内固定术

【适应证】

头下型以外的有移位或有移位倾向的股骨颈骨折（图 17 – 20），患者全身状况良好，对于骨折线与股骨颈纵轴垂直者尤为适宜。

【禁忌证】

同闭合复位加压螺纹钉内固定术。

【术前准备】

术前一般准备同闭合复位加压螺纹钉内固定术，根据 X 线片，选取合适型号的动力髋加压螺纹钉，准备相应手术工具。

【麻醉】

采用硬膜外麻醉或腰麻 – 硬膜外联合阻滞麻醉。

【体位】

仰卧位，患侧臀部略垫高。

【手术步骤】

1. **切口与复位**　取髋关节外侧切口，在 C 型臂 X 光机透视下，进行复位。

2. **导针固定**　复位满意后，在大转子顶点下外侧做切口，长 5 ~ 8cm，暴露大转子及下方，

NOTE

先用 1 枚克氏针在大转子顶点下约 2～3cm 处外侧骨皮质中点，在 130°导向器引导下，钻入股骨头软骨下 0.5cm 左右。在此克氏针上方与其进针角度相同方向钻入第 2 枚克氏针，C 型臂 X 光机透视见导针位置满意，第 1 枚克氏针通过股骨距处，第 2 枚克氏针在股骨颈中线偏上，侧位均位于股骨颈中线上。

3. DHS 固定　测量克氏针长度，选择合适 DHS 主钉，沿下方克氏针用组合钻头开口并建立骨隧道，对于骨质疏松的患者可不需攻丝，直接旋入 DHS 主钉，钉尖达股骨头下方约 0.5cm，选择套筒接骨板，置入接骨板，皮质骨螺丝钉固定，主钉尾端拧入加压螺纹钉，加压骨折端（图 17－20）。

4. 空心加压螺纹钉固定　沿上方克氏针方向空心钻打孔，选择合适长度的空心加压螺纹钉，骨质疏松患者亦不需攻丝，旋入空心加压螺纹钉。

5. 伤口缝合　拔除导针克氏针及临时固定，生理盐水冲洗伤口，留置负压引流管，逐层缝合伤口。

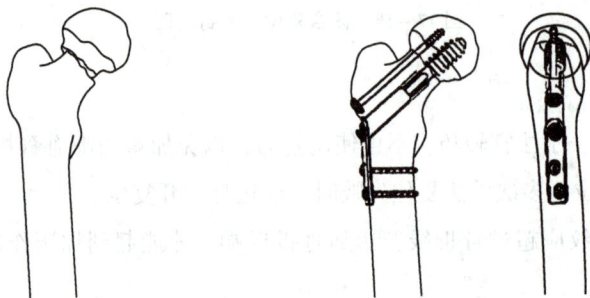

①有移位的股骨颈骨折　　　　②固定后的股骨颈骨折正面观、侧面观

图 17－20　切开复位动力髋加压螺纹钉内固定

【术后处理】

同闭合复位加压螺纹钉内固定术。

【注意事项】

1. 在闭合复位时，手法宜轻巧，不可使用暴力，以免加重周围血管损伤，影响骨折愈合；复位时注意股骨距复位；多次手法复位失败时，应选择切开复位。

2. 动力髋加压螺纹钉不能有效防止骨折断端旋转，需在其近端加用 1 枚空心加压螺纹钉。

第三节　股骨转子间骨折内固定术

股骨转子间骨折是股骨颈基底至小转子水平以上部位所发生的骨折，为老年人常见的骨折类型。

一、股骨转子间骨折髓内钉内固定术

【适应证】

各种类型的股骨转子间骨折，尤其适合转子间不稳定型骨折。

【禁忌证】

全身情况较差，不能耐受手术者；患者局部皮肤条件差，有褥疮、坏死、感染等；股骨近端畸形者。

【术前准备】

对于移位较大的骨折需行下肢牵引，以维持下肢长度；常规备皮。

【麻醉】

硬膜外麻醉或全身麻醉。

【体位】

患者仰卧于牵引床上，双足放置在牵引床的足架上，为方便 C 型臂 X 光机透视，健侧多采用截石位。会阴部放置牵引柱（需防止牵引柱对会阴部的压伤），骨盆置于水平（图17 - 21）。

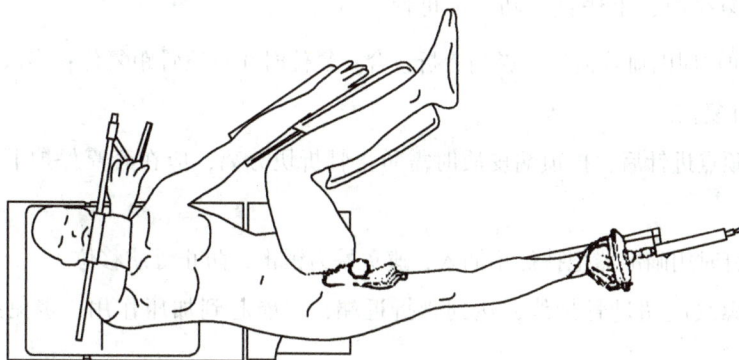

图 17 - 21　体位

【手术步骤】

1. 手法复位　牵引内旋患肢常可以复位骨折，但需防止过度牵引引起骨折移位。如闭合复位失败，则需切开复位。

2. 入路　手术切口采用髋关节外侧入路，由大转子顶点向上延伸约 5 ~ 8cm，切开臀大肌筋膜，分开组织，用手指探及大转子顶点及梨状窝。

3. 入针点的确认　由大转子顶点为入针点（图 17 - 22），进针后需在 C 型臂 X 光机透视下确认位置：前后透视位，进针点位于大转子顶点稍偏外侧，导针尖端位于髓腔内，导针的轴线与股骨轴线一致，近端稍向外偏出大转子顶端（图 17 - 23）。

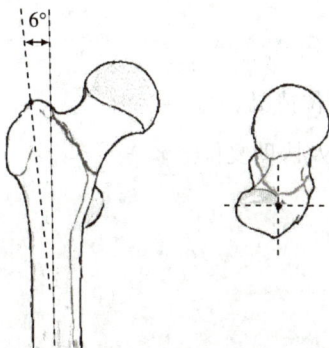

图 17 - 22　入针点的确认

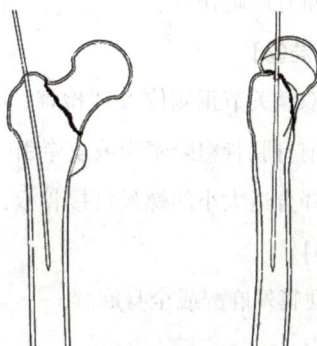

图 17 - 23　导针位置

NOTE

4. 内固定物植入 在导针的引导下扩大股骨近端，注意不要使大转子骨折块出现明显分离。扩髓后根据扩髓情况选择合适的髓内钉，将髓内钉插入髓腔（图 17 – 24）。如果髓内钉插入困难，需取出，再次扩髓后植入。固定头颈钉、远端交锁钉，伤口冲洗，逐层缝合。

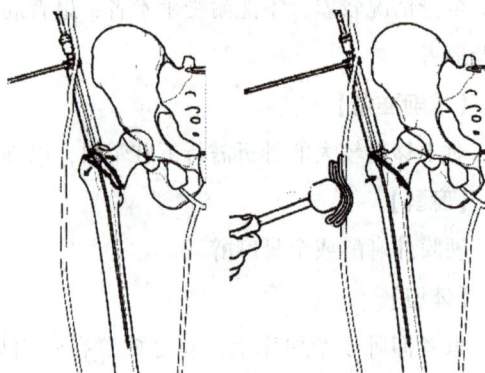

图 17 – 24　内固定物植入

【术后处理】

对于稳定型的转子间骨折，允许早期部分负重；对于不稳定型的转子间骨折，适当推迟负重时间，6 周后复查 X 线片，有明显骨折愈合征象时可逐步增加负重。

【注意事项】

1. 在闭合复位时，手法宜轻巧，不可使用暴力，以免加重周围血管损伤，影响骨折愈合；复位时注意股骨距复位；多次手法复位失败时，应选择切开复位。

2. 大转子顶点进针后，扩顶端皮质时需防止骨折块分离，应在套筒保护下用高转速缓慢进入。

3. 置入主钉时用瞄准器把持徒手插入，避免暴力锤击，防止骨质移位。

4. 头颈钉螺纹应超过骨折线，达到骨折近端，才能起到加压作用，避免穿出股骨头软骨面。

二、股骨转子间接骨板螺丝钉内固定术

转子间骨折对接骨板螺丝钉内固定的机械稳定性要求较高。目前较为常用的为135°的动力髋螺丝钉内固定系统（DHS）及95°的动力髁螺丝钉内固定系统（DCS），可广泛适用于各类不稳定型转子间骨折，DHS 使用方法见股骨颈骨折，这里以 DCS 为例介绍具体术式。

【适应证】

移位较大的不稳定型股骨转子间骨折，尤其是反向转子间骨折患者，无明显骨质疏松。

【禁忌证】

1. 大转子外侧上1/2 骨折后骨皮质欠完整者。

2. 严重骨质疏松者。

【术前准备】

1. 行双髋关节正侧位 X 线检查，明确骨折类型及移位情况。

2. 术前行胫骨粗隆牵引或皮牵引，以减轻患者疼痛及协助复位。

3. 选择合适大小的螺丝钉接骨板，供术中使用。

【麻醉】

采用硬膜外麻醉或全身麻醉。

【体位】

同股骨转子间骨折髓内钉内固定术。

【手术步骤】

1. 骨折复位 多采用闭合复位，通过术前骨牵引及术中牵引架牵引，在外展中立位或稍内旋位调节即可获得复位。如闭合复位失败，可选择切开复位。

2. 切口与显露 采用股骨近端外侧直切口。切口起自大转子尖，沿股骨干向下延伸，长约15cm。切开皮肤、皮下组织及阔筋膜，显露大转子及股外侧肌，沿股外侧肌纤维走行方向切开肌肉，直至股骨。切开骨膜并做骨膜下剥离。

3. 穿入导针 确定大转子顶点，用DCS导向器在大转子顶点前、中1/3交界向远端2cm处钻入1枚导针通过股骨颈，透视下确保导针尖段位于距股骨颈上层皮质1cm的位置（图17-25）。再次用C型臂X光机摄股骨近端正侧位片确定导针位置。

4. 股骨扩孔 测量导针长度，沿导针钻孔、攻丝，骨质疏松患者建议不攻丝。

5. 置入螺丝钉、接骨板 选择相应长度的DCS滑动加压螺丝钉，安装长短合适的95°接骨板，用打入器使侧方接

图 17-25 打入定向导针

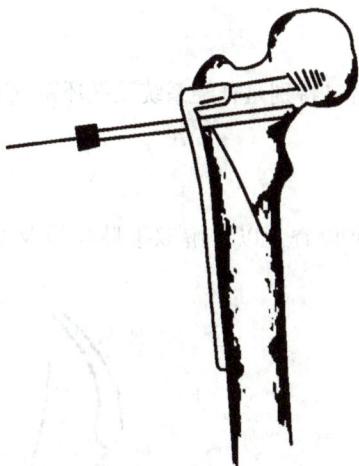

骨板紧贴股骨干外侧（图17-26），固定钳临时固定，置入远近端螺丝钉，近端应有至少1枚皮质骨螺丝钉置入股骨距，骨折远端应有至少4枚皮质骨螺丝钉固定（图17-27）。C型臂X光机透视确认。术毕，冲洗伤口，留置引流后逐层缝合。

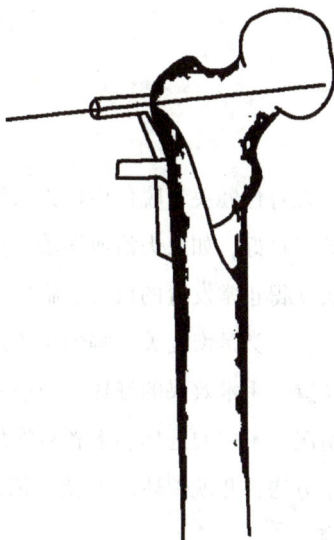

图 17-26 置入髁螺丝钉及侧方接骨板

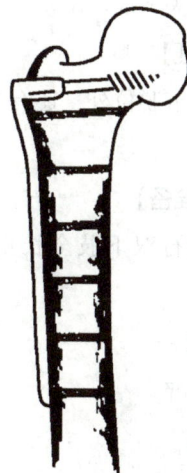

图 17-27 打入皮质骨螺丝钉

【术后处理】

同股骨转子间骨折髓内钉内固定术。

【注意事项】

1. 对粉碎严重的骨折，加压接骨板常使近端骨碎片移向股骨干，用Verbrugge骨夹临时固定进行复位，无须在骨折处剥离软组织暴露骨折部位。中间骨折区尽量不拧螺丝钉，应用较长接骨板，采用桥接方式固定，可保护骨折端血运，减少对已受伤骨骼和周围软组织的进一步

破坏。

2. 对于骨质较差或肥胖患者，应推迟下地负重时间，并从不完全负重开始锻炼，原则上应待骨折愈合后方可完全负重行走。

第四节　发育性髋关节脱位的手术

发育性髋关节脱位俗称先天性髋关节脱位，是一种常见的发育性疾病，早期诊断、早期治疗效果良好，如果失治或误治，可致终身残疾。其治疗目的是关节复位并维持，以使髋臼和股骨头获得正常发育的机会。临床中手法复位失败时可采用手术治疗。手术疗法从其目的可分为两类：一类是恢复关节解剖位置及其功能；另一类是仅改善其功能和减轻疼痛，但不能恢复解剖位置。手术效果的好坏，与患者的年龄、髋臼指数的大小、股骨颈的前倾程度、软组织的挛缩情况、术式的选择、术者对疾病的认识及手术熟练程度有密切关系。本节仅介绍几种基本的手术方法，并就叙述的方便，依次介绍切开复位术、造盖术、髂骨截骨术、转子间截骨术等内容。

一、切开复位术

【适应证】

经手法整复外固定失败的 1 ~ 3 岁的患者；对 4 岁以上的患者，不能获得以及维持同心复位和稳定的复位，因为髋臼角大及其他继发性改变较严重，单纯切开复位的成功率较小，必须同时进行髋关节成形术。

【禁忌证】

除髋关节脱位外，还有多系统的先天性异常患者，特别是神经系统及循环系统并有畸形不能耐受者。

【术前准备】

术前应行双下肢全长正侧位 X 线及髋关节 CT 检查，以了解双下肢长短及髋关节发育情况。

【麻醉】

全身麻醉。

【体位】

仰卧位，垫高患侧臀部。

【手术步骤】

1. 切口选择 S - P 入路，自髂嵴中点起，沿髂嵴向前至髂前上棘，再转向与髌骨外缘连线的方向上约 10 ~ 12cm（图 17 - 7）。

2. 显露关节囊，T 字形切开关节囊（图 17 - 28）。其纵切口要沿股骨颈长轴线，横切口沿髋臼边缘。显露真臼，可切除圆韧带、横韧带以及臼内的纤维脂肪垫，注意保护关

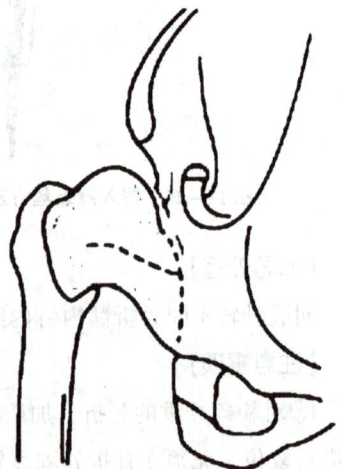

图 17 - 28　关节囊的 T 形切口

软骨及盂唇（图17-29）。

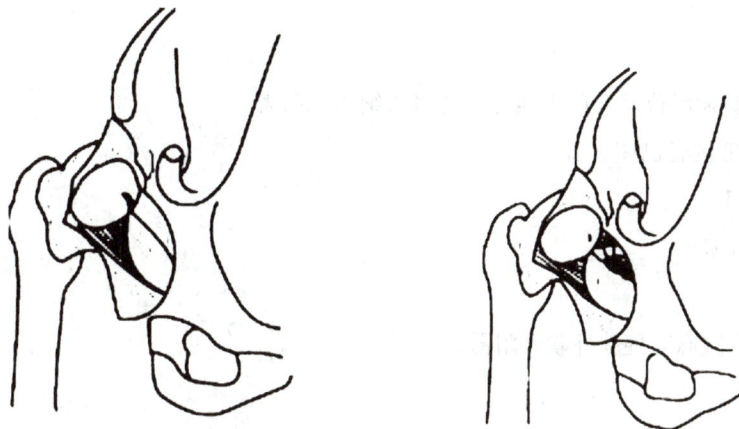

①切开髋关节的关节囊，沿着圆韧带寻找真臼 ②放射状切开盂唇，切除真臼深部所有的填充组织

图17-29 显露及处理髋臼

3. 复位髋关节，用C型臂X光机透视以明确股骨头是否同心复位。

4. 如果复位稳定且股骨头覆盖良好，则髋关节在屈曲外展、内旋各20°~30°体位缝合关节囊；若关节囊有多余和松弛部分，可部分切除（图17-30）。

5. 缝合筋膜、皮下组织和皮肤。

【术后处理】

行患侧或双侧髋人字石膏固定，维持屈髋60°~70°，外展45°，内旋20°~30°；膝关节屈曲45°~60°，防止旋转并放松腘绳肌。

【注意事项】

1. 术中应充分松解挛缩肌肉，以利于复位及维持股骨头的稳定性。

2. 处理关节囊时，尽量保留关节囊前外部及股骨颈基底部，并做关节囊部分皱缩处理。关节囊的缝合要适当，不能过于松弛以及过紧压迫股骨头向后脱位。

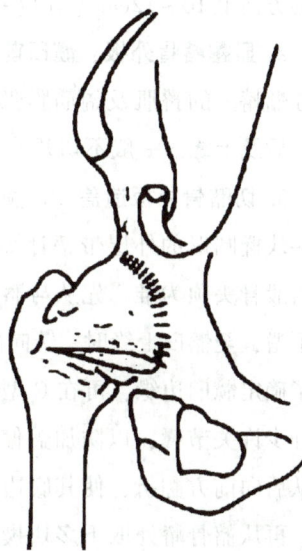

图17-30 切除多余的关节囊后，将股骨头复位，并缝合关节囊

二、造盖术

造盖术是在不改变髋臼的情况下，既不加深髋臼，又不旋转髋臼方向，股骨头的情况亦无变化，将髋臼的上、后缘骨性加宽，以覆盖股骨头，防止股骨头向上移位的手术。常用手术有Gill手术、Dickson手术、Wilson手术、Stahali手术等，本章以常用的Gill（第I型）手术为例来讲述手术的基本方法。

【适应证】

1. 髋臼发育不良半脱位的4~12岁女孩，男孩可至14岁，骨盆Y形软骨尚未闭合者。

2. 经非手术治疗小儿已经3岁半，仍有半脱位，股骨头不能完全被盖住者。

3. 髋臼指数大，髋臼发育不良，髋臼浅而陡直，呈蝶形臼，或臼大头小而头臼不相适应者。

【禁忌证】

1. 股骨头长期脱位、头臼不匹配不能将头纳入原臼者。

2. 骨盆 Y 形软骨已闭合者。

【术前准备】

同切开复位术。

【麻醉】

全身麻醉或腰麻 – 硬膜外联合阻滞。

【体位】

同切开复位术。

【手术步骤】

1. **切口**　选择 S – P 入路，自髂嵴中点起，沿髂嵴向前至髂前上棘，再转向与髌骨外缘连线的方向上 10 ~ 12cm（图 17 – 7）。

2. **显露髂骨外板、髋臼前后与上缘**　自骨膜下剥离附着在髂嵴上的臀肌及阔筋膜张肌，以显露髂骨外板和髋臼前、后及上缘。一般不切开关节囊。

3. **切髂骨外板造盖**　在髋臼上缘 2cm 处的髂骨外板上凿一块椭圆形的外层带蒂骨块，蒂在下方，大小以能充分覆盖股骨头顶为准。先从与髂骨外板几乎平行的方向从上向下凿，至髋臼上缘时，转向内凿，达到近乎髋臼的深度。为了确定髋臼边缘，可在 C 型臂 X 光机监测下操作，也可切开少许关节囊，以防加盖偏高。切开的骨块，从上向下和从后向前方翻折，使其底边在关节囊外上后方覆盖股骨头。再从髂骨嵴处取下多块楔形骨块，插入骨块翻折后遗下的空隙，使与髋臼边缘齐平，勿使骨片太高。将翻折的髂骨骨块外层与关节囊缝合 1 针，避免骨块因受压而退回原位（图 17 – 31）。

4. 用生理盐水冲净手术切口，彻底止血，放置负压引流管，缝合筋膜及皮下等各层组织。

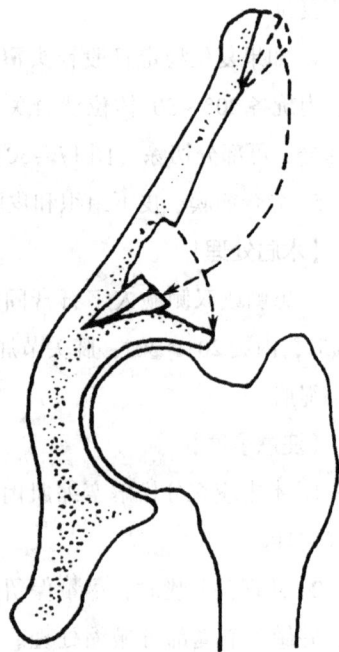

图 17 – 31　髋臼造盖术

【术后处理】

行患侧或双侧髋人字形石膏固定 6 周。待 X 线片显示植骨愈合后，方能负重步行。

【注意事项】

造盖的位置不要过度偏高、偏前或偏后，必须适宜。所造盖的位置过高，则股骨头得不到应有的支持，容易发生脱位；位置过低，股骨头受压，容易造成坏死。

三、髂骨截骨术

髂骨截骨术又称"Salter"髂骨截骨术，于 1961 年由 Salter 倡导应用，其原理是将整个髋臼与耻骨、坐骨作为一个单位而一并旋转，耻骨联合起着铰链作用，截骨间隙的前外侧由植入的楔形骨块保持撑开，使髋臼顶壁向前外侧移位，以达到完全覆盖股骨头的目的。与切开复位联合应用，可以相对加深髋臼，改变髋臼的方向和股骨头负重点，增加股骨头复位后稳定性。

【适应证】

1. 18 个月至 6 岁的先天性髋关节脱位的患儿。

2. 髋臼指数 <10°~15°，股骨头能牵至髋臼平面，且复位后，中立位稳定者。

【禁忌证】

严重的髋臼发育不良，特别是髋臼上缘；年龄超过 7 岁的患者，这是因为耻骨联合的活动性本来就小，年龄越大活动性越小，很难使髋臼达到足够的旋转度。

【术前准备】

同切开复位术。

【麻醉】

一般采用全身麻醉。

【体位】

仰卧位，垫高患侧臀部。

【手术步骤】

1. 切口　采用 S - P 入路，因要取髂骨，切口可适当沿髂嵴向后延伸。把髂骨外后方肌肉自骨膜下剥开至坐骨大切迹，将髂前上棘以下部分进行骨膜下剥离，以显露髂骨内侧和坐骨大切迹。并用手指钝性剥离坐骨大切迹附近的坐骨神经，以及臀上血管、神经和脂肪组织，使切迹内外两面相通。

髋关节的暴露及清理同切开复位术。将股骨头复位后，试验髋关节的稳定性，如髋关节内收时，股骨头向上移位，髋关节伸直或外旋时股骨头向前移位，即为髂骨截骨术的指征。

2. 髂骨截骨　将髂骨内外板两侧的软组织拉开，用直角钳紧贴坐骨大切迹的内侧面向外伸出，并由直角钳把一线锯带入（图 17 - 32）。在拉动线锯前，注意把软组织拉开并用纱块垫好，一定要保护好坐骨大切迹附近的坐骨神经及血管，以防损伤。然后拉动线锯把髂骨从坐骨大切迹到髂前上、下棘之间直线截断（图 17 - 33）。

3. 矫正髋臼方向并复位　用一把巾钳夹住髂骨，使其稳定，用第二把巾钳夹住截骨远端使之可以向下向前拉动。以"4"字试验的手法协助撑开截骨端（将患侧髋关节屈曲外旋，屈膝并将足跟置于对侧膝关节上面，然后逐渐小心地伸髋）。以耻骨联合为轴，将髋臼向前下方和外侧旋转。待髋臼有足够的旋转度时，试行复位，如髋臼能完全覆盖股骨头，并在内收及伸直外旋患肢时股骨头仍能保持在髋臼窝内，表明复位成功，髋臼的下移旋转度已足够。

4. 植骨　根据截骨断端所张开的距离长度及角度，从髂嵴前部取一与此断端间隙大小相应的楔形骨块，将骨块嵌入截骨断面之间（图 17 - 34），并以 1 枚直径 2mm 的克氏针从截骨近端的髂骨上方钻入，经植骨块进入截骨远端。以同样的方法，并与第 1 枚克氏针相平行，钻入另一枚克氏针（图 17 - 35）。

NOTE

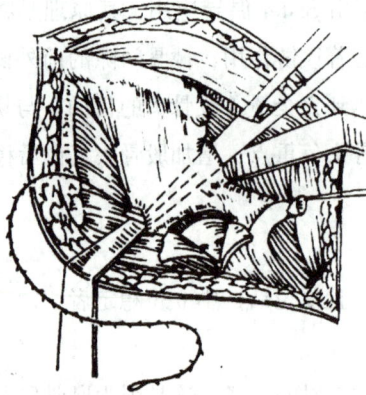

图 17 - 32　线锯自坐骨大孔引入

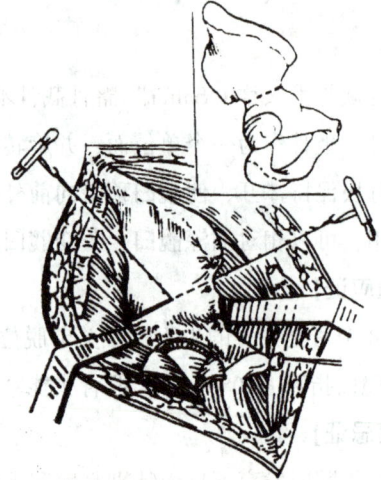

图 17 - 33　锯断髂骨

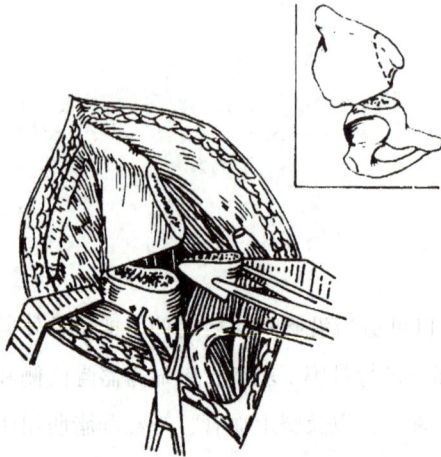

图 17 - 34　取下楔形骨块嵌入

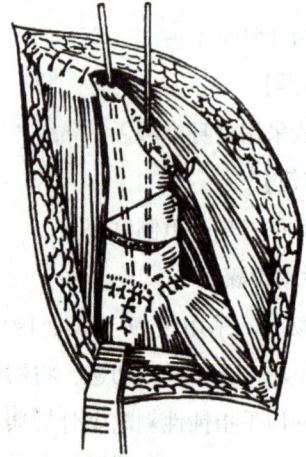

图 17 - 35　克氏针固定嵌入骨块

生理盐水把切口冲洗干净，彻底止血后，剪除克氏针一端，将其尾端埋在皮下脂肪内。放置负压引流管，缝合关节囊及各层组织。

【术后处理】

髋关节轻度外展、屈曲、内旋及膝关节轻度屈曲位，用髋人字石膏固定。术后 8～12 周拆除石膏，让患者在床上做患侧下肢各关节的功能活动。摄 X 线片，显示截骨处的植骨块愈合后，可允许患肢负重行走，并可手术拔出克氏针。

【注意事项】

将截断的髂骨远断端向外下前旋转时，要使断端间隙的前面张开，后面闭合，并且在嵌入楔形骨块后也保持这一位置。不应让后面张开，免致截骨两断端对合不稳定和植入楔形骨块后减少应纠正的髋臼指数，造成股骨头再脱位。

四、转子下截骨术

转子下截骨术是在小转子下方将股骨截断，以改变股骨颈干角、前倾角及减少髋关节的压力，必要时可同时行楔形截骨以纠正髋外翻或髋内翻畸形。常用的转子下截骨术包括楔形截骨术、杵状截骨术、外展截骨术、短缩旋转截骨术等。下面以转子下短缩旋转截骨术为例进行介绍。

【适应证】

1. 高位发育性髋关节脱位。

2. 为使股骨头更易复位。

3. 避免增加股骨头复位后的压力。

【禁忌证】

1. 髋关节活动范围受限。

2. 全身情况不良或手术区域有皮肤感染病灶者。

【术前准备】

1. 术前在前后位 X 线片上测量髋臼底与股骨头下缘的距离。

2. 准备好长短合适的多孔接骨板及螺丝钉。

【麻醉】

多采用全身麻醉。

【体位】

仰卧位，垫高患侧臀部。

【手术步骤】

1. 切口与暴露　在股骨大转子外侧从转子顶点向下做一长 7 ~ 10cm 的纵向直切口（图17 - 36），切开皮肤、皮下组织、阔筋膜，显露大转子以下股骨近端前外侧区，从大转子下缘股外侧肌起点处分离该肌，切口向股骨后外方向延长。切开骨膜，显露股骨近端（图 17 - 37）。

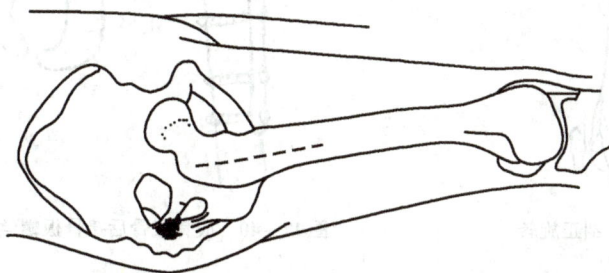

图 17 - 36　股骨外侧纵向直切口

2. 截骨　在股骨干前面做纵向标记线，避免股骨截骨短缩后股骨近端不能得到恰当的旋转。为此也可通过插入 2 枚带螺纹的斯氏针，一枚位于股骨截骨近端，另一枚位于截骨远端来达到同样的目的。如果只需要短缩截骨，则两根针要保持平行；如果要行旋转截骨，2 枚针的角度应与所期望矫正的角度一致（术中股骨截骨后，将股骨头整复入髋臼，然后测量股骨截骨部的重叠段长度）。做 2 个平行的横行截骨（图 17 - 38），第 1 个接近于小转子下方，第 2 个按前述测定的长度的下方，截骨长度根据先前的测量值

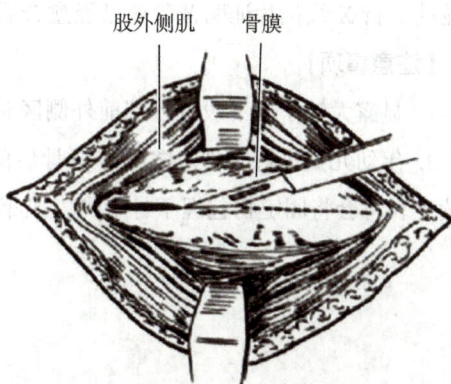

股外侧肌　骨膜

图 17 - 37　①切开骨膜

或重叠段的股骨。

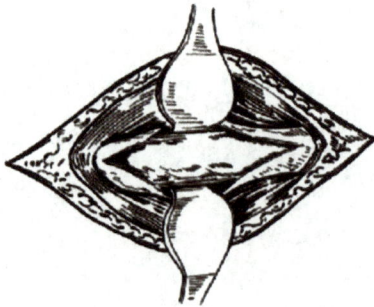

图 17 - 37　②显露转子下部股骨

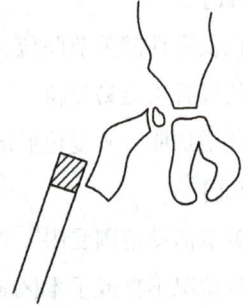

图 17 - 38　两个平行的横行截骨

3. 接骨板螺丝钉内固定　建议在股骨两段截骨前，把多孔接骨板的近端两个螺丝钉孔钻好并钻入螺丝钉，然后行股骨短缩截骨，同时根据需要纠正旋转（图 17 - 39）。用持骨钳将接骨板与远端骨干固定，检查股骨的长度，对线对位满意后拧入剩下的螺丝钉于远段股骨（图 17 - 40）。

生理盐水冲洗手术切口，清除骨屑，彻底止血，放置负压引流管，逐层缝合。

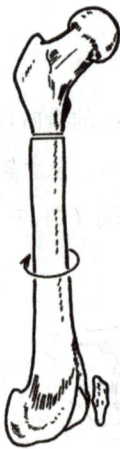

图 17 - 39　纠正旋转

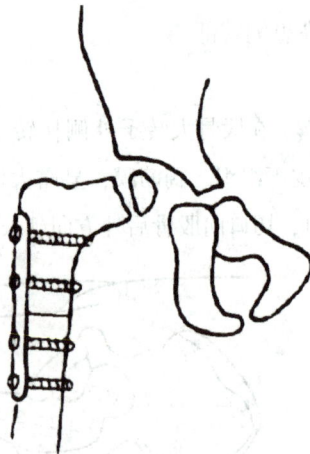

图 17 - 40　股骨截骨后接骨板螺丝钉内固定

【术后处理】

对较小的患者用单侧髋人字石膏固定 6 ~ 8 周左右，8 ~ 12 岁比较合作的患者只需卧床，使用轮椅。待 X 线拍片证明截骨处已经愈合后即可完全负重。

【注意事项】

1. 显露大转子以下股骨近端前外侧区时注意避免损伤大转子骺板。

2. 年幼儿童进行股骨短缩旋转截骨后的内固定物在愈合后需要及时取出，否则，股骨的持续生长将会将固定物包埋于骨干内，成年后取出将非常困难。

第五节　股骨干骨折内固定术

股骨干骨折是骨科临床最常见的骨折之一，由于股骨是下肢主要的负重骨之一，故治疗不当，可引起长期的功能障碍及严重的残疾。骨折发生原因主要有单纯摔倒、高处坠落、车祸和枪伤等。常用的手术方式有接骨板螺丝钉内固定术和带锁髓内钉内固定术等。不论选择哪种手术方法，必须遵守以下原则：①恢复肢体的对线、对位和长度。②保存血液供应，以促进骨折愈合并防止感染。③促进患肢及全身的康复。

一、股骨干骨折接骨板螺丝钉内固定术

股骨干骨折切开复位接骨板螺丝钉内固定术历史久远，疗效确切，可直接观察骨折移位情况并精确复位，有利于促进骨折愈合和患者早期功能锻炼。

【适应证】

1. 新鲜性骨干横形、短斜形、螺旋形骨折等。

2. 骨折端之间嵌入软组织，手法或牵引复位失败者。

3. 陈旧性股骨干骨折畸形愈合，迟缓愈合或不愈合，与矫正、植骨术同时进行。

4. 假体周围骨折。

【禁忌证】

全身任何位置有感染病灶者，患处局部肿胀并有水疱存在者。

【术前准备】

除一般准备外，新鲜骨折，应术前进行患肢骨牵引或皮肤牵引，术中备输血，准备合适的接骨板及螺丝钉。

【麻醉】

腰麻 – 硬膜外联合阻滞麻醉或全身麻醉。

【体位】

仰卧位，垫高患侧臀部，向健侧倾斜约30°。

【手术步骤】

本节以股骨干中段短斜形骨折为例叙述（图17 – 41）。

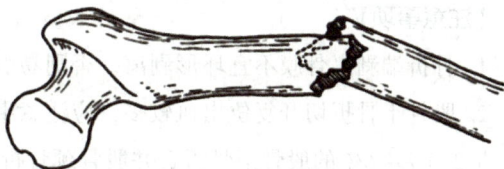

图17 – 41　股骨干短斜形骨折

1. 切口　取大腿外侧切口，以骨折部为中心，长度依据所选定接骨板长度而定，一般15～20cm（图17 – 42）。

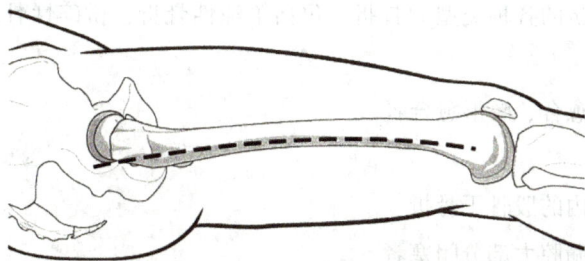

图17 – 42　大腿外侧直切口

2. 显露骨折端　切开皮肤、皮下组织及阔筋膜，显露股外侧肌，将股外侧肌向前掀起，大约每隔3cm便有垂直于股骨干的血管穿支，将其切断后结扎，不宜使用电凝。沿股外侧肌间隔进入，直达股骨。向两侧牵开软组织，即可显露骨折端。

NOTE

3. 复位　清除骨折端血块和肉芽组织后，在两骨折端 0.5cm 边缘局限地剥离骨膜，直视下将骨折解剖复位。

4. 固定　将接骨板置于骨折部位平坦的后外侧面，使加压接骨板中心对准骨折线，用持骨器稳定住股骨及接骨板。首先通过接骨板以 1 枚拉力螺丝钉固定斜行骨折块，其次在临近骨折部位拧入 2 枚螺丝钉，然后将接骨板最近端和最远端的螺丝钉拧入，再依次拧入其余的螺丝钉（图 17 - 43）。

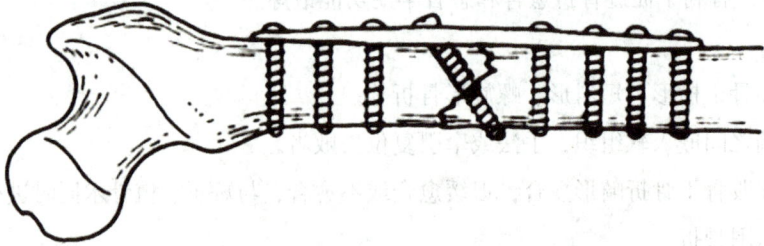

图 17 - 43　股骨干短斜形骨折，骨折端以拉力螺丝钉固定

5. 缝合　加压固定完毕，彻底止血，置负压引流管，冲洗创口，逐层缝合切口。

【术后处理】

1. 术后平卧或半坐卧位，患肢抬高，放于托马氏架，防止患肢肿胀。麻醉清醒后即可开始肌肉收缩和关节活动。

2. 术后 4～5 天可扶双拐免负重，4 周后开始部分负重，3 个月后视骨折愈合情况逐渐增加至完全负重。

【注意事项】

1. 骨折端剥离骨膜不宜环形剥离，否则易引起术后骨不愈合或迟缓愈合。

2. 股骨干骨折切开复位出血较多，应注意患者血容量变化，必要时输血治疗。

3. 2.5%～6% 的股骨干骨折合并股骨颈骨折，容易漏诊股骨颈骨折，术前、术中及术后应注意透视以排除。

二、股骨干骨折交锁髓内钉内固定术

【适应证】

1. 成人股骨干骨折的各种类型的骨折，包括单纯性骨折、粉碎性骨折、多段骨折、骨折后骨缺损者。

2. 股骨干骨折不愈合、畸形愈合者。

【禁忌证】

1. 儿童及青春期内的股骨干骨折。

2. 因骨病而致骨髓腔大部分闭塞者。

3. 股骨干有两个弯曲畸形者。

4. 全身任何位置有感染病灶者。

5. 患肢局部肿胀并有水疱者。

【术前准备】

1. 除一般准备外，要准备长短、粗细合适的髓内钉（对于严重的粉碎性骨折，可摄取健侧 X 线片进行对比测量），其长度以大转子顶点至髌骨上缘为宜，至少也要达到骨折线以下 10cm；宽度应比股骨干髓腔最窄处的横径小 2mm 左右。

2. 了解伤前伤肢膝、髋关节活动情况，由于髋关节僵硬会影响手术操作，应选择合适的体位。

【麻醉】

腰麻 – 硬膜外联合阻滞麻醉或全身麻醉。

【体位】

患者取仰卧位，躺于骨科牵引床之上，患肢水平位并内收，健侧肢体屈曲或伸展以利于放置 C 型臂 X 光机。

【手术步骤】

以股骨干中段骨折，闭合复位顺行交锁髓内钉固定术为例。

1. 复位 在手术开始之前，通过牵引及手法操作，在 C 型臂 X 光机透视下使骨折达到解剖复位，或接近解剖复位。

2. 切口与暴露 以大转子顶点为中心，切开皮肤、皮下脂肪、深筋膜、阔筋膜张肌，显露大转子的顶部。

3. 置入导针和扩髓 以梨状窝紧贴大转子为进针点，用尖锥攻破骨皮质，置入导针，确定进入髓腔，近端扩髓。

4. 置入髓内钉 扩大髓腔至合适大小，顺向插入带锁髓内钉，在 C 型臂 X 光机透视下注意观察骨折端，防止骨折块移位、分离或旋转（图 17 – 44）。

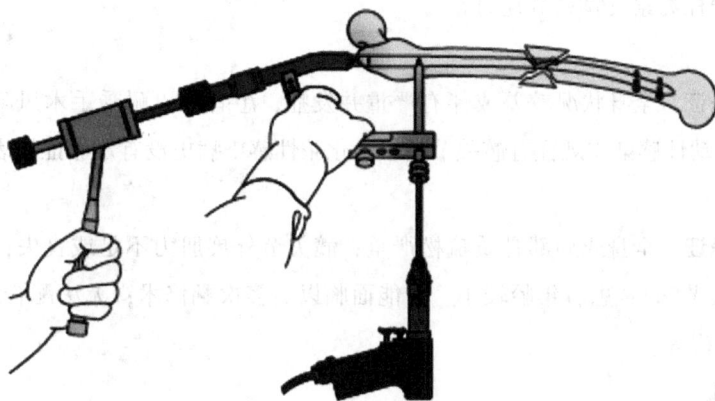

图 17 – 44 交锁髓内钉内固定

5. 置入锁钉 经瞄准器锁定远端锁钉，维持骨折复位，视骨折类型决定加压与否，锁定近端剩下的锁钉，再次行 C 型臂 X 光机透视，确定骨折断端对位对线良好，内植物位置良好。

6. 冲洗缝合 使用生理盐水彻底冲洗切口，彻底止血，依次缝合阔筋膜、深筋膜、皮下组织、皮肤。

【术后处理】

股骨干骨折带锁髓内钉内固定后，若固定不够牢固，需加用外固定。术后应将患肢抬高，并保持在旋中位。患者在没有其他损伤的情况下可在 1～2 天内扶拐或步行器行走，固定不稳定者，适当推迟负重时间，骨折愈合后可完全负重。一般 18～24 个月可取出髓内钉。

NOTE

【注意事项】

1. 确保入针点正确 正确的进针点位于梨状窝，靠近大转子内侧壁的位置，偏心的进针口有可能引起骨折粉碎和失去固定作用。

2. 预防髓内钉弯曲折断 术后严防跌倒，否则有髓内钉弯曲，甚至折断的危险。如出现上述情况，应及时就诊。

3. 预防感染 髓内钉固定后发生了深部感染，通常为骨折部位需要切开充分引流，清除坏死组织。

第六节　人工髋关节置换术

一、人工全髋关节置换术

【适应证】

1. 髋关节骨性关节炎晚期。

2. 股骨头缺血性坏死晚期。

3. 老年股骨颈骨折移位明显，或内固定术后失败合并股骨头坏死者。

4. 髋关节强直，特别是强直于非功能位，以及髋融合术后失败者。

5. 类风湿性髋关节炎晚期。

6. 强直性脊柱炎累及髋关节晚期等。

【禁忌证】

1. 绝对禁忌证 全身状况较差或伴有严重并发症，患者难以耐受手术风险者；髋关节或其他部位存在活动性感染或既往有髋关节结核、化脓性感染病史没有足够证据表明病变已静止1年以上。

2. 相对禁忌证 全身或局部骨质疏松严重；髋关节外展肌力不足或丧失；神经营养性关节病（Charcot 关节病）；患者年龄较小，可能面临以后多次翻修术；无法配合术后功能康复，如脑瘫、智力障碍等。

【术前准备】

术前应行双髋正侧位 X 线片，必要时需双下肢全长 X 线片和髋部 CT 检查，以进一步了解髋臼周围骨质及股骨髓腔大小情况。另外术前必须行详细的体格检查、各项内科检查和实验室检查，对于有相关疾病的患者可请有关科室及麻醉科会诊，以综合评估手术风险。

【麻醉】

腰硬联合麻醉或全身麻醉。

【体位】

侧卧位，垫高患侧臀部。

【手术步骤】

以后方入路为例介绍全髋关节置换术。

1. 切口 健侧卧位，切口始于髂后上棘远端 10cm，沿臀大肌纤维方向向远端及外侧延伸至股骨大转子后缘,然后平行于股骨干向远端延伸 10～13cm。切开阔筋膜张肌,显露股外侧肌。沿皮肤切口的方向延长筋膜的切口,钝性分离臀大肌的纤维(图 17 - 45)。

2. 显露关节囊 T 字形切开关节囊,其纵切口要沿股骨颈长轴线,横切口沿髋臼边缘(图 17 - 46)。屈曲内旋髋关节使之脱位。

3. 股骨颈截断 根据术前 X 线平片模板测得的股骨颈截骨平面的高度(一般距小转子上缘约1cm)截骨,注意截骨面应与股骨颈冠状面垂直,使残留股骨颈前后壁保持等长(图17 - 47)。另外截取下的股骨头应保存好以做植骨备用。

4. 髋臼的显露与准备 股骨颈截骨后应充分暴露髋臼,切除髋臼内剩余软组织以及髋臼周围盂唇和增生骨质。有时可见臼内闭孔动脉的分支活动出血,需电凝止血。选用合适髋臼锉,规格由小到大,磨去髋臼内残余软骨,直到有细小点状出血的软骨下骨板。磨锉过程中应反复检查,保持固定的磨锉方向,即外展40°～45°,前倾15°～20°,磨出半球形髋臼骨床(图17 - 48)。

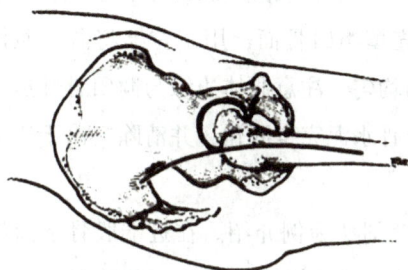

图 17 - 45 切口

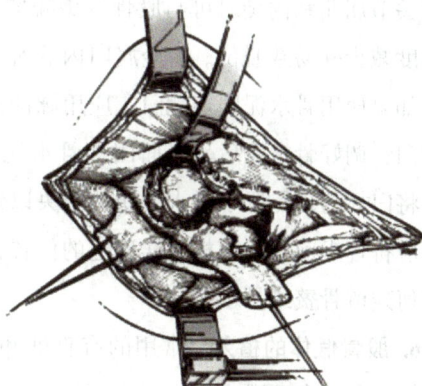

图 17 - 46 显露髋关节

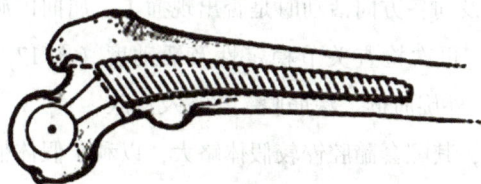

图 17 - 47 股骨颈截骨

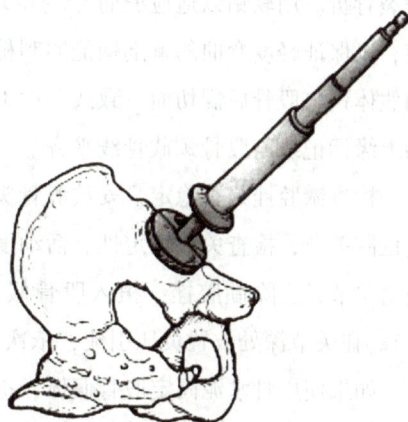

图 17 - 48 磨锉髋臼

5. 髋臼假体的植入 将髋臼假体装配于全髋系统内的定位器上,弄清定位器调整髋臼假体的方法,通常需将定位器上的定位杆调整至与地面的平行或垂直来确定髋臼假体合适的外展角。用定位器的延长柄,参照患者躯干轴线确定髋臼假体的前倾角。其最佳外展角为45°左右,髋臼最佳前倾角为15°～20°左右。压紧髋臼假体之前再次仔细检查其位置,因为取出错位假体可能异常困难(图 17 - 49)。假体边缘与患者髋臼缘的角度应当一致,否则应仔细检查患者体位和植入器械。将假体打入髋臼时应保持定位器的方向,将假体打压至髋臼内紧密贴合。复查

NOTE

假体的位置，如果满意则可卸下定位器。通过假体上的孔隙探查软骨下骨，确保假体与骨质密切接触。如果两者之间仍有缝隙，则需进一步打紧假体。许多非骨水泥假体备有螺丝钉，可做髋臼加强固定。一般认为如果髋臼压配良好，固定可靠，通常无须螺丝钉加强。如果对固定效果有疑虑，可考虑在髋臼后上象限拧入螺丝钉加强固定。测试髋臼假体的稳定性，以假体和骨质之间无活动为宜。如果螺丝钉咬合不满意且固定不可靠，则应取出假体，改用骨水泥固定。

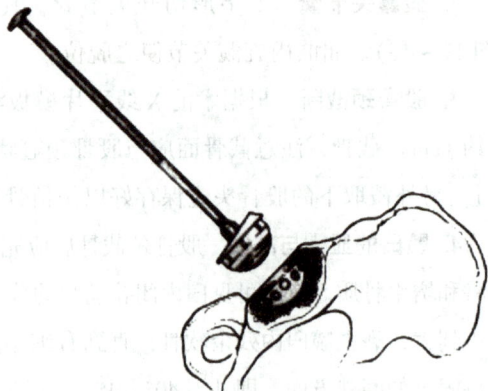

图 17 - 49　植入髋臼假体

　　用弧形骨刀切除突于髋臼假体边缘外的多余骨赘，尤其是前下缘。若该区域残留骨赘，在髋关节屈曲和内旋时可与股骨发生碰撞，使活动度减少并易致脱位。将金属臼内的所有碎屑冲洗干净，安装髋臼内衬。

　　如果使用骨水泥固定髋臼，应用脉冲冲洗髋臼表面的碎屑、血凝块及纤维软组织，彻底擦干髋臼，调好骨水泥后，将面团期骨水泥以骨水泥枪充填髋臼骨面，用定位器将髋臼假体植入，将臼杯的顶点置于骨水泥团的中央以使骨水泥分布均匀。注意假体边缘与髋臼骨性边缘的关系应符合术前髋臼模板试样确定的位置，维持压力至骨水泥完全固化，并清除突出于边缘外的任何残留骨赘或骨水泥。

　　6. 股骨假体的植入　常用的有直柄和解剖柄，以解剖柄为例介绍。在近端股骨下面放置一骨撬以利于牵开臀中、小肌，用矩形骨刀凿除大转子内壁，使假体入口与髓腔保持同一轴线。如果股骨近端皮质很薄，可在小转子近端预先捆扎一圈钢丝，以防扩髓和假体植入时造成劈裂骨折。用软钻以适应股骨干的生理弧度。扩髓应遵循由小到大，逐级进行的原则扩大髓腔，以保证轻度弯曲的解剖柄能顺利植入髓腔（图 17 - 50）。扩髓时注意锉的方向应使拟安装的假体颈与股骨后髁切面一致或前倾 15°~20°，避免颈后倾或柄内翻。最后应使打入的髓腔锉的上缘标记线与股骨颈截骨线平齐。

　　检查髓腔锉是否稳定，安放股骨头试模，调整颈长使球头中心点与对侧球头中心点平齐。复位髋关节，检查关节稳定性、活动度、下肢长度及向各方向活动时是否出现撞击。屈曲内旋脱出关节，去除髓腔锉，植入股骨假体及股骨头，再次检查关节稳定性及活动度（图 17 - 51）。在关节深处放置负压引流，依次缝合关节囊、外旋肌群、深筋膜、皮下及皮肤。

　　如果使用骨水泥固定股骨假体，扩髓步骤同前，其配套髓腔锉较假体略大，以利于假体柄周围预留约 2mm 骨水泥填充空间。髓腔准备好后，脉冲冲洗髓腔，清除所有骨屑、血凝块及脂肪组织。股骨远端使用聚乙烯髓腔栓填塞髓腔，其位置应在假体柄末端 1~2cm 处，直径略大于此处髓腔宽度，然后用干纱布填塞止血，将骨水泥枪伸入髓腔，至枪头接近髓腔栓后注入骨水泥，边注边退。注意在插入假体柄时，应保持约 15°~20°前倾角，快速清理溢出的骨水泥。在骨水泥凝固过程中，保持下肢固定。骨水泥完全凝固后，清除头颈周围骨水泥碎屑，其余操作同非骨水泥固定。

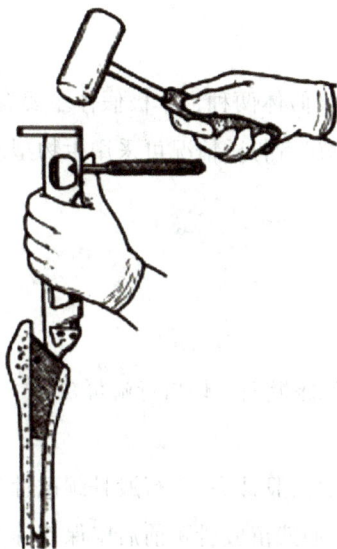

图 17 - 50　股骨扩髓

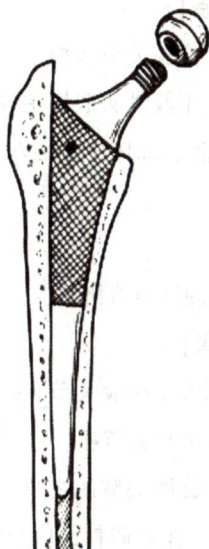

图 17 - 51　股骨假体植入

【术后处理】

1. 术后搬动时保持外展中立位，防止内收、内外旋、屈曲以免脱位。

2. 抗生素的预防用药时间不超过 24 小时。

3. 有效的负压吸引极为重要，注意观察和记录引流液颜色的改变及引流量，一般术后 24 小时拔除引流管。

4. 术后应早期行功能锻炼。下地前常规行 X 线检查，如果假体固定稳定，通常术后 1 ~ 2 天即可开始扶拐下床行走；大部分患者尤其是老年患者需要助行器帮助保持平衡和稳定。一般情况下，术后 6 ~ 8 周患者可恢复正常行走。对于假体固定不稳定的患者，应适当延迟负重时间。

【注意事项】

1. 植入髋臼假体要确保假体位置安放在合适角度，注意避免出现髋臼假体后倾或外展角度过大。

2. 髋臼磨锉不可过浅或过深，过浅则易出现髋臼假体安装不稳定，过深则易出现髋臼假体内陷。

3. 骨水泥假体安装时，勿使假体表面沾染血液或碎屑，否则会影响骨水泥 – 假体界面。

二、人工股骨头置换术

【适应证】

1. 老年患者，移位明显的股骨颈骨折，或身体状况不适宜进行全髋关节置换的患者；陈旧性股骨颈骨折骨不愈合的老年患者。

2. 股骨头颈部良性肿瘤。

【禁忌证】

1. 绝对禁忌证　同人工全髋关节置换术。

2. 相对禁忌证　除髋臼退变明显或破坏患者外，余同人工全髋关节置换术。

NOTE

【术前准备】

1. 同人工全髋关节置换术。

2. 常用人工股骨头假体主要分为单极假体和双极假体两种，单极假体主要有 Thompson 型和 Moore 型两种，临床中常用双极假体。假体柄根据患者骨质情况可采用生物型或骨水泥型假体柄。

【麻醉】

全麻或腰硬联合麻醉。

【手术步骤】

1. 切口同人工全髋关节置换术，由于不需充分暴露髋臼，切口近端可较短。

2. T 字形切开关节囊。

3. 屈曲内旋髋关节使之脱位（股骨颈骨折则先取出股骨头），行股骨颈截骨，一般距小转子上缘约 1cm。注意截骨面应与股骨颈冠状面垂直，使残留股骨颈前后壁保持等长。脱位困难时，可先行股骨颈截骨。取出股骨头后，测量头直径大小，进行试模，确认假体尺寸。

4. 股骨髓腔准备、假体安装及定位，同人工全髋关节置换术。安放股骨头试模时，注意调整颈长使球头中心点与对侧球头中心点平齐。复位髋关节后，注意检查关节稳定性、活动度、下肢长度及向各方向活动时是否出现撞击。

5. 植入股骨假体及股骨头，再次检查关节稳定性及活动度，在关节腔内放置负压引流，依次缝合关节囊、外旋肌群、深筋膜、皮下及皮肤。

【术后处理】

同人工全髋关节置换术。

【注意事项】

1. 股骨假体柄固定同人工全髋关节置换术。

2. 人工股骨头直径应小于实测股骨头直径约 1mm。完整保留盂唇，缝合关节囊。

三、人工髋关节翻修术

全世界每年开展全髋关节置换术数量日益增多，加上更多年轻、活动量大的患者也接受了人工髋关节置换，髋关节翻修术呈现急剧增加的趋势。髋关节翻修术比初次置换手术难度大，结果也不如初次置换术满意。

【适应证】

假体松动、假体的折断或机械性损坏、假体周围骨折、复发性或无法复位的髋关节置换术后脱位、进行性骨丢失、全髋关节置换后感染等。

【禁忌证】

1. 绝对禁忌证　全身状况较差或伴有严重并发症，患者难以耐受手术风险者。

2. 相对禁忌证　神经营养性关节病，髋关节外展肌力不足或丧失；无法配合术后功能康复，如脑瘫、智力障碍等。

【术前准备】

必须拍摄髋关节及全股骨 X 线片评估骨丢失程度及髓腔的状况，并且可通过 X 线片明确初次置换的假体类型及固定方式（生物型或骨水泥型固定）。除了必备的器械外，还必须准备大量的假体配件、异体骨，甚至定制特殊假体以防术中出现特殊情况。

【麻醉】

全身麻醉。

【体位】

侧卧位，垫高患侧臀部。

【手术步骤】

以后方入路为例介绍髋关节翻修术。

1. 切口 尽可能地使用原手术切口，但可能需要延长切口，一般选髋关节后方入路（Moore 入路），依次切开皮肤、皮下组织、浅筋膜、深筋膜。

2. 显露关节囊 T 字形切开关节囊，其纵切口要沿股骨颈长轴线，横切口沿髋臼边缘，屈曲内旋髋关节使之脱位，暴露关节假体。

3. 假体柄的取出 先敲出股骨头，当假体柄松动明显时，用手即能拔出。但大多数情况下，假体并不容易取出。对于骨水泥柄，常规采用细长薄骨刀沿着假体前、后、左、右侧，紧贴假体面，逐步插入，注意不要穿透骨皮质。清除假体领下内侧骨水泥，将近端的骨水泥与假体完全分开，再设法用力锤击拔出器取出假体。如果骨水泥固定牢固，可采用股骨前外侧开窗甚至股骨粗隆合页剖开，暴露假体，凿除骨水泥，取出假体，多余的骨水泥可以用刮匙清除。对于生物型股骨柄，在固定不牢的情况下，可以在不破坏骨 – 假体界面的情况下将假体取出。对于固定牢固的股骨柄，可以用薄的弹性骨刀或高速磨钻紧贴假体的多孔表面，切断长入假体的骨质，然后将假体取出。

4. 髋臼杯的取出 对于骨水泥型髋臼杯，如果有突出的边缘，可以用骨刀或咬骨钳将其去除，以显露骨水泥 – 髋臼杯和骨水泥 – 骨界面。然后，用薄骨刀切除臼杯和骨之间的骨水泥，轻轻撬拔取出臼杯。接着用骨刀沿着骨水泥的边缘轻轻敲击，如此即可取出髋臼底部的骨水泥。注意尽可能地保护骨质，不要损伤髋臼的内壁，也不可以将骨水泥推入盆腔。对于生物型髋臼杯，一般先取出内衬，暴露臼杯。如果有螺丝钉固定，先取出螺丝钉，然后用弧形薄骨刀紧贴假体 – 骨界面凿开，感触假体的松紧度，安装取出器械，摇动假体，必要时可以用打拔器将髋臼击打取出。

5. 髋臼缺损的重建 对于腔隙性缺损，缺损很小时可把局部稍挫大，增加骨质与假体的接触面积；缺损较大时，可用自体或异体松质骨粒填充，然后反向转动髋臼锉，将松质骨粒挤入缺损部位。对于节段性缺损，如果缺损部位局限于髋臼上缘或后缘，一个异体股骨头通常可以满足植骨需要，然后用配套的髋臼锉处理植骨表面以对应自体骨床，使两者相匹配；如果为髋臼上缘合并后壁或前壁的混合型节段性缺损，可用钛网固定，然后用 2 ~ 3 个异体股骨头打压植骨重建髋臼，在此基础上采用翼状杯固定，也可以采用钽金属垫块重建髋臼。

6. 股骨缺损的重建 对于腔隙性缺损，缺损小的时候可以用自体或异体松质骨粒进行填充。在确定假体型号后，即可以确定需要植骨的区域。部分填塞髓腔后插入假体，然后充分填充异体松质骨粒至腔隙性缺损处，需要注意的是要防止植骨颗粒滑向假体远端。对于广泛的腔隙性缺损或出现近端膨胀性缺损时，可以采用以下的方法处理：松质骨打压植骨并用骨水泥固定假体；使用多孔表面并依赖远端固定的假体，近端缺损可用松质骨粒植骨或股骨近端缩窄截骨；使用组配式假体；使用定制型假体。对于节段性缺损，当穿孔骨窗小于股骨直径的 30%，

NOTE

可以采用颗粒植骨；当存在较大的皮质骨窗，可以使用异体皮质骨支撑植骨。注意修整异体骨块的内面，使之与受体股骨的表面轮廓相适应，然后用多道钢丝环扎固定。

7. 翻修假体的植入　采用与初次置换相同的方法植入翻修假体。

【术后处理】

同全髋关节置换术。

【注意事项】

1. 髋关节翻修术会有大量的失血，应密切关注患者血红蛋白的变化，以免发生失血性休克。

2. 翻修手术需要延长手术切口，术中需要松解、切除大量瘢痕组织。因此，需要注意坐骨神经的保护，避免损伤。

3. 在取出股骨柄时，需随时注意骨刀插入的方向和深度，避免穿透骨皮质。

4. 在处理髋臼时，需要注意尽量多地保留髋臼的骨质，特别是髋臼上缘和后壁的骨质。

5. 相比于初次人工髋关节置换，髋关节翻修手术时间长、出血多，其发生感染、血栓栓塞、脱位、神经麻痹或损伤、股骨穿透和骨折的风险更高。

第十八章　膝关节及小腿部的手术

第一节　膝、小腿部的局部解剖及手术入路

一、膝部的局部解剖

（一）体表标志（图 18 - 1，图 18 - 2）

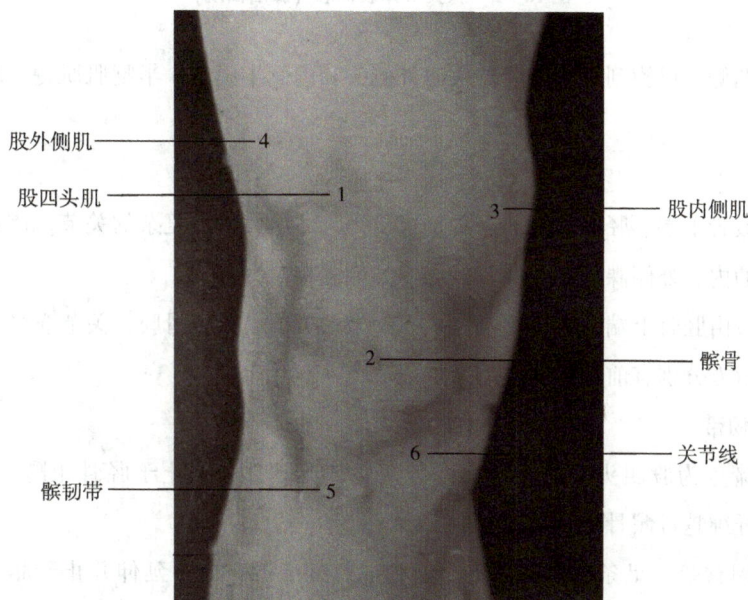

图 18 - 1　膝关节体表标志（膝前面观）

髌骨：是人体最大的籽骨，位于膝部前方，被股四头肌腱包裹，上宽下尖，可在体表扪及。

髌韧带：为股四头肌腱的中央部纤维索，自髌骨向下止于胫骨粗隆，在膝部下方可触及。

股骨内、外侧髁：股骨下端有两个向后突出的膨大，分别为股骨内、外侧髁，其前、下和后面都是光滑的关节面。

股骨内、外上髁：位于股骨内、外侧髁侧面最突起处，是在体表可扪及的重要标志。

胫骨内、外侧髁：位于胫骨上端膨大处，向两侧突出，形成胫骨内、外侧髁，二髁与股骨髁相关节。下方为胫骨内、外侧髁。股骨内外侧髁的突出部为股骨内外上髁。

胫骨粗隆：为胫骨上端前面的隆起，髌韧带自髌骨向下止于此，体表可触及。另外，屈膝

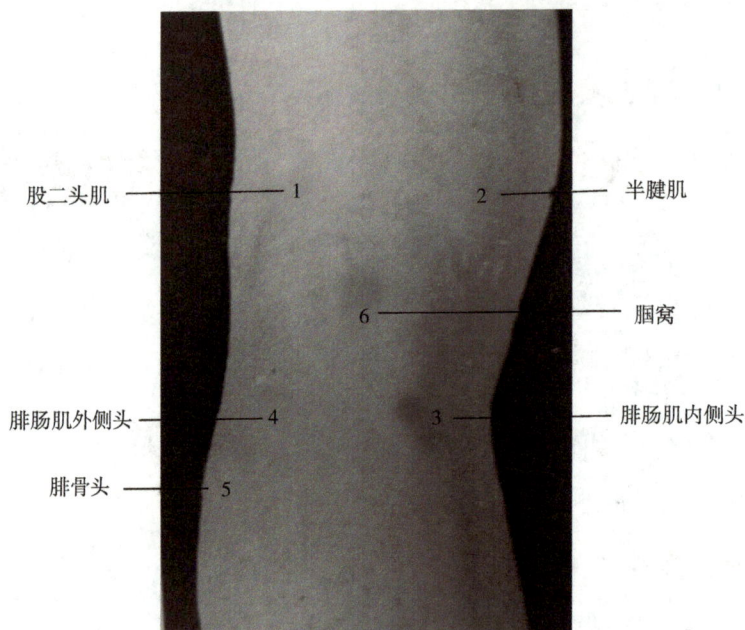

图 18 - 2　膝关节体表标志（膝后面观）

时，膝部后方两侧，可摸到明显的股二头肌外侧头和内侧半膜肌、半腱肌肌腱，均为膝部体表标志。

（二）膝部的关节　（图 18 - 3）

膝关节由股骨下端、胫骨上端和髌骨构成，是人体最大、最复杂的关节。髌骨与股骨的髌面相接，股骨的内、外侧髁分别与胫骨的内、外侧髁相对。

上胫腓关节由胫骨上端与腓骨上端构成，为微动关节，衬有滑膜，关节囊增厚为关节囊韧带，关节前、后方分别有前后上胫腓韧带加强。

1. 膝部的韧带

（1）髌韧带　为股四头肌腱的中央部纤维索，自髌骨向下止于胫骨粗隆。髌韧带扁平、强韧，其浅层纤维越过髌骨连于股四头肌腱。

（2）腓侧副韧带　呈条索状，坚韧，起自股骨外上髁，向下延伸并止于腓骨头。其表面大部分被股二头肌腱遮盖，与外侧半月板不直接相连。腓侧副韧带在伸膝时紧张，屈膝时松弛，半屈膝时最松弛。

（3）胫侧副韧带　呈扁束状，位于膝关节内后侧，起自股骨内上髁，向下附于股骨内侧髁及相邻骨部，与关节囊和内侧半月板紧密结合。胫侧副韧带在伸膝时紧张，屈膝时松弛，半屈膝时最松弛。

（4）腘斜韧带　由半膜肌腱延伸而来，起自胫骨内侧髁斜向外上方，止于股骨外上髁，部分纤维与关节囊融合，可防止膝关节过伸。

2. 膝关节交叉韧带　交叉韧带由于其在胫骨上的附着部位而得名，在膝关节活动中发挥着重要作用。其作用为稳定膝关节，防治胫骨与股骨之间的前后向移位。交叉韧带上分布众多的感觉神经末梢，从而在本体感觉上发挥重要作用。其为关节内韧带，但由于其表面覆盖一层滑膜，故被认为是滑膜外结构。它们由膝中动脉的分支和双膝下动脉提供血运。

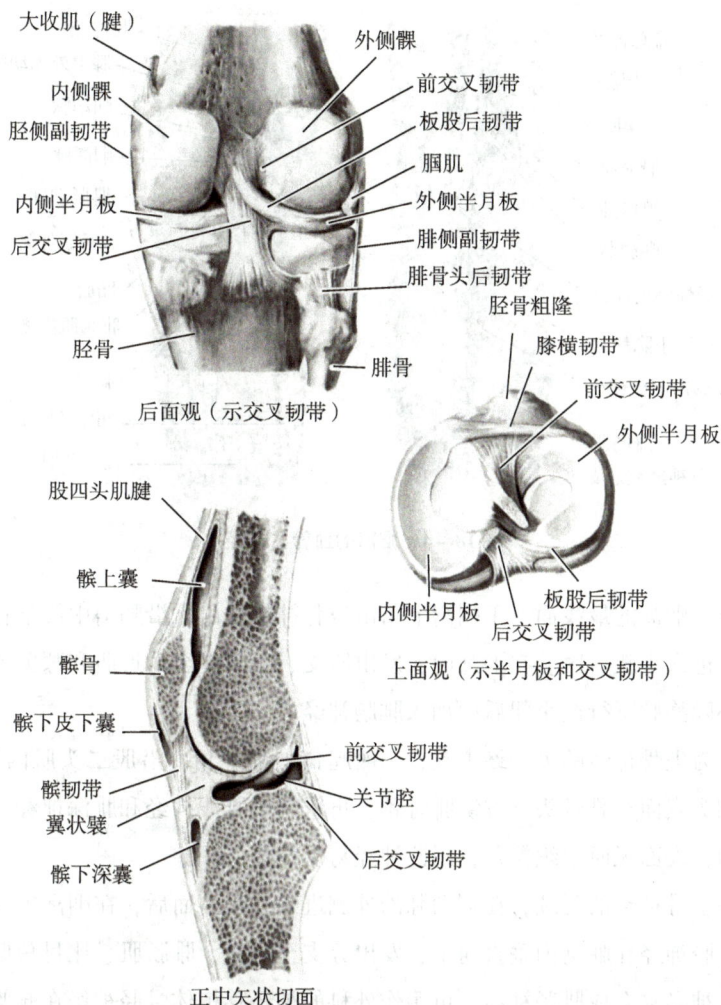

图 18-3　膝关节结构（上面、后面、矢状位观）

（1）前交叉韧带　起自股骨外侧髁内面后部，向前、远及内侧呈扇形附着于胫骨髁间嵴的前方外侧，与外侧半月板前角相连，分为前内侧束和后外侧束，其胫骨止点比股骨止点更强壮，是对抗胫骨相对股骨向前滑移的主要静态稳定结构。膝关节运动的不同阶段，前交叉韧带的不同部分起作用来稳定膝关节。在膝关节屈曲90°时，前内侧束紧张；在膝关节完全伸直时，后外侧束拉紧。同时前交叉韧带在对抗膝关节的内、外旋转中也起到一定作用。

（2）后交叉韧带　起自股骨髁间窝的股骨内侧髁外侧面，附着于胫骨髁间嵴后方，韧带中部最窄，呈扇形向两边延伸，上部比下部更宽，在后交叉韧带的前面和后面可识别出 Humphrey 和 Weisberg 半月板股骨韧带。其位于膝关节的旋转中心，可提供胫骨相对股骨向后滑移95%的限制力。在膝关节屈曲时，它被最大程度拉紧，在膝关节内旋时变得更紧。后交叉韧带与侧副韧带和腘肌腱协同稳定膝关节。

3. 腘窝及其内容

腘窝：在膝关节后方，呈菱形。腘窝的上外侧界为股二头肌，上内侧界为半腱肌和半膜肌，下外侧界和下内侧界分别为腓肠肌的外侧头和内侧头，底为膝关节囊，顶为腘筋膜。腘窝内含有重要的血管、神经，由浅至深依次为胫神经、腘静脉、腘动脉，以及外上界的腓总神经，血管周围有腘深淋巴结（图 18-4）。

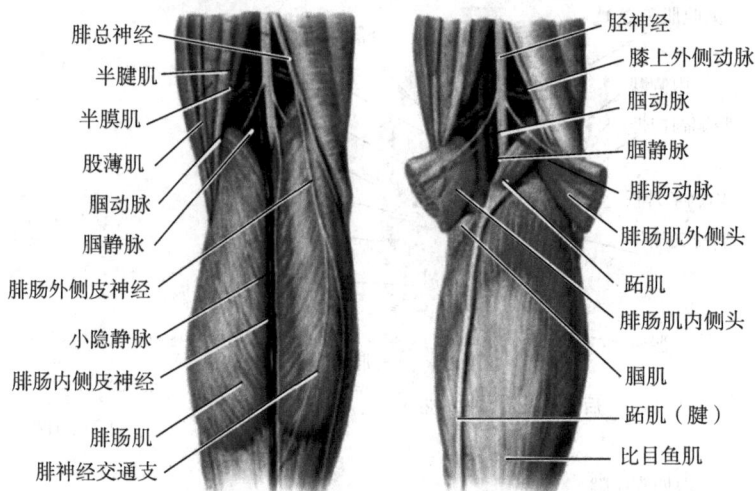

图 18-4 腘窝的血管、神经

胫神经：位于腘窝的最浅面，于腘窝上角由坐骨神经分出，沿腘窝中线下行，到腘肌下缘穿比目鱼肌腱弓进入小腿后区。在腘窝内，发出肌支、关节支至附近肌和膝关节。另发一腓肠内侧皮神经伴小隐静脉下行至小腿后面加入腓肠神经。

腓总神经：为坐骨神经的另一终末支，一般起自腘窝上角，沿股二头肌内侧缘行向外下，越过腓肠肌外侧头表面至腓骨头下方绕腓骨颈，再次分成腓浅神经和腓深神经。腓总神经在腓骨颈处紧贴骨面，表面无肌组织覆盖，因此神经易受损伤。

胫神经：是坐骨神经的延续，在腘动脉的外侧进入腘窝，而后，在腘窝中点越过动脉至其内侧离开腘窝。胫神经在腘窝内垂直向下，发出分支至跖肌、腓肠肌、比目鱼肌及腘肌，其皮支与腓肠外侧皮神经吻合成腓肠神经，可用作外科的神经移植体。胫神经在腓肠肌内、外侧头之间离开腘窝。若此神经损伤，可影响踝关节及足趾的跖屈。

腓肠内侧皮神经：在深筋膜深面沿小腿后面中线、小隐静脉外侧下行，为胫神经的一个分支，分布于小腿后面下部皮肤。

腘动脉：是股动脉的延续，位置最深，与股骨腘面及膝关节囊后部紧贴，故股骨髁上骨折易损伤腘动脉。腘动脉上部位于胫神经内侧，中部居神经前方，下部转至神经外侧。腘动脉在腘窝的分支有5条，为膝上内侧动脉、膝上外侧动脉、膝中动脉、膝下内侧动脉和膝下外侧动脉，供应膝关节，并参与膝关节动脉网的组成。其他分支营养膝部的肌肉。在腘窝下角，腘动脉分成腘前动脉和胫后动脉两终支。

腘静脉：由胫前、后静脉在腘窝下角处汇成，有小隐静脉注入。在腘窝内伴胫神经和腘动脉上行，位于二者之间，并与腘动脉包于同一筋膜鞘内。

小隐静脉：起自足背，在外踝后方行至小腿后部，大致沿小腿后部中线上行，穿腘筋膜连接腘静脉。

二、膝部的手术入路

（一）膝前内侧入路

膝前内侧髌旁入路为膝部最常用切口，可分别显露髌上囊、髌骨及膝关节内侧。

【适应证】

1. 膝关节滑膜切除术。

2. 膝关节融合术。

3. 膝关节成形术。

4. 内侧半月板切除术。

5. 髌骨切除术。

6. 膝关节游离体摘除术。

7. 膝关节前交叉韧带修复术。

8. 化脓性关节炎切开引流术。

【显露步骤】

1. 切口　自股四头肌腱内侧缘、髌骨上极近端约 10cm 起，向远端延伸，弧形绕过髌骨内侧缘，转向膝前中线止于胫骨粗隆远端（图 18-5）。

2. 手术方法　切开皮肤和深筋膜向两侧牵开，沿着股内侧肌与股直肌之间的间隙向深部解剖，切开股四头肌腱性组织至髌骨内上方，自髌骨内侧边缘和髌韧带内侧边缘先后切开膝内侧支持带、关节囊、滑膜、膝内侧脂肪垫。髌韧带止点内侧缘可锐性剥离，便于髌骨向外翻转（图 18-6，图 18-7，图 18-8，图 18-9）。

近年来，越来越多学者主张采用膝正中膝内侧髌旁入路，主要考虑减少膝前皮瓣血供障碍。切口位于膝前正中，跨越髌骨正前方，切口远端止于胫骨粗隆内侧旁开 1cm，切开皮肤后，于深筋膜层分离切口内侧皮瓣并游离至髌骨内侧边缘，尽可能减少电凝止血，以避免皮瓣缺血坏死。

另外，如遇到股四头肌挛缩，或膝强直，可采用股四头肌 V-Y 成形术或胫骨粗隆截骨术暴露膝关节。

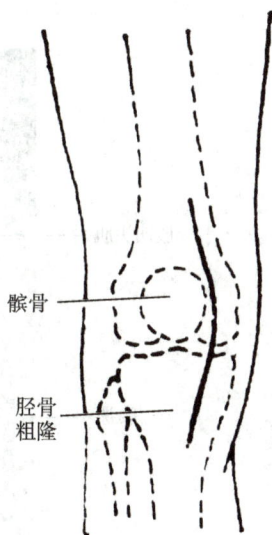

图 18-5　膝关节前内侧手术入路

（二）膝内侧及支持带入路

【适应证】

用于探查和治疗胫侧副韧带及内侧关节囊损伤。

【显露步骤】

1. 切口　Cave 切口：施行一个内侧关节平面自股骨内上髁至髌韧带内侧缘弧形切口，此切口能同时显露膝内侧前后关节腔。

2. 手术方法　膝关节屈曲 90°，切口起自关节间隙近端约 1cm 水平，股骨内上髁后约 1cm 处，向下、向前跨越关节间隙至远端 2cm 处，然后转向前方达到髌韧带内侧边缘。逐层切开皮肤、皮下筋膜和膝内侧支持带，与胫侧副韧带前缘沿皮肤切口方向切开关节囊和滑膜层进入前

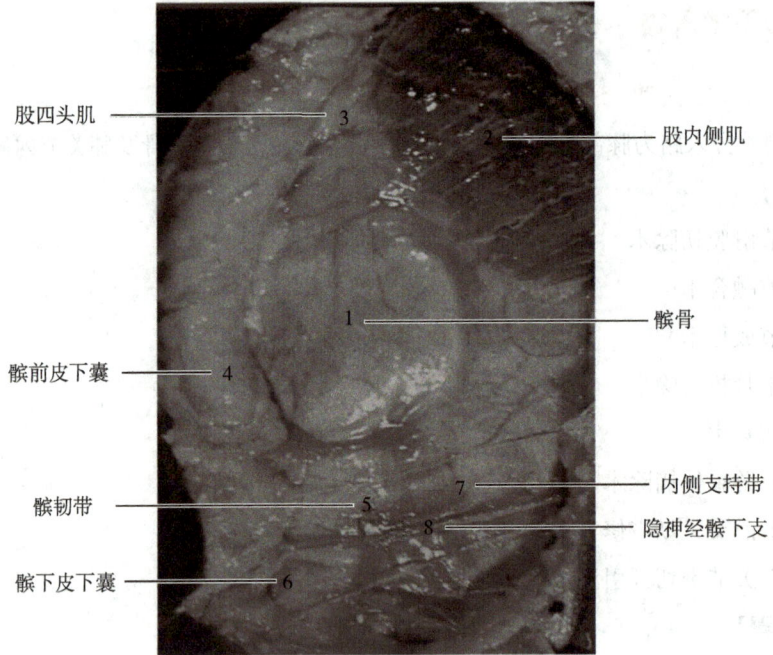

股四头肌　3

股内侧肌　2

髌前皮下囊　4

髌骨　1

内侧支持带　7

髌韧带　5

隐神经髌下支　8

髌下皮下囊　6

图 18-6　切开并牵拉皮肤及筋膜，显露髌前组织

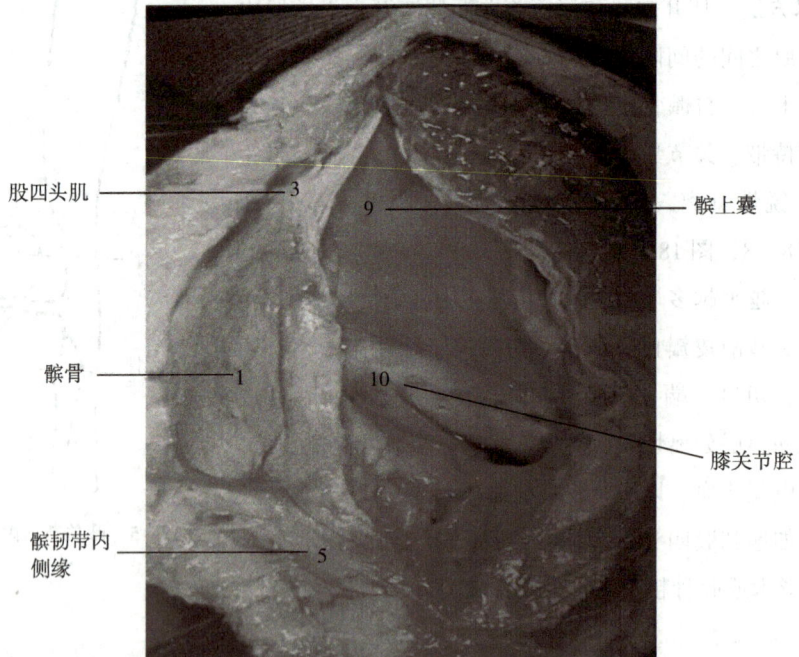

股四头肌　3

髌上囊　9

髌骨　1

膝关节腔　10

髌韧带内侧缘　5

图 18-7　沿股四头肌腱、髌骨和髌韧带内侧缘切开关节囊和滑膜，显露髌上囊、膝关节腔

内侧关节腔。与侧副韧带后缘自股骨内上髁纵行向远端跨越关节后内间隙，切开关节囊和滑膜层进入膝后内侧关节腔。

此外，还有膝内侧髌韧带内侧缘旁开 2cm 做一长 5cm 斜形跨越内侧关节间隙切口，或在内侧关节间隙水平自髌韧带内侧缘至胫侧副韧带前缘做一约 5cm 长横行切口。

（三）膝关节前外侧的手术入路

此入路能较好地显露股骨外髁、胫骨外髁，如切口向远端延伸还可较好显露胫骨近端外侧

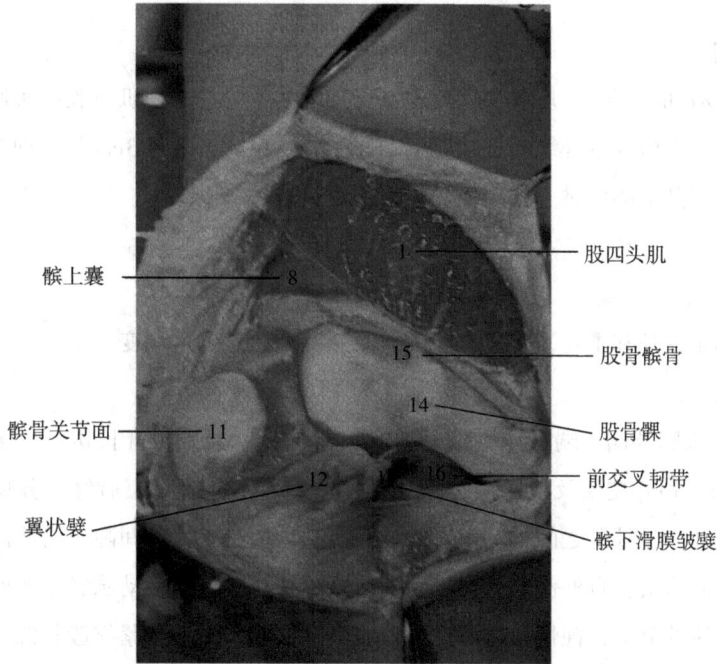

图 18 - 8　拉髌骨向外，显露髌骨关节面、翼状襞、
髌下滑膜皱襞、股骨髁、股骨髌面和前交叉韧带

髌上囊　　　　8　　　　1　　　股四头肌

股骨髌骨

髌骨关节面　　11　　　14　　　股骨髁

翼状襞　　　　12　　16　　前交叉韧带

髌下滑膜皱襞

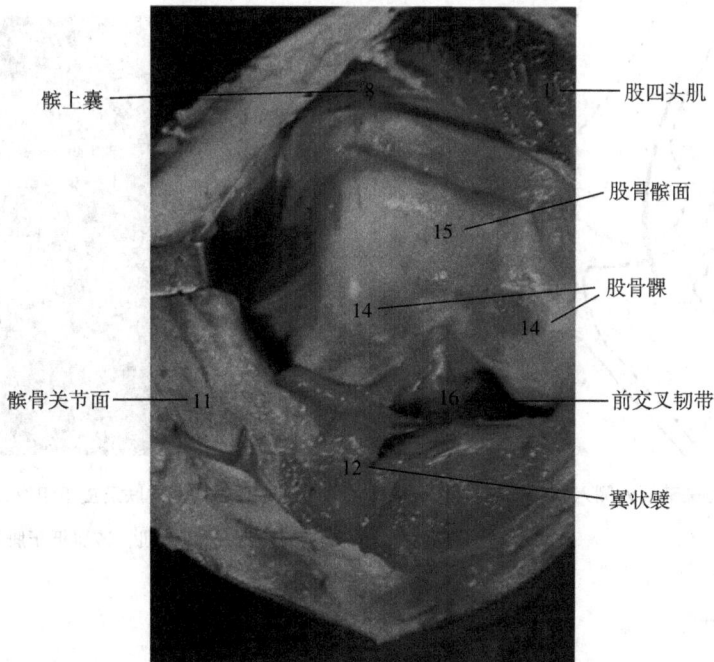

图 18 - 9　膝屈曲，进一步显露股骨髁、髌骨面和前交叉韧带

髌上囊　　　　8　　　　1　　　股四头肌

股骨髌面　　15

髌骨关节面　　11　　14　　股骨髁

前交叉韧带　　16

翼状襞　　　　12

部位，但是由于膝前外侧入路髌骨很难向内侧翻转，该切口较少使用。经此切口，髂胫束能被松解或延长，膝后外侧角易被松解。另外，还可达胫腓上关节，切除腓骨头，松解腓总神经。

【适应证】

适用于全膝关节成形术、股骨远端髁上骨折的治疗、交叉韧带重建术、髌骨手术、膝关节滑膜切除术、游离体摘除术、滑膜良性肿瘤切除术、半月板探查及摘除术、膝关节囊粘连松解

NOTE

术等。

【显露步骤】

手术方法：Kocher 切口：皮肤切口起于髌骨近端 7cm，股外侧肌与股四头肌腱联合处，沿股四头肌腱、髌骨和髌韧带外缘向远端延伸，止于胫骨粗隆远端约 3cm 处，向深层解剖直到关节囊，将髌骨连同其上的肌腱一起牵向内侧，即可显露关节腔。

（四）膝关节后外侧入路

【适应证】

膝腓侧副韧带修补和重建、腓总神经探查及膝关节后外侧之病变。

【显露步骤】

1. 切口　在大腿外侧远端，沿髂胫束的后缘至腓骨头做约 15cm 长切口（图 18－10）。

2. 手术方法　切开皮肤及浅筋膜，勿切开深筋膜，切开髂胫束后缘，分离并找到股二头肌、外侧肌间隙和股骨外髁之间的间隙，钝性分离，用手指扩大肌间隙，沿肌间隔后方轻柔操作，分离股二头肌短头，自外侧肌间隔后缘附着处，结扎、切断穿动脉经过肌间隔之股四头肌之前走向股二头肌的分支，钝性分离股二头肌直达皮肤切口上端，紧靠股骨髁将一手指插入间隙内，将指背贴于肌间隔的后面，游离血管束，切断其上的分支，并将血管束向后侧牵开，即可充分显露腘窝（图 18－11，图 18－12，图 18－13）。

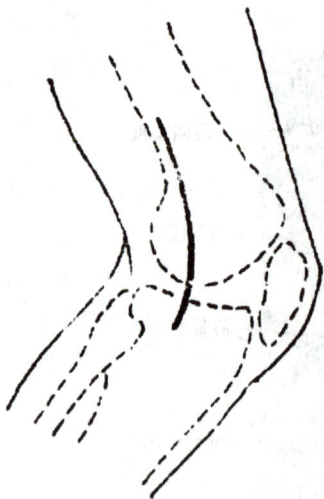

图 18－10　膝关节后外侧入路切口

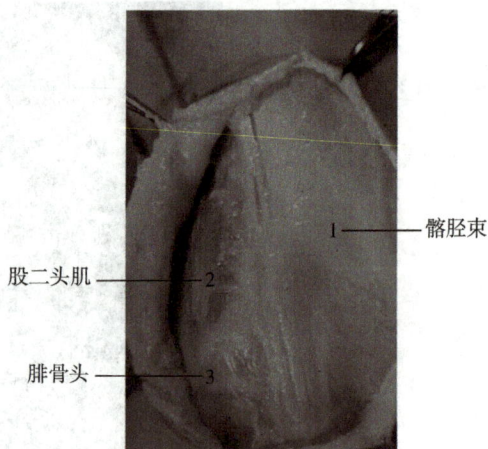

图 18－11　切开皮肤及皮下组织，显露髂胫束和股二头肌，该肌抵于腓骨头

1——髂胫束
股二头肌——2
腓骨头——3

（五）膝关节后内侧入路

【适应证】

膝外翻楔形切骨术、内侧半月板破裂，及膝关节后内侧之病变。

【显露步骤】

1. 切口　在收肌结节之上 15cm 处，沿内收肌肌腱做切口，向下止于收肌结节下 3cm 处。此时注意收肌结节约在股骨内髁前方 3cm 处，误将股骨内髁认为是收肌结节，可致使切口过于靠后（图 18－14）。

2. 手术方法　在收肌结节平面显露缝匠肌，在其前切开筋膜，大隐静脉位置表浅，注意

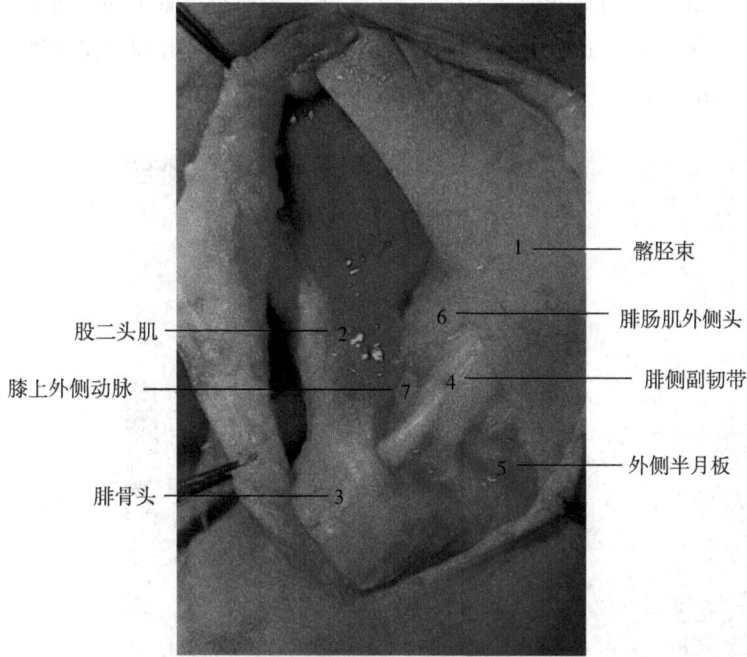

图 18 - 12　经解剖显露股二头肌、髂胫束、腓侧副韧
带、外侧半月板、腓肠肌外侧头和膝上外侧动脉

股二头肌 —— 2
膝上外侧动脉 —— 7
腓骨头 —— 3
1 —— 髂胫束
6 —— 腓肠肌外侧头
4 —— 腓侧副韧带
5 —— 外侧半月板

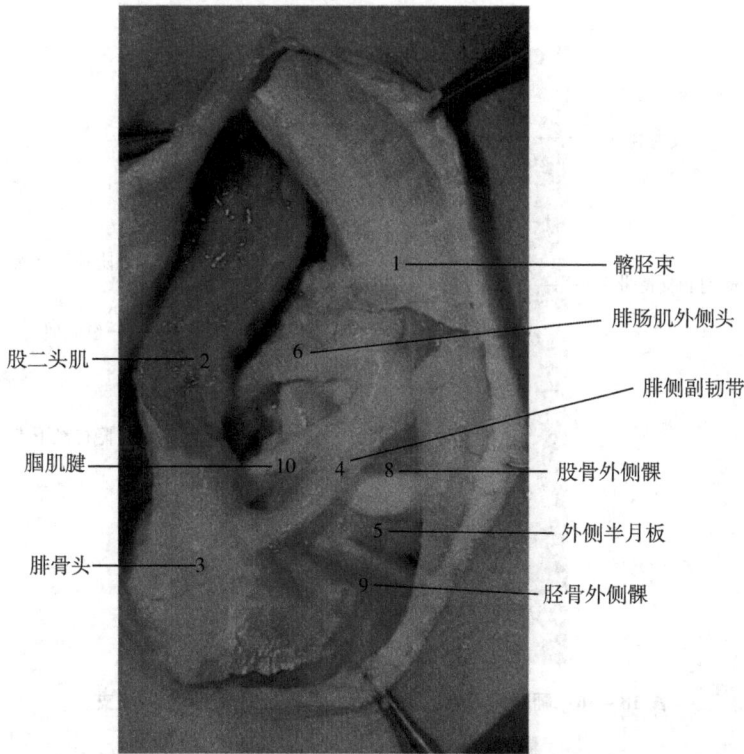

图 18 - 13　切除关节囊，显露股骨外侧髁、胫骨外侧髁、外侧半月板、腓侧
副韧带、腓肠肌外侧头和位于腓侧副韧带和股二头肌腱深面的腘肌腱

股二头肌 —— 2
腘肌腱 —— 10
腓骨头 —— 3
1 —— 髂胫束
6 —— 腓肠肌外侧头
4 —— 腓侧副韧带
8 —— 股骨外侧髁
5 —— 外侧半月板
9 —— 胫骨外侧髁

勿损伤。分离缝匠肌深层，直至收肌结节近侧，勿损伤缝匠肌与股骨内髁之间的滑膜，将游离的缝匠肌移向后方，留下大收肌肌腱。此时注意保护隐神经。

NOTE

在内收肌腱之后切开游离的薄筋膜层，手指插入分离肌腱可直至腘窝面中央，扩大进入腘窝，手指游离血管束，向上达收肌孔，向下达股骨内髁，向后牵开即可完全暴露股骨腘面（图18-15，图18-16，图18-17，图18-18）。

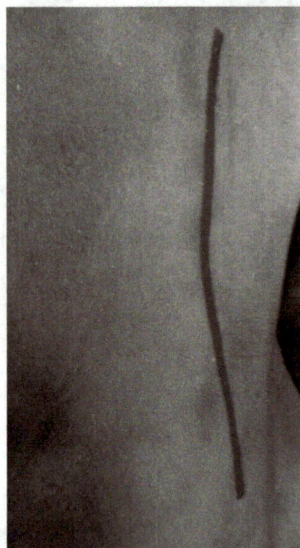

图18-14　膝关节后内侧入路：膝关节屈曲45°～90°，在膝内侧做一弓形切口

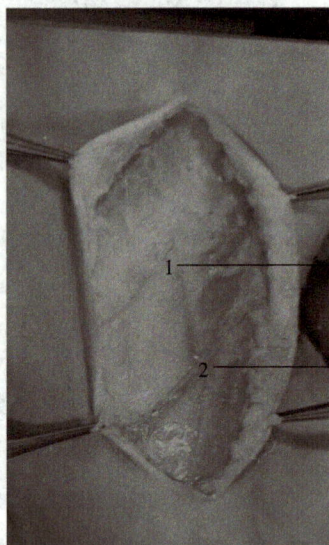

图18-15　切开并牵拉皮肤及浅筋膜，显露隐神经髌下支和大隐静脉属支

隐神经下支

大隐神经属支

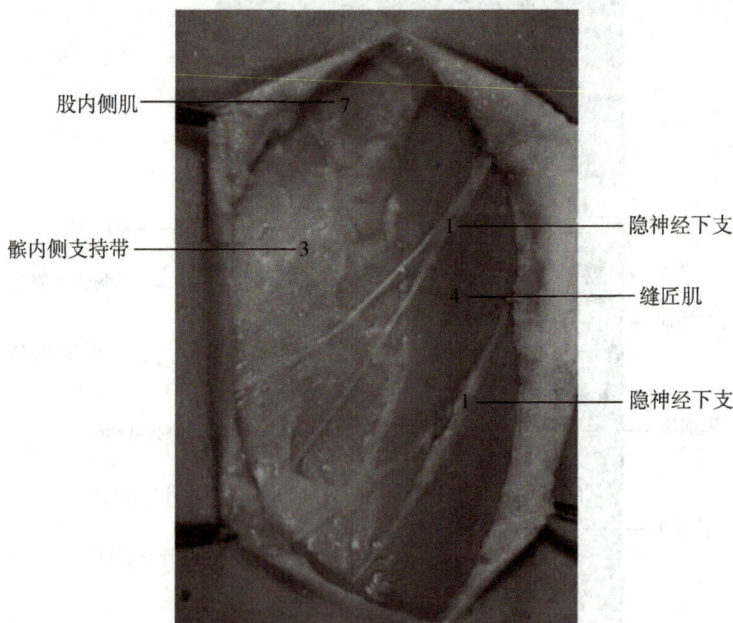

股内侧肌 ——— 7

髌内侧支持带 ——— 3

隐神经下支

缝匠肌

隐神经下支

图18-16　翻开深筋膜，保护大隐静脉，显露隐神经髌下支、髌内侧支持带、缝匠肌、股内侧肌

（六）膝关节后侧入路

【适应证】

Baker's囊肿切除术、膝关节腔后方游离体摘除术、腘绳肌腱延长术等。

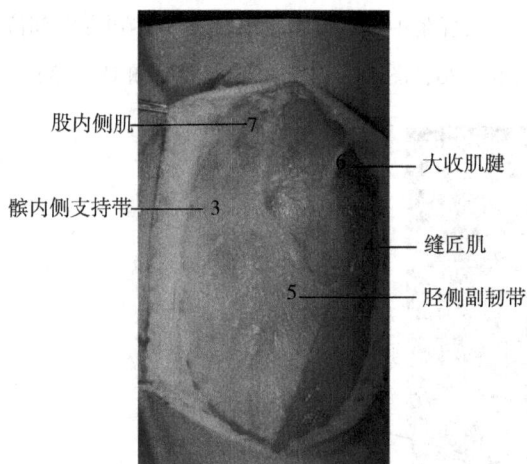

图 18-17 缝匠肌向后拉，显露抵于收肌结节的
大收肌腱和胫侧副韧带

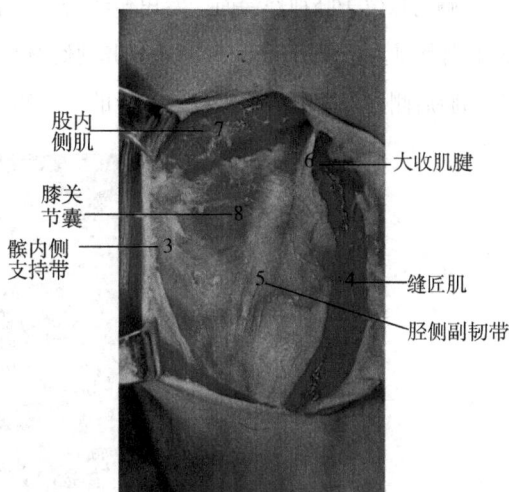

图 18-18 将股内侧肌和髌内侧支持带拉向前，
显露膝关节囊和胫侧副韧带

【显露步骤】

1. 切口 在膝关节后方做一 S 形切口，沿股二头肌后缘向下至关节处弯向内行，沿膝后皱纹横过腘窝，最后沿腓肠肌内侧头向下延伸切口（图 18-19）。

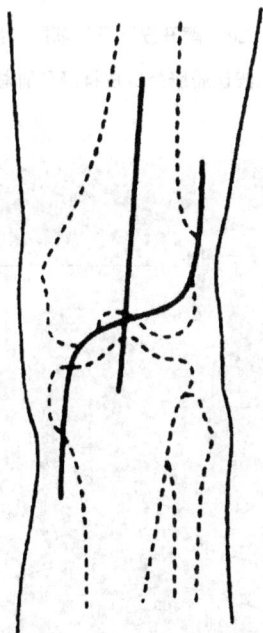

图18-19 膝关节后入路 S 形切口

2. 手术方法 切开腘筋膜，分离并牵开形成腘窝边界的股二头肌、半膜肌、半腱肌及腓肠肌内外侧头，将切口两侧的皮瓣适当游离并向两侧牵开，显露出沿小腿后中线上行的小隐静脉。腓肠内侧皮神经靠近小隐静脉外侧走行，因发自胫神经，走行于小腿深筋膜深面，先于切口下端、小隐静脉内侧切开腘筋膜，分离找出腓肠内侧皮神经。扩大腘筋膜切口至腘窝上角，向内侧游离腓肠内侧皮神经至胫神经发出处。腘窝上角由内侧的半膜肌和外侧的股二头肌形成，腓总神经在此处与胫神经分开，沿股二头肌内侧缘由近及远分离腓总神经。

胭动脉位于胫神经深面，发出包绕着膝关节的膝上内侧动脉和外侧动脉、膝中动脉及膝下内侧和外侧动脉三组分支。胭静脉与胭动脉共包于一个血管鞘中，它位于动脉浅面，在胭窝中部位于动脉后侧，与膝关节上方行至动脉的后外侧（图 18 –20，图 18 –21，图 18 –22，图 18 –23）。

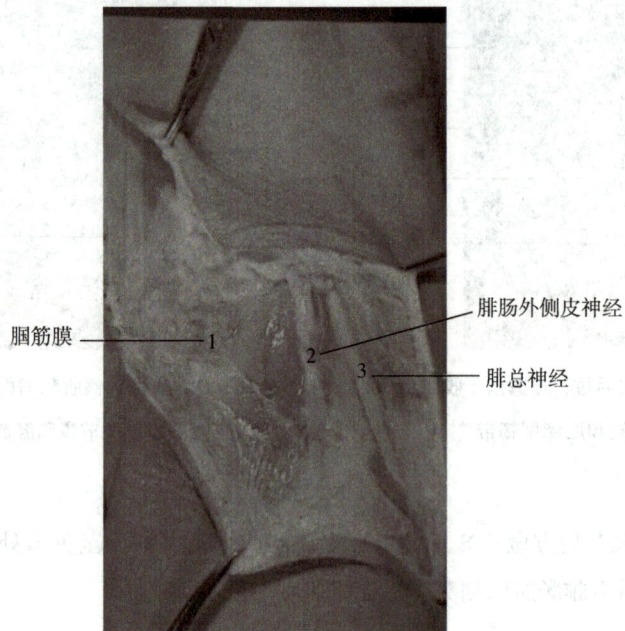

图 18 –20　翻开皮肤及浅筋膜，显露胭筋膜，
辨认腓肠外侧皮神经和腓总神经

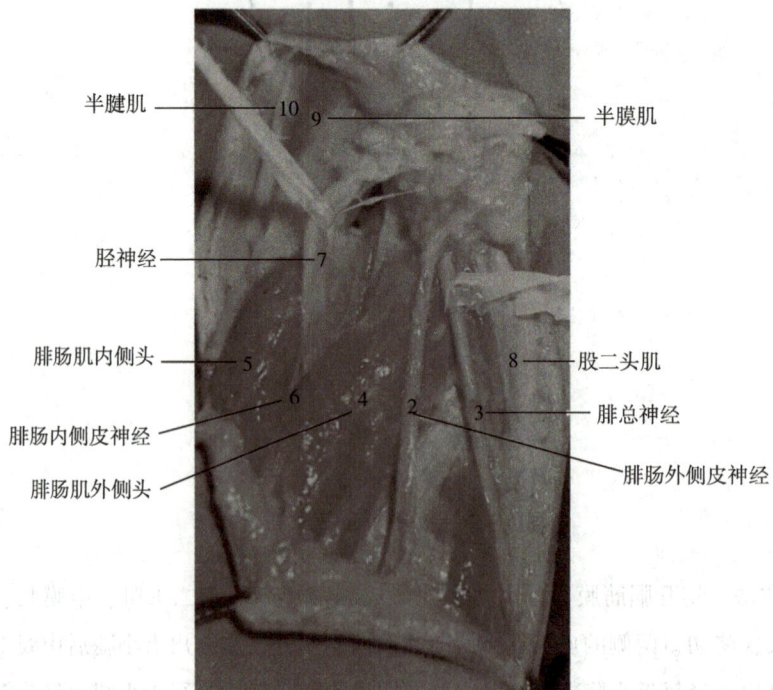

图 18 –21　切除胭筋膜，显露腓肠肌外侧头、内侧头和腓肠内侧皮神经，此神经位于腓肠肌
两头之间，向近侧探查此神经到胫神经起始处。在切口两侧，可见股二头肌、半膜肌、半腱肌

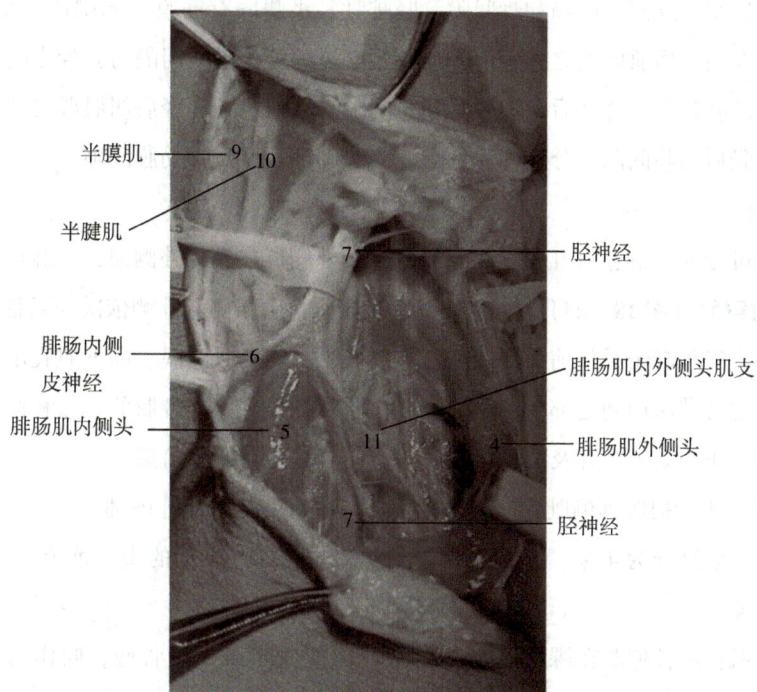

图 18－22　牵拉腓肠肌外侧头，内拉胫神经，显露支配腓肠肌内、外侧头的肌支

半膜肌　9　10
半腱肌
腓肠内侧皮神经　6　　　胫神经
　　　　　　　　　　　腓肠肌内外侧头肌支
腓肠肌内侧头　5　11　4　腓肠肌外侧头
　　　　　　　7　　　胫神经

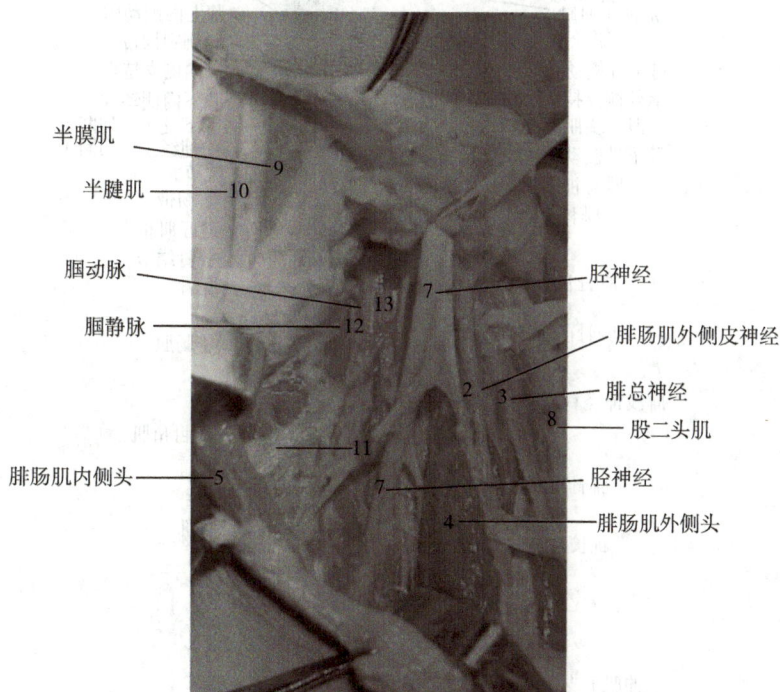

图 18－23　显露腘静脉和腘动脉，两者位于胫神经深面腘动脉内侧

半膜肌　9
半腱肌　10
腘动脉　13　7　胫神经
腘静脉　12
　　　　　　　腓肠肌外侧皮神经
　　　　　2　3　腓总神经
　　　　　8　股二头肌
腓肠肌内侧头　5　11
　　　　　　7　胫神经
　　　　　4　腓肠肌外侧头

三、小腿部的局部解剖

（一）小腿部的筋膜和筋膜间隙

小腿部浅筋膜疏松，含少量脂肪，轻度水肿时，于内踝上方易出现压痕。小腿部深筋膜较致密，在胫骨内侧面深筋膜与胫骨骨膜相融合，在腓侧深筋膜发出前、后两个肌间隔，分别附

着于腓骨前、后缘。此两个间隔和骨间膜、胫腓骨、小腿固有筋膜共同围成三个骨性纤维鞘，即筋膜间隙。在前、后肌间隔之间者为胫前外侧筋膜间隙，前肌间隔与胫骨之间者为胫前筋膜间隙，骨间膜、胫骨和腓骨之后者为胫后筋膜间隙。因比目鱼和胫后屈肌群之间有一层深筋膜存在，故常将胫后筋膜间隙又分别称为胫后浅筋膜间隙和胫后深筋膜间隙。

（二）小腿部的肌肉

小腿肌肉可分为三群：前群在骨间膜的前面，外侧群在腓骨外侧面，后群在骨间膜后面。

1. 小腿前群肌（图18-24） 前群肌为足的伸肌，由内侧向外侧依次为胫骨前肌、拇长伸肌和趾长伸肌，三肌起于胫骨前外侧面、腓骨前面及其间的骨间膜，向下肌腹渐细，移行为肌腱，通过伸肌支持带深面到足部。小腿前群肌由腓深神经支配。各肌的止点和作用如下：

胫骨前肌：止于第1楔骨及第1跖骨底。作用：使足背伸并内翻。

拇长伸肌：止于拇趾远侧趾骨底。作用：伸拇趾及使足背伸并内翻。

趾长伸肌：肌腱分为4束，分别以趾背腱膜止于第2~5趾的中、远节。作用：伸2~5趾，并助足背伸。

第3腓骨肌：趾长伸肌在踝部有时分出一个肌腱止于第5趾骨底，叫作第3腓骨肌。作用：使足背伸及外翻。

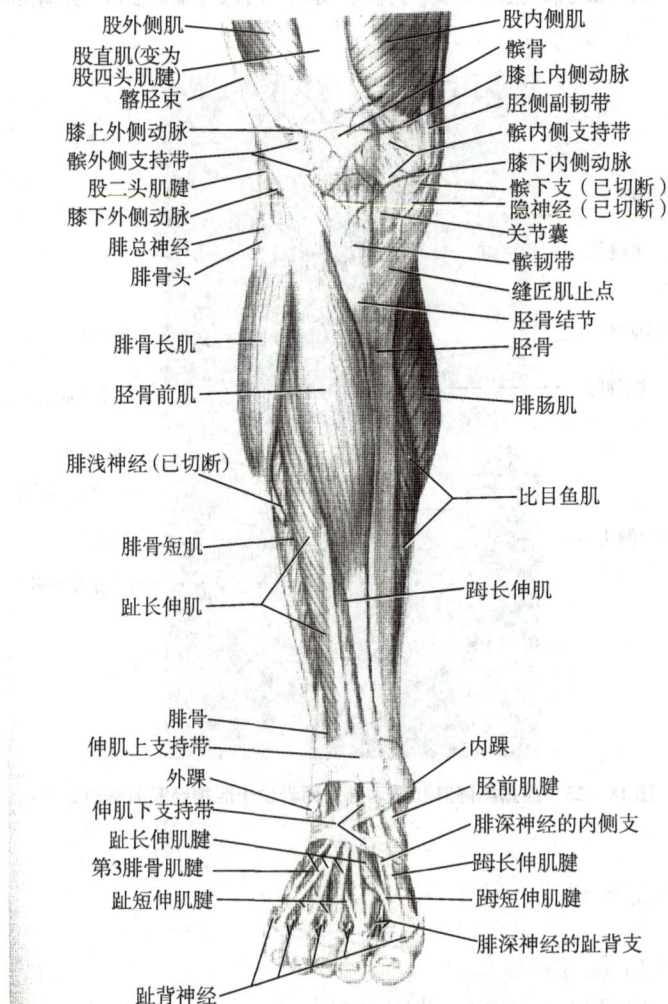

股外侧肌
股直肌(变为股四头肌腱)
髂胫束
膝上外侧动脉
髌外侧支持带
股二头肌腱
膝下外侧动脉
腓总神经
腓骨头
腓骨长肌
胫骨前肌
腓浅神经(已切断)
腓骨短肌
趾长伸肌
腓骨
伸肌上支持带
外踝
伸肌下支持带
趾长伸肌腱
第3腓骨肌腱
趾短伸肌腱
趾背神经

股内侧肌
髌骨
膝上内侧动脉
胫侧副韧带
髌内侧支持带
膝下内侧动脉
髌下支(已切断)
隐神经(已切断)
关节囊
髌韧带
缝匠肌止点
胫骨结节
胫骨
腓肠肌
比目鱼肌
拇长伸肌
内踝
胫前肌腱
腓深神经的内侧支
拇长伸肌腱
拇短伸肌腱
腓深神经的趾背支

图18-24 小腿前群肌

2. 小腿外侧群肌（图 18-25） 位于小腿外侧，包括腓骨长肌和腓骨短肌，均由腓浅神经支配。

腓骨长肌：起自腓骨外侧面上 2/3 骨面，其长腱绕外踝后方入足底，止于楔骨和第 1 跖骨骨底。作用：使足外翻，并使踝关节跖屈。

腓骨短肌：起自腓骨外侧面下 2/3 骨面，肌腱绕过外踝后方，止于第 5 跖骨粗隆。

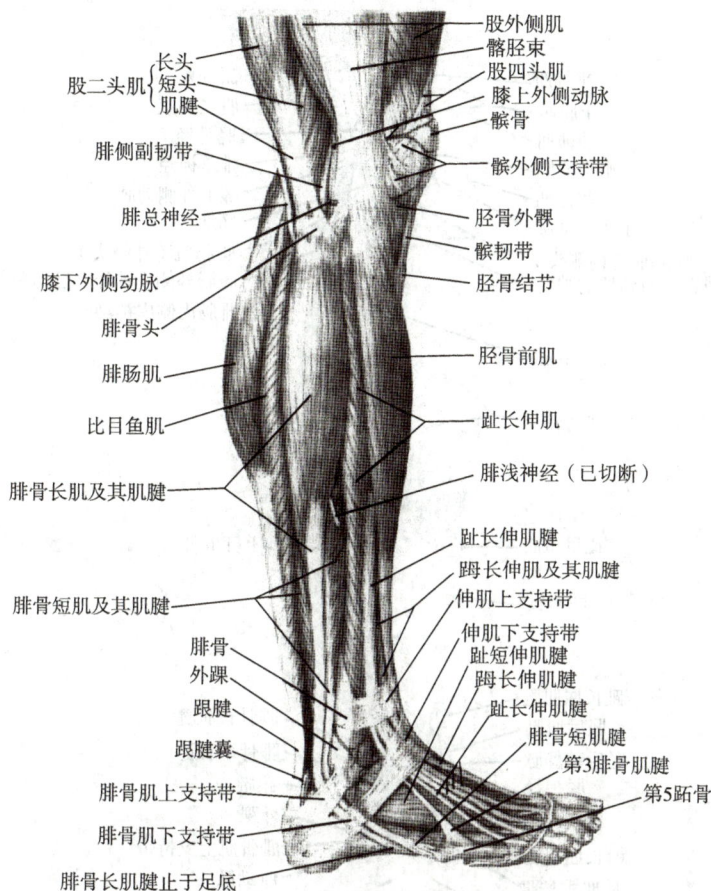

图 18-25　小腿外侧群肌

3. 小腿后群肌（图 18-26） 小腿后群肌分浅、深两层，共有 7 块肌肉，浅层有腓肠肌、比目鱼肌和跖肌，深层有腘肌、趾长屈肌、胫骨后肌和拇长屈肌，均受胫神经支配。

腓肠肌：以两头分别起自股骨内、外侧髁，两头合并形成一个肌腹，末端与比目鱼肌肌腱融合，形成强大的跟腱，止于跟结节。作用：收缩时使足跖屈并屈小腿；在站立时，固定踝关节，防止身体前倾。

跖肌：起自股骨外上髁，肌腹短小，腱细长，行向内下，止于跟腱的内侧缘。

比目鱼肌：起自腓骨头和腓骨上部、胫骨的内侧缘和比目鱼肌线，在胫、腓骨起点之间形成斜行的弓形腱结构，叫作比目鱼肌腱弓，跨越小腿后面神经血管的背侧。作用：除不参加屈小腿外，其作用同腓肠肌。

腘肌：起自股骨外上髁，止于胫骨比目鱼肌线以上的骨面。作用：屈膝和内旋小腿。

趾长屈肌：在比目鱼肌起点的下方起自胫骨的后面，跨胫骨后肌远端的后方，在胫骨后肌的外侧，通过内踝的后方，经屈肌支持带的深面，至足底分为 4 腱，分别止于第 2~5 趾的远节趾骨底。作用：跖屈踝关节，屈第 2~5 趾和助足内翻。

NOTE

　　踇长屈肌：在比目鱼肌起点的下方起自腓骨后面中部，向下经踝关节后方及屈肌支持带深面，转入足底，止于拇趾末节趾骨底。作用：跖屈踝关节和屈拇趾，并协助足内翻。

　　胫骨后肌：起自胫、腓骨和小腿骨间膜的后面，在小腿下段，斜向内行，行经趾长屈肌的深面，再经屈肌支持带深面，向前止于舟骨粗隆及第 1～3 楔骨的跖面。作用：跖屈踝关节和使足内翻。

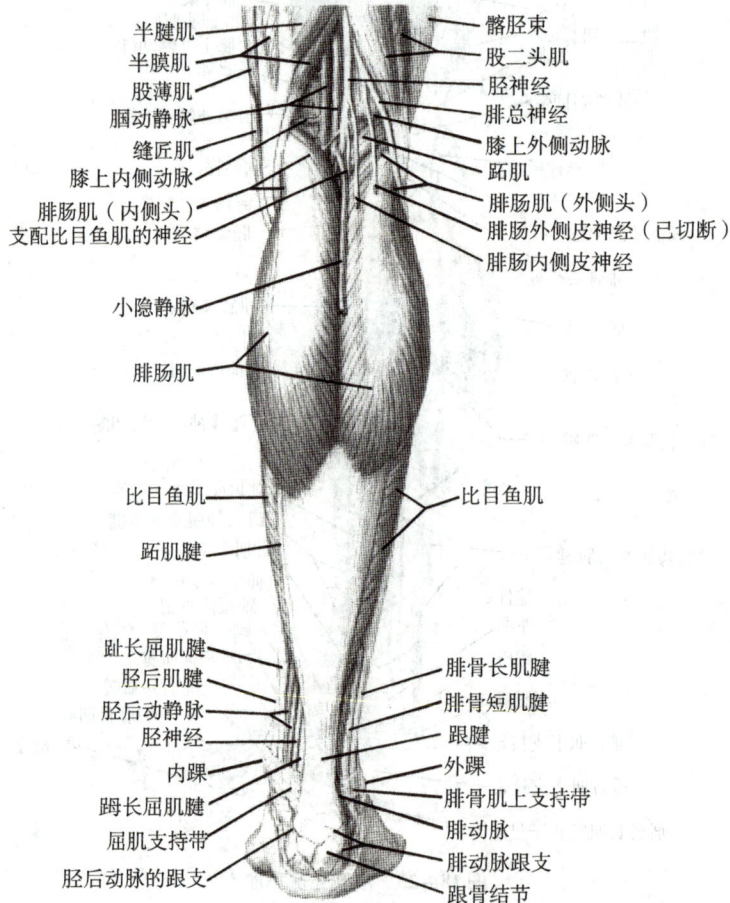

左侧标注（从上到下）：
半腱肌
半膜肌
股薄肌
腘动静脉
缝匠肌
膝上内侧动脉
腓肠肌（内侧头）
支配比目鱼肌的神经
小隐静脉
腓肠肌
比目鱼肌
跖肌腱
趾长屈肌腱
胫后肌腱
胫后动静脉
胫神经
内踝
踇长屈肌腱
屈肌支持带
胫后动脉的跟支

右侧标注（从上到下）：
髂胫束
股二头肌
胫神经
腓总神经
膝上外侧动脉
跖肌
腓肠肌（外侧头）
腓肠外侧皮神经（已切断）
腓肠内侧皮神经
比目鱼肌
腓骨长肌腱
腓骨短肌腱
跟腱
外踝
腓骨肌上支持带
腓动脉
腓动脉跟支
跟骨结节

图 18 - 26　小腿后群肌

（三）小腿部的血管、神经及体表投影

1. 小腿前外侧部的血管、神经及体表投影

（1）浅层

　　大隐静脉：起于足背静脉弓内侧端，经内踝前方，沿小腿内侧缘伴隐神经上行，经股骨内侧髁后方约 2cm 处，进入大腿内侧部，与股内侧皮神经伴行，逐渐向前上，在耻骨结节外下方穿隐静脉裂孔，汇入股静脉，其汇入点称为隐股点。

　　隐神经：是全身最长的皮神经。起自股神经，在股三角内伴股动脉外侧，下行入收肌管，在收肌管下端穿大收肌腱板，行于缝匠肌和股薄肌之间，在膝关节内侧穿深筋膜，伴大隐静脉下行，分支分布于髌骨下方、小腿内侧和足内侧缘的皮肤。

　　腓浅神经：由腓总神经分出，行于腓骨长肌与腓骨短肌之间，分出肌支支配上述两肌，至小腿中、下 1/3 交界处穿深筋膜至皮下，分为足背内侧皮神经和足背中间皮神经分布于足背及趾背的大部分皮肤。当腓浅神经损伤时，常表现为足不能外翻，分布区的皮肤感觉缺失。

（2）深层

胫前动脉：为腘动脉的终支之一，在平对胫骨粗隆处发自腘动脉，随即穿小腿骨间膜至小腿前面，沿骨间膜前面下降，与腓深神经伴行。在小腿上部位于胫骨前肌与趾长伸肌之间，向下则贴胫骨外侧面行于胫骨前肌与鉧长伸肌之间，后经鉧长伸肌腱深面至其外侧，在足背延续为足背动脉。

胫前动脉除沿途发出分支营养附近肌肉外，还有下列分支：

胫后返动脉：由胫前动脉在穿骨间膜前发出，沿腘肌深面上行至膝关节，参与构成膝关节动脉网。

胫前返动脉：在胫骨前动脉穿骨间膜后立即发出，在胫骨前肌深面沿胫骨骨面上升至膝关节，参与膝关节动脉网的构成。

内踝前动脉：在胫骨前肌的深面，踝关节稍上方起自胫前动脉，行向内踝前面，与内踝后动脉吻合。

外踝前动脉：在趾长伸肌的深方，踝关节稍上方发出行向外踝前面，与外踝后动脉吻合。

胫前静脉：有2支，伴行于动脉两侧，其属支与动脉同名。

腓深神经：起自腓总神经，向前下穿腓骨长肌起始部及前肌间隔，进入前骨筋膜鞘，即与胫前血管伴行。其肌支支配小腿前群肌和足背肌，皮支分布于第1、2趾相对面的背侧皮肤。当腓深神经损伤时，常表现为足不能背伸及伸趾。

2. 小腿后侧的血管、神经

（1）浅层

小隐静脉：起于足背静脉弓的外侧端，伴腓肠神经绕外踝后方于小腿后区正中线上行，至腘窝下角处穿腘筋膜入腘窝，上升一段后汇入腘静脉，小静脉内有7~8个静脉瓣，并有交通支与大隐静脉和深静脉相吻合，静脉瓣发育不良或深静脉回流受阻可导致小隐静脉和大隐静脉曲张。

腓肠神经：在腘窝内腓总神经发出的腓肠外侧皮神经，和发自胫神经的腓肠内侧皮神经汇合成腓肠神经，经外踝后方达足背外侧，分布于小腿后区下部及足背外侧皮肤。

（2）深层

胫后动脉：为腘动脉的直接延续。在腘肌下缘分出后，向下行于小腿屈肌浅、深两层之间，经内踝后方，通过屈肌支持带深面转入足底，分为足底内侧动脉和足底外侧动脉两个终支。胫后动脉主要营养胫骨和小腿后群肌。

另外还发出以下分支：

腓动脉：是胫后动脉最大的分支。在胫后动脉起点下方3cm处分出，先在胫骨后肌的浅面斜向下外行，再沿腓骨的内侧缘、鉧长屈肌的深面下行，至外踝的后上方浅出，绕过外踝下方，移行为外踝后动脉，分布于外踝和跟骨。

内踝后动脉：在内踝后方起于胫后动脉，营养踝关节。

胫后静脉：有2支，与同名动脉伴行。

胫神经：为坐骨神经在腘窝上角处的粗大分支，居腘窝最浅面。沿中线下行至腘肌下缘，穿比目鱼肌腱弓深面进入小腿后区。该神经在腘窝内发支分布于膝关节及邻近诸肌，其皮支为腓肠内侧皮神经，分布于小腿皮肤。胫神经于腘窝中间最浅，伴行腘动、静脉经比目鱼肌腱弓深面至小腿，小腿上 2/3 部行走于小腿三头肌和胫后肌之间，于内踝后方穿屈肌支持带进入足底，支配小腿后侧屈肌群和足底感觉。股骨髁上骨折及膝关节脱位易损伤胫神经，引起小腿后侧屈肌群及足底内在肌麻木；出现足背伸、外翻畸形，称为"仰趾足"；出现足运动障碍，足不能跖屈，不能屈趾和足内翻；小腿后面及足底感觉迟钝或丧失。

3. 小腿部神经、血管的体表投影

胫前动脉和足背动脉的体表投影：自胫骨粗隆与腓骨头连线中点起，经足背内、外踝中点，至第 1 跖骨间隙近侧部连一线，此线在踝关节以上为胫前动脉的投影，踝关节以下为足背动脉的投影。

胫后动脉的体表投影：腘窝稍下方至内踝和跟结节中点的连线。

四、小腿部的手术入路

（一）小腿部前侧的手术入路

【适应证】

适用于胫骨骨折切开复位内固定术、骨折不愈合或延迟愈合植骨术、骨髓炎死骨切除手术、肿瘤的切除和活检及胫骨截骨手术等。

【显露步骤】

切口可沿胫骨前缘做纵行切开，或弧形切开，如做弧形切口，其凸面应朝向外侧，因外侧肌肉多，血液循环丰富，有利于切口愈合。切口的长短，以手术需要而定。切开皮肤、皮下组织后，于胫骨嵴外侧切开深筋膜，将外侧肌肉拉向外，连同血管、神经亦同时牵开，便可显露胫骨的外侧面。

【注意事项】

此入路用于显露骨折时，因胫骨局部血液循环较差，故手术时不可过多地剥离骨膜。另外大隐静脉沿小腿内侧上行，在浅层手术分离时容易损伤，为了以后进行血管移植手术，应尽可能地予以保护。

（二）小腿部外侧的手术入路

【适应证】

此入路适用于腓骨骨折切开复位和内固定治疗、切取植骨块或带血管蒂的腓骨移植块、腓骨骨髓炎及骨肿瘤的切除、切除腓骨以使小腿筋膜室减压的手术等。

【显露步骤】

切口自腓骨外侧纵行切开皮肤、皮下组织。沿腓骨长肌后缘切开深筋膜。因腓骨的上、中、下段的解剖关系不同，操作有异。如切口靠上，可在股二头肌腱后缘寻找腓总神经，剥开附着于腓骨的腓骨长肌，这样便可将腓总神经往前方牵，离开腓骨小头。如切口近中部，将腓骨长、短肌自腓骨向后剥离并牵开，但注意勿损伤腓浅神经。如取带血管的腓骨移植，从上端开始，在腓动脉的起点连同腓骨及骨膜和部分软组织，按长度需要取下。如取单纯的腓骨骨质移植，可在腓骨的中下段外侧切取，因此段紧贴皮下，易于暴露，但应保留腓骨的下 1/4，以维护踝关节的稳定性。

【注意事项】

因腓总神经沿腓骨颈行走，术中容易造成腓总神经损伤，另外腓浅神经的背侧皮支在腓骨中、远 1/3 交界处容易损伤，该神经损伤时将引起足背麻木，术中也应注意保护。

第二节　股骨远端骨折内固定术

股骨远端骨折，包括股骨髁上骨折、髁间骨折、单髁骨折、远端骺离骨折。这些多为关节内骨折，常使关节面受累，且常伴有关节内积血和不同程度的软组织损伤，严重地破坏了关节的完整性，如得不到及时与正确的处理，不仅可造成关节粘连、创伤性关节炎，而且常引起关节畸形。必须尽可能达到解剖复位，方能恢复关节功能。

【适应证】

股骨远端各种类型的骨折，以及单髁骨折合并侧副韧带损伤者，经非手术治疗失败，或骨折用非手术治疗把握不大者。对股骨远端骨折合并血管、神经损伤者，应尽早行手术探查及开放复位内固定术。

【禁忌证】

注意全身的禁忌因素。

【术前准备】

进行股骨全长及膝关节 X 线片检查，测量髁动力加压接骨板插入段的长度和测接骨板的长度。警惕血管损伤，可行多普勒超声检查或紧急动脉造影。如果腿部有组织紧张，则应该监测筋膜室压力，排除骨筋膜室综合征。

【麻醉】

腰硬联合麻醉或全麻。

【体位】

一般取仰卧位，便于把膝的内或外侧临时调向上。单内髁骨折者，将膝、髋关节半屈曲，大腿稍外展，使膝部内侧面朝向上。需做腘部神经、血管探查者，取俯卧位。

【手术步骤】

1. 切口与显露　以外侧入路为例，沿与股骨干平行的外侧切口，起于 Gerdy 结节，并向近端充分延伸，纵行切开阔筋膜并向远端延伸于髂胫束，继续向下切开外侧关节囊和滑膜，此时注意勿损伤半月板。应尽可能少剥离软组织，以保留骨折块的血供。

2. 骨折端局部处理　用生理盐水冲洗，清除骨折端及关节腔内积血与小的碎骨块。

3. 股骨内髁及后髁螺丝钉内固定法　向两侧牵开关节囊及滑膜，充分显露骨折片，用骨膜剥离器撬动，必要时用粗的布巾钳钳住骨折块，使之复位。用骨钻通过骨折线向外上方钻 2 个骨孔，拧入 2 枚长螺丝钉做内固定。若内后髁骨折，螺丝钉由后向前拧入。亦可用加压螺丝钉做内固定。

4. 股骨远端骨骺分离螺丝钉内固定法　股骨远端骨骺分离，应争取完全解剖复位，否则外、内两侧骨骺生长将不平行，或其中某侧停止生长，日后产生迟发型畸形。一般由助手牵引小腿，以手法使之复位。手术者以骨膜剥离器将骨折端撬正，骨骺处一般不用内固定，避免损伤骺板，影响骨骺生长。如骨折远端带有部分干骺端的斜形骨折，可用长螺丝钉通过干骺端固定。

NOTE

5. 股骨髁上骨折角钢板内固定术　将1枚2mm克氏针置入股骨外侧髁作为杠杆使用，把持并复位主要的髁部骨折块，以恢复关节面及髌骨沟的解剖结构，复位后将克氏针穿过骨折线做临时固定。在股骨远端外侧面定位相应的区域作为角接骨板的安装凿插入点。该插入点位于远端股骨关节面近侧1.5~2cm，在股骨外髁矢状径最宽处前、中1/3处电刀烧灼定位。然后从安装凿入口前后侧的近处稍由后向前拧入2枚6.5mm拉力螺丝钉将两髁拉拢复位（图18-27）。置入3枚导向克氏针定位钢板置入方向，第1枚沿着股骨内外髁最远端穿过膝关节；第2枚沿着髌股关节之前插入，由前向后倾斜，并在冠状面与髁平行；第3枚置于离膝关节远端1cm，刀刃插入点下方，方向冠状面上与第1枚平行，水平面上与第2枚平行（图18-28）。年轻患者应对安装凿置入道进行预钻孔。预钻孔可通过4.5mm钻头和合适的三孔导向器轻松完成。打入角接骨板安装凿，位置必须和第3枚导向克氏针及关节面平行。透视确认安装凿方向正确，取出并置入95°角接骨板，打压使之与外侧骨皮质黏合。于远端钉孔拧入1~2枚拉力螺丝钉增强接骨板的稳定性，再于近端拧入至少4枚皮质骨螺丝钉固定接骨板。对于横行髁上骨折及骨折不愈合者，必须使用张力装置进行轴向加压。如存在广泛的粉碎性骨折，用自体松质骨填塞骨缺损区。

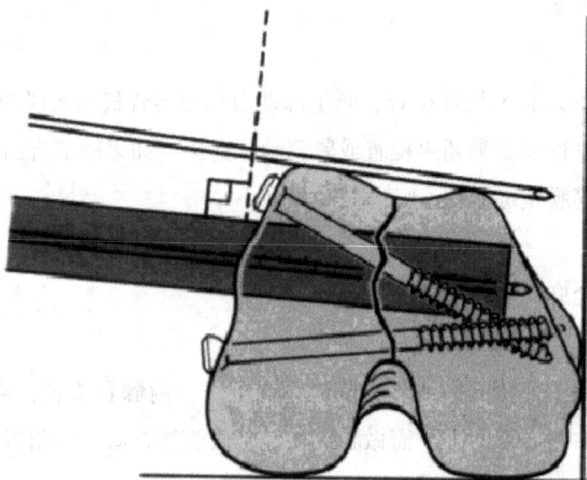

图18-27　股骨远端冠状位拉力螺丝钉的角度及安装凿的插入位置

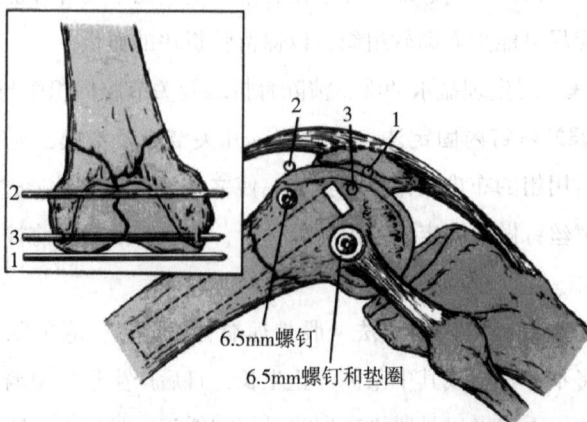

6.5mm螺钉

6.5mm螺钉和垫圈

图18-28　置入导向克氏针和定位克氏针的位置：克氏针1，沿着股骨髁下方；克氏针2，沿着股骨髁前方；克氏针3，平行于针1和针2，在接骨板植入点的下方

【术后处理】

对于合并膝关节韧带损伤及固定欠稳定患者，建议使用功能位支具或石膏适当限制运动。如固定牢固者，鼓励患者尽早做股四头肌收缩及足部的活动。4 周后可逐渐锻炼膝关节，并可持续不负重离床活动。8 周后逐渐负重。10 周左右，可弃拐活动。如为髁间粉碎性骨折，负重时间适当延迟。亦可在伤口愈合、拆线后，用长管型石膏外固定，术后第 6 周拆除石膏。

【注意事项】

1. 股骨远端骨折多为关节内骨折，在做内固定前，必须使骨折复位准确，恢复关节面的正常解剖关系，骨折片不可有任何倾斜或旋转，以免日后形成创伤性关节炎或造成膝内、外翻畸形，从而影响功能。

2. 凡切开关节进行复位内固定者，必须保护好关节面和关节滑膜囊，不应使其遭到损伤。关节内的积血或小骨折片，骨屑必须清除干净，免致术后发生粘连或创伤性关节炎。如用螺丝钉内固定，而且一定要从关节面拧入时，须将该处的软骨凿成一个与螺丝帽相应大小的小凹陷，把螺丝钉、帽拧入小凹内，免致螺丝帽突出软骨面影响关节活动。

3. 除髁上骨折外，其余各类型骨折，术中都要检查半月板、交叉韧带或侧副韧带。如有损伤，可同时修补半月板，或在骨折固定稳定后修补韧带。

4. 合并血管、神经损伤者，在骨折固定后做相应处理。血管做吻合或移植者，术后按显微外科术后常规观察处理。

第三节　髌骨骨折内固定术

髌骨是全身骨骼中最大的籽骨，是伸膝装置的重要组成部分，有传导并增强股四头肌力、维护膝关节稳定即屏障性保护股骨髁部的作用。髌骨骨折约占所有骨折的 1%，根据骨折的形态，结合受伤机制可将髌骨骨折分为四大基本类型：横断、粉碎、纵行及撕脱骨折。

一、髌骨骨折内固定术

【适应证】

髌骨横断骨折、部分粉碎性骨折。

【禁忌证】

局部皮肤有外伤者应慎重。

【术前准备】

膝关节正侧位及髌骨轴位 X 光片检查，若局部皮肤严重擦伤时，需待伤处愈合后再考虑手术。

【麻醉】

腰硬联合麻醉或全麻。

【体位】

仰卧位，大腿上止血带。

【手术步骤】

1. 入路　做髌骨前纵切口（正中、内、外弧形）或下方横弧形切口。后者应注意皮肤切口要远于骨折部位，以防止术后粘连，切口内侧注意勿损伤隐神经髌下支。

2. 显露　切开皮肤、皮下组织及深筋膜，在深筋膜行锐性剥离，充分显露包括骨折端在内的髌骨及支持带、股四头肌及髌韧带附着部，反复冲洗，清除关节内积血及游离的碎骨块。

3. AO张力带技术（**图18-29**）　伸膝复位骨折以布巾钳固定，经髌骨支持带裂口检查关节面对合良好后，经髌骨上极，于髌骨中外及中内1/3近关节面处，分别平行穿入2枚克氏针，使克氏针尖端与骨折面平齐，再次检查关节面对合良好后，分别将2枚克氏针钻穿远端骨折片，至髌韧带穿出，用尖刀沿克氏针进出髌骨韧带处切纵行小口，以一根钢丝行"8"字缠绕克氏针，在近端拉紧钢丝拧紧固定，将2枚克氏针上端剪短并折弯成锐角，将其旋转180°，向远端锤入髌骨上缘，距髌骨下极0.5cm处剪断克氏针远端，并向关节面处折弯少许，摄X线片证实复位良好，轻度屈伸膝关节观察固定牢固口，修补髌内外侧支持带，间断缝合髌前腱膜，伤口内留置负压引流，分层闭合伤口。

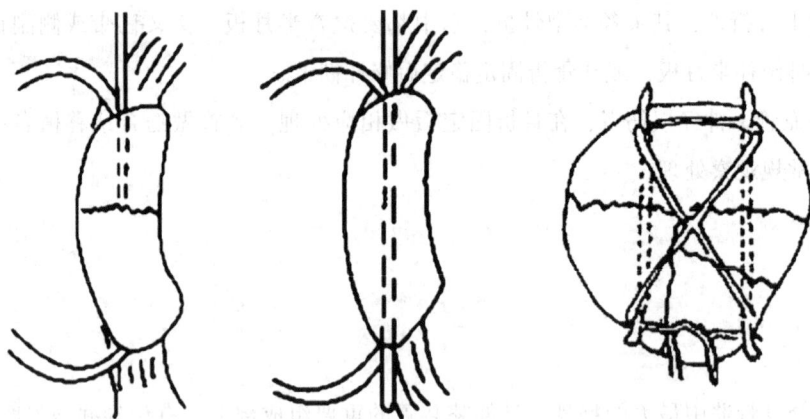

图18-29　AO的张力带技术

4. 聚髌器内固定术　充分显露骨折端及髌骨后，将骨折复位，选择适宜型号的聚髌器，经髌骨周围软组织穿入至髌骨周缘，通过扩张部触摸关节面，调整关节面至平整后固定聚髌器。

【术后处理】

术后即可开始肌肉短缩练习，根据骨折类型及固定情况采取适宜的功能锻炼。如为横断骨折，则可早期行负重练习；如为粉碎性骨折，则适当延长练习时间。

【注意事项】

1. 对于粉碎性骨折，不切开股四头肌腱在髌骨表面的延续部，以免骨折块分离。将粉碎的骨折块复位后用克氏针临时贯穿固定，使粉碎性骨折变成为上、下两大块，再同上述横行骨折一样。

2. 对移位不明显的粉碎性骨折，可先于髌骨周围行钢丝环扎固定后再行张力带钢丝固定。

3. 髌骨严重粉碎，穿克氏针或螺丝钉有困难者可选择髌骨周围缝合固定术，显露髌骨后，将骨折以多把布巾钳暂时固定，以钢丝或肌腱缝合线紧贴髌骨缘行环形缝合拉紧固定，有时需在髌骨表面经髌前腱膜再行小环形缝合固定，以增加稳定性。

4. 髌骨周围缝合固定术，术后长腿石膏固定4~6周，不超踝关节。术后即可开始肌肉收缩活动，2~3周练习直腿抬高，去石膏后逐渐负重练习。

二、髌骨部分切除术

【适应证】

髌骨下极及上极粉碎性骨折。

【禁忌证】

同髌骨骨折内固定术。

【术前准备】

同髌骨骨折内固定术。

【麻醉】

同髌骨骨折内固定术。

【体位】

同髌骨骨折内固定术。

【手术步骤】

1. 入路同髌骨骨折内固定术。

2. 以髌骨下极骨折为例，显露骨折端后，去除下极碎骨折块，保留部分髌腱内小片状骨块，修整近端骨折面，在其关节面稍前用2mm克氏针或2.5mm钻头向近端及髌骨前面平行钻3个孔（中间、内、外1/3各一孔），用2根粗线分别经髌腱内侧半、外侧半缝合，均从中央引出，使用缝线引导器，内、外侧孔各穿过1根线尾，中央孔穿过2根线尾，轻度过伸膝关节，线尾分别拉紧结扎。

【术后处理】

术后长腿石膏托固定4~6周，不超踝关节。术后即可开始肌肉收缩活动，2~3周练习直腿抬高，去石膏后逐渐负重练习。

【注意事项】

为防止骨折块倾斜及骨折端面与股骨关节面接触，可在髌骨及胫骨粗隆间用钢丝或钛缆行"8"字固定。

三、髌骨全切除术

【适应证】

严重髌骨粉碎性骨折，关节面广泛被破坏且没有较大骨块可保留者。

【禁忌证】

同髌骨骨折内固定术。

【术前准备】

同髌骨骨折内固定术。

【麻醉】

同髌骨骨折内固定术。

【体位】

同髌骨骨折内固定术。

NOTE

【手术步骤】

1. 入路以髌前纵向切口为宜。

2. 手术充分显露股四头肌腱、髌骨及髌腱，在可能保留股四头肌腱及髌腱的前提下，彻底切除髌骨。

【术后处理】

术后长腿石膏托固定 4~6 周，不超踝关节。术后即可开始肌肉收缩活动，2~3 周练习直腿抬高，去石膏后逐渐负重练习。

【注意事项】

1. 切除后缝合撕裂的扩张部及关节囊，使其恢复到正常松紧度。

2. 如果髌骨切除后股四头肌及髌腱连接处张力不大，可直接将股四头肌与髌腱行双重褥式或 "8" 字缝合，也可将股四头肌腱、髌腱及内、外侧关节囊的扩张部行荷包缝合。

3. 如果股四头肌腱及髌腱残端张力较大，缝合困难时，可行股四头肌腱 V 形翻转延长，覆盖缺损处缝合。

第四节　胫骨平台骨折内固定术

由于胫骨平台内、外侧分别有胫、腓侧副韧带，平台中央有胫骨粗隆，其上有交叉韧带附着，当胫骨平台骨折时，常发生韧带及半月板的损伤。关节面的解剖复位、骨折的坚强内固定和塌陷骨折复位后的植骨是手术治疗胫骨平台骨折公认的三大要素。目前可供选择的治疗方式包括：螺丝钉固定术、接骨板螺丝钉固定术、LISS 系统、关节镜下辅助技术、外固定技术等。

本篇章以接骨板螺丝钉内固定术为例。

【适应证】

Schatzker 分型 I~IV 型，骨折粉碎者。

【禁忌证】

高龄骨质疏松的患者、已有膝骨性关节炎的患者、全身不能耐受手术者。

【术前准备】

仔细分析骨折类型，充分了解骨折移位和坍塌情况，预备好植骨器械和材料。

【麻醉】

腰硬联合麻醉或全麻。

【体位】

仰卧位或侧卧位。

【手术步骤】

以接骨板螺丝钉内固定术治疗 Schatzker-II 型骨折为例（图 18-30）。

1. **切口**　采用髌旁外侧切口，或从髌骨上缘 2.5cm 向前下做弧形切口，至胫骨粗隆外侧，长度依据骨折长度而定。

2. **复位、固定、植骨**　充分暴露骨折处，或将骨折块掀起，清楚显示外侧平台的塌陷情况。近端骨折块用骨刀撬起，使平台关节面尽可能平整，将关节面下空腔打压植骨填实，用交叉克氏针将外髁骨折块与内侧平台固定。

3. 置入接骨板　在直视下置入接骨板，近端拧入拉力螺丝钉，远端拧入普通螺丝钉，行 C 型臂 X 光机透视，确定骨折断端对位对线良好，内植物位置良好。

4. 缝合伤口　冲洗伤口，彻底止血，依次缝合阔筋膜、皮下组织、皮肤。

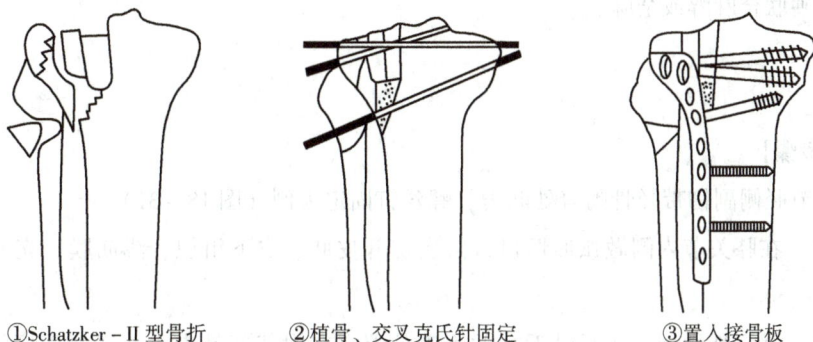

①Schatzker-Ⅱ型骨折　　②植骨、交叉克氏针固定　　③置入接骨板

图18-30　接骨板螺丝钉内固定术

【术后处理】

术后应将患肢抬高，并早期进行功能锻炼，防止膝关节僵硬，有条件者可使用 CPM 机辅助练习膝关节功能。6～8周内禁止负重，骨折愈合后才可完全负重。固定不稳定者，适当推迟负重时间。

【注意事项】

1. 开放性的胫骨平台骨折，在一期清创干净的基础上可行急诊手术。否则，均应外固定架暂时固定，待伤口无感染后，二期行内固定术。

2. 手术时机根据软组织的肿胀情况，若软组织缝合张力太大，或组织肿胀严重时，手术应等肿胀消退后进行。

3. 伴交叉韧带、半月板损伤者，应在骨折固定前尽可能先修补交叉韧带、半月板。

第五节　膝关节韧带损伤的手术

膝关节过度内翻或外翻时，被牵拉的韧带超出生理负荷而发生撕裂、断裂等损伤，膝关节出现肿胀、疼痛、功能障碍、有压痛点等表现。膝伸直位时膝或腿部外侧受强大暴力打击或重压，使膝过度外展，胫侧副韧带可发生部分或完全断裂。相反，膝或腿部内侧受暴力打击或重压，使膝过度内收，腓侧副韧带可发生部分或完全断裂。在严重创伤时，侧副韧带、交叉韧带和半月板可同时损伤。

一、胫侧副韧带断裂早期缝合术

【适应证】

急性Ⅱ～Ⅲ度损伤、完全断裂或合并半月板损伤的胫侧副韧带断裂。

【禁忌证】

全身状况较差或伴有严重并发症，患者难以耐受手术风险者。

【术前准备】

患者入院后，完善相关检查评估患者身体情况，同时进行临时石膏固定。根据影像学资料确定韧带断裂的位置、严重程度，选取肌腱缝合线、带线骨锚钉、螺丝钉或 U 形钉。

【麻醉】

采用腰硬联合麻醉或全麻。

【体位】

平卧位。

【手术步骤】

以膝关节胫侧副韧带胫骨附着处断裂，螺丝钉固定为例（图 18 - 31）。

1. 切口　在膝关节内侧做弧形切口，依次切开皮肤、皮下组织、浅筋膜，充分显露断裂韧带。

2. 固定　辨识断裂韧带在胫骨近端的附着位置，在附着部骨皮质处适当深度钻孔，可不透对侧皮质，测深，选取合适的松质骨螺丝钉、垫片固定。

3. 关闭切口　冲洗伤口，逐层缝合。

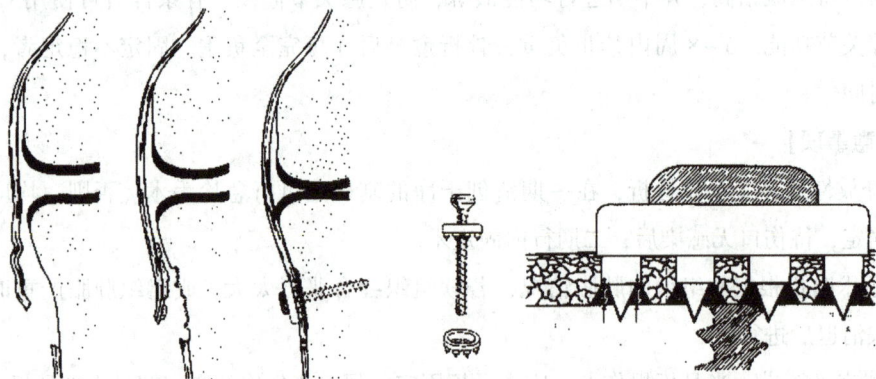

图 18 - 31　胫侧副韧带止点撕裂，螺丝钉垫片固定

【术后处理】

支具固定膝关节屈曲 30°位，制动时间根据断裂的严重程度、断裂的结构、固定方式、患者年龄而异。

【注意事项】

韧带缝合时尽可能不采用可吸收缝线。

二、胫侧副韧带断裂晚期修补术

【适应证】

陈旧性完全断裂或合并半月板损伤的胫侧副韧带断裂。

【禁忌证】

同胫侧副韧带断裂早期缝合术。

【术前准备】

同胫侧副韧带断裂早期缝合术。

【麻醉】

采用腰硬联合麻醉或全麻。

【体位】

平卧位。

【手术步骤】

1. 切口 在膝关节内侧做弧形切口，依次切开皮肤、皮下组织、浅筋膜，于缝匠肌前缘纵行切断伸肌支持带，充分显露断裂韧带。

2. 修复 合并半月板损伤、关节囊撕裂者应行半月板间断缝合，外翻膝关节辨识断裂的韧带残端。半腱肌用取腱器获取半腱肌腱附着部位，不切断，取合适长度；分别在股骨髁、胫骨髁部找到胫侧副韧带附着点；确定好附着点后分别打入一枚带线锚钉于股骨髁及胫骨髁附着点，拉紧半腱肌腱，用锚钉上的缝线编织缝合肌腱，将肌腱游离端回转到胫骨髁附着点，采用相同方法缝合。

3. 关闭切口 冲洗伤口，逐层缝合。

【术后处理】

同胫侧副韧带断裂早期缝合术。

【注意事项】

1. 注意保护大隐静脉、隐神经。

2. 显露时轻柔，避免损伤腘血管。

三、腓侧副韧带断裂晚期修补术

【适应证】

陈旧性完全断裂或合并半月板损伤的腓侧副韧带断裂。

【禁忌证】

同胫侧副韧带断裂早期修补术。

【术前准备】

同胫侧副韧带断裂早期修补术。

【麻醉】

采用腰硬联合麻醉或全麻。

【体位】

平卧位。

【手术步骤】

以同种异体骨－髌腱－骨移植重建为例（图18－32）。

1. 在髌骨近端2cm处做外侧正中切口，依次切开皮肤、皮下组织、浅筋膜，在股二头肌前缘与髂胫束后缘间进入。

2. 显露出股二头肌肌腱并找到腓总神经，显露出腓骨头部及股骨外侧髁腓侧副韧带止点，以腓骨头股二头肌止点前缘及股骨外侧髁腓侧副韧带止点为中心，分别在腓骨头及股骨外侧髁凿长1～2cm、宽1cm、深1cm的骨槽，屈膝20°外翻应力位下将备好的同种异体骨－髌腱－骨移植物两侧骨块嵌入骨槽，克氏针临时固定，在屈膝0°及30°位检查内翻应力试验，当上述两

NOTE

位置内翻应力试验阴性时，分别用两三枚松质骨螺丝钉固定骨块。

3. 冲洗伤口，放置引流管，逐层缝合。

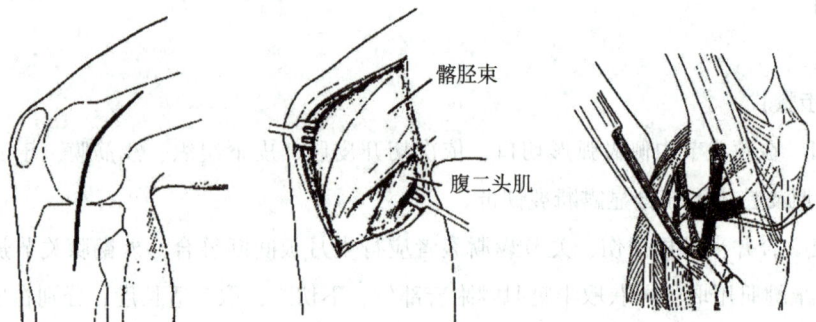

髂胫束

腹二头肌

图 18 - 32   同种异体骨 - 髌腱 - 骨移植重建

【术后处理】

支具固定膝关节屈曲 30°位，制动时间根据断裂的严重程度、断裂的结构、固定方式、患者年龄而异。

【注意事项】

避免损伤腓总神经。

四、前、后交叉韧带早期缝合术

前、后交叉韧带的断裂有三种方式：一是自胫骨附着区撕脱，往往带有大小不一的骨折块；二是自股骨髁附着区撕脱，罕见骨折块；三是体部断裂，断端多参差不齐。

【适应证】

急性前、后交叉韧带胫骨附着区撕脱。

【禁忌证】

前、后交叉韧带股骨附着区撕脱或体部断裂。

【术前准备】

膝关节正侧位 X 线及 MRI 检查、CT 检查可判断撕脱骨折块的大小及异位情况。

【麻醉】

采用腰硬联合麻醉或全麻。

【体位】

平卧位。

【手术步骤】

前交叉韧带断裂常见，多采用膝关节镜下前交叉韧带重建，详见膝关节镜手术章节。

五、前、后交叉韧带晚期修补术

【适应证】

晚期前、后交叉韧带断裂。

【禁忌证】

局部感染或严重骨性关节炎发生。

【术前准备】

膝关节正侧位 X 线及 MRI 检查、CT 检查可判断撕脱骨折块大小及异位情况。

【麻醉】

硬膜外麻醉。

【体位】

平卧位。

【手术步骤】

陈旧性前、后交叉韧带断裂，多采用关节镜下前、后交叉韧带重建术，详见膝关节镜手术章节。

【术后处理】

见膝关节镜手术章节。

【注意事项】

见膝关节镜手术章节。

第六节　胫、腓骨骨折内固定术

由于胫骨部位表浅，容易受到损伤，从而成为最容易发生骨折的长骨。其中以胫骨干单骨折最多，胫、腓骨干双骨折次之，腓骨干单骨折最少。踝、膝关节均为铰链关节，不能调整骨折后的旋转畸形，因此在复位时要特别注意旋转畸形的矫正。这里以交锁髓内钉为例进行介绍。

【适应证】

大部分闭合性胫骨中段骨折和有足够软组织覆盖的开放性骨折。

【禁忌证】

患者身体情况不能耐受手术者。

【术前准备】

进行小腿全长正侧位（包括膝、踝关节）X 光片检查，判断骨折是否累及近端或远端。怀疑血管损伤时，可以行血管彩超或血管造影检查。

【麻醉】

腰硬联合麻醉。

【体位】

一般采取仰卧位。

【手术步骤】

1. 切口与显露　以髌骨下极为中心做一长约5cm的纵行切口，远端至胫骨粗隆，近端至髌骨的内侧缘，逐步分离皮下组织，暴露髌腱。

2. 进钉　选择髌腱的内侧缘为进钉点，用弓形打孔器沿着髓腔纵轴进行打钉，并向髓腔方向推进。打孔后用直扩髓钻确定所打孔是否与髓腔相通，如有阻力应立即停止进钉，在透视下观察是否对线正确。

NOTE

3. 插入导针及骨折复位　由进钉孔插入导针，通过近端骨折线后，将近端骨折块向远端复位，导针应对准远骨折段的方向插入。通过前后位和侧位透视，证实导针在髓腔内。随后继续插入导针，直至其位于距远端髓腔中央踝关节面 0.5~1cm。

4. 扩髓　如果髓腔足够大，允许在不扩髓的情况下，插入 8~9mm 主钉。扩髓则沿着导针一次套入各种直径的可弯曲髓腔栓，从 9mm 开始，每次插入 0.5mm，直至达到所需要的直径。需要注意的是，最后一个髓腔锉的直径要比选择的钉子大 1~1.5cm。

5. 插入髓内钉　在插入髓内钉之前，要检查锁钉体外定位装置的对位情况。选择好髓内钉插入钉座，然后将髓内钉固定螺栓拧入髓内钉尾部并锁紧。

6. 冲洗缝合　术毕，冲洗伤口，逐层缝合。

【术后处理】

维持踝关节中立位，将患肢抬高，注意观察有无骨-筋膜室综合征。早期开始进行膝踝关节的主动锻炼。对于固定轴向稳定者，可即刻下地负重。对于轴向不稳定的骨折，根据骨痂生长情况，在 8~12 周内达到完全负重。

【注意事项】

1. 本病的最主要并发症为膝部疼痛，原因可能为膝部软组织损伤、锁钉突出或主尾钉突出。

2. 扩髓时应轻柔操作，以免发生髓内钉或锁钉弯曲和断裂。

3. 避免反复扩髓引起骨质坏死。

第七节　膝关节镜手术

一、膝关节骨关节病的镜下手术

膝关节骨性关节炎是中老年人常见疾病，常引起膝关节疼痛、肿胀、活动不便，严重者还可影响患者的日常生活，常规的手术很难介入，单纯的药物保守治疗效果又不十分理想。随着微创技术的发展普及，关节镜下关节清理已经逐渐成为常规手术。关节镜下清理术具有物理作用和化学作用，可以清除骨软骨碎屑、游离体以及各种致炎因子；稀释关节内的软骨降解酶类；清除胶原抗体，减缓自身免疫反应；减少滑膜炎症，消除滑膜水肿，降低膝关节内压而发挥物理效应。

【适应证】

1. 膝关节痛、肿、积液、功能障碍，有交锁或卡压感，经休息、理疗、药疗 3~6 个月效果欠佳者。

2. 关节间隙基本正常或轻度变窄，或疼痛和积液等临床症状与放射学表现不符的患者。

3. 经过 3 个月以上系统的保守治疗无效者。

【麻醉】

可用硬膜外麻醉或腰麻。

【体位】

平卧位。

【手术步骤】

1. 常规前外、前内侧入路，前外入路置入关节镜，顺序检查髌上囊、髌骨、股骨外侧髁室、外侧股胫关节、髁间窝、内侧股胫关节、股骨内侧髁室。对软骨、半月板、前后交叉韧带、滑膜退变的部位、类型和范围进行正确评估，检查是否有游离体。

2. 用探针进一步了解软骨软化程度、软骨下骨硬化程度、半月板质地及活动度、前后交叉韧带退变程度。

3. 用篮钳对损伤的半月板粗略修整，用等离子射频刀头仔细汽化切除，并将残留边缘修成弧状，冷凝使残留边缘皱缩、平滑。关节软骨软化区射频汽化清创软骨泡、软骨瓣。增生坏死滑膜射频汽化切除，退变松弛的前后交叉韧带射频汽化紧缩。

4. 摘除关节内游离体和不稳定骨赘。

5. 最后用大量盐水冲洗关节腔，缝合切口。

【术后处理】

1. 术后患膝弹力绷带加压包扎，患肢抬高，进行股四头肌等长收缩功能锻炼。

2. 术后 2～3 天下床少量活动，戴护膝保护膝关节。

【注意事项】

1. 骨性关节炎的治疗通常仅限于控制症状，疗效低，无法改变和控制骨性关节炎病程的发展。

2. 关节镜是治疗骨性关节炎的重要手段，但并非是保守治疗、截骨术或者关节置换术的替代品。对于年轻患者，假如内翻畸形进行性加大，仍需要施行截骨术，关节镜下清理术并不能取代最终的治疗。对于老年患者，假如关节被广泛破坏，仍然需要人工关节置换术。

二、游离体的镜下手术

关节内的游离体又称之为"关节鼠"，可发生在四肢的任何关节，但以膝关节较为多见，一般由大骨节病、滑膜骨软骨瘤、骨关节炎、剥脱性骨软骨炎等病所产生。其数目多少不等，大小不一，形状各异。由于游离体的存在，妨碍关节活动及造成关节面损伤，所以摘除游离体的目的也是在于消除这一造成损伤的机械性因素。

【适应证】

因游离体存在于膝关节，引起关节疼痛，产生关节交锁现象，或合并创伤性关节炎者。如有游离体存在，位置固定，不影响功能，无症状者，可不做摘除术。

【麻醉】

可用持续硬膜外麻醉或腰麻。

【体位】

一般采用平卧位，游离体位于膝关节后方者最好采用半截石位。

【手术步骤】

1. 常规前外、前内侧入路，前外入路置入关节镜，顺序检查髌上囊、髌骨、股骨外侧髁室、外侧股胫关节、髁间窝、内侧股胫关节、股骨内侧髁室。

2. 对软骨、半月板、前后交叉韧带、滑膜退变的部位、类型和范围进行正确评估，检查是否有游离体。

3. 游离体一般位于髌上囊、侧隐窝、髁间窝、腘肌腱沟等处。

4. 看见游离体后，对于小的游离体可以用髓核钳、异物钳直接钳出，较大的游离体可能需要打碎后分次取出或用刨刀吸出。

5. 再次检查确认取出全部游离体后，用大量盐水冲洗关节腔，缝合切口。

【术后处理】

1. 术后用弹力绷带加压包扎 2 天。

2. 术后如关节腔内积血积液过多者，可做穿刺抽吸。

【注意事项】

1. 对隐藏于关节后部的游离体难以取出时，可附加膝关节后内侧入路或后外侧入路将其取出。

2. 滑膜骨软骨瘤病，其游离体常达数十个，多发生在髌上囊。对此，除摘除现存的游离体外，还应把髌上囊和部分膝关节腔的滑膜切除。

三、膝关节滑膜皱襞的镜下手术

滑膜皱襞是正常膝关节内的退变结构，由于外伤、慢性炎症等刺激发生增生、纤维化后，引起膝前疼痛、弹响、打软腿，甚至屈伸受限等一系列症状和体征，称为滑膜皱襞综合征。

临床表现主要为膝关节疼痛，可表现为全膝痛、膝前上方痛，或膝前内侧痛，但以膝关节髌股关节的上内侧间隙疼痛为主，多为钝痛。有的患者单纯膝关节腔内酸痛，久坐后站起膝关节疼痛明显，伸屈受限。有的患者伸屈膝关节有交锁现象，即卡住的感觉。多数患者活动膝关节时髌骨有一过性抖动，伴低弱的弹响声，稍活动后好转。跳跃、上下楼梯，由蹲位骤然站起时疼痛加重，甚至蹲下后不能站起。病久可出现膝周肌肉、韧带废用性萎缩，膝关节发软无力，部分患者膝关节活动时有摩擦感，少数患者关节腔内有积液。

【适应证】

1. 膝关节反复疼痛，经一段时间的保守治疗无效并影响工作和生活者。

2. MRI 排除了膝关节交叉韧带、半月板、软骨等损伤。

【麻醉】

持续硬膜外麻醉。

【体位】

平卧位。

【手术步骤】

1. 做膝关节镜常规前内、前外侧入路，置入广角 30°关节镜，灌注，依次沿髌上滑囊、髌股关节、内侧关节间隙、内侧关节间室、髁间窝、外侧关节间室、外侧关节间隙进行全面的关节镜检查，对半月板、软骨、前后交叉韧带、滑膜皱襞等关节内结构进行正确评估。

2. 检查膝关节滑膜皱襞边缘有无撕裂、有无穿孔，屈伸膝关节时滑膜皱襞与髌股关节有无卡压等。

3. 确诊为滑膜皱襞综合征后，先用篮钳、刨刀等关节镜专用器械将其切除，并用等离子刀修整。

4. 术毕冲洗关节腔，缝合伤口，加压包扎。

【术后处理】

1. 术后抬高患肢，加压包扎 2 天。

2. 术后第 1 天即进行股四头肌收缩及膝关节屈伸等功能锻炼，疼痛减轻后可以下地行走。

【注意事项】

1. 滑膜皱襞综合征的发病率低，必须认真检查并结合 MRI 等检查确诊。

2. 术后不要急于进行跳跃等体育活动。

四、半月板的镜下手术

半月板是膝关节内的重要结构，有润滑关节、传递负荷、吸收震荡、保护关节和维持关节稳定等重要作用。由于在膝关节运动中半月板有一定的活动度，屈膝时半月板向后移，伸膝时向前移，在强力骤然运动时容易造成撕裂损伤。特别是膝关节处于半屈曲而胫骨固定时，股骨下端由于外力骤然过度内旋、伸直，旋转压力可使已经紧紧卡压在股骨髁与胫骨之间的内侧半月板损伤撕裂，如此时股骨下端骤然外旋、伸直，则发生外侧半月板撕裂。半月板损伤后出现关节疼痛、不稳和载荷传递紊乱，最终导致膝关节骨关节炎的过早发生。

关节镜具有诊断和治疗双重作用，关节镜下可直视膝关节的内部结构，全面了解膝关节内的情况，准确判断半月板是否有损伤，明确损伤部位、区域、类型以及是否合并有软骨、滑膜及交叉韧带的损伤，在诊断的基础上还可进行相应的手术处理。在半月板损伤手术时，尽量保留半月板组织十分重要。关节镜技术的发展为半月板损伤的治疗提供了有效的方法，也为保留正常的半月板组织成为可能，采用关节镜治疗是半月板损伤治疗的金标准。

【适应证】

1. 膝关节半月板破裂，经非手术疗法无效而经常引起疼痛、积液和交锁症状者。

2. 先天性盘状半月板或半月板囊肿引起疼痛和关节功能障碍者。

【麻醉】

可用硬膜外麻醉、腰麻，或用全身麻醉。

【体位】

内侧半月板损伤取仰卧位，一助手牵拉足踝部使膝关节半屈曲、外翻。外侧半月板损伤取仰卧位，将踝部置于对侧的小腿上，膝关节屈曲、外旋，患侧膝外侧垫一枕头，双下肢构成"4"字形。

【手术步骤】

1. 做膝关节镜常规前内、前外侧入路，置入广角 30°关节镜，灌注，依次沿髌上滑囊、髌股关节、内侧关节间隙、内侧关节间室、髁间窝、外侧关节间室、外侧关节间隙进行全面的关节镜检查，对半月板、软骨、前后交叉韧带、滑膜等关节内结构进行正确评估。

2. 插入探针专门对半月板进行检查以确定半月板损伤的部位及程度，有时为了更全面、更清楚的显示损伤的半月板，常需转动关节镜视角，直至半月板得到完全、清楚的显示。

3. 根据半月板损伤类型，先用篮钳、刨刀等关节镜专用器械对半月板做初步的切除，并用等离子刀修整，并不时用探针检查，直至将半月板修整成相对光滑、稳定、类似原半月板的

NOTE

边缘（图18－33）。

4. 术毕冲洗关节腔，缝合伤口，加压包扎。

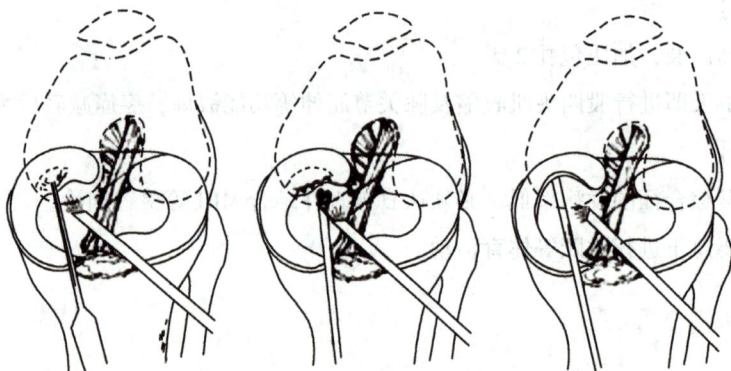

图18－33　关节镜下探查、修整半月板

【术后处理】

1. 术后应用抗生素治疗预防感染1～3天，加压包扎2天。

2. 术后抬高患肢，第1天即进行股四头肌功能锻炼，5～7天可以下地行走。

【注意事项】

1. 关节积血积液是常见的并发症，可通过穿刺抽吸后加压包扎解决。

2. 预防感染是术前、术后及术中都要注意的环节。一旦发生感染，须积极采取有效措施处理，尽早控制。

五、前交叉韧带的镜下手术

前交叉韧带是膝关节重要的稳定结构，损伤后出现膝关节不稳定，严重影响功能，如不及时修复前交叉韧带以稳定膝关节，则将出现膝关节关节软骨退变、创伤性关节炎以及其他结构的继发性损害等并发症，因此，应该及早采取手术治疗。目前，关节镜下前交叉韧带重建是治疗的金标准，移植物可以采用半腱肌及股薄肌、髌腱中1/3的骨－髌腱－骨、腓骨长肌腱等自体移植物，也可以采用异体腱。下面介绍的是经典的自体髌腱中1/3的骨－髌腱－骨移植重建手术。

【适应证】

确诊膝关节前交叉韧带断裂，膝关节不稳定，从而导致经常出现因关节不稳而发生的功能障碍，或肿胀者。

【麻醉】

持续硬膜外麻醉。

【体位】

仰卧位，患侧大腿根部上止血带。

【手术步骤】

1. 关节镜检查　关节镜常规前内、前外入路对膝关节进行关节镜检查，确认前交叉韧带损伤情况。明确损伤后用刨削器清理瘢痕组织及前交叉韧带的上、下止点残留部分，修整退变软骨及增生滑膜，并对股骨髁间窝进行扩大成形。

2. 骨－髌腱－骨切取　取膝关节髌韧带前方偏内侧切口，长约 6cm，显露髌韧带、髌骨和胫骨粗隆，切取髌韧带中 1/3，宽度约 10mm，上下两端用电锯切取大小为 25mm×10mm×8mm 的髌骨和胫骨粗隆骨块，将骨块修整为圆柱形，用双股 5 号爱惜邦缝线牵引，使骨－髌腱－骨移植物顺利通过 9mm 标准金属隧道。髌韧带缺损区域直接缝合。

3. 骨道定位与制作　用胫骨隧道瞄准器 ACL 解剖中心定位胫骨隧道内口，胫骨粗隆内 1.5cm、关节线下 4cm 定位外口，首先钻入 2mm 骨导针，沿导针用 9mm 空心导钻钻出胫骨隧道，骨锉将胫骨隧道的关节内侧缘修整圆滑。经胫骨隧道插入股骨定位器，股骨隧道定位于股骨髁间窝前交叉韧带止点右 11～10 点、左 1～2 点处，钻入 2mm 骨导针后用 9mm 梅花空心导钻钻股骨隧道，深度略深于移植物股骨侧长度。

4. 骨－髌腱－骨移植物引入及固定　带针眼长导针由胫骨隧道通过关节进入股骨隧道，钻透骨质后从股骨外髁上方经皮穿出，美蓝标记骨韧带界面，将牵引骨－髌腱－骨移植物的爱惜邦缝线系于导针针眼上，松质骨面朝向外上方，向上方牵拉导针将骨－髌腱－骨拉入膝关节腔内。当股骨端的韧带标记与股骨隧道内口平齐时，攻丝后由前内侧入路经隧道内口拧入直径 8～9mm、长 2.5mm 的挤压螺丝钉固定股骨隧道骨块，螺丝钉与内口平齐；拉紧移植物胫骨侧骨块，反复多次屈伸膝关节，屈膝 45°攻丝后拧入胫骨端挤压螺丝钉。固定完毕后关节镜下观察移植的骨－髌腱－骨与髁间窝处有无撞击，用探钩直接触碰及进行 Lachman 试验检查骨－髌腱－骨移植物的张力（图 18－34）。

【术后处理】

1. 术后 48 小时拔除引流管，手术前静脉滴注抗生素 1 次，手术后应用 1 天。

2. 疼痛缓解后即开始股四头肌收缩锻炼，并戴支具，在保护下进行伸直位直腿抬高股四头肌锻炼。

3. 术后 12～14 天伤口拆线后扶双拐在支具保护下部分负重行走，并开始进行主动伸膝训练，逐渐增加膝关节活动度，3～4 周膝关节活动 10°～90°，5～6 周增至 0°～110°，7～8 周接近正常。

4. 术后 8 周后弃拐，恢复正常行走，3 个月后恢复日常活动。

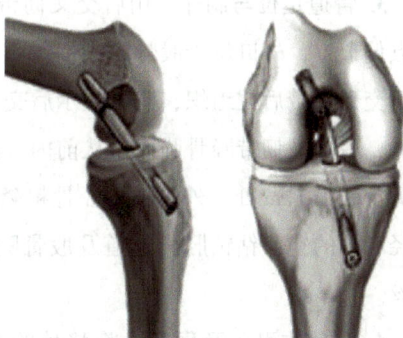

图 18－34　前交叉韧带的重建

【注意事项】

1. 合并有严重的骨性关节炎者不考虑手术。

2. 如果合并有半月板损伤，还需要进行进一步处理。

3. 术后按照要求进行积极的康复锻炼。

六、后交叉韧带的镜下手术

膝关节后交叉韧带损伤是一种常见的损伤，受伤后膝关节疼痛，活动受限，检查膝关节肿胀，腘窝有压痛，甚至出现瘀斑，后抽屉试验可能为阳性，合并其他后外侧复合体等韧带及半月板损伤，临床上应该常规进行 MRI 检查。对膝关节后交叉韧带损伤导致关节明显的不稳定者，应该采取手术治疗。目前，关节镜下后交叉韧带重建是治疗的金标准，移植物可以采用半腱肌及股薄肌、髌腱中 1/3 的骨 – 髌腱 – 骨、股四头肌骨腱、腓骨长肌腱等自体移植物，也可以采用异体腱。下面介绍的是经典的自体半腱肌及股薄肌移植重建手术。

【适应证】

确诊膝关节后交叉韧带断裂，膝关节不稳定，从而导致经常出现因关节不稳而发生的功能障碍者。

【麻醉】

持续硬膜外麻醉。

【体位】

患者仰卧位，患侧膝关节屈曲90°垂于手术台远侧，患侧大腿根部上止血带。

【手术步骤】

1. 关节镜检查　关节镜常规前内、前外入路对膝关节进行关节镜检查，确认后交叉韧带的损伤情况。明确损伤后用刨削器清理瘢痕组织及后交叉韧带周围滑膜，尽可能保留残留的后交叉韧带纤维。

2. 半腱肌及股薄肌切取　取膝关节胫骨粗隆内侧切口，长约2.5cm，显露鹅足附着部，切断其止点，分离出半腱肌及股薄肌，用取腱器将半腱肌及股薄肌分别取出，一般可以取出长度为 2~28cm 的肌腱。将半腱肌及股薄肌对折，两端分别用 5 号爱惜邦缝线编织3cm备用，测量编织后肌腱的直径。

3. 骨道定位与制作　用后交叉韧带股骨隧道瞄准器定位，股骨隧道内口位于后交叉韧带止点偏上方，外口位于股骨内髁前上方，钻入 2mm 导针，建立膝关节后内侧入路，用刨刀清理后交叉韧带后方组织，清晰显示后交叉韧带胫骨止点，关节镜镜头通过交换棒从后内侧入路进入，后交叉韧带胫骨瞄准器从前内入路进入，角度调整为 50°，胫骨隧道内口位于胫骨平台后侧下方 1.5cm 处，外口位于胫骨粗隆内侧取腱切口，钻入 2mm 导针。沿导针用与移植肌腱直径相同的空心钻钻胫骨隧道及股骨隧道，骨锉将隧道的关节内侧缘修整圆滑，引入牵引的钢丝。

4. 移植物引入及固定　将移植的编织好的半腱肌及股薄肌通过钢丝引入胫骨隧道及股骨隧道，直视下用比隧道直径大 1 号的挤压螺丝钉自股骨隧道外口拧入固定，拉紧移植物，反复多次屈伸膝关节，屈膝90°做前抽屉试验，恢复正常的台阶征，将半腱肌及股薄肌拧入胫骨端挤压螺丝钉。固定完毕后关节镜下观察移植的位置，用探钩直接触碰检查其张力（图 18 – 35）。

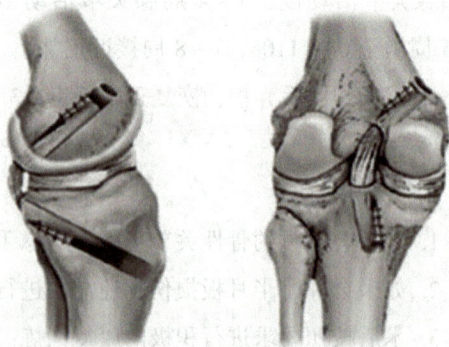

图 18－35　后交叉韧带的重建

【术后处理】

1. 术后48小时拔除引流管，手术前静脉滴注抗生素 1 次，术后使用 1 天。

2. 小腿上段后方垫高，支具制动于伸直位。

3. 疼痛缓解后即开始股四头肌收缩锻炼，并在支具保护下进行直腿抬高练习。

4. 术后 14 天伤口拆线后拄双拐在支具保护下部分负重行走，并开始进行主动伸膝、被动屈膝训练，逐渐增加膝关节活动度，6 周膝关节活动增至 90°，12 周增至 120°。

5. 术后 12 周后弃拐，恢复正常行走，6 个月后恢复日常活动。

【注意事项】

1. 膝关节后交叉韧带损伤诊断的金标准是体格检查，不是关节镜检查。

2. 后交叉韧带重建手术是一个难度较大的手术，术后恢复时间也较长，功能锻炼必须循序渐进地进行。

3. 后交叉韧带损伤常常合并有后外侧复合体的损伤，如果合并有后外侧复合体的损伤，还需要进行相应的处理，否则，重建的后交叉韧带很容易失效。

七、膝滑膜炎的镜下手术

膝关节是下肢主要的关节，负重量多，活动范围大，膝关节滑膜炎的发病率高。由于膝关节在全身各关节中滑膜组织最多，滑膜炎的症状最明显，膝关节位于下肢中部，位置重要，其功能的好坏对生活和日常的工作影响较大。膝关节滑膜炎的原因很多，部分患者需要进行手术治疗。随着关节镜技术的不断发展，关节镜下滑膜切除手术由于切口小、损伤小、术后恢复快，已经完全取代了传统的切开手术。

【适应证】

1. 膝关节滑膜结核，手术前应用抗结核药物治疗至少 2 周以上，其他部位无活动性结核者。

2. 膝关节类风湿性关节炎，滑膜增厚和关节积液，先用抗类风湿药物治疗，以使病情稳定进入静止期，X 线照片上显示关节骨端无明显变化者。

3. 其他慢性滑膜疾患，如色素绒毛结节性滑膜炎或滑膜软骨瘤病等。

【麻醉】

可用硬膜外麻醉、腰麻，或全身麻醉。

【体位】

取仰卧位，或半截石位。

【手术步骤】

1. 常规前外、前内侧手术入路，前外入路置入 30° 关节镜，全面检查膝关节。

2. 关节镜下可见到关节腔内绒毛状或结节样的滑膜组织，主要分布于髌上囊、髁间窝、关节软骨与半月板的边缘以及交叉韧带的被覆滑膜等处，可见不同程度的软骨面损伤。

3. 确认为膝关节滑膜炎后行关节镜下初步清理术，先经前外、前内侧入路行膝关节前室、髁间窝、髌上囊、内侧间沟、外侧间沟进行滑膜清理。然后屈膝 60°，从前外侧入路将关节镜头从髁间窝插入后内侧室，而后极度屈曲膝关节以扩大后内侧室，利用皮肤上的光影进行后内侧入路的初步定位，在相应部位插入穿刺针。确定入路的准确位置后，切开膝关节后内侧相应部位皮肤，用钝头做后内侧入路，经后内侧入路做后内侧室滑膜的清理。再屈膝 60°，从前内侧入路将关节镜头从髁间窝插入后外侧室，极度屈曲膝关节，同后内侧室入路方法做后外侧入路，经后外侧室入路清理后外侧室滑膜。

4. 用关节镜刨刀对膝关节内增生的绒毛状和结节状滑膜进行刨削，通过吸引器吸走，直

NOTE

至将滑膜刨削至黄色脂肪层，取典型病变的滑膜组织块送病理检查。

5. 在每个间室用关节镜刨刀对滑膜进行初步清理后，有条件者最好用等离子射频汽化仪对整个膝关节重新进行射频汽化，汽化切除残存的增生滑膜组织，并对刨削后的创面进行汽化止血，最后予大量盐水冲洗关节腔。

【术后处理】

1. 术后患侧膝关节弹力绷带加压包扎，患肢抬高。

2. 术后第2天即进行股四头肌等长收缩功能锻炼，疼痛消失后逐渐进行膝关节的屈伸功能锻炼。

3. 继续按原病变使用药物。

【注意事项】

1. 膝关节滑膜炎的原因很多，不是每种膝关节滑膜炎都适合进行关节镜手术。

2. 术中应该常规取滑膜组织进行病理检查。

3. 痛风性关节炎、色素绒毛结节性滑膜炎等一般都具有特征性关节镜表现。

第八节　人工膝关节置换术

现代人工膝关节置换手术始于20世纪60年代，经过半个世纪的不断发展，目前已成为治疗晚期膝关节病变的有效方法，被誉为20世纪骨科发展史上重要的里程碑。人工膝关节置换手术目前已是一项十分成熟的技术，对于那些保守治疗无效或效果不显著的晚期膝关节疾病（图18-36），特别是对于老年人的膝关节骨关节炎，通过手术可以有效缓解疼痛，改善膝关节的功能，完全满足购物、散步、做家务等日常生活需要。

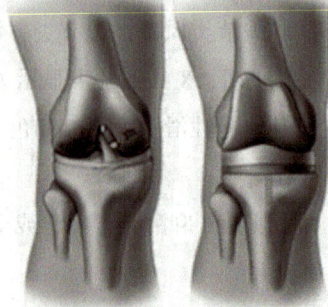

图18-36　人工膝关节假体

【适应证】

1. 退变性膝关节骨关节炎。

2. 类风湿性关节炎和强直性脊柱炎的膝关节晚期病变。

3. 其他非感染性关节炎引起的膝关节病损并伴有疼痛和功能障碍，如大骨节病、血友病性关节炎等。

4. 创伤性骨关节炎，如严重涉及关节面的创伤后的骨关节炎，例如粉碎性平台骨折后关节面未能修复而严重影响功能的病例以及因半月板损伤或切除后导致的继发性骨关节炎等。

5. 大面积的膝关节骨软骨坏死或其他病变不能通过常规手术方法修复的病例。

6. 感染性膝关节炎后遗的关节破坏，在确认无活动性感染的情况下，可作为人工膝关节置换的相对适应证。

7. 涉及膝关节面的肿瘤切除后无法获得良好的关节功能重建的病例。

【麻醉】

可用硬膜外麻醉、腰麻，或用全身麻醉。

【体位】

患者平卧位，大腿根部上充气止血带。

【手术步骤】

1. 手术常采用膝前正中的纵行切口，自髌骨上方 6 ~ 10cm 开始，向下至胫骨粗隆下 1 ~ 2cm。

2. 切开皮肤、皮下组织及深筋膜，在深筋膜下方向两侧适当游离皮瓣并牵开，显露股四头肌腱、髌骨及髌韧带止点。

3. 在股内侧肌边缘切开股四头肌腱，沿髌骨内侧向下，剥离髌韧带止点的内 1/3，将髌骨向外翻转。

4. 切除部分髌下脂肪垫、半月板并切断前交叉韧带，切除膝关节增生的滑膜及前方骨赘。

5. 将胫骨向前方拉出脱位，切除剩余半月板，在关节面以下 1cm 处行软组织松解，内侧至胫骨内后角，外侧至中部，注意不要损伤侧副韧带。

6. 对于膝关节内翻大于 15°畸形者，可在骨膜下剥离胫侧副韧带深层及鹅足，切除胫骨平台增生骨赘。严重内翻畸形可行半腱肌延长松解。对于外翻畸形者可在 Gerdy′s 结节处松解髂胫束，如进一步松解，可屈膝 90°位在股骨止点处骨膜下掀起腓侧副韧带及腘肌腱。如膝关节屈曲畸形大于 25°者，行后关节囊股骨、胫骨端剥离，切断后交叉韧带后选用后稳定型假体及切开部分后关节囊来完成。

7. 股骨髁截骨采用髓内或髓外定位，首先在股骨髁间窝之后交叉韧带前方 0.5 ~ 1cm 处钻孔，扩孔后插入足够长度的 T 形导向杆，应通过股骨干峡部，避免导向杆的偏斜，再装上远端截骨导向器，安装的立位对线杆应对准股骨头中心。

8. 安装截骨导向板截骨，通常截骨厚度为 10mm。用摆锯截除股骨远端多余骨质，将抱髁板两后爪紧贴两股骨后髁放置固定，将合适的股骨髁双孔定向板插在抱髁板上，该定位板分左右，有中立位和外旋 3°位两种，抱髁板上测量钩应放在股骨前外侧皮质处，旋紧旋钮，测出合适的股骨假体的大小型号，通过股骨髁定向孔钻孔，安装相应大小的股骨髁多向截骨板，行前后髁及斜面截骨。

9. 将相应型号滑车托架装上，用滑车磨钻磨出切迹。如行后稳定型假体置换，可将合适型号髁间窝截骨架按上固定，以骨刀及摆锯行髁间截骨。

10. 胫骨向前拉至半脱位，在前交叉韧带止点处钻孔并扩大，插入胫骨髓内定向杆，安装胫骨截骨导向器，以获得向后倾斜角度，其中心位于胫骨粗隆内 1/3 处，可以用电刀电灼标记定位，实现旋转对线，在导向器上安装截骨取深器，位于病变较轻一侧腔室的胫骨平台最低点，骨钉固定平台截骨板，取出定向杆，安装切割架及把手，摆锯截骨。

11. 修整胫骨平台增生骨赘，将胫骨测量板放于截骨后的胫骨平台上。

12. 测量胫骨平台大小。根据测量板测得大小型号，安装股骨及胫骨垫试模，复位后测量下肢力线和旋转对线情况。

13. 根据松紧程度选择胫骨垫厚度。

14. 打入胫骨假体柄锉，试模。胫骨假体与股骨假体号码应一致或小一号码。

NOTE

15. 外翻髌骨，修整去除骨赘，髌骨边缘电灼去神经化，避免术后髌骨周围疼痛。

16. 取出试模，冲洗创面，拭干。将截下的骨块做成骨塞塞入股骨及胫骨钻孔处，调骨水泥后植入假体。

17. 待骨水泥固化后取出多余骨水泥，冲洗创面，去除多余骨水泥及碎骨屑。留置引流管，可吸收线缝合关节囊，包扎固定。

【术后处理】

1. 全身应用抗生素及防止深静脉血栓形成的药物。

2. 术后 2 天内加压包扎，注意切口引流管情况。

3. 术后 2 天行 CPM 锻炼，并鼓励患者行股四头肌等长运动。

4. 骨水泥固定者 7 天扶拐下地行走，无骨水泥固定者可在术后 6 周完全负重。

【注意事项】

1. 人工膝关节置换手术是一个较大的手术，必须严格掌握手术适应证，对于膝关节周围或全身存在活动性感染病灶者应为手术的绝对禁忌证。膝关节肌肉瘫痪或神经性关节病变包括肌性膝反张、全身情况差或伴有未纠正的糖尿病以及无痛且长期功能位融合的病例不应进行人工膝关节置换手术。

2. 术前指导患者行股四头肌功能锻炼。术前拍双膝站立位 X 线片，以便根据下肢力线测量截骨厚度，选配人工膝关节。

3. 康复训练过程中遇局部肿胀、疼痛时可用冰袋外敷。

第十九章　踝关节及足部的手术

第一节　踝、足部的局部解剖及手术入路

一、踝部的局部解剖

（一）体表标志

内、外踝是踝关节的骨性标志，并且关节的稳定性也依赖于它们。内踝呈球茎状，位于胫骨远端内侧面的皮下，外踝位于腓骨远端的皮下，均易摸到。内踝相对短且靠前，在关节活动范围内，内踝保持与距骨的内侧面相接触。在内踝下一指宽处，如向下紧按，可触及跟骨的载距突，其位置与外踝同一平面。

踝关节周围的肌腱均易触及，足背伸时，可以清楚地触到趾长伸肌腱和踇长伸肌腱；跖屈时，可以触到跟腱；背伸并内翻时，可以触到胫骨前肌腱；而在跖屈内翻时，可以触到胫骨后肌腱，即在内踝的直后方。在外踝后面，可以触到腓骨长、短肌腱，在距外踝前下方 2.5cm 处，彼此以小的跟骨滑车突分开，腓骨短肌腱位于它的前方，腓骨长肌腱则位于它的后方，这些肌腱不但可以触到，而且可以直接看出。

在外踝之前与第 3 腓骨肌之外侧，内踝与胫骨前肌腱之间均有一凹陷，正相当于距小腿关节的平面。关节周围肿胀时，此凹陷即消失。在内踝与跟腱之间的中点，可以触到胫后动脉的搏动。在踝关节平面稍下，在踇长伸肌腱与趾长伸肌腱之间可触到足背动脉的搏动。

（二）踝部的关节

踝部是由胫腓骨远端及后足跗骨构成。踝关节线可以在外踝尖端 2.5cm 处横行划定。

胫骨远端扩大，内侧面向下，形成一坚固的钝锥状突，成为内踝；外侧面有一腓骨切迹，其粗糙的凹面有韧带附着，与腓骨远端相关节，腓骨远端向下形成外踝。胫骨远端之后，另有一骨突名后踝。距骨是构成踝关节的一部分，分为三部分，即体、颈、头。体的上部称为滑车，中间凹进，两边突出成鞍形，前宽后窄。

距骨位于内、外、后三踝所组成的踝穴内。内侧的半月形关节面与内踝关节面相关节，外侧的三角形关节面与外踝相关节。踝关节的外形使踝穴向外侧成 15°，在背伸运动时，距骨最宽的部分位于踝穴内（前部分），这就使踝穴增宽；在跖屈运动时，踝穴变小，以便适应距骨的最窄部分。因此踝部骨折必须准确复位，并且使内、外踝恢复正常的生理斜度以适应距骨体前下宽、后上窄的特点。

距骨体的下部有三个关节面，与跟骨相应的关节面相接，距骨头圆隆，与足舟骨相接。足

NOTE

的内、外翻实际是距舟、距跟、跟骰三关节发生变化，这种缓冲作用可大大减小踝关节的损伤机会。

（三）踝部的支持带及周围韧带

1. 胫腓连接 内部无关节软骨，大部分粗糙，附以强有力的韧带维持踝关节稳定。

（1）胫腓前韧带（外踝前韧带） 为一坚韧的三角形韧带，由胫骨远端的边缘向下外，附着于外踝的前面。

（2）胫腓后韧带（外踝后韧带） 与外踝前韧带位置相当，纤维斜形，其下部纤维与内、外踝关节面合成一腔，使接受距骨的窝加深，以容纳距骨。

（3）骨间韧带 为短而结实的纤维，实际上为骨间膜的向下延长部，使胫腓骨远端紧紧连于一起，以加强腓骨的稳定性。

（4）胫腓横韧带 紧连胫腓骨远端，加深胫腓骨远端形成的榫眼，可以防止胫腓骨在距骨上向前脱位，同时增加踝关节的灵活性。

2. 支持带 在踝关节的前侧、内侧、外侧，深筋膜均加厚，形成支持带，以保护其下经过的肌腱、血管与神经。

（1）前侧伸肌上支持带 为一宽带，位于踝关节的上方，由胫骨前缘张至腓骨前缘，内侧辟为一管，下经过胫骨前肌腱，其他伸肌腱及胫前动脉、腓深神经均行经其下（图 19-1）。

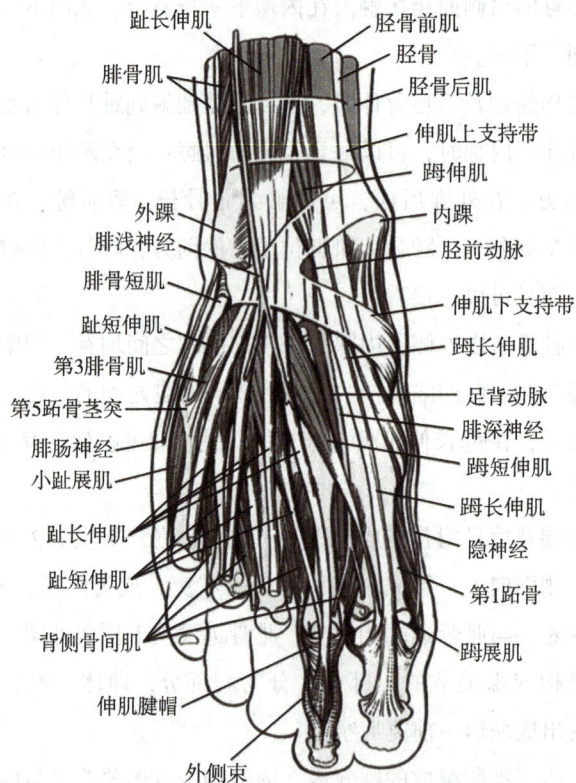

图 19-1 踝关节和足部前侧的浅层结构

（2）前侧伸肌下支持带 位于踝关节远侧，可作 X 或 Y 形。Y 形在外侧附着于跟骨前部的上面，近侧附着于内踝的前面，远侧经足的内侧与足底腱膜相续。伸肌下支持带向深面发出纤维隔，形成骨纤维管，以通过各伸肌腱，使其约束于踝前。

（3）**外侧支持带**　腓骨肌位于外踝后的腱沟内，腓骨肌支持带张过外踝至跟骨，分为上、下两带，分别约束腓骨长、短肌于外踝和跟骨外侧面（图 19 - 2）。

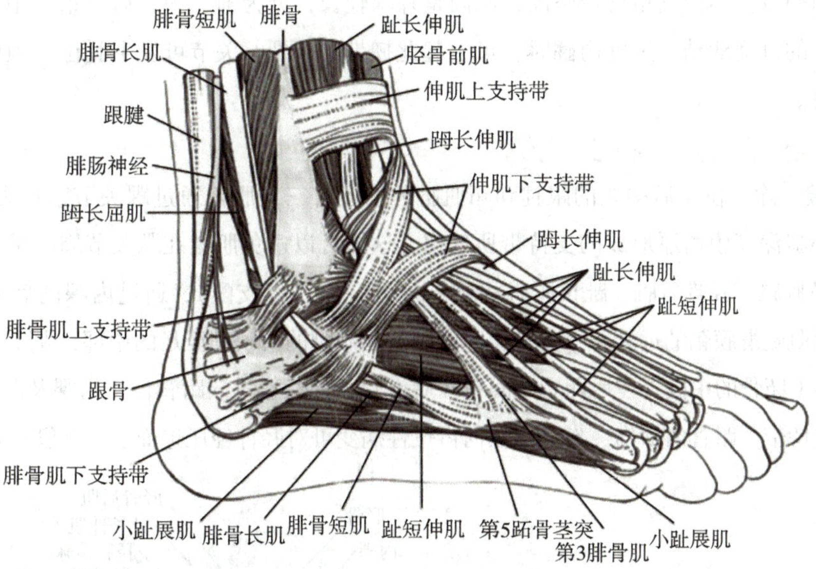

图 19 - 2　踝关节外侧的浅层结构

（4）**内侧屈肌支持带**　横过跟骨内侧面与内踝后下方的间隙，其筋膜增厚部和跟部内侧面形成骨性纤维性管——踝管，有由小腿经内踝后方至足底的屈肌腱、胫后血管、胫神经在其中通过（图 19 - 3）。

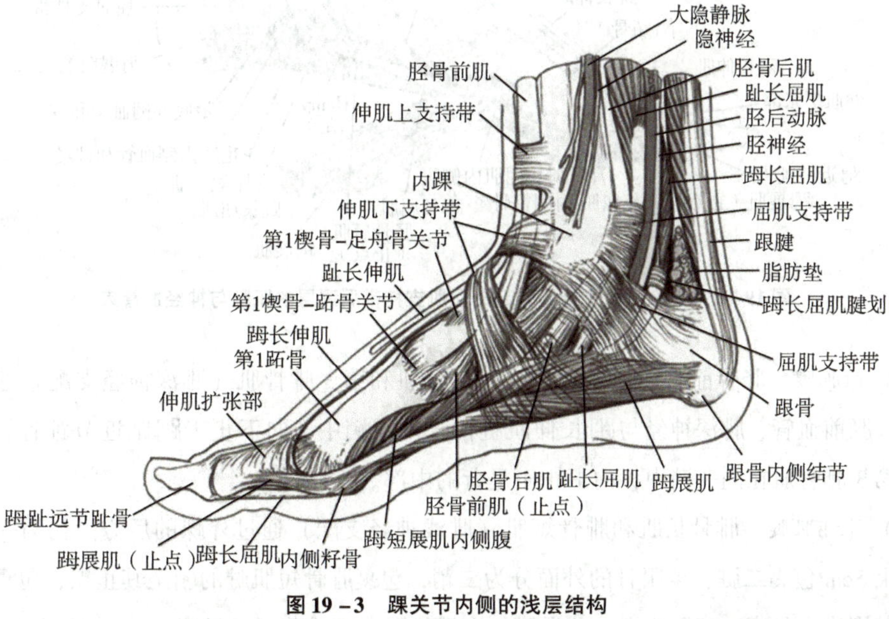

图 19 - 3　踝关节内侧的浅层结构

3. 韧带　踝关节关节囊前后松弛，相当于踝关节的前后侧韧带，甚薄，这样的构造便于跖屈、背伸动作。而两侧紧张，附于关节软骨的周围，内侧由三角韧带加强，与膝关节的胫侧副韧带相似，外侧为距腓前、后韧带加强。跟腓韧带如同膝关节的腓侧副韧带，位于关节囊之外。

内侧韧带（三角韧带）：三角韧带系踝关节韧带中最坚固者，在足内、外旋时，纤维彼此连成一片，其前部纤维常易损伤。除前部纤维损伤外，此韧带的损伤一般伴有全部或部分内踝尖的分离。

腓侧副韧带：不如三角韧带坚固，原因是外踝较长，分为前、中、后三束。中束松弛，可引起踝关节的过度活动。过度内翻时，可引起此韧带的破裂，关节可发生脱位，因此修补此韧带甚为重要。

（四）踝部的血管、神经及肌腱

1. 肌腱　除了位于后中线的跟腱和跖肌腱外，还有三组肌腱通过踝关节，均裹以滑膜鞘。肌腱被由小腿深筋膜增厚形成的支持带所约束，这样可以避免肌腱在踝关节周围呈弓弦弹起。

（1）屈肌腱　胫骨后肌、趾长屈肌和姆长屈肌（胫神经支配），通过内踝的后方（图 19 - 4）。胫骨后肌腱滑膜鞘的远端止于舟骨粗隆，趾长屈肌腱的滑膜鞘至足的中部，姆长屈肌腱的滑膜鞘止于第 1 跖骨的中段。在后两者之间有胫后血管及神经通过。跗管位于内踝及跟骨之间，上附以屈肌支持带，跗管内损伤、炎症或任何占位性病变可对胫神经压迫而引起跗管综合征。

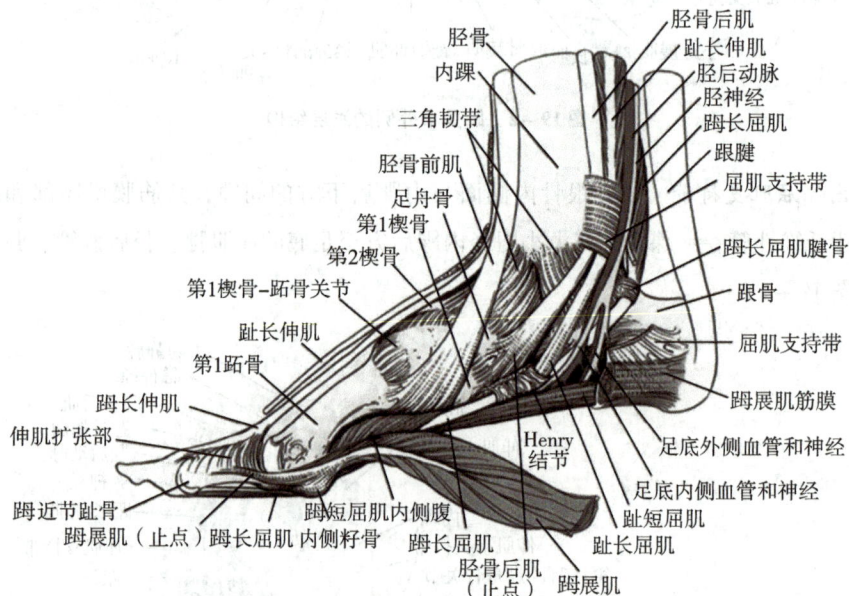

图 19 - 4　去除伸肌支持带和部分屈肌支持带后深层的肌腱与神经血管束

（2）伸肌腱　胫骨前肌、姆长伸肌、趾长伸肌和第 3 腓骨肌（腓深神经支配）通过踝关节前方。胫前血管、腓深神经与姆长伸肌腱位于同一鞘中，向下止于姆趾近节趾骨。趾长伸肌腱和第 3 腓骨肌在同一鞘中，向下止于足背的中部。

（3）外翻肌腱　腓骨长肌和腓骨短肌（腓浅神经支配）通过外踝的后方。初为一鞘起于外踝尖上 5cm 包裹二腱，至跟骨的外面分为二鞘，包裹腓骨短肌腱的鞘至其止点，包裹腓骨长肌腱的鞘则进入足底，直至止点。此滑膜如有感染时，常或蔓延至足底。

（4）跟腱　为身体最长、最坚固的肌腱，长约 15cm，起于小腿的中部，由腓肠肌与比目鱼肌合成。肌腱由上向下逐渐增厚变窄，在踝的后部最窄，但甚厚，至跟骨结节上约 4cm 处向下又逐步展阔，止于跟骨结节后面的下半。它有两个鞘，外鞘由小腿筋膜形成，内鞘直接贴附于跟腱，其结构很似滑膜。在跟骨与跟腱之间有一跟腱囊，跟腱与皮肤之间有一皮下囊，能引起发炎。在跟腱之前尚有一甚厚的脂肪垫，胫后血管埋于其中，故在手术时不易引起血管损伤。

2. 神经血管束　有两组神经血管束通过踝关节并支配足部，它们是所有踝关节手术入路时应该注意的结构。

（1）前方神经血管束：大约在两踝之间，通过踝关节的前方。在踝关节的近端，它位于胫骨前肌腱与踇长伸肌腱之间，远端位于踇长伸肌与趾长伸肌之间，踇长伸肌腱在踝关节水平由外侧向内侧横跨过此神经血管束（图19-1）。胫前动脉跨过踝关节水平，成为足背动脉，可以在足背触摸到。它通过第1跖骨间隙与足底内侧动脉向交通，通过跖骨底的骨折，和跖跗关节脱位可能损伤这两个血管的交通，引起足内侧远端的缺血。腓深神经与胫前动脉相伴行，它在足背支配两块小的肌肉踇短伸肌和趾短伸肌，它也分出分支支配第1趾蹼的皮肤感觉。

（2）后方的神经血管束：在内踝后方的趾长屈肌腱和踇长屈肌腱之间走行（图19-3）。胫后动脉在进入足底前，在趾长屈肌后面走行，其后分为足底内侧动脉、外侧动脉。胫神经与胫后动脉相伴行，一同通过内踝后方，分出跟骨支支配足跟部的皮肤感觉，进入足底后，分为足底内、外侧神经，支配足底小肌肉运动和足底皮肤感觉。

（3）此外还有腓动脉及其穿支参与踝部血供，行于腓骨短肌与趾长伸肌之间，随即分为升支、降支，与外踝前动脉、胫前动脉相交通。

以上胫前动脉、胫后动脉、腓动脉三动脉在踝附近形成丰富的血供吻合。

3. 浅层的感觉神经　有三条主要的感觉神经通过踝关节的浅面，它们支配足背的感觉。

（1）*隐神经*　股神经的终末支，在内踝前方与大隐静脉相伴行。一般分为两支，位于静脉两侧并与静脉紧密结合，支配足背内侧皮肤感觉。

（2）*腓浅神经*　腓总神经的终末支，大约在踝关节中线处通过关节浅面，并经常在关节水平发出多个分支，支配足部中间皮肤的感觉。此神经非常表浅，于此部位做皮肤切口时，必须十分小心。

（3）*腓肠神经*　胫神经的终末支，在外踝后方与小隐静脉相伴行，同隐神经相似，与伴行静脉紧密结合，手术时保护静脉是关键。它支配足背外侧皮肤感觉。

二、踝部的手术入路

（一）踝关节前侧的手术入路

【适应证】

踝关节病灶切除术、踝关节融合术、前踝骨折需手术复位者。

【显露步骤】

于踝关节前侧中线做纵行或弯行切口，其中心适对踝关节线，在胫骨前缘稍外；如做弯形切口，可自小腿远端前侧中线开始做纵行切口，向下至踝关节线时，微向内弯行，至第1跖骨间隙时，再弯向外至第5跖骨远端，全体做S形。

切开皮肤及皮下组织，在足背翻转皮缘不要过多，足背静脉弓可结扎、切断，但要注意保护足背皮神经。切开深筋膜、小腿横韧带及小腿十字韧带。认出胫骨前肌腱及趾伸肌腱，在其间隙进入，踇长伸肌腱即位于其间，如有必要，可切断胫骨前肌腱，分向两侧牵开，切断并结扎内、外踝动脉及跗内、外侧动脉。

在胫骨前肌腱与踇长伸肌腱之间寻出腓深神经、胫前动脉及伴行静脉，动脉应妥善保护。

NOTE

将胫前血管和腓深神经，及跗长伸肌腱向内侧牵开，趾长伸肌腱向外侧牵开，沿胫骨下端及各跗骨背面切开骨膜，用骨膜起子沿骨膜分向两侧剥离，直至内、外踝为止，即显露出踝关节囊前部、胫骨下端前面及距骨背面。切开关节囊，使足尽量跖屈，踝关节前部即可显露。如欲显露更广，可将胫、腓侧副韧带。在显露踝关节内侧时，注意勿损伤足底内、外侧动脉、神经及胫骨后肌腱、趾长屈肌腱和踇长屈肌腱。

在前侧途径中，前外侧途径亦为踝部及足部的常用切口（图19－5）。从解剖观点来看，此显露对神经、血管最为安全，适应于踝部骨折内固定、距骨前外侧脱位及胫腓前韧带损伤的探查。

切口从踝关节近侧5~6cm及腓骨内侧1~1.5cm起始，向踝关节前面及足背至第4跖骨底。切开深筋膜、十字韧带直至关节囊，结扎外踝前动脉及跗外侧动脉。在切口上部，将趾长伸肌腱、胫前血管向内侧牵开（图19－6）；在切口下部，沿趾短伸肌腱起点用骨膜起子将其剥离并向外侧牵开。根据需要，横行或纵行切开关节囊。在此切口下部，如尽力将皮肤切口内缘向内牵开，分开伸肌腱及足背动脉，可以同时显露距舟关节；如向切口外下方进行剥离，去除距骨及腓骨间的脂肪，则可以显露距跟关节（图19－7）。保留脂肪可以预防术后出现的凹陷影响美观，也有助于伤口的愈合。

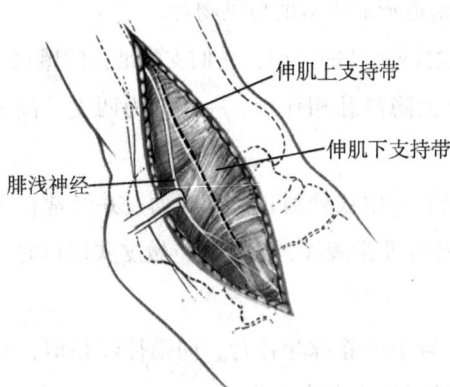

图19－5 踝关节前外侧切口，沿切口切开深筋膜和上、下支持带，注意保护浅层腓浅神经

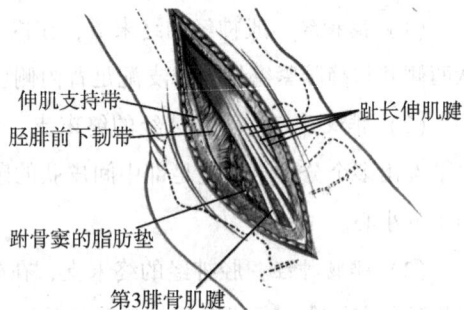

图19－6 向内侧牵开趾长伸肌腱及胫前血管

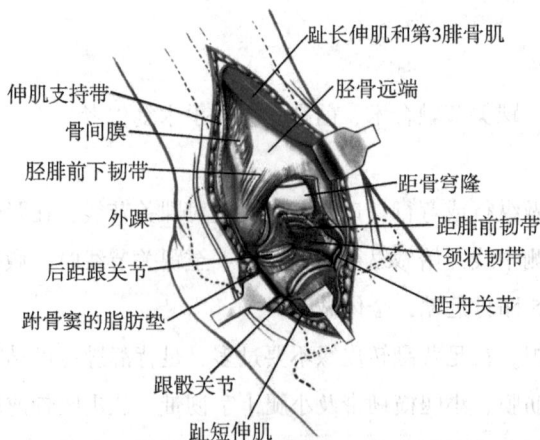

图19－7 牵开趾短伸肌，游离覆盖于跗骨窦的脂肪垫，切开显露后的关节囊

【注意事项】

腓深神经和胫前动脉通过踝关节的前方，如果显露时没有尽可能地靠近骨膜进行，则有可能损伤到它们。

（二）踝关节外侧的手术入路

【适应证】

后踝、外踝骨折的复位及内固定，距跟关节面的显露，跟腱的延长。

【显露步骤】

在外踝后1cm开始，向前弯行至外踝尖下1cm，再向前至足舟骨之前（图19-8）。如需要更广泛暴露，切口上端可在跟腱与腓骨后缘之间向上延长4~5cm，外侧切口亦可以靠前进行，在外踝尖上1cm并稍向前开始，向前弯行至骰骨中部。如需做广泛暴露，可沿腓骨前缘向上延长4~5cm。

切开浅筋膜，在外踝后如遇到腓肠神经及小隐静脉，应显露并牵开，避免损伤。沿上部皮肤切口的方向切开深筋膜（图19-9），显露两条腓骨肌腱，腓骨长、短肌腱绕过外踝的后方向前走行，腓骨短肌腱更靠近外踝，它的肌性成分一直延续到踝关节水平，而腓骨长肌在小腿下1/3处已经变为腱性结构。在腓骨尖的远端，腓骨短肌被腓骨下支持带覆盖，沿着肌腱的走行切断覆盖在其上的伸肌下支持带。腓骨长肌被自己的腱鞘所覆盖，同样沿着肌腱走行切开此腱鞘。组成支持带的这些韧带必须在缝合时修复，以防止肌腱脱位。

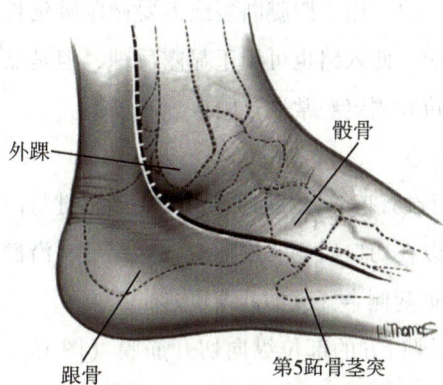

图19-8　踝关节外侧切口

（外踝、骰骨、跟骨、第5跖骨茎突）

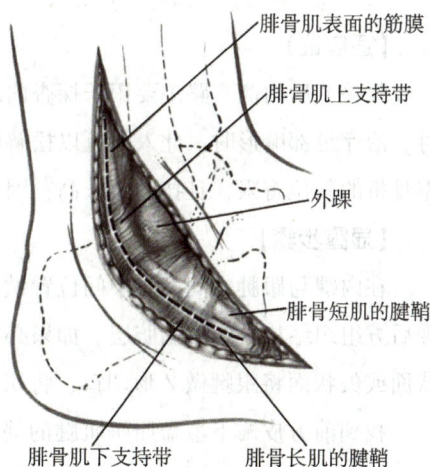

图19-9　沿皮肤切口的方向切开深筋膜

（腓骨肌表面的筋膜、腓骨肌上支持带、外踝、腓骨短肌的腱鞘、腓骨肌下支持带、腓骨长肌的腱鞘）

充分游离两个腓骨肌腱后，将腓骨长、短肌腱自腱鞘拉出，并向后侧牵开，将腓浅神经、第3腓骨肌腱及趾长伸肌腱向前牵开。在外踝的前内侧，在趾短伸肌起点处，可紧贴骨膜向前剥离，显露外侧各跗骨。使足部内翻，切断腓侧副韧带，即可显露各关节囊，切开显露各关节。跟腓韧带其起自外踝并向下向后走行，止于跟骨的外侧面。此韧带与距跟关节囊紧密结合，沿骨膜下做剥离可确定此关节，一旦找到此关节，就可以横行切开距跟关节的关节囊。可以通过足部的内翻显露关节面（图19-10）。

如果需要清楚地显露后踝时，可沿跟腱与外踝后缘之间做一纵行切口，切口起自腓骨末端水平，然后向近端延伸，一般长度约6~8cm。入路同上，切开腓骨肌支持带并松解肌腱，将肌肉牵向内侧和外侧，显露踇长屈肌。踇长屈肌位于小腿深层屈肌的最外侧，它是唯一在此水平仍保留肌性成分的肌肉。为了使显露更清楚，沿着姆长屈肌腱外侧肌纤维做一纵行切口，因该纤维起自腓骨。将姆长屈肌牵向内侧，显露胫骨后方的骨膜。如果要显露胫骨远端，进一步纵向切开骨膜并向两侧分离，以便显露胫骨的后方。如果要进入踝关节，沿着胫骨的后方向下找到踝关节囊，横行切开。必要时可做同上的弧形延长切口。

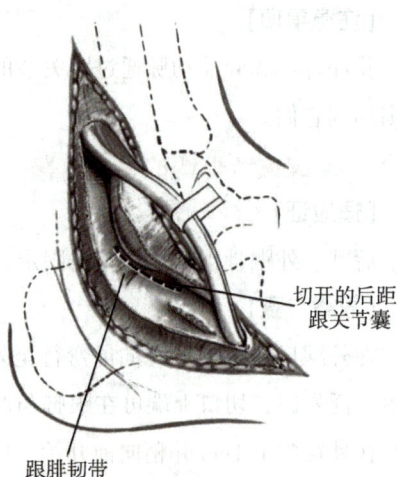

切开的后距跟关节囊

跟腓韧带

图 19 - 10　游离腓骨肌腱，切开跟腓韧带，打开距跟关节的关节囊

对于外踝骨折需做切开复位时，可沿腓骨后缘做一长切口一直到腓骨远端，在外踝尖的下方将切口略弯向前方，入路同上，注意不要损伤外踝后方的小隐静脉及伴行的腓肠神经。纵向切开位于皮下的腓骨骨膜，外踝附近有腓动脉的终支，所以要严格骨膜下操作，做到满足复位骨折断端即可，避免过多破坏骨膜血供。

【注意事项】

关于踝关节周围的弧形切口，如果皮瓣不是很厚，或是被用力牵开，都有造成皮肤坏死的可能。

（三）踝关节后内侧的手术入路

【适应证】

踝关节后内侧入路主要用于探查内踝后方的软组织，也可用于跟腱断裂或需要做跟腱延长时。治疗足部畸形时，此入路可以松解内踝周围的软组织。此入路也可用于显露后踝，但是显露骨折的部位有限，且技术要求高，因此后踝骨折的复位和固定经常通过间接方法进行。

【显露步骤】

在内踝与跟腱之间大致中间位置做一长约 8cm 的纵行切口，沿皮肤的切口进入到跟腱与内踝后方组织结构之间的脂肪层。如果必须延长跟腱，可以在切口后侧的皮瓣下找到跟腱，沿额状面或矢状面将跟腱做 Z 形切口，将切断的部分向远、近两侧牵开，如此即可延长。

找到前方皮瓣下覆盖屈肌肌腱的筋膜层，在远离内踝后方的部位纵向切开筋膜（图 19 - 11），可以通过三个途径达到踝关节的后方。

第一种途径，找到姆长屈肌，它是唯一在此水平还保留肌纤维的肌肉。沿其外侧进入到其与腓骨肌腱之间的间隙。将姆长屈肌牵向内侧以便加深此间隙，这样就可以显露踝关节的后方。第二种途径是先找到姆长屈肌，然后向前朝着内踝的后方解剖。轻柔地游离神经血管束，并将其保护起来（图 19 - 12）。将神经血管束和姆长屈肌牵向外侧，这样就可以在血管束与趾长屈肌腱之间形成一个间隙。此途径比第一种更加靠内侧地显露踝关节的后方。第三种途径是当内踝后方所有的肌腱都需要延长的时候使用，因为在肌腱延长时覆盖肌腱的结构都被切开，所以此入路可以到达踝关节的后方。

对于上述三种入路，最后一步都是纵行或横行切开关节囊。

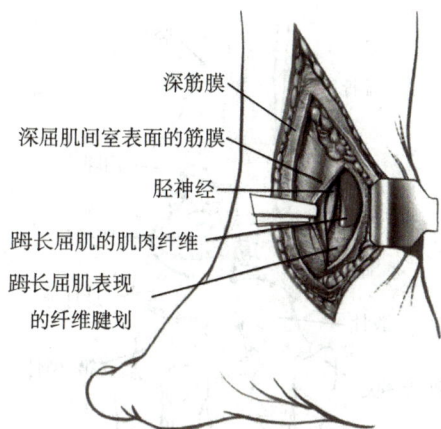

图 19-11　将跟腱和脂肪组织牵向外侧，切开深屈肌表面的筋膜，辨认姆长屈肌肌纤维

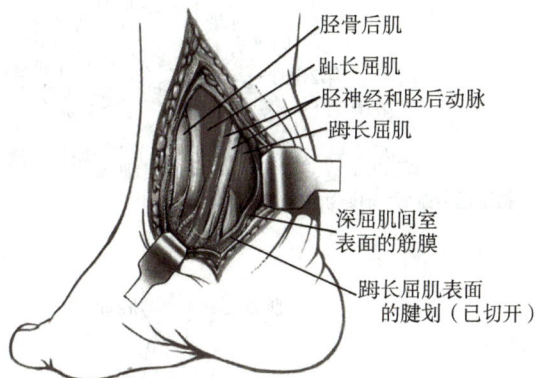

图 19-12　姆长屈肌后方的神经血管束

【注意事项】

此入路容易损伤胫后动脉和胫神经。注意小儿的胫神经十分粗大，而趾长屈肌腱却十分细小。在分离肌肉之前，一定要确认后方的所有结构。

三、足部的局部解剖

（一）足部的表面解剖

足的内侧缘前后成弓形，皮肤极薄，透过表面可见浅静脉。跟骨结节下部及第 1 跖骨的颈部覆盖着极厚的脂肪层，成为足垫，为站立时的着力点。在内踝下 2.5cm 处，用力向下按压，可触到跟骨的载距突。足舟骨粗隆在内踝前 2.5cm 处稍低的平面，此粗隆为足部内侧良好的骨性标志，在其稍后方为距舟关节，稍前即为胫骨前肌附着处。

足的外侧几乎全部着地，皮肤较厚，外侧中部有一明显隆起，即第 5 跖骨粗隆。自外踝尖至第 5 跖骨粗隆画一条线，其中点稍前即为跟骰关节。在外踝下 2.5cm 并稍前，有时可摸到跟骨的滑车突，腓骨长肌腱即在其下方的腓骨长肌腱沟进入足底。

足背的皮肤甚薄，皮下组织松弛，容易发生肿胀，透过皮肤可见足背有一个清晰的足背静脉弓，大、小隐静脉即分别于其内、外侧发出。足背的各肌腱均较明显，利用足的各种动作即可显现出各肌腱的末端，背屈及内翻时，可显示胫骨前肌腱、姆长伸肌腱、趾长伸肌腱分别止于各趾。在外踝之前所见到的肌性隆起为趾短伸肌的肌腹。腓骨短肌腱由外踝之下前行，附着于第 5 跖骨底。如自两踝尖连线中点至第 1 趾间隙后端画线，即代表足背动脉的行程，动脉的外侧为腓深神经。

足底外观呈三角形，内侧凹陷。跟骨结节下部，第 1 跖骨头的跖侧及足的外侧为站立时的着力点，故皮肤极厚，甚至角化，而其他部分皮肤则甚薄，同时较为敏感。足底皮下组织甚为致密，特别是在中央部分有足底腱膜加强，更为坚固。

（二）足部的骨与关节

1. 足部的骨（图 19-13）

（1）距骨　距骨分为体、颈、头三部分，呈不规则立方形，具有上、外、内三关节面，覆被以软骨。上关节面是滑车关节面，呈鞍形；内外踝面向下延长，与胫腓骨的内、外踝关节面

NOTE

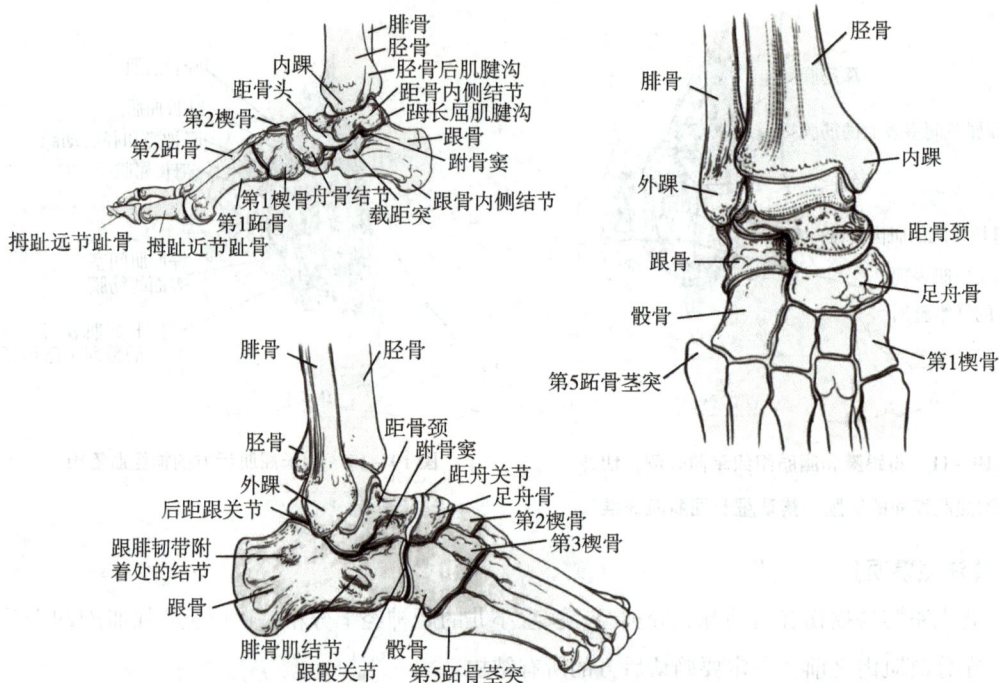

图 19 - 13　足部的各骨内侧面、正面与外侧面观

相接。距骨体的下面有卵圆形的后跟关节面，其长轴自后内斜向前外。距骨滑车的后下方有一距骨后突，突的内侧有向下内方的宽沟，名为姆长屈肌腱沟，过同名肌腱。距骨颈较细，背面及内侧面粗糙，为关节囊及韧带所附着，距骨体下面有前、中跟关节面和距骨沟，距骨头呈半圆形，与足舟骨的关节面相接。

距骨骨折脱位后，常发生距骨体的缺血性坏死，与其血供破坏程度有关。距骨的血管主要来自胫后动脉、胫前动脉及腓动脉。胫后动脉发出的分支有后结节支、三角支及跗骨管动脉，胫前动脉发出的分支有颈上支（内、外踝前动脉）及跗骨窦动脉，腓动脉发出穿支及后结节支。上述各血管相互吻合，形成骨膜血管网，覆盖于距骨而非关节面上。

（2）跟骨　跟骨为最大的跗骨，呈不规则长方形，前部窄小，后部宽大，向下移行于跟骨结节，其内侧突较大，有姆展肌、趾短屈肌附着，外侧有小趾展肌附着。载距突下面有姆长屈肌通过，外侧面的滑车突下有腓骨长肌腱通过，绕行至足底，跟腱附着于跟骨结节的内侧，离距跟关节尚有段距离，这样的形态可以增加杠杆作用，便于跟腱活动。跟骨的上面有三个关节面，后距关节面最大，中距关节面位于载距突上，有时与前距关节面相连，分别与距骨相应关节面形成关节。

跟骨的前端有一关节面，与骰骨相接，形成足纵弓的外侧部分。在跟骨的内侧有一隆起叫作载距突，支持距骨颈，为跟周足底韧带或弹性韧带的附着处，这个韧带非常坚固，可支持距骨头，又可以传递身体部分重量。

（3）足部其他骨

足舟骨：足舟骨的后面凹陷，有关节面与距骨头相接，前面有三个大小不同的关节面，分别与内、中、外侧楔骨相接。足舟骨位于足内侧纵弓的中央部分，其内缘有一下垂的舟骨粗隆，为足部明显标志。

NOTE

骰骨：形态作骰状，后面有关节面与跟骨相接，前面与第 4、5 跖骨相接。骰骨的下面有腓骨长肌腱沟，有腓骨长肌腱通过。

楔骨：由内向外，为内侧、中间、外侧楔骨，内侧最大，外侧其次，中间最小。第 2 跖骨底与楔骨相接部分较内、外侧楔骨位于较后的平面，最为固定。各骨上下面的大小并非一致，内、外侧楔骨的宽面朝上，窄面朝下，中间楔骨的宽面朝下，窄面朝上，二者相嵌合。

跖骨：5 个跖骨中，以第 1 跖骨最短，在负重上也最坚强，其与第 2 跖骨底之间无关节，亦无任何韧带相接，具有相当的活动性。外侧 4 个跖骨底之间均有关节相连，有跖骨背侧、足底及侧副韧带相接。第 5 跖骨底张开，形成粗隆，向外下方突出，超越骨干及相邻骰骨外面，为足部标志。

趾骨：除拇趾仅有两节外，其他各趾均有三节，中、远节趾骨呈结节形。

足部的结构相当于屋顶桁架，距骨颈相当于顶部，距骨头至跖骨头相当于前侧撑杆，跟骨相当于后侧撑杆，足底腱膜则为横梁。

2. 足部的关节

（1）距下、距跟舟及跟骰三关节　三关节的主要功能是使足内、外翻及内收、外展。前两个关节也分别称距跟关节和距跟舟关节，主要为内、外翻运动。距舟及跟骰二关节合称跗横关节，主要使足内收与外展。

距下关节：由距骨体全部、距骨颈一部分及跟骨前 2/3 构成，位于跟骨稍前。跟骨的上面分为三部分，这三个关节面分别与距骨相关节，在中、后关节面之间形成一条隧道，称为跗骨窦。跗骨窦与股骨下端的髁间窝相似，壁不规则，有许多血管孔，被宽而坚固的距跟间韧带及脂肪组织所充满。维持距下关节的韧带主要有距跟骨间韧带、距跟前韧带（颈韧带）、距腓前韧带、跟腓韧带。

距跟舟关节：是跗横关节的一部分，与距骨前关节面相连，是一个"球与凹"型的关节，对足内、外翻有很多作用，周围有骨骼与韧带限制它的活动度。它的凹面由舟骨的后面、跟骨前、中关节面及横过它们之间的跟舟足底韧带构成。支持韧带主要有跟舟足底韧带（弹力韧带）、分歧韧带。

跟骰关节：亦为跗横关节的一部分，由跟骨前面的凸形关节面与骰骨后部的凹形关节面相连而成。关节面的内侧为分歧韧带的外侧部分（跟骰韧带）所加强，腓骨长肌腱在其下方通过，是重要的支持结构。

（2）其他关节

楔骰舟关节：舟骨的前面与三个楔骨相关节。骰骨内面与外侧楔骨外面相关节。

跗跖关节：包括骰跖关节和楔跖关节。

跖骨间关节：由各跖骨底相互合成。

跖趾关节：拇趾跖趾关节面由第 1 跖骨头的凸形关节面与近节趾骨底凹形关节面形成。关节囊背侧为伸肌腱加强，两侧为扇形侧副韧带。

趾间关节：如同指间关节，由近侧趾骨的滑车与远侧趾骨底构成，关节囊两侧有侧副韧带。此关节属于屈成关节，仅能做屈伸运动。

（三）足部的肌肉

1. 足背部的肌肉　足背部的肌肉除了由小腿前部下降的胫骨前肌、趾长伸肌、拇长伸肌及第 3 腓骨肌外，足部还有很多肌肉（图 19 - 14）。

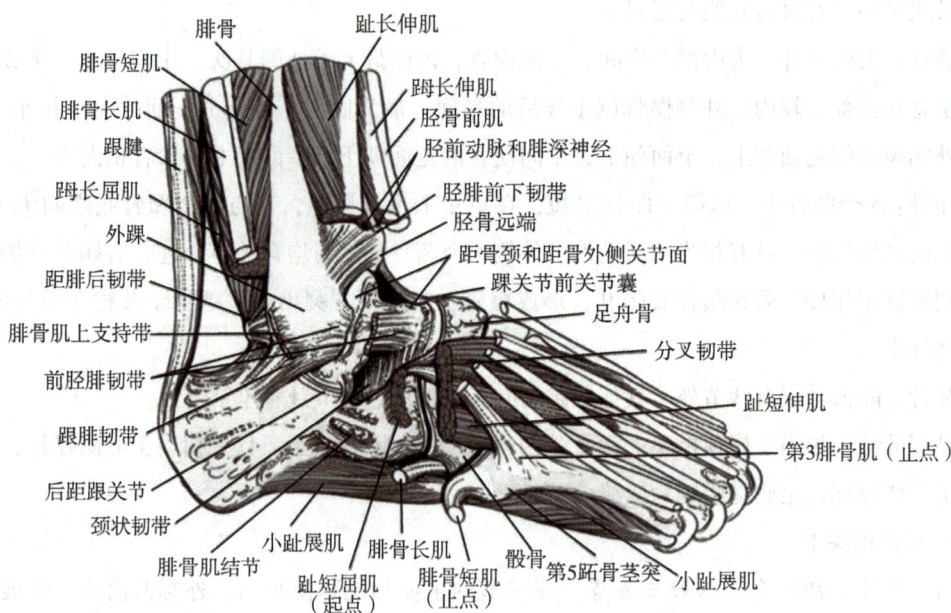

图 19 - 14　足背部肌肉

趾短伸肌为足背的内在肌，起于跟骨前端的上面和外侧面及小腿伸肌支持带，在外踝之前足背所显示的隆起即为其起始处。它前行分为四腱，最内的腱越过足背动脉的远侧，止于拇趾近节趾骨底，其余三腱在第 2、3、4 趾的近节趾骨底的背侧，与趾长伸肌相应的腱合成伸肌腱扩张部，以后又分为三束，中央束止于中节趾骨底的背侧，两侧束前行合二为一，止于远节趾骨的背侧。此扩张部同时也接受足底的蚓状肌与骨间肌腱，构造与手指背侧的伸肌腱扩张部相似，但功能远不如手。

2. 足底的腱膜　足底的腱膜是足底深筋膜增厚部，功能为保护足底的肌肉、肌腱，保护足底的关节，是足底某些内在肌的起点，支持足底纵弓。足底腱膜分为三部分，之间存有间隙，最为薄弱，神经、血管分支由此穿出。

3. 足底的肌肉　足底的肌肉居于足底腱膜两部分覆盖之下。足底肌肉分为两类：一类是短小的内在肌，其主要作用是稳定地支持体重，故大多纵行以加强足的纵弓；另一类是起源于小腿的长肌，在运动中承担大部分体重，管理足的运动。所以肌肉之间相互协调，每一肌肉的作用都不是单纯的。去除足底腱膜后，足底的肌肉大致可以分为四层：第一层，由内向外有拇展肌、趾短屈肌及小趾展肌；第二层，有趾长屈肌腱、拇长屈肌腱、跖方肌及足蚓状肌；第三层，有拇短屈肌、拇收肌及小趾短屈肌；第四层，有足骨间肌、胫骨后肌腱及腓骨长肌腱。

（四）足部的血管、神经

1. 足背的血管

浅静脉：足背静脉呈弓弧形横过足背的远侧，接受跖背静脉、拇趾内侧缘和小趾外侧缘趾背静脉、来自足底的小静脉。大隐静脉在足背的起点位于静脉弓的内端与足内侧缘静脉最后一支合并处。小隐静脉在足背的起点位于静脉弓的外端与足外侧缘静脉最后一支合并处。足背浅静脉与足部深静脉的交通在内、外踝，第 1、2 跖趾关节最为稳定。

足背动脉：胫前动脉经过小腿伸肌支持带的深面，在踝关节之前并在两踝之间易名为足背动脉，与腓深神经伴行，至第 1 跖骨间隙分为第 1 跖动脉和足底深动脉。足背动脉在足背分出跗动脉及弓状动脉，后者又分出第 2、3、4 跖背动脉。

足背深静脉：有两条，与足背动脉伴行，接受足背深部的静脉属支。静脉主干与浅静脉间的吻合少，在第 1 跖骨间隙基底部的穿支是连接足背深、浅静脉的主要途径。

2. 足背的神经　足背中部的皮肤由腓浅神经支配，内侧及外侧皮肤分别由隐神经及腓肠神经支配。腓深神经与足背动脉伴行，分支供给足背各肌肉，其皮支在第 1、2 趾间隙内穿出。

3. 足底的血管　胫后动脉在屈肌支持带的远侧分为足底内、外侧动脉，介于内踝与跟骨结节内侧突之间。足底内侧动脉前行于踇收肌及趾短屈肌之间，其深支在第 1、2、3 趾间隙与足心动脉吻合，有时与足底外侧动脉吻合，形成足底浅动脉弓。足底外侧动脉初行于足底第1、2 层肌肉之间，位于趾短屈肌的深面，至第 5 跖骨底的前外侧，即转而向内，行于第 3 层及第 4 层肌肉之间。它在第 1 跖骨间隙与足背动脉的终支足底深动脉吻合，形成足底深弓，远端发出分支与各跖背动脉吻合。

4. 足底的神经　在内踝及跟骨结节内侧突中点处，胫神经分为足底内、外侧神经。足底内侧神经相当于手掌的正中神经，与足底内侧动脉伴行，趾底固有神经分布于内侧三个趾半的皮肤。足底外侧神经相当于手掌的尺神经，与足底外侧动脉伴行，向前外介于踇短屈肌及跖方肌之间，此神经的趾底固有神经分布于外侧一趾半的皮肤。在足底内、外侧神经中，足底外侧神经供给足底大部分肌肉。

四、足部的手术入路

（一）跟距关节的外侧手术入路

跟距关节的显露同踝关节外侧手术入路。

（二）足跟部的外侧手术入路

【适应证】

跟骨骨折、距下关节面的显露。

【显露步骤】

目前跟骨骨折的手术入路一般选择外侧 L 形入路。此入路的优势在于：显露方便；利于复位；避免了内侧入路的危险。垂直切口位于腓骨后缘及跟腱之间，水平切口位于外踝与足底之间，在足底与外踝中点偏下做弧形延伸止于第 5 跖骨基底。注意锐性剥离，切断腓骨肌上下支持带，牵开腓骨长、短肌腱，掀起全层皮瓣，可用细克氏针打入距骨及外踝牵开皮瓣，切开关节囊，显露距下关节。注意减少软组织的牵拉和损伤，能降低术后切口合并症的发生率。

（三）足部的其他手术入路

第 1 跖趾关节背侧、背内侧入路

【适应证】

踇囊炎、跖骨头切除、踇外翻的软组织矫正手术、跖趾关节融合术、跖骨的外生骨疣等。

【显露步骤】

背内侧切口起自踇趾背内侧跖趾关节近端，弧形通过跖趾关节的背侧，位于踇长伸肌腱的内侧，然后沿第 1 跖骨干内侧将切口弧向下方，最终止于离跖趾关节 2～3cm 处（图 19-15）。沿皮肤切口切开深筋膜，然后向下切开跖趾关节的背内侧，经常可以看到内侧皮神经的背侧

支，可以在切口的外侧将此神经连同皮瓣一起牵向伤口的外侧。根据需要切开关节囊，行蹈外翻矫形手术时，可 U 形切开关节囊，使关节囊附着于近节趾骨的近端（图 19 - 16）。

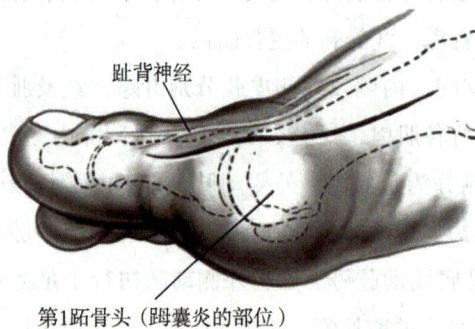

图 19 - 15　背内侧切口，注意避开趾背神经

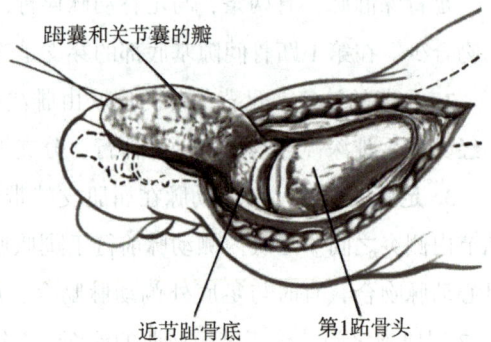

图 19 - 16　U 形切开关节囊

背侧切口起自趾间关节近端，并且位于蹈长伸肌腱内侧，切口止于跖趾关节近端 2 ~ 3cm 处，注意保持切口成直线。沿切口方向切开深筋膜，将蹈长伸肌腱牵向外侧，切开背侧关节囊，根据手术需要决定切开的位置（图 19 - 17）。

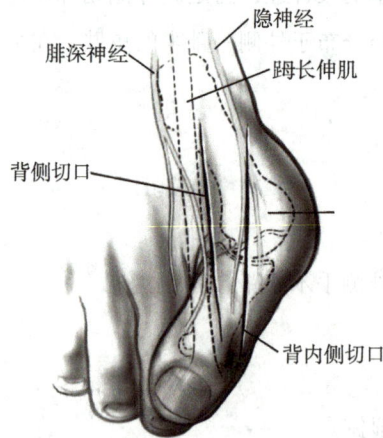

图 19 - 17　背内侧与背侧切口

这两个切口都纵向切开近端趾骨和第 1 跖骨的骨膜，使用钝的器械剥离骨表面的组织，注意不要损伤位于籽骨中间的蹈长屈肌腱，它位于近端趾骨底的骨纤维通道。

第 2、3、4、5 跖趾关节背侧入路

【适应证】

需要显露各跖趾关节时均可适用。

【显露步骤】

在病变的跖趾关节背外侧做一长 2 ~ 3cm 纵行切口，切口平行于伸肌长腱并位于其外侧，如果需要显露两个相邻关节，可以在它们之间做切口（图 19 - 18）。

沿着切口的方向切开深筋膜，牵开长伸肌腱，显露跖趾关节的背侧面，在关节手术的时候，经常需要同时行伸肌腱切除或延长。这种情况下，Z 形切开伸肌腱而不是将它牵开。如果需要显露两个关节，将肌腱向外侧牵开可以进入到邻近的关节。

纵向切开背侧的关节囊，即可进入关节。

趾蹼背侧入路

【适应证】

趾蹼间隙的病变，神经瘤多见。

【显露步骤】

分开病变趾蹼的两个足趾，以趾蹼为中心做一个纵行的背侧切口，从趾蹼的远端向近端延长2~3cm。与皮肤切口保持一致，通过钝性分离打开跖横深韧带，使用剪刀纵行显露神经血管束，如果存在神经瘤，经常突出切口。如果用手指压迫足底的跖骨头间隙，即可使之更突出（图19-19）。注意不要损伤趾蹼间的神经血管束。

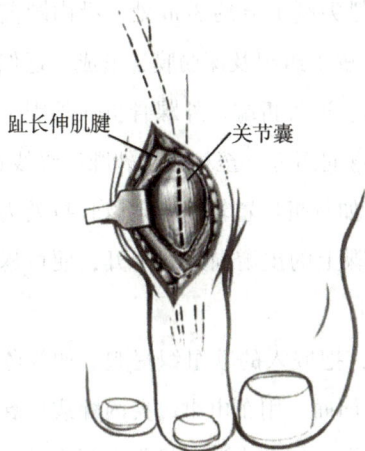

图19-18　跖趾关节背侧入路

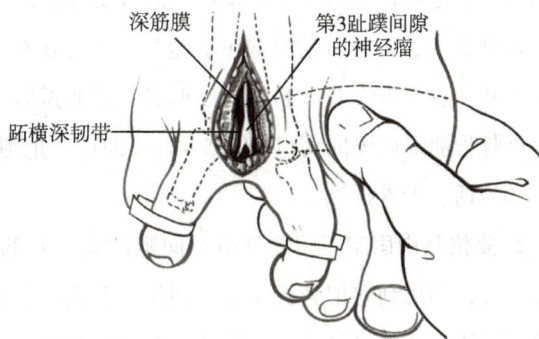

图19-19　沿皮肤和筋膜切口方向切开跖横深韧带，显露神经血管束

第二节　踝部骨折内固定术

踝关节是人体内一个复杂的关节，踝关节骨折也是一种常见的损伤。踝关节由胫骨和腓骨的远端与距骨构成，其由腓侧副韧带、下胫腓韧带、三角韧带稳定关节。踝部骨折包括内踝骨折、外踝骨折、内外双踝骨折、后踝骨折、内外后三踝骨折、胫骨下端T形骨折等。这类骨折都是关节内骨折，可严重地破坏关节面的平整，导致日后发生创伤性关节炎，使踝部疼痛，造成下肢功能受影响。因此，踝部骨折应得到正确的复位，恢复关节面原有的平滑。故手术开放复位内固定是治疗踝部骨折重要的方法。

一、内、外踝骨折内固定术

【适应证】

内、外踝骨折经闭合手法整复外固定失败，或陈旧性内、外踝骨折。

【禁忌证】

患踝肿胀，且有皮肤挫伤及水疱形成，暂不手术，待挫伤恢复及水疱干瘪后再手术。小腿及足部有化脓性感染或真菌感染病灶者，不宜手术，须待感染病灶治愈后再进行手术。

NOTE

【术前准备】

足部因接触地面，需要重点做好皮肤清洁，预防感染。选备好长度合适的螺丝钉。

【麻醉】

采用腰段硬膜外麻醉或腰麻。

【体位】

内踝骨折取仰卧位，患肢屈髋屈膝外旋位；外踝骨折用侧卧或60°斜侧卧，患侧向上，患肢略屈髋屈膝位。

【手术步骤】

1. 切口与暴露　内踝骨折取内踝的前下方切口，自内踝尖端上方约3cm处，沿内踝前缘下行至内踝下方1cm处弯向后至内踝的后缘线。切开皮肤、皮下组织及深筋膜，形成一近似弧形的切口。把覆盖在内踝上的皮瓣向后方翻开，便可暴露远、近骨折端。外踝骨折从外踝上方约3cm处开始，沿腓骨前缘向下，至外踝下方0.5~1cm处弯向后方，至相当于外踝后缘线止。切开皮肤、皮下组织及深筋膜，亦形成一近似弧形的切口。如骨折位置较高，则以骨折处为中心，沿腓骨前缘做纵向切口，长5~7cm即可。把覆盖在外踝上的皮瓣向后方牵开，便可暴露骨折部的远、近骨折端。

2. 复位及内固定　清除骨折端间隙的积血及筋膜碎片，把嵌入的软组织提起。如为陈旧性骨折者，则用刮匙把骨折端表层刮除，形成一个新鲜骨折创面。用布巾钳钳夹内踝或外踝的远侧骨折块，并使之复位，并维持。在内踝下端三角韧带上纵向切一小口，显露内踝尖端，用一骨钻自内踝尖端斜向近段的外上侧约45°（图19-20），或外踝尖部侧面斜向内上方经骨折线钻一骨孔，拧入长度合适的螺丝钉固定（图19-21）。

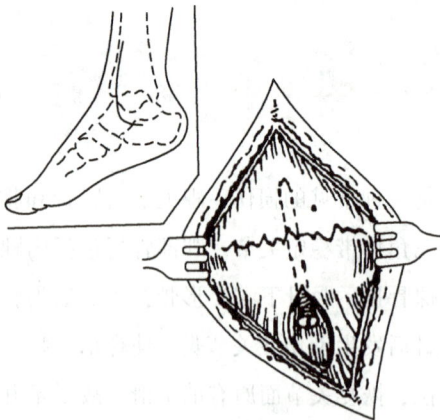

图19-20　内踝螺丝钉固定　　　　　　　　图19-21　外踝螺丝钉固定

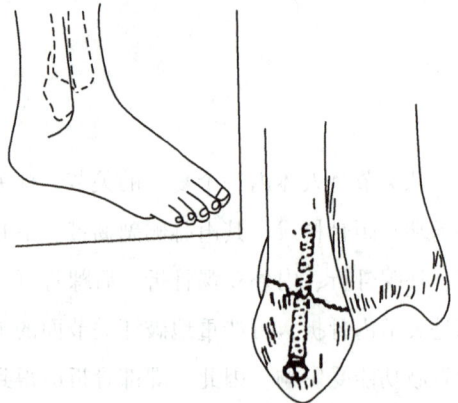

如骨折位置比较高者，复位后，可借胫骨固定腓骨远折段，由腓骨横向胫骨钻孔，拧入螺丝钉固定。

如骨折的远折段较小，不能使用螺丝钉固定者，可用克氏针按上述方向钻入固定，将针尾弯曲后埋于组织内即可。或克氏针与钢丝联合使用固定。

若踝部尖端骨折片很小，用克氏钢针有困难者，可做局部小骨片摘除，不做作内固定术。

用生理盐水冲洗手术切口，分别把三角韧带、皮下组织、皮肤缝合。

【术后处理】

用膝下石膏托或支具外固定。回病房后抬高患肢。手术切口愈合拆线后，改用膝下行石膏靴，可扶双拐离床活动，待术后4~6周后可负重行走。约10周左右，骨折已愈合便可拆除石膏，加强锻炼，可配合理疗。

【注意事项】

内踝的前缘处为大隐静脉及隐神经所过，要注意保护。在内踝的后缘至下方，则是胫后动脉、胫神经、胫后肌腱所过，在切口的下部操作时须注意，勿误伤。

在腓骨下极外踝后下方操作时，注意勿伤及腓骨长、短肌腱。

二、双踝骨折或三踝骨折内固定术

【适应证】

后踝骨折，移位明显，骨折块较大，已超过胫骨关节面的1/3者，应做切开复位内固定。若骨折片小不引起症状者，可不做处理；引起症状者，可行摘除术。合并内、外踝骨折者，一并做手术处理。

【禁忌证】

同内踝骨折内固定术。

【术前准备】

同内踝骨折内固定术。

【麻醉】

同内踝骨折内固定术。

【体位】

俯卧位，在小腿下面放置沙袋垫高，以便在术中能做踝关节活动，方便手术操作。

【手术步骤】

1. 切口与暴露　在跟腱的外侧，从外踝平面开始，向上做长6~8cm的切口。切开皮肤、皮下组织及筋膜，将皮瓣及筋膜向两侧拉开，显露腓骨长、短肌腱和踇长屈肌。纵向切开遮盖踇长屈肌的筋膜，再切开拇长屈肌的外侧纤维和胫骨的骨膜，在骨膜下钝性剥离，便可显露胫骨远端后踝部。

2. 复位及内固定　后踝移位骨折，常伴有距骨后脱位，在处理后踝前，必须首先处理关节脱位。具体方法是，对抗牵引小腿和足部，进而背伸足部，使距骨前移而复位；随即用手指推压骨碎片，使后踝复位。继而用布巾钳做暂时固定，用骨钻从后踝通过骨折线向近骨折端钻一骨孔，拧入螺丝钉做内固定（图19-22）。

3. 内、外双踝骨折内固定法　取仰卧位。先做内踝固定，后做外踝固定。故下肢开始取半屈髋屈膝外旋位，患踝置于腱侧小腿上，待内踝固定完成后，下肢改为半屈髋屈膝内收内旋位，使外踝向上。其具体操作基本同内外踝单骨折固定术。

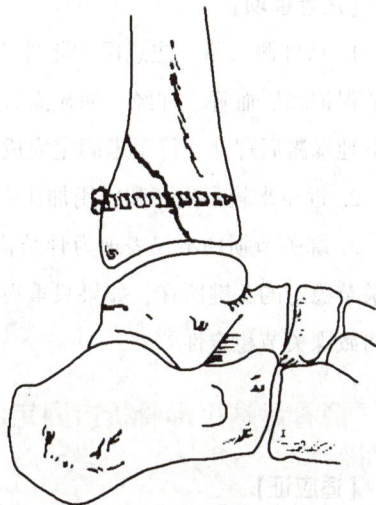

图19-22　后踝螺丝钉固定

4. 三踝骨折内固定法 在后踝骨折内固定完成后，可不改变躯干体位，只将患肢做内旋、外旋，分别让外侧及内侧向上便可进行外踝及内踝的处理。其具体方法同内、外双踝骨折内固定。而内、外、后踝的固定，共有 3 枚螺丝钉，故钻骨孔时，要考虑到 3 枚螺丝钉互不影响（碰撞）。

彻底止血，生理盐水冲洗切口，按层缝合手术切口。

5. 踝关节骨折合并下胫腓联合分离的固定方法 取外踝后侧纵切口，切开皮肤、皮下组织，显露至骨膜下，于内、外踝之间用手法加压将下胫腓关节复位。在 C 型臂 X 光机透视下证实胫腓联合已复位后，于踝关节水平间隙上方 2~3cm 的腓骨后外侧，经皮平行于胫距关节面且向前倾斜25°~30°方向穿过腓骨两层皮质至胫骨钻入 1 枚直径2mm 的克氏针，C 型臂 X 光机透视示定位针位置正确后，测量长度，取出导针，拧入长度适合的直径 3.5mm 空心拉力螺丝钉 1 枚固定，螺丝钉尖部不穿过胫骨对侧皮质。下胫腓骨稍微活动，可有利于关节活动。

彻底止血，生理盐水冲洗切口，按层缝合手术切口。

因为内外双踝骨折又常合并胫腓骨远侧关节分离，故先处理内踝，内踝固定后，将足部和小腿反向对抗牵引，术者两手掌做横挤合骨手法把胫腓骨远侧关节复位，并用布巾钳钳夹外踝维持，用骨钻从外踝穿过胫腓关节横向到胫骨钻一骨孔，拧入一长达胫骨内侧皮质的螺丝钉（图 19-23）。

双踝或三踝骨折常有下胫腓韧带分离，踝穴的宽度增加，使距骨在踝穴内活动度增加，造成踝关节活动不稳定。下胫腓分离的影像学诊断标准为：①前后位或踝穴位片下胫腓骨间隙 >6mm。②前后位片胫腓骨重叠 <6mm 或小于腓骨宽度的 42%。③踝穴位片胫腓骨重叠影 <1mm。

图 19-23　内外踝螺丝钉固定

【术后处理】
同内踝骨折内固定术。合并下胫腓分离者，6~8 周后去除固定下胫腓联合的内固定物。

【注意事项】
1. 从外侧入路，注意保护腓骨长肌、腓骨短肌、踇长屈肌腱。亦可从内侧进入，但必须小心保护胫后血管、神经。如显露后踝欠佳，必要时可将跟腱做 Z 形切断，剥开腱前脂肪，较充分地暴露后踝部。待手术固定完成后，再把跟腱缝合。

2. 近年来较多生产和应用加压螺丝钉，踝部几种骨折均可使用，固定效果更佳。

3. 踝关节损伤不仅表现为骨结构紊乱，也是韧带及软组织损伤，其中踝关节韧带是维持踝关节稳定的关键所在，如果只重视骨折复位及坚强内固定，而忽略韧带及软组织的治疗，同样可致踝关节稳定性差。

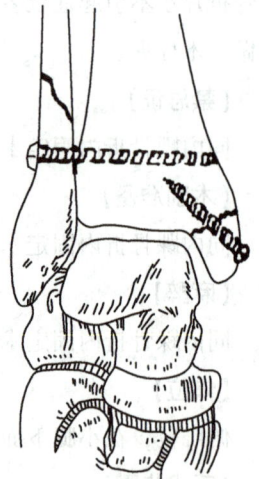

三、胫骨远端 T 形骨折内固定术

【适应证】
胫骨远端 T 形粉碎性骨折经闭合复位外固定失败者，陈旧性胫骨远端 T 形骨折者。

【禁忌证】

1. 不规则，多块粉碎性骨折。

2. 同内踝骨折内固定术。

【术前准备】

同内踝骨折内固定术。选备接骨板螺丝钉。

【麻醉】

用腰段硬膜外麻醉或腰麻。

【体位】

仰卧位。

【手术步骤】

1. 切口与暴露　经内侧入路，从内踝尖端上方 6~8cm 处起，于大隐静脉的后侧沿胫骨前内缘向下到内踝尖端再后转 2~3cm。切开皮肤、皮下组织及深筋膜，继而纵向切开骨膜与关节囊，适当剥离并分别向前后牵开，暴露胫骨远端骨折处及关节。

2. 复位及内固定　用生理盐水冲洗骨折处及关节腔内，清除积血及组织碎屑。探查骨折与关节面的情况，决定复位及内固定的具体方法。一般的方法是，把小腿和足部做对抗拔伸牵引，并用横挤手法于内、外踝，使胫骨远端左右骨折块靠近，同时让下胫腓联合亦紧靠，还可用骨膜剥离器撬动骨折块，直至复位满意。把选备的 3 孔接骨板按胫骨内侧远端的表面生理弯曲度弯曲定形，放置在合适的位置上，两个孔在近骨折段上，一个孔在远骨折段，先用骨钻把远骨折段的孔钻通，并拧上合适的螺丝钉，这样远侧两骨折块和接骨板便连为一体，然后再在近骨折段钻两个骨孔，拧入螺丝钉便可使 T 形骨折固定好。

彻底止血后，用生理盐水冲洗关节腔及手术切口，依次缝合关节囊、骨膜、筋膜、皮下组织及皮肤。

【术后处理】

术后即用膝下石膏托外固定，待伤口愈合拆线后，改用膝下管型石膏外固定。因胫骨是负重骨，其远端 T 形粉碎，检查证实已骨性愈合后再负重行走。一般需要 10~12 周以上的时间。

【注意事项】

1. 胫骨远端 T 形粉碎性骨折，最关键的是恢复关节面的完整光滑，同时要恢复正常轴线。

2. 对陈旧性骨折，已超过 1 个月以上者，除需清除折端的瘢痕组织外，还需去除折端表层骨质，使其形成新鲜创面，并同时做植骨。对时间过久，不易获得满意复位者，术后也不能避免创伤性关节炎者，可做踝关节融合术。

第三节　踝关节融合术

踝关节融合术是使踝关节骨性融合的手术。踝关节在下肢是较低位的一个负重关节，稍有畸形或疼痛均影响下肢功能，做融合术后既可消除疼痛，又可矫正畸形，一般较少影响下肢功能，效果良好。踝关节固定的位置，男性患者一般都在 90°位，女性患者可放在 110°位，以便于穿跟稍高的鞋。常用的有前侧滑动植骨融合术和腓骨下端嵌入融合术。

NOTE

【适应证】

因踝部陈旧性骨折、脱位、各种感染性与非感染性疾病，致使踝关节面被严重破坏和关节不稳，神经麻痹瘫痪所致踝关节不稳定的 14 岁以上患者。如病灶主要靠外侧者，用腓骨下端嵌入融合法；若病灶靠前内侧者，用前侧滑动植骨融合为宜。

【禁忌证】

对 14 岁以下的患者，一般不做关节融合术。

若踝关节已经被严重破坏，又需做局部病灶清除者，应审慎选择融合方法，一般不做跨越关节的骨片移植融合术。

【术前准备】

对各种原发病需做药物治疗，控制原发病后再做此手术。

【麻醉】

采用腰段硬膜外麻醉或腰麻。

【体位】

仰卧位。

【手术步骤】

1. 切口与暴露

（1）踝前侧切口　切口于踝关节正前方，以踝关节基点，向上 12cm，向下 5cm，全长 17cm 左右，切开皮肤、皮下组织，对遇到的有碍手术操作的横向足背静脉网予以结扎切断。保护腓浅神经的皮支，不可损伤。切开深筋膜及踝横韧带后，找到胫前动脉、大隐静脉、腓深神经、踇长伸肌腱、胫前肌腱，一并拉向内侧；分出趾长伸肌腱并向外侧牵开，便可显露关节前侧。本切口适用于踝前侧滑动植骨融合。

（2）踝外侧直切口　始于外踝尖端向上 12cm，向下 3cm，全长 15cm，沿腓骨下段前缘做纵切口。切开皮肤、皮下组织、腓骨骨膜，稍剥离便可暴露腓骨下段。本切口适用于腓骨嵌入融合。

2. 踝前滑动植骨融合法

（1）病灶清除及踝关节面切除　取前切口，切开关节囊，将足向跖侧屈曲，使前侧的关节间隙增宽，以暴露关节面。用刮匙或骨凿去除关节内及附近的病变组织，用生理盐水冲洗干净。然后用骨刀切除胫腓下关节及胫距关节、腓距关节的关节软骨面，直至露出正常松质骨（图 19-24）。

（2）凿取滑动骨块及骨槽　顺切口方向，于胫骨远端前面纵向切开骨膜，向两侧剥离，露出前侧骨质。用骨刀从胫骨远端起向上刻出长 10cm、宽 25cm 的骨片标志。用骨钻在此标志边缘钻若干深达髓腔的骨孔，再用骨刀或电骨锯按所刻标志切骨。取得长方形骨块，用生理盐水纱布包裹保存备用。将踝关节屈曲至需要融合固定的角度（男 90°，女 100°~110°），在距骨上面，用骨刀切成一骨槽，该骨槽必须与胫骨上已形成的骨槽相对应，其深度约 2cm，横向宽度为 2.5cm，前后厚度与胫骨上骨槽同，以插入在胫骨取出的骨块（图 19-25）。或者把距骨前上方的部分骨质切除，形成一新的骨缺损创面，此创面与胫骨上的骨槽相接，到做融合时，胫骨块的下端嵌于此创面上。

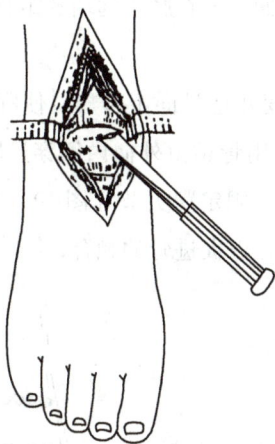

图 19 - 24　切除关节面

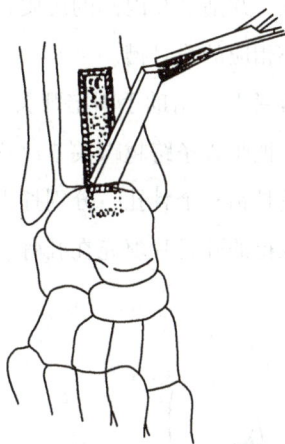

图 19 - 25　切取骨块及骨槽

（3）融合关节　由助手固定踝关节于适合的屈伸角度，术者把取得的胫骨块上端倒转向下，插入距骨槽内，并向下打紧，骨块的其余部分安放入胫骨槽内。用骨钻从距骨颈穿过骨块向距骨体钻一骨孔，并拧入螺丝钉固定距骨与骨块。在踝关节间隙尽可能减少下，穿过骨块的上半部向胫骨后侧钻一骨孔，拧入螺丝钉，使骨块与胫骨固定（图 19 - 26），然后把从距骨上切下的碎骨片填放在胫骨骨槽的空缺处。

3. 腓骨远端嵌入融合法

（1）截取下段腓骨　取外侧切口，纵向切开腓骨骨膜并剥离，把腓骨下段 10cm 长的骨段完全游离。在距离外踝尖端上 10cm 处用骨刀或线锯截断（图 19 - 27），取下远端的腓骨条，用生理盐水纱布包裹保存备用。

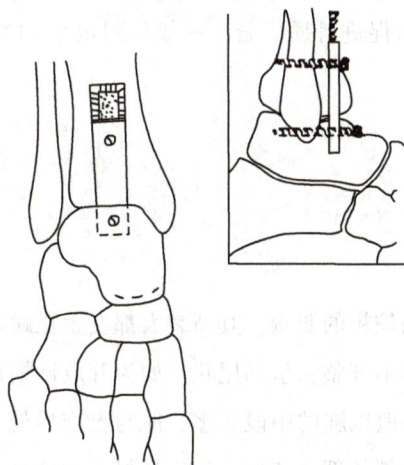

图 19 - 26　螺丝钉固定骨块

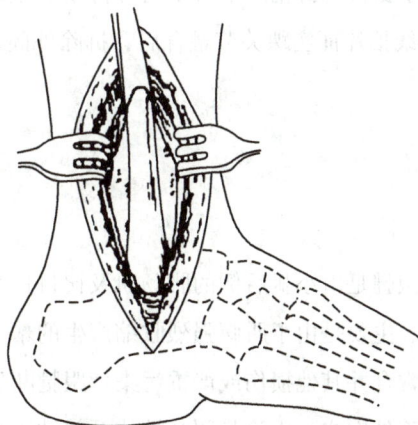

图 19 - 27　骨刀切断腓骨

（2）病灶清除及踝关节面切除　顺原腓骨下段处，切开骨间膜和骨膜、关节囊，在骨膜下剥离，并剥离或切断踝关节外侧的韧带，暴露胫骨远端及距骨的外侧，将患足内翻，使距骨向内脱位，暴露踝关节的胫距关节面（图 19 - 28）。此时，可用骨凿及刮匙彻底清除病变组织。用生理盐水冲洗干净后，用骨刀切除胫骨远端和距骨上边的关节面，尽可能把内侧（内踝）关节面亦切除。

（3）修整腓骨条及凿出骨槽　把截取的腓骨条用骨刀按需要修整。主要是把腓骨远端的关节软骨切除，并削平其内侧的皮质骨，造成一平整粗糙面。又在胫骨远端及距骨的外侧凿一与腓骨条大小相应的浅骨槽。

（4）融合关节　由助手固定踝关节于适合的屈伸角度并把足向上推压，使踝关节间隙尽可能地缩小。把腓骨条跨越踝关节放置于外侧的骨槽内，用骨钻由外向内侧穿过腓骨条到胫、距骨内侧皮质骨钻三个骨孔，分别拧入长度合适的螺丝钉，固定踝关节（图19-29）。然后把凿骨槽时所取得的碎骨片填充在胫骨、距骨、腓骨条之间，以促进骨的融合。

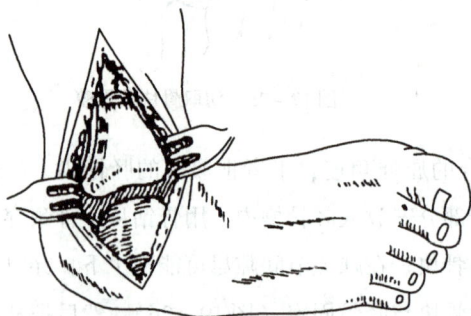

图19-28　足内翻显露踝关节

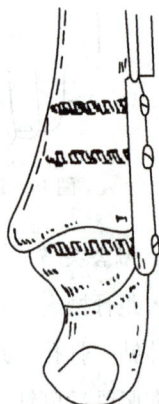

图19-29　腓骨条的固定

彻底止血后，用生理盐水冲洗切口，把剥下的骨膜摊平，能缝合者缝合，并依层缝合其他组织。因为骨端可能渗血较多，在关闭切口前应放置负压引流管，以防积血。

【术后处理】

用小腿膝下石膏托固定，回病房后，垫高患肢，负压引流两天后拔除，待手术切口愈合后改用小腿行石膏靴。术后4周可持拐负重练习行走，以促进骨质融合。一般外固定8～12周，经X线拍片证实踝关节融合后，拆除外固定。

第四节　跟腱断裂缝合术

跟腱是由小腿后侧的腓肠肌及比目鱼肌咎合而成的较粗的肌腱。其断裂大都发生在跳跃动作中，主要是由于肌腹强烈收缩产生的暴力造成，断端不齐整，呈马尾状。如为开放性损伤所致，常合并其他损伤或严重污染。跟腱断裂的部位，一般以腱的中段居多，肌与腱交界处、跟骨附着处次之。无论是闭合性或开放性断裂，还是其断裂的部分如何，均应尽早手术缝合。否则，可因腓肠肌和比目鱼肌强有力的收缩，使断裂的跟腱近端回缩较远，时间一长，挛缩严重，手术困难，且影响疗效。

一、跟腱断裂缝合术

【适应证】

开放性或闭合性跟腱断裂。

对于开放性的跟腱断裂，应争取在6～10小时内做彻底清创的同时予以缝合。如合并其他组织损伤，而且污染比较重，一期缝合有困难者，也应先把断裂的近端尽量向下拉伸后，和附近的组织做暂时缝合固定，避免上缩，待以后条件允许时再做二期跟腱处理。

【术前准备】

除一般准备外，备不锈钢丝。

【麻醉】

用腰段硬膜外麻醉或腰麻。

【体位】

患者俯卧位，小腿及足部垫枕，让膝关节稍屈曲。

【手术步骤】

1. 切口与暴露　以断裂处为中心，沿跟腱的内缘或外缘做一纵向的 6～10cm 切口，切开皮肤、皮下组织，即可见到断裂跟腱处有一空隙并形成血肿。冲洗并清除血凝块后，纵向切开跟腱鞘膜，暴露跟腱的断端。如为开放性损伤，清创时可顺创口再适当纵行扩大切口，按需要向上或向下延长，直至显露远、近跟腱断端。

2. 跟腱跟骨附着断裂缝合固定法　在跟骨的原跟腱附着部位，用骨钻向下方（跖面）钻一骨孔，再将骨孔的上部（跟腱附着部）扩大。用细的不锈钢丝，以"8"字缝合法缝于跟腱的近侧断端，并留置钢丝抽出线，然后用粗长的直缝针把钢丝从上向下穿过跟骨孔、足底软组织，从足底皮肤穿出（图 19-30）。由助手把患肢膝关节屈曲，踝关节跖屈并维持，术者把钢丝向下拉紧，使断裂的跟腱进入骨孔扩大部分，用 3～5 层纱块做垫，套在从足底穿出的钢丝上，最后用一个稍大的纽扣套入钢丝，将钢丝抽紧，并在纽扣的表面打结固定。

3. 跟腱中段及肌与腱交界断裂修补法　如跟腱的长度够，可用直接缝合法；如缺损，长度不够，可用阔筋膜条修补法或带蒂腱膜瓣修补法。

（1）直接缝合法　显露跟腱断端后，用利刀修齐，由助手将膝关节屈曲30°，踝关节中度跖屈，远、近断端可接触者，用 7 号丝线缝合。为避免肌张力把线拉断，可用不锈钢丝拉出缝合法，即把钢丝穿在直缝针上，从跟腱的近断面的外侧部刺入，在离断面 1～1.5cm 处穿出外缘，然后横贯至内缘，再从内缘刺入，在断面的内侧部穿出（图 19-31）。钢丝的两端分别于跟腱的远侧断面内、外侧部刺入，由后缘穿出，再穿出皮肤外（图 19-32）。用另一根钢丝套在已缝合的钢丝的内（或外）上角处穿出皮肤，以备做抽出缝合钢丝用。把缝合钢丝两端垫好套上大纽扣，拉紧钢丝，使跟腱断端对合，将钢丝两端在纽扣上打结固定（图 19-33）。

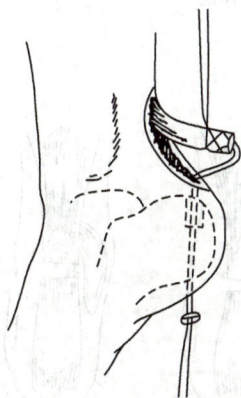

图 19-30　钢丝穿过骨空出皮肤　　　　图 19-31　断腱近端缝上钢丝

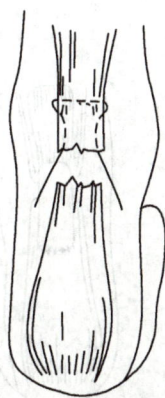

NOTE

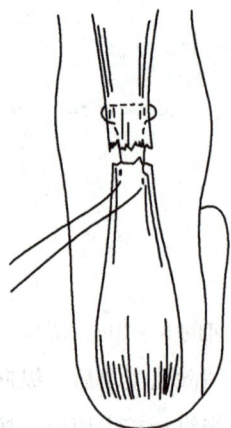

图 19-32　钢丝通过断腱远端

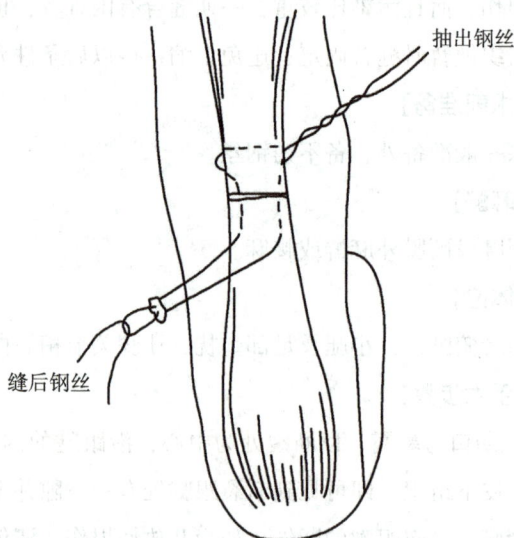

图 19-33　钢丝拉出缝合法固定跟腱

（2）阔筋膜条交叉修补法　从大腿外侧做一纵向切口，取下一阔筋膜，（0.5～0.8）cm ×（12～15）cm，在跟腱的断端之间，做交叉缝合（图 19-34）。

（3）带蒂腱膜瓣修补法　从腓肠肌腱膜上切下一块带蒂腱膜瓣，其蒂部留在离近侧断端约 1～1.5cm 处，其长度与宽度以翻下后可与远端重叠缝合为准（图 19-35）。本法的缺点是腱膜深面的粗糙面向皮下，易发生粘连。另一方法是所取的腱膜长、宽度大些，在腱上戳一个纵向切口，把此腱膜瓣从切口穿向前方，再反折向下，将此腱膜瓣包绕跟腱的远、近断端并缝合固定（图 19-36）。此法，其腱膜瓣光滑面向外，但腱膜瓣需较大。

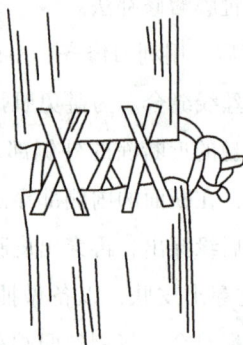

图 19-34　阔筋膜修补法

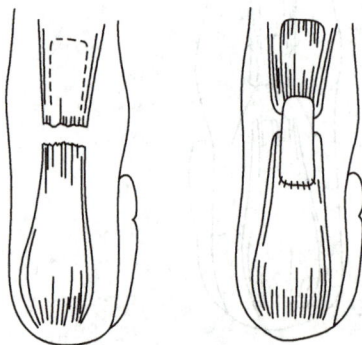

图 19-35　带蒂腱膜修补法之一

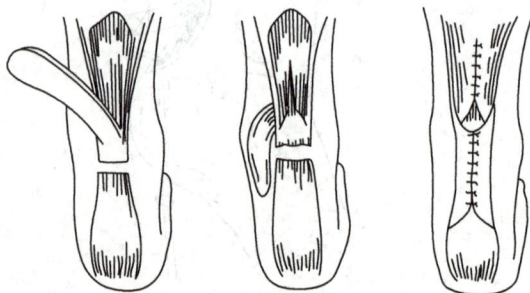

图 19-36　带蒂腱膜修补法之二

4. 跟腱断裂晚期修补术

（1）直接缝合及筋膜与腱膜修补法　切开跟腱鞘膜后，清除瘢痕组织，剥开跟腱与周围组织的粘连，切除跟腱两端的瘢痕，造成新创面。如断端能靠近者，可按新鲜断裂，用早期缝合的方法处理；如断端不能靠近，则用下面的方法。

（2）腓骨短肌腱移位代跟腱法　用跟腱外侧缘切口，上至肌腹，下延到外踝的前下方，找出腓骨短肌，按需要的长度在外踝前下方切断，将该肌腱后移，与跟腱的远侧断端缝合，将腓骨短肌的肌腹缝在腓肠肌、比目鱼肌上，再用阔筋膜条交织包绕此三肌，缝合固定。

彻底止血，生理盐水冲洗切口后，尽可能缝合跟腱鞘膜，再缝合切口的各层组织。

【术后处理】

术毕，须有一人维持患肢于屈膝 100°~120°，踝中等跖屈位，直至用石膏固定好为止。新鲜损伤缝合者，用石膏前后托外固定，2 周后拆线，3 周后可抽去钢丝，4~5 周开始活动踝关节；如用筋膜及腱膜瓣修补及晚期修补者，拆线后改用屈膝约 45°左右长腿管型石膏再固定 4~5 周，拆除石膏后，开始锻炼膝、踝等关节。术后 6~8 周后，可逐渐练习负重行走。

二、跟腱延长术

【适应证】

适用于因跟腱挛缩引起的尖足畸形。常与其他术式合并应用。

如患者同侧肢体并有股四头肌麻痹者，一般不宜采用跟腱延长术，或所延长的幅度需慎重控制，免致术后加重膝关节的不稳而影响步行。

【术前准备】

一般准备。

【麻醉】

用腰段硬膜外麻醉或腰麻。

【体位】

俯卧位，患足垂于手术台端。

【手术步骤】

1. 切口与暴露　于跟腱内侧做一长 8~10cm 的弧形切口，切开皮肤及皮下组织，于跟腱正中纵向切开腱周组织，暴露跟腱。

2. 延长跟腱　常用额状面及矢状面 Z 形延长法。

（1）额状面 Z 形延长法　膝伸直、足背伸位，使跟腱紧张，在跟腱附着部上 1cm 处用尖刀额状面插入，向跟腱近侧平行切开，至接近肌腱和肌肉的交界处时，逐渐移向浅面，将浅层腱片切断（图 19-37），掀开浅层腱片，将深层腱片于跟腱抵止处切断（图 19-38），使之形成后浅、前深两层等厚的腱片，便可随意将两腱片拉伸开，按设计要求矫正垂足畸形。跟腱延至足够长度，将腱片对合，用丝线间断缝合固定（图 19-39）。

（2）矢状面 Z 形延长法　操作基本同上法，仅将跟腱在矢状面上按 Z 形切开，再根据延长程度做端端或侧侧缝合。

彻底止血后，冲洗手术切口，缝合跟腱鞘膜或以腱周疏松组织覆盖于腱的缝合部位，以防粘连，然后缝合手术切口。

NOTE

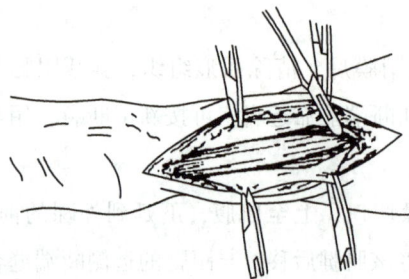

图 19 – 37 切断近侧浅层腱片

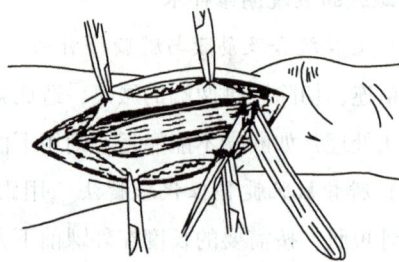

图 19 – 38 切断远侧深层腱片

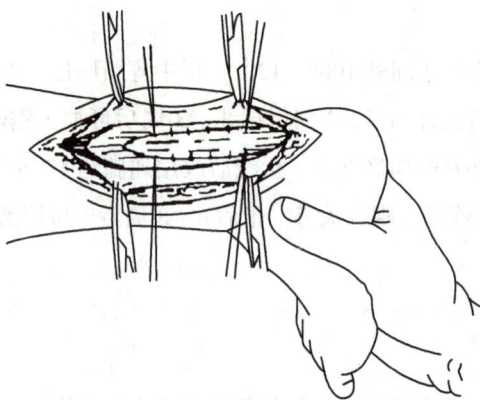

图 19 – 39 腱片结节缝合

【术后处理】

用石膏固定 4~6 周，拆除固定后，逐渐锻炼，可配合中药熏洗、理疗等。

第五节 跖腱膜切断术

【适应证】

足高弓畸形。

足高弓畸形常和其他骨及软组织因素所致足畸形并存，所以，跖腱膜切断术常与其他手术配合使用。

【术前准备】

一般准备。

【麻醉】

主要根据其他手术需要选择，腰段硬膜外麻醉、腰麻、局部麻醉均可。

【体位】

仰卧位，膝关节屈曲外旋，足内缘向上。

【手术步骤】

1. 切口与暴露 沿足内缘和背侧皮肤交界部做一约 3~5cm 的切口（图 19 – 40）。切开皮肤、皮下组织，剥开纤维脂肪组织，显露跖腱膜在跟骨的附着部。

2. 切断环腱膜 用力使患足背伸，将跖腱膜牵紧。用尖钩刀或剪刀贴紧跟骨将跖腱膜的附着部横行切断（图19-41）。

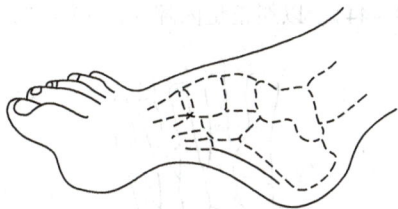

图19-40 足内侧切口

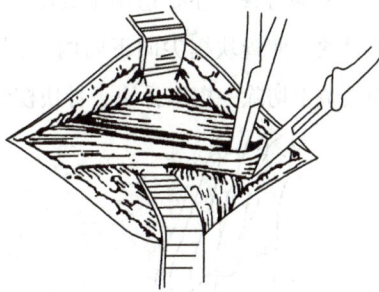

图19-41 切断跖腱膜

同时在跟骨结节处切断趾短屈肌。然后用力使足背伸，使足弓松弛。

【术后处理】

用石膏把足固定在尽量背伸位。固定时间决定于其他手术需要，单纯本手术，切口愈合即可拆除。

【注意事项】

1. 在切断跖腱膜时，不要损伤趾短屈肌两侧的足底内、外侧血管和神经。

2. 不要损伤跟骨处的骨膜，免致日后骨膜反应而骨刺形成，引起疼痛，影响行走。

第六节　三关节融合术

三关节融合术是将足跟距、跟骰和距舟三个关节的部分骨质切除，以达到骨性融合，矫正畸形，恢复足部能平正着地，改善步态及整个下肢功能的手术。

【适应证】

14岁以上的先天性或麻痹性尖足、足内翻畸形，足跗骨已发生骨性结构改变者；足跗关节陈旧性骨折、脱位，合并关节不稳或剧烈疼痛，而小腿三头肌仍强有力者。

【禁忌证】

手术区软组织广泛瘢痕，下肢远段存在血循环障碍，感染性病灶存在者。

【术前准备】

一般骨科术前准备。

【麻醉】

腰段硬膜外麻醉或腰麻。

【体位】

仰卧位。

【操作步骤】

1. 切口与暴露　切开皮肤及筋膜，可用足部前外侧切口或外侧弧形切口。后者暴露跟距关节较充分，把肌腱拉开，在骨面剥离推开软组织，暴露足跟距、距舟、跟骰三个关节。

2. 切除三关节　利用不同方向的楔形截骨矫正足部的畸形。方法较多，下面介绍常用的两种。

（1）**一般截骨法**　主要适用于尖足或兼内翻，但畸形不严重者。先在跟骰、距舟两关节上切除一楔形骨块，使骨块楔尖向下向内（图 19-42），以纠正前足内收和下垂畸形（图 19-43）。再在跟距关节上切除一楔形骨块，骨块楔尖向内（图 19-44），以纠正足内翻（图 19-45）。

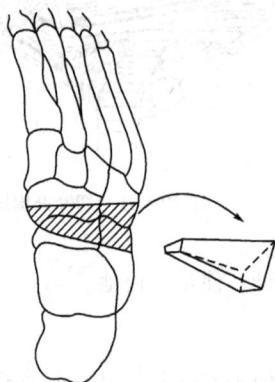

图 19-42　跟骰、距舟关节截骨

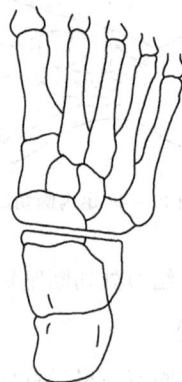

图 19-43　前足畸形矫正

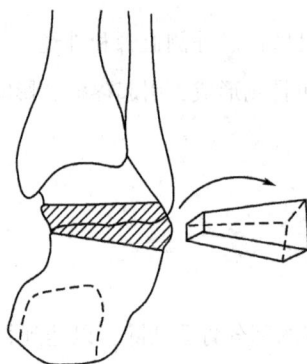

图 19-44　跟距关节截骨

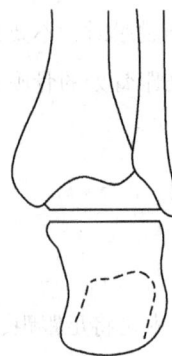

图 19-45　内翻畸形矫正

（2）**距骨嵌插法**　主要适用于严重尖足或足下垂畸形。用足下垂位作为起点，在距骨下面几乎水平线向前截骨，即前段多截些；跟骨上面截骨，前段多截些；并在舟骨后侧凿一横骨槽。切除跟距关节后，设法把距骨前端嵌插到舟骨横槽内，并填入碎骨屑，使各截骨面紧靠便可。此法又利用了距骨后结节顶住胫骨远端，支起前足，防止了垂足（图 19-46）。

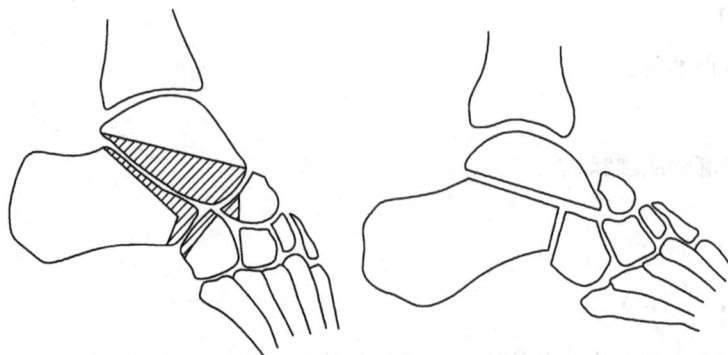

图 19-46　距骨内嵌插法

彻底止血后，用生理盐水冲洗手术切口，或用克氏针或一"冂"形钉做内固定后，依层缝合。

【术后处理】

先用前、后石膏托外固定，待切口愈合拆线后，改用膝上管型石膏固定 3 个月左右，待拍片证实已融合后再拆除。

【注意事项】

1. 三关节融合常配合肌腱手术运用，要在术前设计好。

2. 关节截骨面对合是否紧密，将影响术后出血量和日后愈合等，在术中及术后务必让截骨面紧密靠近。

第七节　跟骨骨折内固定术

跟骨作为足部最大的跗骨，主要作用是承受轴向的压缩应力。跟骨骨折占全身骨折的 2.6%，但占跗骨骨折的 60%。跟骨骨折的治疗目标包括恢复关节面，保持跟骨的高度、长度和宽度，保留距下和跟骰骨关节的活动。另外，同其他的关节内骨折一样，跟骨骨折也要求解剖复位。

【适应证】

骨折波及关节面，手法复位失败或不能获得良好固定者；后关节面骨折移位超过 3mm 者；跟距角 <10° 或完全消失者。

【禁忌证】

患踝肿胀，且有皮肤挫伤及水疱形成，暂不手术。待挫伤恢复及水疱干瘪后再手术。小腿及足部有化脓性感染或真菌感染病灶者，不宜手术，须待感染病灶治愈后再进行手术。

【术前准备】

一般骨科术前准备。

【麻醉】

腰段硬膜外麻醉或腰麻。

【体位】

侧卧或 60° 斜侧卧位，患侧向上，患肢略屈髋屈膝位。

【手术步骤】

1. **切口与暴露**　取扩大的跟骨外侧切口，起自外踝尖上 5cm，在腓骨与跟腱间，平行于跟腱至外踝尖下 1.5~2cm（图 19-47），再弧形延伸至第 5 跖骨基底。一次切开皮肤和皮下组织，将腓骨肌腱、腓肠神经与皮瓣掀向上方，暴露跟距关节及跟骨外侧面。

2. **复位与固定**　用骨凿将下陷的关节面撬起。如遗留缺损较大，取自体髂骨或人工骨充填植骨。然后，手法整复跟骨内侧骨折，复位困难者另取一内侧切口。最后，用解剖锁定接骨板或螺丝钉固定（图 19-48）。如以螺丝钉固定，在跟骨下方的螺丝钉应上斜以抓住载距突，靠后者应下斜以进入跟骨体后部较致密的骨质内。

松开止血带，充分止血后，生理盐水冲洗手术切口，常规放置皮片引流，逐层缝合。

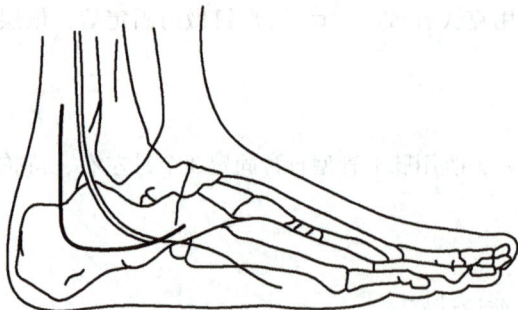

图 19 - 47　跟骨骨折切口

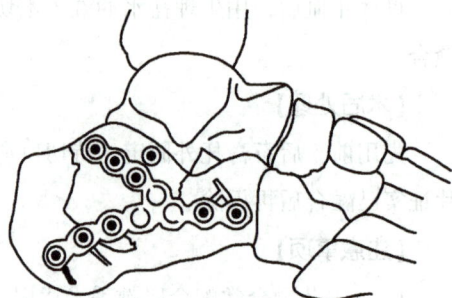

图 19 - 48　跟骨骨折接骨板内固定法

【术后处理】

术后石膏托或支具固定，抬高患肢。固定 6 ~ 8 周，经 X 线拍片证实骨质融合后方可负重行走。

【注意事项】

在腓骨下极外踝后下方操作时，注意勿伤及腓骨长、短肌腱。

第八节　距骨骨折内固定术

【适应证】

经闭合手法复位及外固定失败的距骨骨折、开放性距骨骨折。

【术前准备】

一般骨科术前准备。

【麻醉】

腰段硬膜外麻醉或腰麻。

【体位】

仰卧位。

【手术步骤】

1. 切口与暴露　用踝关节前内侧切口。自内踝前上方，略向前下弯到舟骨内侧处，长 7 ~ 8cm。切开皮肤及关节囊（图 19 - 49），牵开后即可显露踝关节及距骨折端。

2. 复位内固定　暴露骨折端后，冲洗净骨折端，用骨膜剥离器撬动骨折端，结合手法使距骨复位。然后用巾钳暂时固定，在距骨颈内侧非关节面处经颈部及体向后外钻一孔，拧入螺丝钉固定（图 19 - 50）。如术中发现周围的韧带、关节囊也有严重损伤，可在距骨用螺丝钉固定后，再行切除距跟关节面，使之融合（图 19 - 51）。

3. 严重粉碎性骨折的处理法　粉碎严重，无法复位固定者，可全部摘除，在胫骨前下方切取一滑动骨片与残存的距骨头、颈部做滑动植骨融合（图 19 - 52）。

彻底止血后，冲净手术切口，依层缝合。

【术后处理】

单做螺丝钉内固定者，用石膏托固定 8 周。做融合术者，用小腿管型石膏固定 1 周。经 X

线拍片证实骨质融合后方可负重行走，如距骨有坏死现象，仍继续石膏固定 2～3 个月。

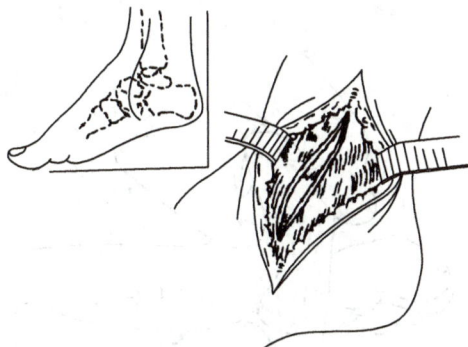

图 19 - 49　切开关节囊显露距骨

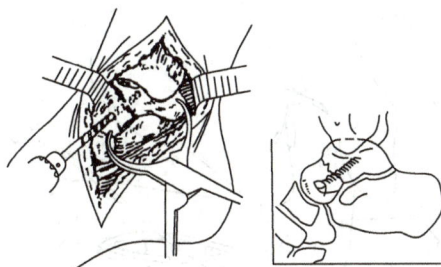

图 19 - 50　螺丝钉固定法

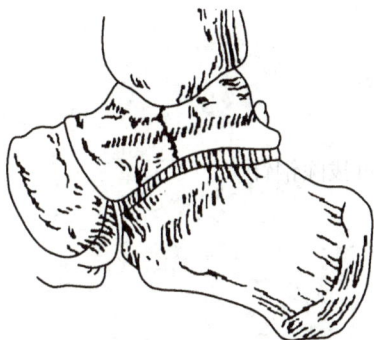

图 19 - 51　螺丝钉固定法与距下关节融合

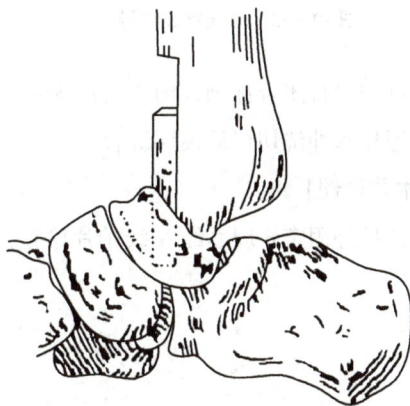

图 19 - 52　滑动植骨融合法

第九节　跖骨骨折内固定术

【适应证】

跖骨骨折经手法复位外固定失败者，或陈旧性骨折。

【术前准备】

一般骨科术前准备。

【麻醉】

局部浸润麻醉。

【体位】

仰卧位。

【手术步骤】

1. 切口与暴露　以骨折为中心，拉开伸趾肌腱，切开并剥离骨膜，在足背做约 3cm 长的纵向切口，切开皮肤及筋膜暴露骨折端。

2. 复位内固定　把远骨折端提出切口，用骨钻套上克氏针插入远端骨折髓腔，钻穿跖骨头，从足底皮肤穿出（图 19 - 53）。待钢针末端达到骨平面时，将骨折复位，再把钢针逆向近骨折端髓腔打入，直至针尾达到跖骨基底部，但不要穿出基底关节面（图19-54）。剪断多余的钢针，留1~2cm在皮外。

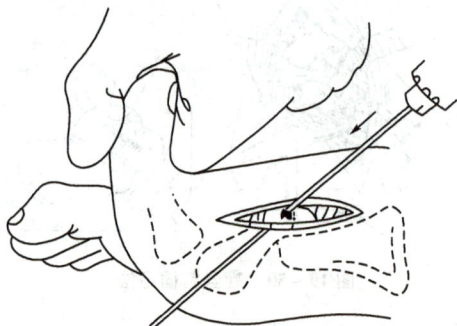

图19-53　克氏针经髓腔

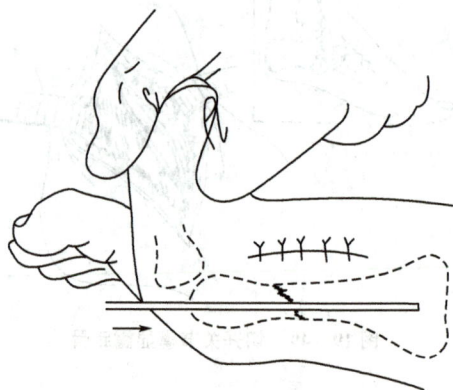

图19-54　钢针逆向打入近端

亦可用顺行闭合穿钢针内固定法固定。

生理盐水冲洗切口后逐层缝合。

【术后处理】

石膏托外固定6周，经X线拍片检查，骨折愈合后可拔除钢针。

第二十章　脊柱及骨盆的手术

第一节　脊柱、骨盆部的局部解剖和手术入路

一、脊柱的局部解剖

（一）体表标志

从枕骨结节向下，第一个触及的是第2颈椎棘突，与第2颈椎椎体约在同一水平；第7颈椎棘突特别长，当头部前屈的时候最为明显；将双上肢垂于体侧，两肩胛冈内端连线通过第3胸椎的棘突，棘突下缘约平第3、4胸椎间隙；两肩胛下角的连线通过第7胸椎棘突，其约平第8胸椎椎体；腰椎两侧可触及的最长的横突为第3腰椎横突，其同第3腰椎椎体水平；双侧髂嵴最高点的连线一般通过第4腰椎棘突或第4、5椎体间隙。

（二）脊柱骨的构成

脊柱自上而下由7块颈椎、12块胸椎、5块腰椎、1块骶骨（5个骶椎合成）和1块尾骨（3~4块尾椎合成）组成。脊柱有4个生理弯曲，每个椎骨由椎弓、椎板、横突及棘突组成。椎体位于椎骨的前方中部，呈圆柱形，是椎体主要的负重部分；椎弓位于椎体的后方，与椎体的后方围成椎孔，自上而下所有椎孔相连形成椎管，其内有脊髓和脊神经等；椎弓与椎体之间比较细小的部分称之为椎弓根，其上方的椎下切迹和下一块椎骨的椎上切迹构成椎间孔，有脊髓神经和血管通过。两侧椎弓根向后内侧延伸的骨板，称椎弓板，每个椎弓向四周伸出7个突起，向两侧的称之为横突，向上称之为上关节突，向下称之为下关节突，相邻椎骨的上下关节突互相构成椎间关节，向后伸出的称之为棘突。

人体椎体形态虽然基本相似，但仍有各自的形态的特点。

1. 颈椎　颈椎的主要特征是横突上有孔，称之为横突孔，有椎动、静脉通过，第2~6颈椎的棘突比较短，且分叉，第7颈椎棘突最长。第1颈椎又称寰椎（图20-1），没有椎体、棘突和关节突，由一对侧块、一对横突和前后两弓组成，上与枕骨、下与枢椎构成关节。侧块上面上关节凹与枕骨髁构成寰枕关节，下面有一圆形微凹的下关节面，与枢椎的上关节面构成寰枢关节；第2颈椎又称枢椎（图20-2），其特点为自椎体向上伸出一指状突起，称之为齿状突，枢椎棘突粗而大，无分叉，术中可作为椎节定位标志；第7颈椎棘突

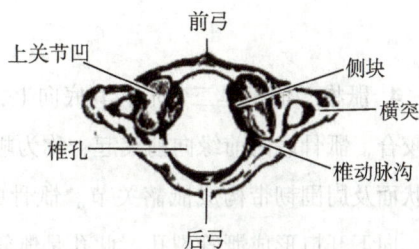

图20-1　寰椎

（前弓、上关节凹、侧块、横突、椎孔、椎动脉沟、后弓）

长而粗大，无分叉，无横突孔，前结节小或缺如，因明显隆起于项部皮下，故又名隆椎，也常作为椎骨定位标志。

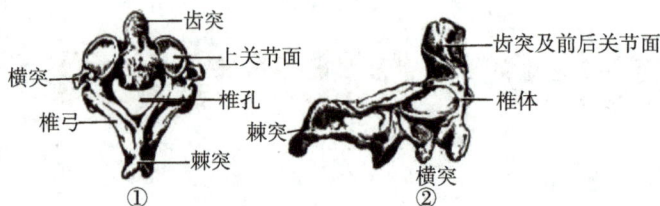

图 20 - 2　枢椎

2. 胸椎　胸椎椎体的体积界于颈椎和腰椎之间，前缘高度略小于后缘，从而形成了胸段脊柱的生理后凸。在其后侧左右各有一肋凹与相应的肋骨头构成肋椎关节。其上关节突朝向后外，下关节突朝向前内，胸椎两侧横突各有一横突肋凹，与肋骨结节构成关节，从而加强了胸段稳定性（图 20 - 3）。

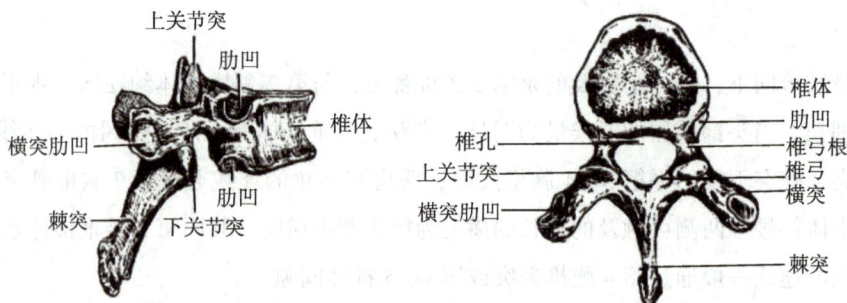

图 20 - 3　胸椎

3. 腰椎　腰椎椎体为椎骨中最大的，椎体前缘高度由上而下递增，而后缘则递减，形成腰椎的生理前凸。腰椎棘突呈板状，直伸向后，腰椎关节突呈矢状位，上关节面朝向后内，下关节突朝向前外，腰椎横突厚薄不一，一般以腰 3 横突最大，横突根部后下方为上下关节突之间的峡部，此处可因应力作用而引起断裂（图 20 - 4）。

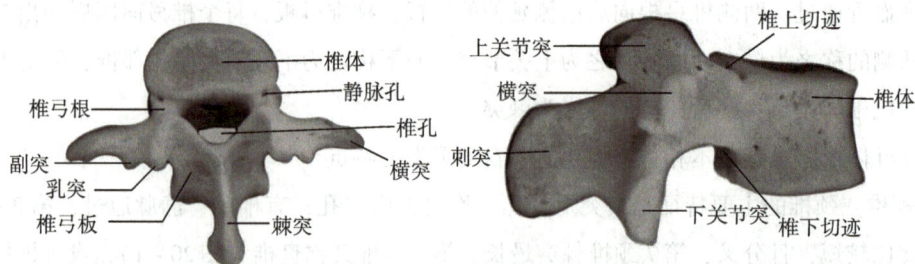

图 20 - 4　腰椎

4. 骶椎　骶椎呈三角形，其底向上，尖向下，骶骨远端与尾椎相连，近端与第 5 腰椎下方相咬合，骶骨底的前缘向前突起，称为岬，为女性骨盆测量的重要标志。骶椎其左右与髂骨的耳状面及周围韧带构成骶髂关节。骶骨中央有一纵贯全长的管道，称为骶管，向上与椎管相连，向下开口形成骶管裂孔，此孔是骶管麻醉穿刺的部位，骶管裂孔两侧有向下突出的骶角，临床常以此定位骶管裂孔的位置（图 20 - 5）。

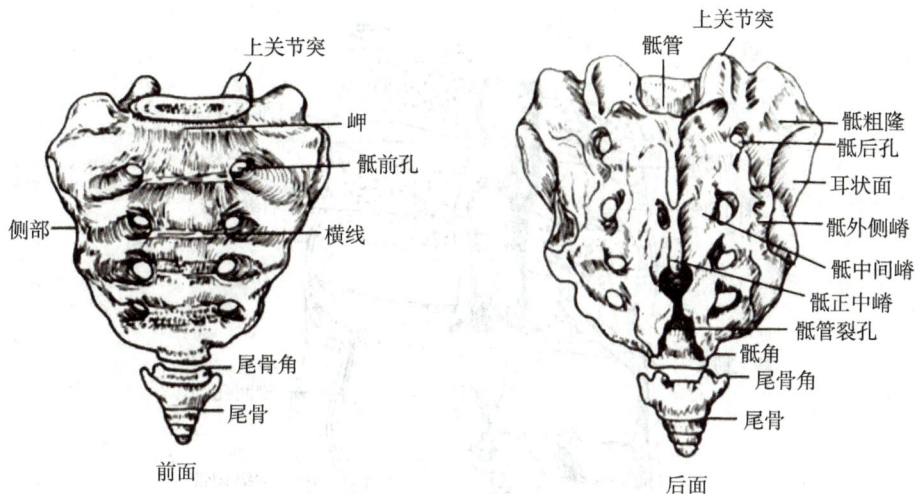

图 20-5　骶尾骨

（三）脊柱的连接

脊柱各椎骨间以椎间盘、韧带和椎间关节等相互连接。

1. 椎间盘　由纤维环和髓核组成。纤维环为椎间盘周边部的纤维软骨组织，质地坚韧而富有弹性，将上下两个椎体紧密连接，呈同心圆排列。髓核是一种白色、类似黏蛋白物的胶状体，其富含水分，可减轻和缓冲外力对脊柱和颅脑的震荡。

2. 韧带　连接脊柱的韧带有前后纵韧带、黄韧带、棘间韧带、棘上韧带、项韧带和横突间韧带。

（1）前后纵韧带　前纵韧带为全身最长的韧带，位于椎体前缘，起自枕骨大孔前缘，下达第 1 或第 2 骶椎体，可防止脊柱过度后伸和防止椎间盘向前脱出。后纵韧带位于各椎体和椎间盘的后面，起自枢椎，止于骶管前壁，可防止脊柱过度前屈和防止椎间盘向后脱出。

（2）黄韧带　椎板间有较重要的黄韧带，呈扁平状，很坚韧，为黄色弹性纤维组织，起自相邻上椎板的下缘前方，到达下椎板的后上部，充填于椎板之间。具有对抗脊柱过度前屈的作用。

（3）棘间韧带、棘上韧带、项韧带和横突间韧带　棘间韧带连接各棘突之间，后接棘上韧带或项韧带；棘上韧带连接胸、腰、骶椎各棘突的纵行韧带，横突间韧带连接相邻横突之间，棘上韧带和横突间韧带具有限制脊柱过度屈曲的作用；项韧带是颈部强有力的韧带，起自枕外隆凸，止于第 7 颈椎棘突，续于棘上韧带，前缘附于棘突（图 20-6）。

3. 椎间关节　椎间关节是关节突之间的连接，可做微小的运动。在颈部，椎间关节运动较自由；在胸部由于关节面近冠状方向，可允许胸椎做少量回旋运动；而腰椎的矢状关节面则限制回旋而允许腰椎屈伸和侧屈。椎间关节的运动和椎间盘的活动互相配合、互相制约，共同保证了脊柱的稳定和灵活。如破坏其稳定性，可引起局部椎体的不稳和疼痛，故在脊柱手术中要注意保护椎间关节。

4. 肋椎关节　肋骨与胸椎之间有两处关节。一个为肋头关节，由肋头与椎体肋凹组成；另一个为肋横突关节，由肋骨结节关节面与横突肋凹组成。

自肋骨结节到肋骨小头之间存在很多韧带，以加强肋椎关节稳定性。其中肋结节韧带位于横突尖到肋骨结节之间；肋骨颈韧带位置较深，连接于肋骨颈与横突前方；肋小头辐状韧带由

NOTE

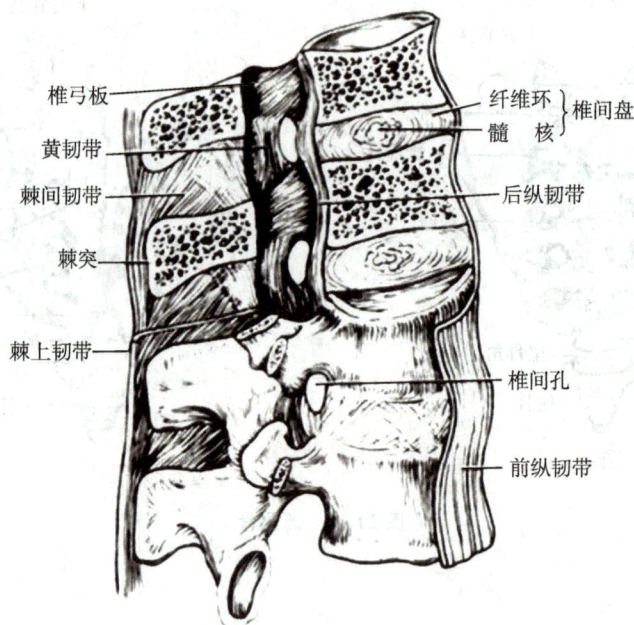

图 20-6　脊柱的椎间盘和韧带

肋骨小头呈扇形附着于椎体上。

（四）躯干后部肌肉

躯干后方的肌肉分浅、深两群。浅群肌有斜方肌、背阔肌、肩胛提肌、菱形肌。深层肌有竖脊肌。

（1）斜方肌　位于项部和背上部，为三角形的阔肌，起自枕外隆凸、项韧带、第 7 颈椎和全部胸椎的棘突，止于锁骨的外侧 1/3、肩峰和肩胛冈。

（2）背阔肌　位于背下部和胸侧部，为全身最大的阔肌，起自下 6 个胸椎的棘突、全部腰椎的棘突、骶正中嵴及髂嵴，止于肱骨小结节嵴。

（3）肩胛提肌　位于项部两侧，被斜方肌覆盖，起自上 4 个颈椎的横突，止于肩胛骨的上角。

（4）菱形肌　位于斜方肌中部的深面，呈四边形，起自第 6、7 颈椎和 1~4 胸椎的棘突，止于肩胛骨的内侧缘。

（5）竖脊肌　又称骶棘肌，为背肌中最长和最大的肌肉，位于整个躯干的背面，自内而外由棘肌、最长肌和髂肋肌组成，起自骶骨背面和髂嵴后部，止于椎骨、肋骨及乳突。

另外，腰方肌位于腹后壁，在腰椎两侧，其后方为竖脊肌。腰方肌起自髂嵴，止于第 12 肋。

（五）脊髓及脊神经丛

1. 脊髓　脊髓呈圆柱状，位于椎管内，上端与颅内的延髓相连，下端呈圆锥形。脊髓是神经系统的重要组成部分，脊髓主要有传导与反射功能：来自四肢和躯干以及大部分内脏的各种感觉冲动，通过脊髓的上行纤维束，将各种感觉冲动传达到脑，进行高级综合分析；脑的活动通过脊髓的下行纤维束，传递给各部分。脊髓的全长粗细不等，有两个膨大，分别为颈膨大和腰膨大。成人终于第 1 腰椎下缘或第 2 腰椎上部（初生儿则平第 3 腰椎）。临床上做腰椎穿刺或腰椎麻醉时，多在第 3~4 或第 4~5 腰椎之间进行，因为在此处穿刺不会损伤脊髓。

2. 脊神经丛 脊神经共有 31 对，其中包括颈神经 8 对、胸神经 12 对、腰神经 5 对、骶神经 5 对、尾神经 1 对。脊神经由脊髓发出，主要支配身体和四肢的感觉、运动和反射。

脊神经出椎间孔后分为前支、后支和脊膜返支。脊神经后支按节段分布于项、背、腰、骶部深层肌肉及皮肤。脊神经前支粗大交织成丛，然后再分支分布。脊神经前支形成的丛有颈丛、臂丛、腰丛和骶丛。

（1）颈丛 由第 1~4 颈神经前支组成，位于胸锁乳突肌上部的深面，发出皮支和肌支。皮支包括枕小神经、耳大神经、颈横神经、锁骨上神经，肌支包括膈神经、颈神经降支和颈襻。

（2）臂丛 由第 5~8 颈神经前支和第 1 胸神经前支的大部分组成。可分为根、干、股、束四段，并发出许多分支，在腋窝臂丛形成三个束，即内侧束、外侧束以及后束。由束发出分支，主要分支为肌皮神经、前臂外侧皮神经、尺神经、桡神经、腋神经，由后束发出，支配三角肌、小圆肌及肩关节皮肤。

（3）胸神经前支 共 12 对，其中第 1~11 对胸神经前支位于相应的肋间隙，称之为肋间神经；第 12 对胸神经前支位于第 12 肋下缘，称之为肋下神经。

（4）腰丛 由第 12 胸神经前支的一部分、第 1~3 腰神经前支和第 4 腰神经前支的部分组成。位于腰椎两侧、腰大肌的深面，主要分支有：股神经是腰丛神经中最粗的，经腹股沟韧带深面下行至股部，支配股前群肌和股前部、小腿内侧部和足内侧缘的皮肤；闭孔神经经小骨盆穿闭膜管至股内侧部，支配股内收肌群及股内侧面的皮肤。

（5）骶丛 由第 4 腰神经前支的一部分与第 5 腰神经前支合成的腰骶干以及骶、尾神经的前支组成，位于骶骨和梨状肌前面，其主要分布有：臀上神经支配臀中肌和臀小肌以及阔筋膜张肌；臀下神经支配臀大肌；阴部神经支配会阴和外生殖器的皮肤和肌肉；坐骨神经自梨状肌下孔出盆腔，经臀大肌深面至股后区，在腘窝上方分为胫神经和腓总神经，沿途发出肌支支配股后群肌，其中胫神经分支支配小腿后群肌、足底肌，腓总神经支配小腿前群肌、外侧群肌。

二、脊柱的手术入路

（一）第 2~7 颈椎前外侧手术入路

【适应证】

适用于显露第 2~7 颈椎椎体。

【显露步骤】

1. 切口 可选择横行或斜行切口（图 20-7，图 20-8），横行切口多从中线斜行延伸至胸锁乳突肌后缘，斜行切口沿胸锁乳突肌前缘。此入路应注意保护喉返神经，由于左侧喉返神经较长，在主动脉弓前方分出，在颈部上行于气管和食管之间，而右侧喉返神经较短，绕过右锁骨下动脉后，在颈部行于气管旁，在颈下部由外下方向内上方走行，因此，颈椎的右侧入路比左侧容易损伤喉返神经，临床中一般首选左侧皮肤切口，可降低该神经意外损伤的危险。

NOTE

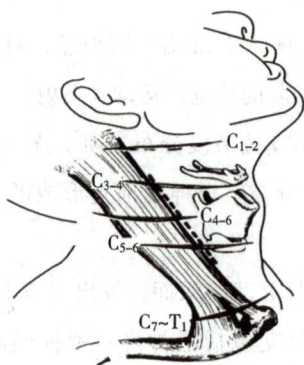

图 20 - 7   颈部横行切口

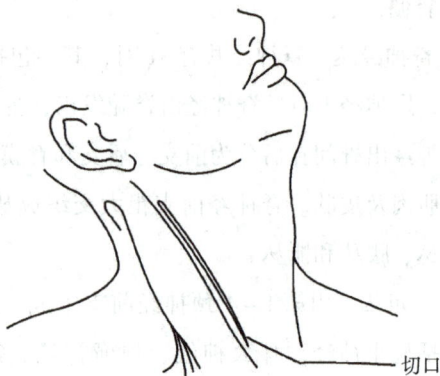

图 20 - 8   颈部斜行切口

2. 处理颈外浅静脉和胸锁乳突肌   切开皮肤、皮下组织和颈阔肌，向两侧牵开，然后结扎、剪断颈外浅静脉，辨认胸锁乳突肌前缘，沿前缘切开颈深筋膜，并将其钝性分离，可见肩胛舌骨肌（图 20 - 9）。

3. 切断肩胛舌骨肌   充分暴露肩胛舌骨肌，并于中心腱部切断，用丝线结扎，分别牵开（图 20 - 10）。

4. 暴露椎体前外侧   触知颈总动脉，在颈动脉鞘内缘与中线结构之间找到界面，将颈动脉鞘及鞘内的结构连同胸锁乳突肌一并牵向外侧。将气管、食管和甲状腺牵向内侧，钝性剥离颈深筋膜深层，即可显露椎体前外侧（图 20 - 11）。

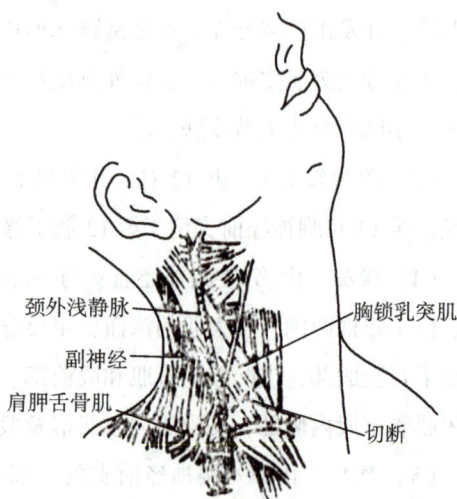

图 20 - 9   切断胸锁乳突肌

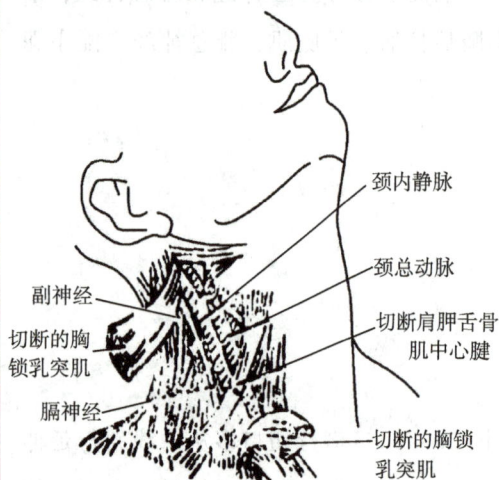

图 20 - 10   切断肩胛舌骨肌

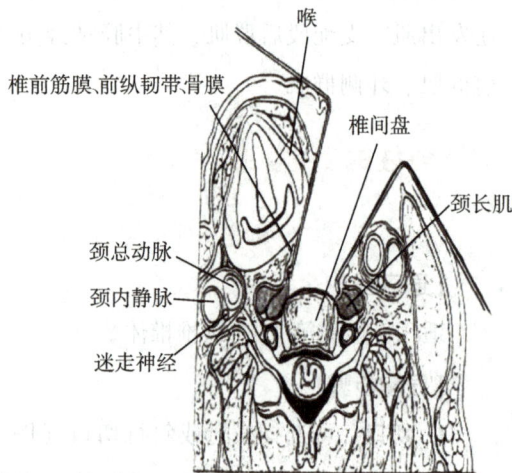

图 20 - 11   显露椎体前面

（二）颈椎后侧正中手术入路

【适应证】

适用于显露颈椎棘突、椎弓和椎管。

【显露步骤】

1. 切口　从枕外隆凸下 2cm 起至第 7 颈椎棘突的后正中线做切口，切口长短视手术需要显露椎体数而定（图 20 - 12）。

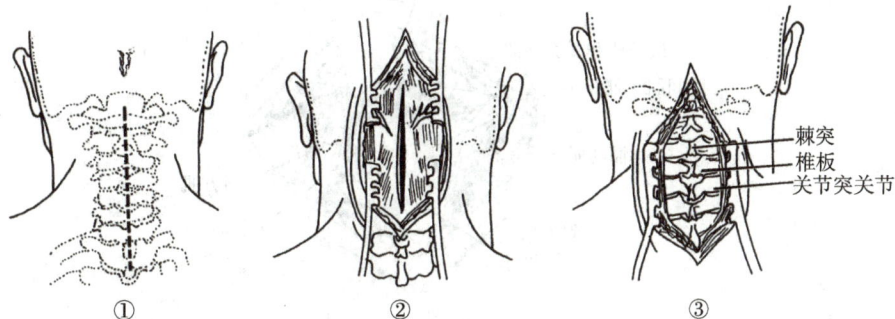

图 20 - 12　颈后侧正中切口示意图

2. 剥离颈部肌肉　切开皮肤和皮下组织，切开深筋膜，然后纵向切开项韧带，并将斜方肌、头半棘肌、颈半棘肌、头夹肌、项棘肌、多裂肌、头最长肌等肌肉自棘突椎板行骨膜下剥离。

3. 暴露椎板　将剥离的肌肉分别向两侧牵开，暴露颈椎棘突、关节突关节及椎板。

（三）第 1 ~12 胸椎后外侧手术入路

【适应证】

适用于需要显露胸椎体侧面的手术。

【显露步骤】

1. 切口　在棘突外侧约 3cm 处做一纵行切口，切口中心位于预显露椎体平面。另外做一弧形切口，弧形顶端指向外侧（图 20 - 13）。

2. 切断背部肌肉　牵开切开的皮肤和皮下组织，沿切口方向靠近棘突切断斜方肌、背阔肌和深层菱形肌或腰背筋膜（图 20 - 14）。牵开被切开的斜方肌、背阔肌及菱形肌，即暴露骶棘肌。

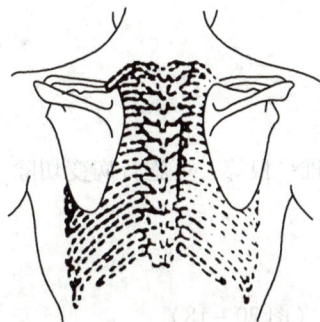

图 20 - 13　胸椎后外侧椎旁切口

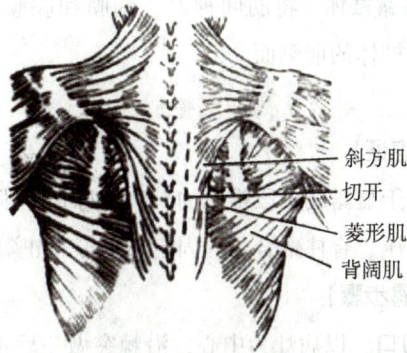

图 20 - 14　切开斜方肌

3. 暴露肋骨和横突　将骶棘肌纤维向两侧分开，暴露肋骨的近端和横突，在准备切除的肋骨后面切至骨膜（图 20 - 15），用骨膜剥离器将在肋骨和横突上做骨膜下剥离，沿肋骨上缘向外侧剥离并沿肋骨下缘向内侧剥离，继续骨膜下剥离肋骨前面（图 20 - 16），在剥离过程中注意避免损伤胸膜，在离中线约 5cm 处切断肋骨（图 20-17）。然后将肋骨内段提起，并仔细切去残留的肌肉及肋横突韧带，将肋骨内段转动以完成此段的切除。

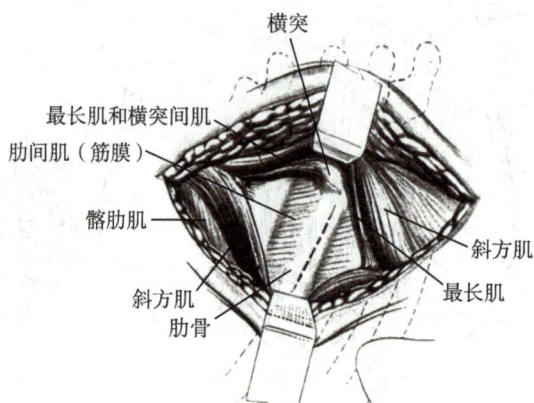

图 20-15 切开肋骨上的骨膜

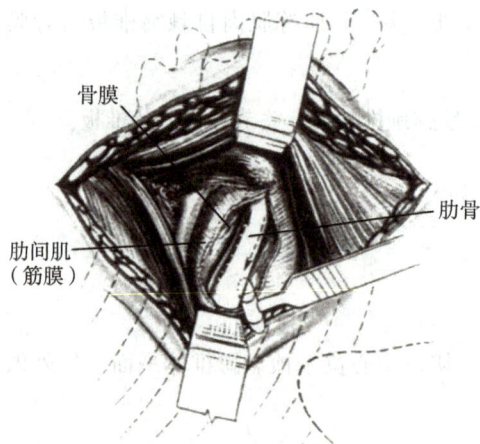

图 20-16 骨膜下剥离，将肋骨上
所有的肌肉附着均予剥开

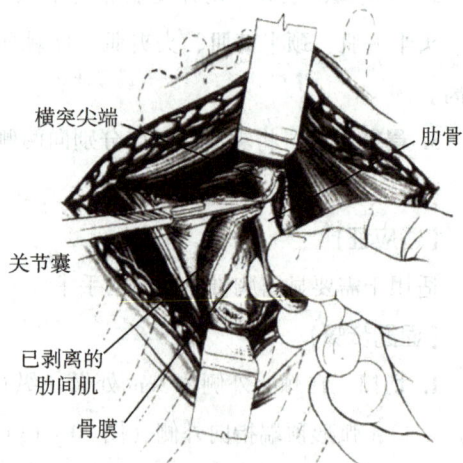

图 20-17 剪断肋骨

4. 暴露椎体 将肋间神经、胸膜和胸膜外组织向前外侧推开，靠近椎体侧面进行分离，即可暴露椎体的前侧面。

（四）后侧显露胸腰椎椎管手术入路

【适应证】

适用于显露胸腰段椎体的棘突、椎板、椎间小关节和椎弓根等，可施行病变切除、脊髓和神经根减压、脊柱融合与内固定、畸形矫正等。

【显露步骤】

1. 切口 以病灶为中心，沿棘突做一后正中纵行切口（图 20-18）。

2. 暴露棘突和椎板 切开皮肤、皮下组织，显露腰背筋膜，即可触及棘突，然后用骨膜剥离器将椎旁肌沿棘突及椎板行骨膜下剥离（图 20-19），将骶棘肌推向外侧，用纱布填塞止血。压迫止血后，将纱布抽出，用椎板牵开器将脊柱旁肌肉推向两侧，棘突和椎板即可显露。

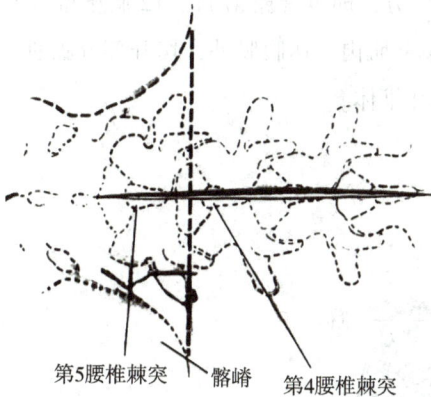

第5腰椎棘突　髂嵴　第4腰椎棘突

图 20 – 18　胸腰椎后侧正中切口

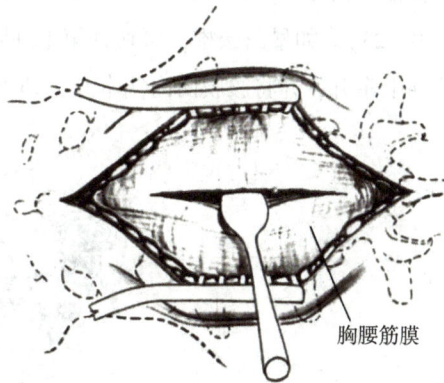

胸腰筋膜

图 20 – 19　沿皮肤切开皮下脂肪及筋膜，
直到棘突，骨膜下剥离椎旁肌

3. 切除棘突和黄韧带　切断棘间韧带，用咬骨钳咬除棘间韧带和相应的棘突后止血。用尖刀将附着于下位椎板上缘的黄韧带切开，用一神经剥离器伸入椎管内剥离开黄韧带和硬脊膜外组织，然后再用神经剥离器提起黄韧带，用手术刀或咬骨钳沿椎板边缘将黄韧带去除。用尖嘴咬骨钳或椎板咬骨钳咬除棘突根部及椎板显露椎管，可见硬膜囊。

4. 扩大开窗暴露椎管　用咬骨钳逐步咬除椎板，扩大范围，即可暴露椎管。

（五）后外侧显露胸腰椎体侧面手术入路

【适应证】

适用于显露下胸段和上腰段椎体侧面的手术。

【显露步骤】

1. 切口　从第10胸椎棘突旁开4cm处，纵行向下到第12肋骨，并沿第12肋骨向外下方至腹壁髂前上棘内侧4cm处（图20 – 20）。

2. 切断胸腹壁肌肉　切开皮肤和皮下组织，暴露背阔肌并将其切断，然后继续切断下后锯肌（图20 – 21，图20 – 22）。

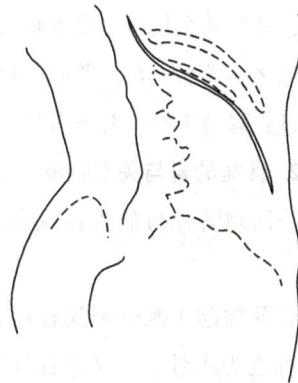

图 20 – 20　后外侧显露
胸腰椎体切口

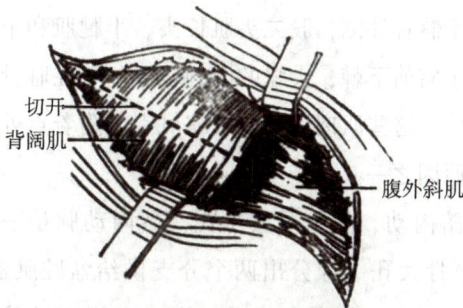

切开
背阔肌
腹外斜肌

图 20 – 21　切开背阔肌

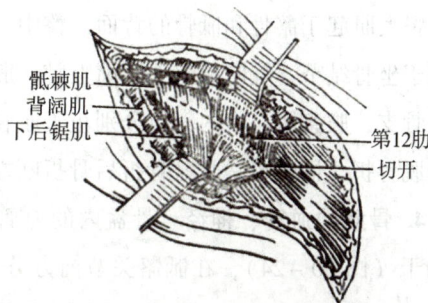

骶棘肌
背阔肌
下后锯肌
第12肋
切开

图 20 – 22　切开后锯肌和肋骨骨膜

3. 暴露椎体　顺着第12肋骨切断部分骶棘肌和第12肋骨骨膜，行骨膜下剥离，然后切断第12肋骨。如暴露第11胸椎，可先切断第11胸椎横突和第11肋骨后段，再切除第12肋骨，

NOTE

切开椎体侧前方组织，做骨膜下剥离，并将胸膜推向前方，即可暴露第 11、12 胸椎椎体侧面（图 20 – 23）。如暴露腰椎，可切开第 12 肋骨下缘的腹壁肌肉，达腹膜外，切开部分膈肌，将胸膜向上牵开，并将腹膜向内侧牵开，即可暴露腰 1～2 椎体。

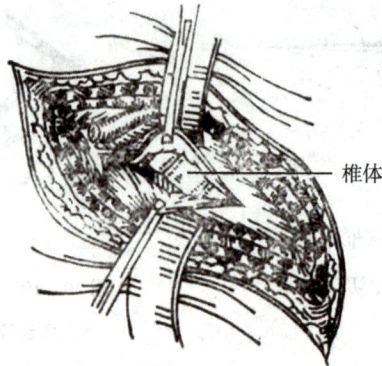

椎体

图 20 – 23　显露胸腰段椎体

三、骨盆部的局部解剖

1. 体表标志　骨盆由左、右髋骨和骶骨、尾骨借关节和韧带连接构成。髋骨位于腰腹部侧面，其髂嵴全长易在皮下触及，其最高点约平第 4 腰椎棘突，髂嵴的前端称之为髂前上棘，后端称之为髂后上棘，髂后上棘平对第 2 骶椎棘突；在两侧腹股沟的内侧端之间可触及骨性横嵴为耻骨联合上缘，其下有外生殖器，耻骨联合的外上方的骨性突起称之为耻骨结节。

2. 骨盆的骨与关节构成　骨盆是由骶、尾、髋（髂、耻、坐）骨连接而成的坚固的骨环结构。两侧髂骨与骶骨构成骶髂关节，此关节囊紧张，运动范围极小；髋臼与股骨构成髋关节。

骨盆被起于骶骨岬到耻骨联合上缘的连线分为两部：上方称之为大骨盆，又称假骨盆；下方称之为小骨盆，又称真骨盆，其内腔即盆腔。大骨盆较宽大，向前开放。小骨盆有上、下两口，上口又称为入口，由经骶骨岬到耻骨联合上缘连线围成；下口又称为出口，高低不平，呈菱形，由后尾骨、骶结节韧带、坐骨结节和耻骨弓围成。两口之间的空腔为骨盆腔。

3. 骨盆的肌肉　骨盆处有大量肌肉附着，阔筋膜张肌起于髂前上棘，梨状肌起于骶骨盆面，臀大肌起于髂骨和骶骨的背面，臀中、小肌起于髂骨外侧，股二头肌长头、半腱肌和半膜肌起于坐骨结节，缝匠肌起于髂前上棘，股直肌起于髂前下棘，大腿的内侧肌群起于在耻骨支和坐骨支，腹直肌、腹内斜肌分别止于耻骨嵴和髂嵴。这些肌肉的急骤收缩可引起附着点处发生撕脱骨折，同时也是骨盆骨折后骨折断端移位的原因之一。

4. 骨盆的血管、神经　骨盆内的血管主要有髂内动、静脉及其分支，髂内动脉是一短粗的干（图 20 – 24），在骶髂关节前方分出，在坐骨大孔上缘分出两个分支供给盆腔脏器、盆壁及外生殖器。其壁动脉主要有闭孔动脉、髂腰动脉、骶外侧动脉、臀上与臀下动脉及阴部内动脉。其脏动脉有膀胱上、下动脉和直肠动脉，在女性另有子宫与阴道动脉。

骨盆内的神经非常丰富，主要为骶神经丛和自主神经系统的骶支。骶丛贴于骨盆后壁，分支有坐骨神经、阴部神经、臀上神经和臀下神经等。坐骨神经由坐骨大孔出盆。阴部神经由梨

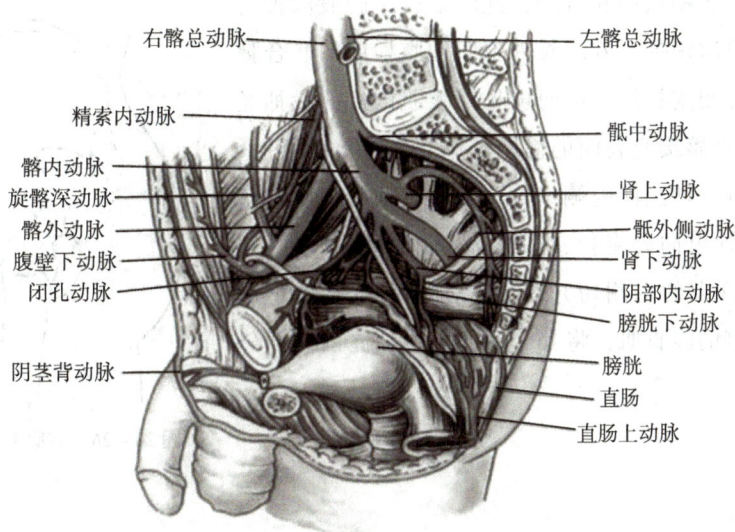

图 20 - 24　髂内动脉及其分支

状肌下缘出盆，并由坐骨小孔回到盆内进入坐骨直肠。上述神经在盆内的移动性小，骨盆骨折移位时可因牵拉致伤，骶骨骨折与骶髂关节损伤合并神经损伤的发生率特别高。骨盆内的脏器由内脏神经支配。

四、骨盆部的手术入路

（一）耻骨联合上方手术入路

【适应证】

适用于耻骨联合骨折。

【显露步骤】

1. 切口　于耻骨上支上方约 1 ~ 2cm 处做切口，根据病情可以向两边延伸，至正好超过腹股沟外环（图 20 - 25）。

2. 暴露耻骨支　切开延伸到耻骨联合的腹直肌间的白线，通过正中切口确定腹直肌后鞘，切开直至耻骨联合的后面，行骨膜下剥离显露耻骨支。

（二）髂腹股沟手术入路

【适应证】

适用于耻骨联合骨折。

【显露步骤】

1. 切口起于髂嵴前 2/3，沿髂前上棘、腹股沟韧带和耻骨联合上方 2cm 处切开，根据病情可向后延长（图 20 - 26），该入路可分为外侧、中间和内侧三段。

2. 手术入路可分为外侧、中间和内侧三段。外侧段：主要显露腹外斜肌和髋关节外展肌群之间，自髂嵴向内侧切开腹肌和髂肌的附着点，即可显露髂窝、骶髂关节前方和骨盆上缘。中间段：从髂前上棘到腹股沟管外环稍上方切开腹内斜肌腱膜，将此切口的下缘向下方牵开可

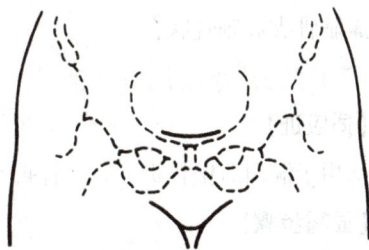

图 20 - 25　耻骨联合上方手术入路

见到腹内斜肌和腹横肌的联合腱，此时显露了腹股沟管的
内容物。将腹股沟韧带上方的腹内斜肌和腹横肌的联合腱
切开，可见股外侧皮神经，进而可见髂腰肌内侧的股神经
（图 20－27），将髂腰肌表面的髂耻筋膜切断，将髂腰肌、
股神经、股外侧皮神经向内侧牵拉，将髂耻筋膜内侧的髂
外血管和淋巴管束向外牵拉，即可显露中间部分。内侧
段：在髂外血管束的内侧切开联合肌腱，在距耻骨止点
1cm 处游离同侧的腹直肌，将其牵开，即可显露内侧部分
（图 20－28）。

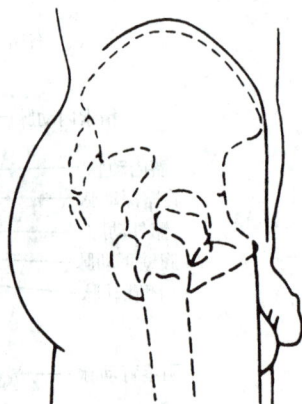

图 20－26　髂腹股沟手术入路

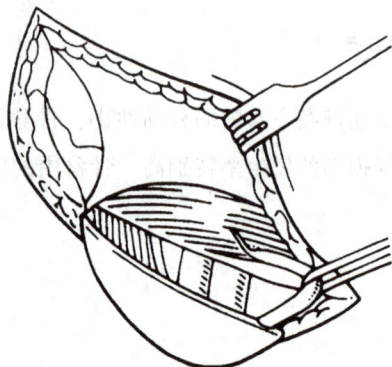

图 20－27　显露髂腰肌、股神经和髂外血管束

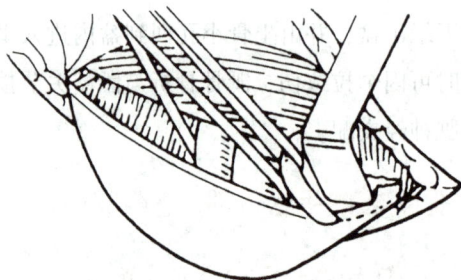

图 20－28　显露耻骨支和耻骨联合

3. 将髂腰肌向内侧牵开即可显露内侧髂窝和骶髂关节前方，向外牵开即可显露髂腰肌和
股神经，向内牵开股血管束即可显露骨盆缘、四边体和部分后柱，向外牵开股血管和淋巴管即
可显露耻骨支和耻骨联合。

（三）髋臼后侧的手术入路

【适应证】

适用于髋臼后壁骨折、后柱骨折和髋关节置换等。

【显露步骤】

1. 切口起于髂后上嵴远端 5cm 处，弧形跨过髋关节，
经过股骨大转子间后半部分的中央，沿着股骨干远端延
长 8cm（图 20－29）。

2. 切开皮肤、皮下组织，切开髂胫束和臀大肌筋膜，
切开筋膜，顺着肌纤维方向钝性分离臀大肌，内旋髋关
节，将梨状肌从股骨止点上切断，留 1～1.5cm 作为术后
重建之用，此时注意保护坐骨神经，尽量避免损伤股方
肌，以免损伤旋股内侧动脉。切断梨状肌后，将其牵向
后侧，即可显露髋臼后柱上半部分，将闭孔内肌向后牵
开，即可显露髋臼后柱下半部分。

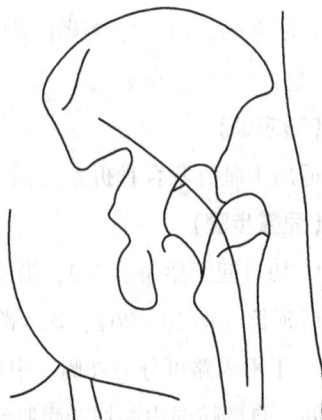

图 20－29　髋臼后侧的手术入路

第二节　脊柱手术的技术基础

（一）椎板切除减压术

【适应证】

1. 脊柱骨折脱位合并截瘫，或脊髓外伤后 X 线片未见骨折脱位，但截瘫存在并逐渐加重者。

2. 不完全性截瘫患者，脊髓受压症状和体征有进行性加重者；陈旧性脊柱骨折脱位合并截瘫患者，在伤后一年左右，如脑脊液有梗阻，或症状和体征进行性加重者。

【术前准备】

除一般准备外，尚需准备深、浅椎板自动牵开器，直、弯、大、小双关节椎板钳等器械。需要准备的特殊器械有神经剥离器，如内固定则需内固定物和配套的手术器械。

【麻醉】

椎管内麻醉或全身麻醉。

【体位】

根据患者病变部位的不同选择不同的体位，一般颈椎的手术患者取侧卧位或俯卧位，胸椎和腰椎的手术患者常取俯卧位。

【手术步骤】

以胸腰段手术为例介绍。

1. 切口与暴露　采用腰背部正中纵行切口。以病变部位为中心，沿棘突做一纵行切口。

2. 切除椎板　切除损伤区 2~3 个棘突时，先将上位或下位棘突邻近的一个棘间韧带剪断，再用咬骨剪自棘突根部剪断，直至将损伤区邻近的 2~3 个棘突剪除（图 20-30）。切除椎板最好分别由远近两端向损伤中心部位进行。以椎板咬骨钳咬除部分椎板（图 20-31）。注意动

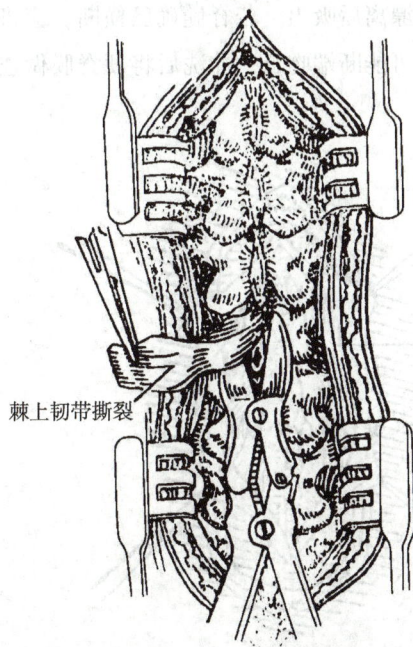

棘上韧带撕裂

图 20-30　剪除棘突

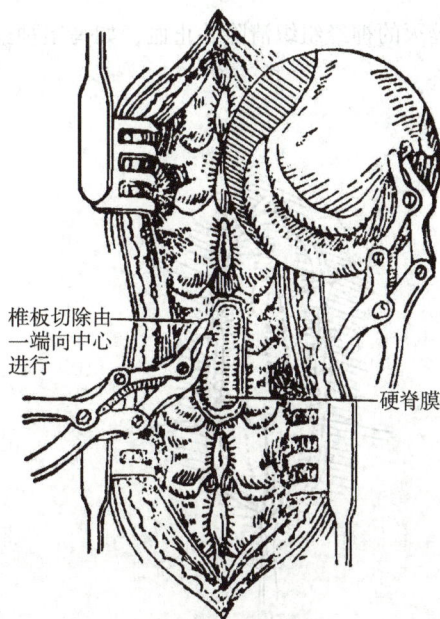

椎板切除由
一端向中心
进行

硬脊膜

图 20-31　切除椎板

NOTE

作要轻巧、稳妥，以防止咬骨钳出现牵拉、扭转或摇摆动作，以免牵动碎骨片，进一步挤压脊髓和神经。椎板咬除后即可显露黄韧带的一部分。在黄韧带切缘下插入一钝头神经剥离器，用一咬骨钳咬除上位椎板下面椎板的一半宽度，再去除一些上位椎板并切除遗留在椎板下面的黄韧带附着处。将黄韧带提起，用尖刀做纵切口，动作要轻柔，直至露出硬脊膜外脂肪，用神经剥离器将硬脊膜剥开，并在保护下用尖刀将所显露的黄韧带切除。若硬脊膜后方静脉丛出血，可用明胶海绵压迫止血，骨面出血可用骨蜡塞压。

3. 探查脊髓 切开椎板后，清除硬膜外脂肪，可见受压的硬脊膜呈紫色或紫黑色，无光泽，注意观察有无松动骨块，有无骨折片刺入脊髓，脊髓有无受压，硬脊膜有无撕裂，脑脊液有无外流等情况，解除脊髓的一切机械性压迫后观察脊髓的搏动情况，如搏动正常，说明脊髓压迫因素已经解除。

4. 骨折脱位的复位 见经椎弓根螺丝钉内固定术，复位成功的标志即各棘突之间相对位置及生理曲度恢复正常。如未恢复正常解剖关系，可再咬除上下两端椎板各一段，以进一步解除压迫，然后用手指指腹轻触脊髓，注意其张力及前方有无骨性突起顶压脊髓。用神经剥离器检查椎管前壁是否有后凸畸形，仍有小骨片或椎间盘组织向后突入椎管内或椎间孔压迫脊髓或神经根，应立即清除。

对于有脊髓损伤的患者，除确定有感染存在或确知脊髓已完全横断外，须探查脊髓内部。先在硬脊膜中部做上下两个左右相对位置的缝线作为牵引线（图 20 - 32），而后在硬脊膜正中线及每对牵引线之间用尖刀纵向切开。注意彻底止血，观察脊髓的颜色、光泽、厚度及有无粘连，脊髓是否完全或部分横断，是否被挫伤或伴有肿胀或出血，软脊膜动脉是否搏动，静脉是否充血及怒张。脊髓坏死时，该段全部或部分呈浆糊状，稍压即溢出。若硬脊膜腔内压力增高，说明脊髓肿胀，应行广泛硬脊膜切开术，上下端应超过肿胀范围。注意尽可能不切开蛛网膜和软脊膜，同时将齿状韧带切断 2 ~ 3 个（图 20 - 33），术后给予脱水治疗。如脊髓无肿胀，且蛛网膜未切开，则通过硬脊膜的切口，以 8 号导尿管向上下两端推送 5 ~ 6cm，以了解是否存在梗阻。若脊髓破碎，可用生理盐水轻轻冲洗，待其漂离后吸出。若脊髓确已横断，应将两端挫灭的神经组织清除并止血，如马尾神经断裂，应尽可能断端吻合。冲洗后将硬脊膜做连续缝合。

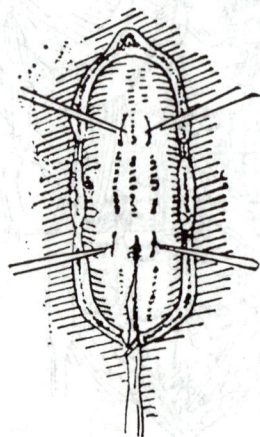

图 20 - 32 纵向切开硬脊膜

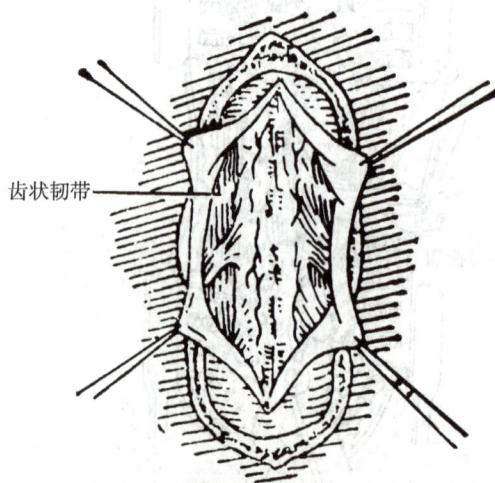

齿状韧带

图 20 - 33 切开硬脊膜，显露齿状韧带

5. 内固定　见经椎弓根螺丝钉内固定术。

【术后处理】

1. 继续应用抗生素和脱水治疗。

2. 术后卧硬板床。翻身时须保持伸直位，避免扭转。

3. 对颈椎骨折患者，如果未行内固定或内固定不够牢靠者，应先做颅骨牵引 4 ~ 6 周，然后换支架或石膏固定。

【注意事项】

1. 术后 4 周后戴支具下床活动。

2. 术后密切观察患者肢体感觉和运动功能恢复情况，如有血肿等及时对症处理。

3. 术后每 2 小时翻身 1 次。

4. 在手术过程中术者动作一定要轻柔，不可粗暴，以免加重神经损伤。

5. 不能用吸引器直接吸引或用纱布等擦拭脊髓。

6. 术中于棘突中线切开棘上韧带，应沿棘突及椎板行骨膜下剥离。此时应注意预防误入椎管，损伤脊髓。

7. 术后患者可能出现腹胀、褥疮和泌尿系统感染等症状，应注意预防。

（二）经椎弓根螺丝钉内固定术

【适应证】

1. 颈 2 ~ 骶 1 所有不稳定性脊柱骨折脱位或合并脊髓、神经损伤者。

2. 脊柱畸形、后凸滑脱及脊柱肿瘤切除的固定术。

【术前准备】

除一般骨科常规器械外，需置入椎弓根螺丝钉配套的手术器械。

【麻醉】

椎管内麻醉或全身麻醉。

【体位】

俯卧位。两上肢置于身体侧方，头偏向一侧，并于胸腹两侧各垫软枕，以利呼吸。

【手术步骤】

以胸 12、腰 1 为病变部位为例介绍。

1. 切口与暴露　以病变椎体为中心，沿后正中线做一纵行切口，长 12 ~ 14cm。切开皮肤、皮下组织和深筋膜，于棘突中线切开棘上韧带，沿棘突及椎板行骨膜下剥离，剥离到两侧横突后，纱布填塞止血。向两侧牵开骶棘肌，即可显露椎板及上、下关节突和横突根部。

2. 椎弓根螺丝钉的置入　此步骤是手术成败的关键，要求螺丝钉置于椎弓根中。如手术在腰椎，其进针点在上关节突的外侧缘的垂线与横突中轴线的交点（图 20 - 34），胸椎进针点则在小关节面下缘，距关节面的中线外侧 3mm 处（图 20 - 35）。确定了进针点后，咬去在该点的部分骨皮质，在进针点钻入 2mm 直径的克氏针或徒手使用椎弓根扩孔器，使该针或扩孔器通过椎弓根到达椎体，深约 3cm。本步骤进针方向关系着手术的成败。正确的导针进入方向应与椎体的终板平行。由于脊柱生理曲度的原因，不同脊柱节段进针时，其针尾端向头侧或足侧倾斜的角度有所不同，以确保进针与椎体终板保持平行。此外，进针方向在椎体横断面上与棘突中线还必须保持一定夹角，颈椎、胸椎和腰椎差别很大，腰椎一般为 10° ~ 15°。术中透视确保进针的位置和方向后，拔出导针，必要时用攻丝扩大钉道，按原来的方向置入螺丝钉，注意螺丝钉的深度。螺丝钉拧入完毕后，再于术中透视螺丝钉位置是否正确适宜。

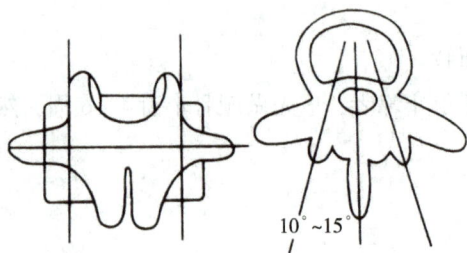

图 20 – 34　腰椎椎弓根螺丝钉进钉点　　　　　图 20 – 35　胸椎椎弓根螺丝钉进钉点

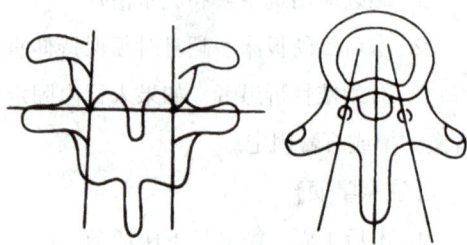

3. 探查脊髓　参见椎板切除减压术。

4. 安装连接棒　选择适当长度的连接棒，并进行预弯以适应脊柱的生理弯曲，将连接棒安装入螺丝钉的 U 形槽内，安装螺帽。拧紧螺帽，并上一横连，以便完全固定。

【术后处理】

1. 继续应用抗生素和脱水治疗。

2. 术后卧硬板床。定期翻身，翻身时须保持伸直位，避免扭转，术后 4 周后戴支具下床活动。

【注意事项】

1. 术中一定充分暴露椎板，正确选择置钉点和角度，注意椎弓根钉置入深度。

2. 术中注意椎弓根内钉道壁，用探针触及钉道四壁时粗糙感较强，前端有骨感，拧钉时阻力感均匀。如对损伤椎体置入椎弓根钉，钉道前端有时无明显的骨感，甚至有突破感，拧钉时阻力感不明显。

（三）脊柱融合术

【适应证】

1. 脊柱结核不需要或没有条件进行病灶清除术的患者，脊柱侧凸的矫形术者。

2. 脊柱骨折或骨折脱位术后脊柱不稳、长期后遗疼痛者，重体力劳动而需行椎间盘手术者，或椎间盘突出症并小关节炎，或术后复发需行第二次手术者，以及其他凡需要稳定脊柱者。

【禁忌证】

身体条件欠佳，不能耐受手术者。

【术前准备】

除一般准备外，尚须作如下准备：

1. 做好定位标志　术前应对准备融合固定的椎板做好定位标志。一般方法为：手术当日摄有标志的 X 线片，而后用龙胆紫 0.3 ~ 0.5mL 局部注入以做标记。

2. 植骨准备　若需取自体髂骨做移植骨时，应备好局部皮肤，或备好异体骨。

【麻醉】

选用局部麻醉、椎管内麻醉或全身麻醉均可。

【体位】

患者取俯卧，将胸上部和两髂前上棘之下用沙袋（枕）垫起。

【手术步骤】

1. Hibbs 脊柱融合术

（1）切口 取后正中切口，在后正中线沿着棘突纵向切开。

（2）显露椎板 切开皮肤、皮下组织、深筋膜和棘上韧带。用 Kirmisson 或 Cobb 剥离器自棘突尖剥离棘上韧带，然后用弧形骨膜剥离器自棘突两侧和椎板背侧面剥离骨膜，用纱布填塞止血（Hibbs 纱布条）。按棘间韧带走行方向将其切开，继续进行纵向显露。从黄韧带上剥离肌肉，向外侧显露椎板间窝到关节。用手术刀或刮匙清除窝内的脂肪垫，用 Hibbs 咬骨钳加以清除。用厚凿剥除外侧关节突的关节囊。用刮匙由外缘到椎板的连接处游离黄韧带的后层（约 2/3），并自前层上分离下来，留下前层覆盖硬脊膜。根据需要，用特制的直的或呈 30°、45° 或 60° 角的薄骨刀切除外侧关节的关节软骨和皮质骨。

（3）植骨 用圆凿在每个外侧关节突下的隐窝处切取碎骨条，将其转入切除关节软骨后留下的空隙或把棘突的碎片填入空隙。去除关节下方椎板间窝的皮质骨，然后用碎骨片填塞。同样用圆凿从椎板取骨片填在椎板间的间隙内，与两侧的粗糙骨面接触。用棘突的碎片桥接椎板，也可应用从靠近脊柱后上方的髂骨或融合区外的棘突取得的骨片。植骨片不能超出终椎的椎板，因为植骨条的突出端可引起刺激和疼痛。如果要切除髓核，在暴露髓核前就要切好骨片，保留待用。将剩余的黄韧带游离成瓣状，其基底在中线。牵开此瓣以暴露神经根和髓核。切除髓核后，将黄韧带复位，保护硬脊膜（图 20-36）。

间断缝合骨膜、韧带和肌肉，使其严密覆盖植骨片。然后仔细缝合皮下组织，消除死腔，采用皮下缝合或不吸收缝线缝合皮肤。

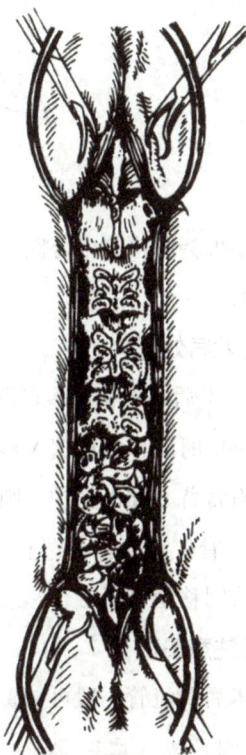

图 20-36 Hibbs 脊柱融合术

2. 后外侧或横突间融合术

（1）切口 沿椎旁肌外侧做纵行切口，远端跨过髂后上棘时切口弯向内侧，也可采用一个沿中线的皮肤切口。

（2）显露椎体或横突 切开皮肤、皮下组织和深筋膜，在椎旁肌肉边缘与覆盖腹横肌表面的筋膜之间分开，此时在切口深部可摸及横突尖。用骨刀剥离肌肉在髂嵴上的附着，可附带一薄层髂骨片一同剥离。骨膜下显露髂后上棘，可以直至骶髂关节，取一个或两个植骨块。髂嵴的切除可增加脊柱的显露。向中线牵开骶棘肌，剥离横突背侧的肌肉和韧带的附着，切除关节囊显露关节面。用骨刀切除关节面上的软骨，并向下削平，达到足够深度，使植骨片能在每一个节段都紧密地贴在关节面、峡部和横突基底部。

（3）植骨 用小圆凿或骨刀将关节面切碎，从关节面、骶骨上部和横突向上和向下翻转骨片，经切下的髂嵴纵行劈成两块，其中一块修整成适合大小，填入准备好的骨床内，将其切割面与脊柱贴紧，保留剩下的骨块在对侧使用，必要时可取另一侧的髂嵴作为植骨块。最后在植骨处填塞取自髂嵴的骨松质骨条和骨片（图 20-37）。

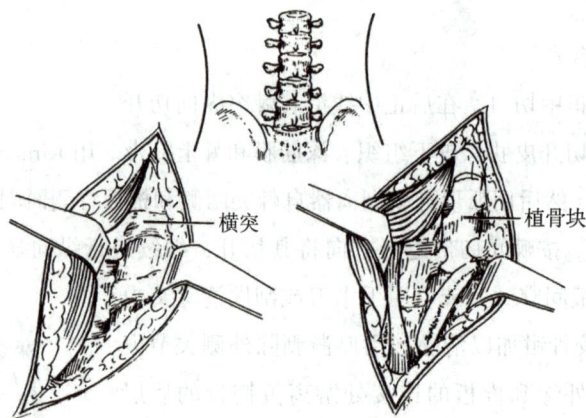

图 20 – 37 横突间植骨融合术示意图

用椎旁肌覆盖融合区。然后仔细缝合皮下组织，消除死腔，采用皮下缝合或不吸收缝线缝合皮肤。

【术后处理】

1. 术后卧硬板床，可取侧卧位或仰卧位，但翻身时应注意保持身体正直，不可使脊柱扭曲。卧床时间，可根据 X 线片上植骨被新生骨代替多少而定，一般卧床 2 ~ 3 个月。如给予支具或石膏背心加以保护，则可缩短卧床时间。

2. 脊柱结核患者，术后应继续用抗结核药物治疗。若定位不准确，造成融合节段过高或低，或因移植骨不融合，或因移植骨发生折断等，均应行二次植骨术。

【注意事项】

术后引流管一般可放置 24 ~ 48 小时。如引出量多可适当暂时关闭引流管观察处理。

（四）椎体成形术

【适应证】

1. 骨质疏松性椎体压缩性骨折。

2. 椎体肿瘤，如椎体血管瘤、骨髓瘤、溶骨性转移瘤和椎体原发恶性肿瘤等。

3. 新鲜的椎体骨折。

【禁忌证】

1. 椎体爆裂性骨折，椎体后壁完整性破坏。

2. 严重压缩性骨折，程度 >75% 者。

3. 病椎椎体有椎弓根骨折。

4. 出血性疾病，有穿刺部位血肿压迫神经根、脊髓的可能。

5. 内科疾病，如造影剂过敏、严重心肺疾患不能耐受手术。

【术前准备】

1. 术前影像学检查。

2. 骨水泥、穿刺注射器械，如经皮椎体后凸成形术则需要穿刺引导针、工作套管、球囊扩张管、压力表及连接管。

3. 影像监视设备，如 C 型臂 X 光机或 CT。

【麻醉】

局部麻醉、椎管内麻醉或全身麻醉。

【体位】

颈椎一般取仰卧位，胸、腰椎一般取侧卧位或俯卧位。

【手术步骤】

1. 定位　在 C 型臂 X 光机透视下或在 CT 监视下定位病变椎体。

2. 穿刺　在透视定位下进行穿刺，当穿刺针穿入椎体骨皮质时，可借助外科锤敲击推进穿刺针，直至椎体前、中 1/3 交界处。

3. 注射骨水泥　如行经皮椎体成形术，可用连接管连接穿刺针后，手推造影剂，以显示椎体内情况，然后在侧位透视下全程监视缓慢注入骨水泥，以防止骨水泥向椎体外渗漏。如行经皮椎体后凸成形术，穿刺成功后，依次更换工作套管、套管头端置于椎体后缘，用手动钻在椎体内钻出一条通道，沿通道放入球囊，在透视下扩张球囊，使被压迫椎体逐渐恢复，当骨折的椎体终板恢复接近至正常位置时停止，此时椎体形成一个空腔，经注入管逐步注入骨水泥填塞空腔。

【术后处理】

术后患者无须特殊处置，术后 6 小时观察血压、脉搏等生命体征，同时观察四肢感觉及运动，可适当静脉滴注抗生素预防感染。

【注意事项】

在颈椎平面，术中穿刺时注意颈动脉和颈静脉；在胸椎平面，经椎弓根外侧入路应避开胸膜，穿刺经过椎弓根时，避免椎弓根内侧皮质破裂，以免增加骨水泥渗入椎间孔和椎管的危险。

（五）人工椎间盘置换术

【适应证】

1. 有症状的椎间盘破裂。

2. 有症状的椎间盘退变。

3. 脊柱融合所致的邻近节段退变不稳。

【禁忌证】

1. 局部感染。

2. 局部肿瘤。

3. 手术节段的脊柱畸形。

4. 严重的骨质疏松或代谢性骨病者。

5. Ⅱ度以上椎体滑脱。

6. 骨性椎管狭窄。

7. 手术瘢痕粘连引起的腰痛、神经功能缺失及放射性腿痛。

【术前准备】

1. 术前影像学检查，如 X 线、CT、MRI 或椎间盘造影。

2. 测量置换椎间隙的高度。

3. 年龄较大的患者需要检测骨密度。

【麻醉】

颈椎间盘置换术一般采取全身麻醉，腰椎间盘置换术一般采用全麻或椎管内麻醉。

【体位】

仰卧位。

【手术步骤】

1. 切口 颈椎间盘置换术一般采取全身麻醉，一般行右侧胸锁乳突肌内缘横切口；腰椎间盘置换术一般行腹直肌旁正中切口。

2. 间盘置换 显露椎体前方，C 型臂 X 光机透视确定目标椎间隙，彻底切除纤维环、髓核组织及椎体后缘骨赘，以解除突出物对脊髓及神经的压迫。球型磨钻去除相邻椎体前缘的骨赘，用椎间撑开棒逐渐撑开椎间隙以增加椎间隙高度，横向中点定位仪在椎体前缘确定横向中点并标记，用磨钻测深尺测取靠前椎体深度，选取相应长度的柱状削磨钻及相应直径的终板盘状削磨钻，削磨椎间隙上下椎体终板至成形，植入假体。C 型臂 X 光机透视确认假体放置合适后，放置引流管，缝合关闭切口。

【术后处理】

1. 对于颈椎间盘置换患者，术后 48 小时拔除引流管，术后第 3 天即可在颈围保护下离床活动，3 周后去除颈围，正常活动颈部。术后 1、3、6、12 个月拍摄颈椎正侧位和过伸、过屈侧位 X 线片以观察假体位置及颈部活动情况。

2. 对于腰椎间盘置换患者，术后 48 小时拔除引流管，术后第 3~5 天患者可佩戴腰围下地行走，术后 3 个月内禁止搬重物或负重，3 个月后可以开始正常工作和生活。

【注意事项】

1. 术中显露时，应注意保护血管。

2. 术中应缓慢扩大椎间隙，最好在 C 型臂 X 光机监视下进行，以免牵拉伤及神经根。

3. 人工椎间盘假体的大小应合适，置入位置要求正中，否则将有可能受力不稳定而导致滑动和假体破裂。

4. 假体置换完毕，须缝合前纵韧带，以恢复其生物力学特性。

5. 对有纤维环破裂、髓核脱出的患者，术中必须探查后纵韧带，如有破口，则须将后纵韧带打开，取出髓核组织，但术中应注意勿损伤神经根及硬膜。

6. 如术中发现椎体畸形、椎间隙过窄或过宽、无合适的假体型号时应行椎体间植骨融合术。

7. 术中减压应彻底，椎间盘切除范围要广，最好达钩椎关节，如椎体后缘有明显骨赘，应采用小的磨钻或枪式钳切除。

第三节　脊柱常见疾病的手术

（一）颈椎病前路减压植骨融合术

【适应证】

1. 脊髓型颈椎病诊断明确，经非手术治疗，症状和体征无缓解而又逐渐加重。

2. 脊髓型颈椎病，临床上症状和体征进行性加剧，或在短期内急性加重，则不必耽误时间，尽早手术。

3. 突发性颈椎病或因外伤诱发，造成四肢瘫痪。

4. 脊髓和神经根受压的混合性颈椎病，症状严重，影响生活和工作者。

5. 颈椎间盘突出合并明显脊髓压迫症状者。

【禁忌证】

1. 全身情况差，或合并有重要脏器疾患，不能承受手术创伤。

2. 颈椎病病程长，合并有四肢瘫痪肌肉萎缩、关节僵硬，表明脊髓损害严重，即使减压，脊髓功能也难以恢复。

3. 诊断不明，虽有类似颈椎病症状，但影像学检查和神经系统检查均有疑问者不宜手术。

【术前准备】

1. 器械准备　根据需要准备相应的器械，常用的为咬骨钳、髓核钳、刮匙、撑开器、环钻及其附属器材等。

2. 训练推移气管和食管　术前应嘱患者或家属用 2~4 指在皮外持续性向非手术侧推移气管和食管等，或是用另一手协助牵拉。这种牵拉易刺激气管反射性干咳等症状，因此必须反复向患者交待其重要性。

3. 卧床排便训练　床上练习大小便是术前基本训练内容之一，术后将有数日卧床，因排尿困难，需插导尿管，容易引起尿路感染。

【麻醉】

局部麻醉或全身麻醉。

【体位】

患者取仰卧位，双肩垫以软枕，头自然向后仰伸，颈后部放置一包以海绵的木质枕头或沙袋，后枕部垫以软头圈，头两侧各放置小沙袋，主要为防止术中旋转。

【手术步骤】

1. 切口　取颈椎前（外）侧切口。

2. 暴露椎体和椎间盘前部分　切开皮肤、皮下组织和颈阔肌，向两侧牵开，辨认胸锁乳突肌前缘，纵行分开颈深筋膜，并将其钝性分离，可见由内上向外下斜行于切口中的肩胛舌骨肌。充分暴露肩胛舌骨肌，并于中心腱部切断，用丝线结扎，分别牵开。触知颈总动脉，在颈动脉鞘内缘与中线结构之间找到界面，切开颈动脉鞘及鞘内的结构，连同胸锁乳突肌一并牵向外侧。将气管、食管和甲状腺牵向内侧，钝性剥离颈深筋膜深层，即可显露椎体。当甲状腺上动脉显露时，在其上方可见喉上神经。如未见到，也不必探查和游离，以免损伤。切开颈椎前筋膜，将颈内脏鞘与颈内动脉鞘分离，用拉钩牵开后即达椎体和椎间盘前间隙，椎前尚有数层疏松的膜状组织，以长齿状镊夹起筋膜，逐层剪开并向上下逐渐扩大，通常为 1~3 个椎间盘。显露过程必须注意解剖层次，准确辨认，这是防止血管神经及颈内器官损伤的关键。

3. 定位　选择病变节段椎间盘，用注射针头插入椎间盘，术中 C 型臂 X 光机定位。

4. 减压

（1）单纯椎间隙减压法　切开前纵韧带，向两侧剥离，显露椎间盘的纤维环外层。用长柄尖刀切开纤维环，深度以 2~4mm 为宜，并上下钝性剥离分开。用髓核钳摘除髓核，用力要适宜，钳口不宜张太大。若椎间隙狭窄，髓核钳不易伸入，可用椎体撑开器适当扩张椎间隙的深度，髓核钳伸入椎间隙的深度一般控制在 20~22mm 之间，过浅则无法夹取突出的髓核，过深则容易损伤脊髓。为防止髓核钳深入过深，造成脊髓损伤，可在髓核钳的头端套一皮套作为深度标志。接近椎体后缘时改用刮匙，将残余的椎间盘组织和软骨板刮除。用神经剥离器探查，至椎体后缘与硬膜外间隙通畅，无残余致压物。

（2）环锯法　定位确定后，患者颈部保持中立位。取环锯的指示钻芯纵向、垂直、正中钉入病变的椎间盘内（图 20-38），其上下各涉及邻椎部分椎体骨质。取相应环锯套在钻芯柄外，左右旋转，使环锯锯齿旋入椎体骨质及椎间盘后，依顺时针方向稍许加压，稳妥旋进（图 20-39）。旋转时，防止锯柄左右晃动，因晃动可导致骨块断裂，造成手术困难。随着深钻，当环锯进入椎体后缘时，术者可体会到有摩擦感，此时更应稳妥慢钻，同时注意钻芯柄外露刻度。若钻芯柄随环锯转动，说明环锯内骨块已活动，环锯已钻透椎体。此时旋转环锯时不许加压，将环锯及钻芯柄回旋上提，拔出环锯、钻芯及其钻得的骨块（图 20-40）。检查骨块是否完整，椎间盘硬膜面有无破口，用小刮匙刮除或用冲击式咬骨钳咬除椎体后缘的所有骨赘。

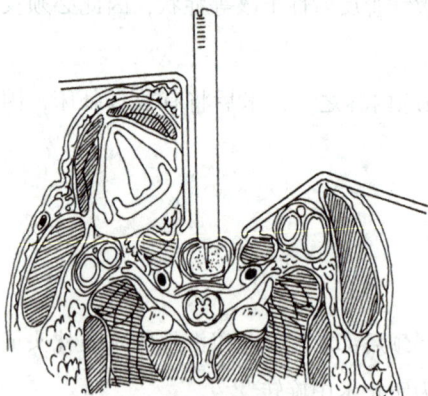

图 20-38　环锯的指示钻芯纵向、垂直、正中钉入病变的椎间盘内

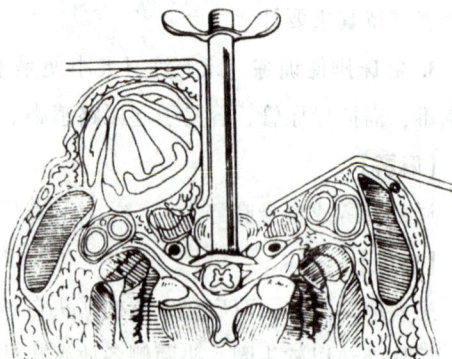

图 20-39　环锯锯齿旋入椎体骨质及椎间盘

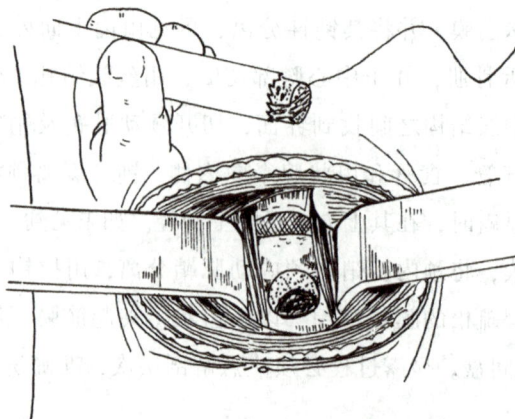

图 20-40　环锯及钻芯柄回旋上提，拔出环锯、钻芯及其钻得的骨块

用明胶海绵轻轻堵塞伤口止血，以备植骨。如连续两个或三个椎间隙减压，也可用环钻连

续钻孔减压，并使与之相邻的钻孔相沟通，连成纵行贯穿的长窗状，也就是颈椎前路环锯长窗式扩大减压术。

（3）骨刀法切除间盘 定位确定后，用宽约1cm薄骨刀分别在病变椎间隙的上、下椎体上3~5mm处凿入，保持垂直，其力量轻缓而稳定，慢慢凿入，深约1~1.2cm即暂停。继在两侧颈长肌内侧缘，在椎体间盘上进刀凿入，并连接上下凿刀口，取出长方形椎体、间块。用刮匙或枪式咬骨钳清除剩留的间盘组织及椎体后缘骨赘，暂用明胶海绵填充止血，以备植骨。

5. 植骨与固定 取自身髂骨或植入替代骨植入椎间隙，选择长度和生理曲度适合的接骨板安置于椎体前方，拧入适当长度的螺丝钉进行固定，使椎体前柱取得稳定的效果。注意进钉的角度和位置，再次用C型臂X光机观察接骨板和螺丝钉位置。

6. 缝合切口 用生理盐水反复冲洗创口，缝合颈前筋膜，放置引流管或引流条一根，逐层缝合关闭切口。

【术后处理】

1. 术后24~48小时拔除创口内引流条；术后给予抗生素和脱水治疗。

2. 颈托维持固定1个月，待植骨愈合为止。

【注意事项】

1. 对于严重椎管狭窄的患者，在摆放体位时要十分小心，以免造成医源性脊髓过伸性损伤。

2. 在显露过程中，应注意辨清颈动脉鞘和食管。

3. 术后床旁准备好气管切开器械，手术当夜应密切注意患者呼吸情况，有无伤口内出血而引起气管受压。

（二）颈椎病后路减压椎管扩大术

【适应证】

1. 颈椎病涉及三个以上节段病变并有椎管狭窄和脊髓受压症状。

2. 颈椎管外伤或发育性狭窄有脊髓压迫症状者，CT示椎管矢状径绝对值小于10mm。

3. 散在型或连续型颈后纵韧带骨化症有脊髓压迫症状，前路手术难以减压者。

4. 颈椎病曾施行前路减压术，仍有脊髓压迫症状者。

【禁忌证】

1. 颈椎后凸，因为脊髓无法后移而难以达到充分减压。

2. 颈椎不稳定，即颈椎从屈曲位至仰伸位椎体滑脱超过3mm，或者成角加大。

【术前准备】

1. 器械准备 根据需要准备相应的器械，常用的为咬骨钳、刮匙、磨钻及其附属器材等。

2. 卧床排便训练 床上练习大小便是术前基本训练内容之一，术后将有数日卧床，因排尿困难，需插导尿管，容易引起尿路感染。

3. 术前的手术设计极为重要 根据CT、MRI或脊髓造影确定成形范围。根据CT影像测量椎板中线到椎管左右侧之间的距离（椎管横径值），供术中开沟部位的定位参考。再根据骨赘和脊髓受压的部位，如行单开门式椎板成形，确定铰链侧和开门侧。

【麻醉】

局部麻醉或全身麻醉。

【体位】

患者取俯卧或侧卧位，头颈部轻度前屈，使颈后皮肤无皱襞。

【手术步骤】

1. 切口 取颈部后正中切口。

2. 显露椎板 正中切开皮肤、项韧带。紧贴棘突椎板剥离颈棘肌，边剥离边用干纱布堵塞止血。将肌肉分向两侧拉开，显露两侧椎板。

3. 椎管扩大成形

（1）半开门式椎管成形术　首先清理椎板上残留的软组织。根据 CT 片术前测定的椎管横径值，定出在椎板上做槽沟的部位，分别在两侧椎板上各凿或咬出一纵行槽沟痕迹（图 20-41），然后用磨钻或尖嘴咬骨钳开沟。沟的宽度浅层为 2~3mm，深处窄呈 V 形。沟的深度则两侧不同，椎板成形做铰链的一侧仅需达椎板内层皮质（开门后形成青枝骨折样），开门的一侧须切透椎板全层直到显露硬脊膜为止。逐一

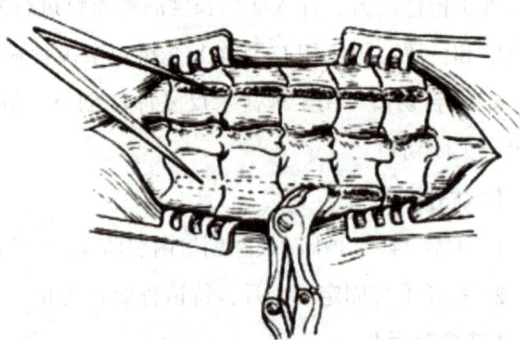

图 20-41　两侧椎板上各凿或咬出一纵行槽沟痕迹

将预定范围内的椎板做出槽沟。槽沟做成后，将病变段最上一个椎板上缘的黄韧带与最下一个椎板下缘的黄韧带横形切断，术者用手指将棘突压向椎板铰链侧并掀开，切断开门侧槽沟残留未断的黄韧带，慢慢扩大开门（图 20-42）；同时用硬膜剥离器进入椎板下分离硬脊膜外粘连，使椎管矢状径增大到正常范围，此时可见硬脊膜囊膨出，恢复搏动。一般来说掀开间隙每增加 1mm，矢状径可增加 0.5mm。根据狭窄程度，单侧椎板开门间隙增加到 6~8mm 即可。如开门还不足以减压，应将铰链侧 V 形切除加宽后再扩大开门，切不可强行开门，以致造成铰链侧断裂而起不到铰链作用，影响开门。最后在开门椎板棘突根部处用钻钻孔，取金属钢丝或 7 号丝线穿过根部固定于椎旁关节突处的筋膜或颈棘肌上（图 20-43）。此固定务必牢靠，以免术后"关门"失效。取与显露硬脊膜等长等宽的薄脂肪片或明胶海绵覆盖于显露的硬脊膜上。

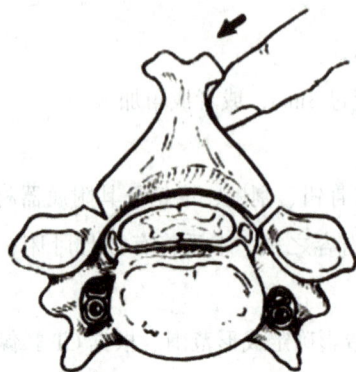

图 20-42　用手指推棘突，
掀开切透侧椎板减压

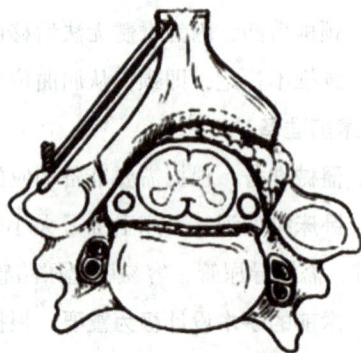

图 20-43　内固定保持椎板的"开门"
位，掀开侧硬脊膜外用脂肪片覆盖

（2）双开门式椎管成形术　首先清理椎板上残留软组织，根据 CT 片椎管横径值，定出在

椎板上做槽沟的部位并做出痕迹。用磨钻或尖嘴咬骨钳分别在两侧椎板上各做一纵行槽沟，沟呈 V 形，浅层宽度为 2~3mm，深度需深达椎板内层皮质，但不穿透，用小条状纱布堵塞止血。然后切除预定开门范围内的棘突间韧带，棘突保留 1~1.5cm 长。用微型电锯或窄型椎板咬骨钳将棘突纵行正中劈开，直达硬脊膜外。将开门段最上椎板上缘的黄韧带与最下椎板下缘的黄韧带切断，从棘突劈开缝中伸入骨膜剥离器，将劈开的棘突向两侧张开，类似打开双扇门。同时中线切开黄韧带，用硬膜剥离器分离椎板与硬脊膜间粘连。取与显露硬脊膜等宽等长的脂肪片覆盖于硬脊膜外。然后沿髂骨嵴切口，显露髂骨，于髂骨上取骨。根据劈开棘突向两侧张开、能使硬脊膜囊充分减压所呈现的梯形间隙大小采骨，将植骨块修成相应梯形，嵌入棘突间隙，在棘突与骨块两端各钻孔，用钢丝或丝线固定，棘突植骨间用脂肪片或明胶海绵隔开。取零星碎骨堵塞于椎板两侧槽沟空隙（图 20－44）。

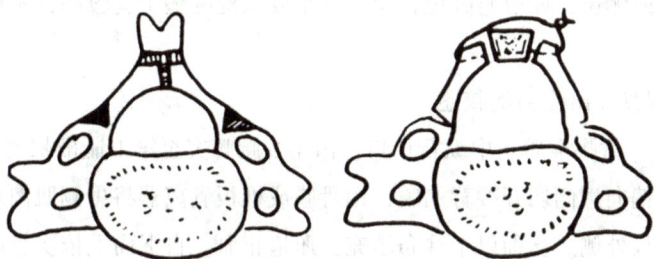

图 20－44　双开门式椎管成形术

4. 缝合　生理盐水冲洗伤口，检查无出血、无棉片与纱布存留后，逐层缝合切口，内置14 号引流管。

【术后处理】

1. 术后穿戴颈领，限制颈部活动，但可早期起床活动。

2. 负压引流于术后 48~72 小时或日渗出量不超过 20mL 时拔除。

3. 术后 10 天拆线，8~12 周后去除颈领，行 X 线和 CT 复查。植骨愈合后，逐步加大活动。

【注意事项】

1. 术中门轴侧的椎板保留不要过薄，如果开槽过伸容易导致门轴断裂。

2. 术中开槽不易偏外，以免影响小关节的稳定性。

（三）腰椎间盘开窗式髓核摘除术

【适应证】

1. 症状重，影响生活和工作，经非手术治疗 3~6 个月无效，或症状严重，不能接受牵引、推拿等非手术治疗者。

2. 有广泛肌肉瘫痪、感觉减退以及马尾神经损害者（如鞍区感觉减退及大小便功能障碍等），有完全或部分瘫痪者。这类患者多属中央型突出，或系纤维环破裂髓核脱入椎管，形成对马尾神经广泛压迫，应尽早手术。

3. 伴有严重间歇性跛行，多同时有腰椎管狭窄症，或 X 线片及 CT 显示椎管狭窄，非手术不能奏效，均宜及早手术治疗。

4. 急性腰椎间盘突出症，根性疼痛剧烈无法缓解且持续性加重者。

NOTE

【禁忌证】

1. 腰椎间盘突出症合并重要脏器疾患，不能承受手术者。

2. 腰椎间盘突出症初次发作，症状轻微，经非手术治疗可获缓解，对其工作和生活影响并不明显者。

3. 腰椎间盘突出症诊断并不明确，影像学也未见有椎间盘突出的特征性表现者。

【术前准备】

腰椎正侧位 X 线和 CT 或 MRI 检查，脊柱手术常用器械。

【麻醉】

依术者的经验与习惯，可以椎管内麻醉或全身麻醉。

【体位】

手术多取俯卧或侧位，如取俯卧位，应以气垫或软枕等垫于胸腹部，避免受压。

【手术步骤】

以腰 4、5 椎间盘突出症为例叙述。

1. 切口与暴露　做腰椎后正中纵行切口，由第 3 腰棘突至第 1 骶椎棘突。切开皮肤及皮下组织后，沿棘突稍偏向患侧切开腰背筋膜，用骨膜或椎板剥离器将患侧肌肉从棘突和椎板做骨膜下剥离，直达椎板外侧。立即以干纱布填充，压迫止血。自下而上依次骨膜下剥离和显露骶 1 至腰 3 同侧的棘突和椎板。取出压迫止血的纱布，将两椎板间的软组织剥开。椎板牵开器向侧方牵开骶棘肌。腰 5～骶 1 的椎板间隙较大，多数无须扩大；但腰 4～5 以上的多需切除部分椎板，才可达到足够的显露。扩大时，可用咬骨钳咬除上一椎板的下缘，扩大到需要范围，一般以能容纳小指端部即可。骨面渗血用骨蜡止血。

2. 切除黄韧带　用刮匙刮净黄韧带浅面的软组织，露出黄韧带的边缘（图 20 - 45）。然后用尖刀沿第 5 腰椎椎板上缘切开黄韧带，直达硬脊膜外，用神经剥离器通过此孔轻轻地剥离黄韧带深面的粘连，将明胶海绵放入韧带的深面，用以保护硬脊膜。用有齿钳夹住切断的黄韧带，稍加牵引，切开黄韧带下缘剩余部分，并沿其内侧边缘纵向切开（图 20 - 46）。以长柄小刮匙或薄而窄的骨膜剥离器贴着黄韧带下面放入，直到腰椎板之间，争取自黄韧带的附着处将其整块切除，必要时以枪状咬骨钳咬去留下的黄韧带。为充分显露椎管，还需用枪状咬骨钳咬除上位的部分椎板（图 20 - 47）。用枪状咬骨钳咬骨时，应向上提咬，切勿下压，以免损伤神经。

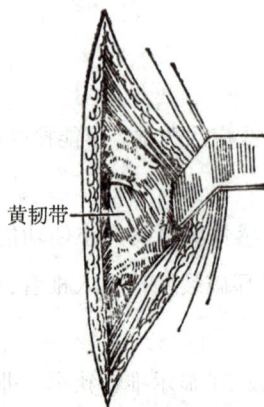

黄韧带 →

图 20 - 45　显露黄韧带　　　　　图 20 - 46　切除黄韧带　　　　　图 20 - 47　咬除上位部分椎板

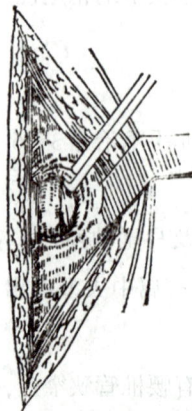

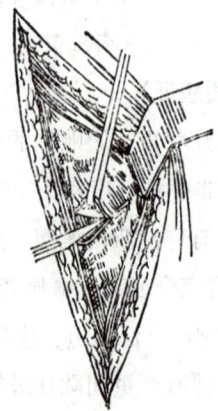

NOTE

3. 摘除椎间盘　用神经剥离器从上到下分离神经根和所遇到的静脉。若遇出血，可用明胶海绵压迫血管的远、近端。用神经牵开器拉开分离好的神经根，即可见到发白的半球形突起的椎间盘（图 20 – 48）。将突出的椎间盘显露好后，在神经牵开器的保护下，以圆钻对准突出间盘最高点，以锥击钻柄，一般进入深度不超过 2cm。或用尖刀做"十"字形切开，用髓核钳取出病变的椎间盘、残余髓核和纤维环（图 20 – 49）。用生理盐水冲洗切口，彻底止血，分层缝合切口。

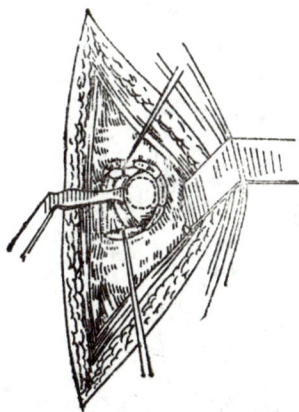

图 20 – 48　显露突出的椎间盘　　　　图 20 – 49　摘除突出的椎间盘

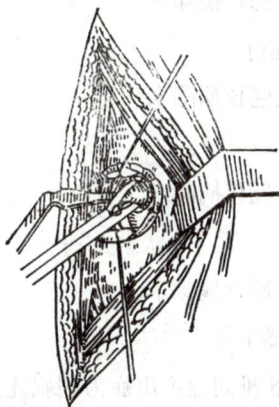

【术后处理】

1. 术后患者仰卧于硬板床上，注意在变换体位时应避免屈曲或扭动脊柱。

2. 应尽量鼓励患者自动排尿；必要时导尿。

3. 术后严密观察双下肢或肛门周围感觉，若有神经受压症状并进行性加重，应立即手术探查，以防因神经受压过久出现不可逆的瘫痪。这种情况多因椎管内止血不充分，伤口缝合过紧，出血引流不畅以致神经受积血压迫所致。有时因椎管狭窄未完全解除，手术水肿炎症反应，可导致瘫痪。

4. 并发腰椎间隙感染并不多见，术后 2～3 天内体温升高，腰痛严重或向两下肢放射，直腿抬高试验阳性，腰肌紧张，夜不能眠，应考虑有椎间隙感染的可能，应卧床休息，抗生素治疗，甚至切开引流。

5. 术后神经根粘连，应指导患者术后 1 周即开始进行双下肢的屈伸等运动，以预防神经根粘连，大部分粘连经硬膜外封闭、理疗及中药治疗多可以缓解，否则在必要时行神经根松解术。

6. 术后原有症状复发，可能有残留髓核脱出、术时定位错误或者其他椎间盘突出，必要时可再次手术和行植骨融合术。

7. 术后 12～14 天拆线，带腰围下地活动，加强锻炼腰背肌。

【注意事项】

1. 注意腰椎骶化或骶椎腰化情况，定位要准确。

2. 术中注意尽量彻底摘除椎间盘，注意彻底止血，以免术后形成血肿。

3. 手术应尽量减少肌肉、韧带的剥离，减少结构破坏，将手术创伤减至最低程度。如患者术前即有脊柱失稳的表现与影像学证据，应当考虑内固定及植骨融合。

（四）经全椎板或部分椎板切除髓核摘除术

经全椎板切除髓核摘除术

【适应证】

1. 中央型腰椎间盘突出症患者；或诊断不能完全确定，属探查性手术者。

2. 单侧开窗或半椎板切除均不能充分显露者。

【禁忌证】

见开窗式髓核摘除术。

【术前准备】

见开窗式髓核摘除术。

【麻醉】

见开窗式髓核摘除术。

【体位】

见开窗式髓核摘除术。

【手术步骤】

以腰4~5椎间盘突出症为例叙述。

1. 切口　腰椎后路正中纵行切口，自第3腰椎棘突至第1骶椎棘突。

2. 显露椎间盘　切开皮肤和皮下组织，沿棘突切开棘突两侧的腰背筋膜，剥开棘突两侧的骶棘肌，并向两侧方牵开，显露腰4、腰5及骶1的椎板。如确定为腰4~5椎间盘突出，应切除腰5椎板，即横行切开腰5椎棘突及其椎板。为了显露充分，再咬除腰4椎板下部和骶1椎板上部的一部分。同时切除腰4、腰5间和腰5、骶1间的黄韧带，即可显露硬脊膜和神经根。

3. 摘除椎间盘　探查椎间盘时，先从两侧找到所属神经根，在神经根之内侧或外侧找突出的椎间盘。牵开神经根后，切开后纵韧带，摘除椎间盘。若椎间盘突出较大，自硬脊膜外摘除困难，亦可切开硬脊膜摘除。方法为：在切开硬脊膜前，先于硬脊膜中线的两侧缝合牵引线提起硬脊膜，然后做一纵切口，将切口向两侧牵开，并轻轻分开马尾神经，切开腹侧硬脊膜和后纵韧带，即可显露椎间盘（图20-50），彻底摘除突出的椎间盘（图20-51），若椎体后缘有增生的骨刺，也可用窄骨刀将其切除。

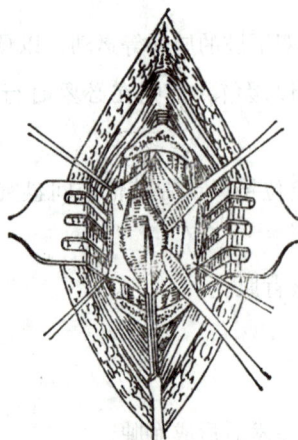

图 20-50　显露椎间盘　　　　　　　图 20-51　摘除髓核

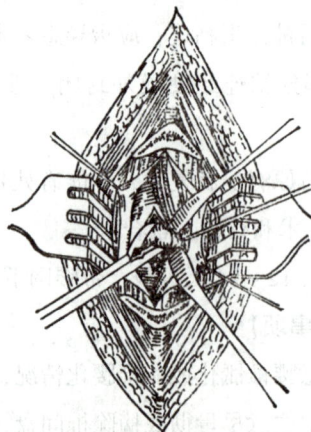

尽可能不通过硬脊膜摘除为好，因其容易引起马尾神经粘连。考虑到脊柱的稳定性，可给予相应的内固定物如椎弓根（植骨融合）内固定系统等，以加强脊柱后柱的稳定。摘除病变部位后，用生理盐水冲洗，彻底止血，缝合筋膜、肌肉、皮下组织及皮肤。

【术后处理】

见开窗式髓核摘除术。

【注意事项】

术中对于关节突关节切除不要超过 1/3，以免影响脊柱的稳定性。

部分椎板切除髓核摘除术

【适应证】

适用于各型椎间盘突出，尤以巨大型、中央型椎间盘突出，或诊断不能完全确定，属探查性手术者。

【禁忌证】

见开窗式髓核摘除术。

【术前准备】

见开窗式髓核摘除术。

【麻醉】

见开窗式髓核摘除术。

【体位】

见开窗式髓核摘除术。

【手术步骤】

以腰 4~5 椎间盘突出症为例叙述。

1. 切口　腰椎后路正中纵行切口，以腰 4~5 间隙为中心做长约 10cm 的切口。

2. 显露椎间盘　切开皮肤、皮下组织后，沿棘突切开棘突两侧的腰背筋膜和骶棘肌所抵止于棘突、棘间的腱性部分，用骨膜剥离器自下而上向两侧剥离骶棘肌，直至小关节，用干纱布填塞压迫止血，用自动牵开器向两侧牵开骶棘肌，暴露腰 3、腰 4、腰 5 和骶 1 棘突及椎板。

用咬骨钳咬除腰 4 棘突下 1/2 和腰 5 棘突上 1/3 部分（图 20-52）。在咬除棘突前须注意术中棘突定位。其方法为：用咬骨钳夹住棘突上下提拉（活动度不大），与骨盆一起活动者是骶棘突；或触摸向下陡突的骶椎椎板确定骶 1 棘突。从中央向两侧咬除上位部分椎板后，用尖刀纵向切开黄韧带，用神经剥离器分离黄韧带和硬脊膜的粘连，然后在神经剥离器的保护下切除所暴露的黄韧带。然后再用冲击式咬骨钳咬除上下椎体两侧的部分椎板及黄韧带，即可暴露出硬脊膜及两侧的神经根（图 20-53）。用神经剥离器细心地探查硬脊膜两侧是否存在粘连，然后将硬脊膜与神经根一起拉向对侧，突出物即被显露。术中如遇到神经根或硬脊膜与周围粘连，可用神经剥离器轻轻剥离。若突出间盘位于小关节前面，应切除小关节的内侧部分，并探查神经根管。

3. 摘除椎间盘　见开窗式髓核摘除术。

【术后处理】

见开窗式髓核摘除术。

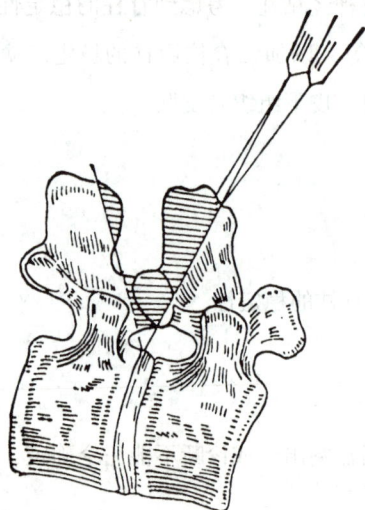

图 20 - 52　切除上、下位部分棘突

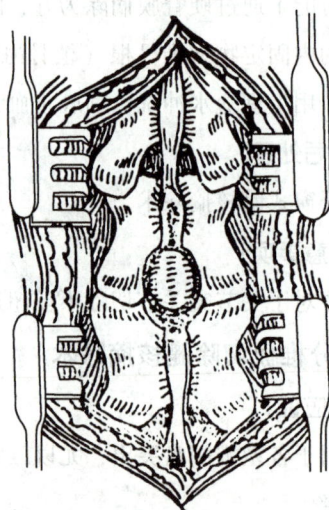

图 20 - 53　上、下椎板部分切除

【注意事项】

见开窗式髓核摘除术。

（五）切开复位椎弓根钉棒系统内固定术

【适应证】

1. 脊柱的爆裂性骨折，椎体骨折块明显向后侵入椎管。

2. 脊柱骨折脱位。

3. 脊柱骨折合并不完全性或完全性截瘫。

4. 严重楔形压缩性骨折。

【禁忌证】

1. 先天脊柱畸形，如椎弓根缺如等。

2. 严重骨质疏松症影响螺丝钉把持者。

【术前准备】

见经椎弓根螺丝钉内固定术。

【麻醉】

见经椎弓根螺丝钉内固定术。

【体位】

见经椎弓根螺丝钉内固定术。

【手术步骤】

以胸 12、腰 1 病变部位为例介绍。

1. 切口与暴露　以病变椎体为中心，沿后正中线做纵行切口，长 12 ~ 14cm。切开皮肤、皮下组织和深筋膜，于棘突中线切开棘上韧带，沿棘突及椎板行骨膜下剥离，剥离到两侧横突后，纱布填塞止血。向两侧牵开骶棘肌，即可显露椎板及上、下关节突和横突根部。

2. 椎弓根螺丝钉的置入　见经椎弓根螺丝钉内固定术。

3. 探查脊髓　见椎板切除减压术。

4. 安装连接棒　选择适当长度的连接棒，并进行预弯以适应脊柱的生理弯曲，将连接棒安装入螺丝钉的 U 形槽内，安装螺帽。可先锁紧一端的螺帽，用撑开器撑开以使椎体前面撑开，恢复脊柱的正常曲度，纠正后凸畸形。然后在锁紧螺帽，术中透视检查，若位置合适，拧紧螺帽，并上一横连，以便完全固定。

5. 椎体内植骨　必要时经椎弓根行椎体内植骨。方法是：在骨折椎体的一侧或双侧椎弓根处钻 6mm 口径的孔，通过此孔，将漏斗和植骨器插进椎体骨折处，并植入自体松质骨。目的是尽快稳定椎体，避免内固定物上有过度的压力。最后，清点纱布，生理盐水冲洗创口，放置引流管，逐层缝合，关闭切口。

【术后处理】

见经椎弓根螺丝钉内固定术。

【注意事项】

见经椎弓根螺丝钉内固定术。

（六）胸腰椎骨折截瘫前路减压术

【适应证】

1. 脊柱屈曲性压缩性骨折合并不完全性或完全性截瘫，X 线片显示椎体明显后突或脱位。

2. 脊柱损伤合并截瘫，经后路椎板切除减压术后，感觉恢复而运动恢复不佳，或感觉、运动恢复到一定程度不再改善，侧位 X 线片显示有压缩椎体后突，脊髓造影示椎管前侧受压梗阻者。

3. 胸 12 以下的脊椎骨折引起的完全性截瘫，椎体骨折和脱位不重，推测圆锥和马尾神经尚未完全损伤和断裂者。

【禁忌证】

1. 过伸或直接打击脊柱，椎板骨折陷入引起脊髓或马尾神经损伤和受压者。

2. 胸 12 以上脊椎骨折和严重脱位，临床表现为完全性截瘫，推测脊髓已完全损伤或断裂者。

3. 完全性截瘫患者，经过椎板切除探查无临床意义者。

【术前准备】

除一般准备外，尚须准备：

1. 特殊器械　椎板拉钩，双关节咬骨钳，神经剥离器，8、9 号导尿管，中、小直和弯的圆骨凿。

2. 椎体定位标志　透视以标明损伤的椎体。

3. 植骨准备　供骨区皮肤准备，并按手术需要，设计切取植骨块的大小和形态。

【麻醉】

全麻或高位硬膜外麻醉。

【体位】

患者一般取侧卧位，切口侧在上，躯干前倾约 10°~15°，腰下垫一小枕，躯干两侧用沙袋维持。

【手术步骤】

1. 切口与暴露　以损伤椎体为中心，距棘突中线旁 2~3cm 处，做 L 形切口。单一的椎体后部切除，切口长 6~8cm；多个椎体后部切除，切口应适当延长。切开皮肤、皮下组织和深

NOTE

层筋膜，于棘突附近纵行切断斜方肌肌腹及深层肌肉（上为菱形肌，下为背阔肌）的腱膜，并向外侧拉开。将显露的腰背筋膜及切口下方的后下锯肌肌腱也在距棘突 2~3cm 处切开，即达骶棘肌，将其纤维纵行分开牵向两侧，并切断附着在横突上的肌腱，露出肋骨的近端和横突。将横突周围的筋膜、韧带和小肌肉锐性切断和骨膜下剥离，咬除横突。如系胸椎，应同时显露出肋骨 6~8cm 一并切除，顺肋间神经寻找椎间孔，继用骨膜剥离器向椎弓根部和椎体侧前方推开胸膜。如系腰椎，分开肌肉后继续剥离横突、椎弓根和椎体的前侧部。剥离后用纱布填塞止血。咬除横突后，用中、小的直或弯圆骨凿凿除椎弓根部，当凿至椎弓根与椎管仅隔一薄层骨质时，应改用咬骨钳咬除，以防损伤脊髓。暴露椎管后，探查椎管内径和脊髓受压情况。

2. 减压与植骨　将椎体后突部凿除以减压。一般切除范围相当于椎体的后 1/4~1/3，横向可超过椎管的中线并达对侧椎弓根部。术中同时切除受伤椎体的上或下的椎间盘和纤维软骨，并摘除移位的骨片，达到彻底减压，并使椎体自行融合，或行椎体植骨融合术。彻底止血后，冲洗伤口，逐层缝合关闭切口，同时放置负压引流管。

【术后处理】

参见椎板切除减压术。

【注意事项】

1. 术中减压时应从椎体后缘下部开始，沿脊柱纵轴方向，逐渐小块地凿除，椎管侧应留一薄层骨质，待椎体后突部骨松质挖空，再将其轻轻凿除。

2. 术中注意保护胸膜，如损伤及时对症处置。

（七）脊柱椎体结核病灶清除术

【适应证】

1. 闭合穿刺活检阴性而需要明确病理诊断。

2. 脊髓受压引起神经学症状。

3. 明显畸形或椎体严重破坏。

4. 保守治疗效果不佳的混合性感染。

5. 持续疼痛或血沉持续偏高。

6. 窦道形成且合并感染。

【禁忌证】

1. 全身情况欠佳，肝、肾和心血管功能有明显障碍。

2. 后凸畸形严重、心肺功能不好，或 2 岁以下的幼儿、60 岁以上的老人，均应尽量采取非手术治疗。

3. 身体其他部位有活动性病灶的多发结核或跳跃型病变，应先进行非手术治疗，待其减轻或稳定后再做病灶清除术。

【术前准备】

1. 改善患者全身情况，对消瘦和贫血患者，应做输血准备。

2. 正规使用抗结核药物。

3. 对于合并有感染或窦道的患者，应做细菌培养和药敏试验，选择有效抗生素。

4. 如病变部位为颈椎，术前应行枕颌带或颅骨牵引、准备颈胸石膏床或采用 Halo 架外固定，术前 3 天庆大霉素药液漱口等。

【麻醉】

根据手术的不同部位，可采取椎管内麻醉或全身麻醉。

【体位】

根据手术的不同部位，可采取仰卧位或俯卧位。

【手术步骤】

以胸腰段椎体结核为例（图 20 - 54）。

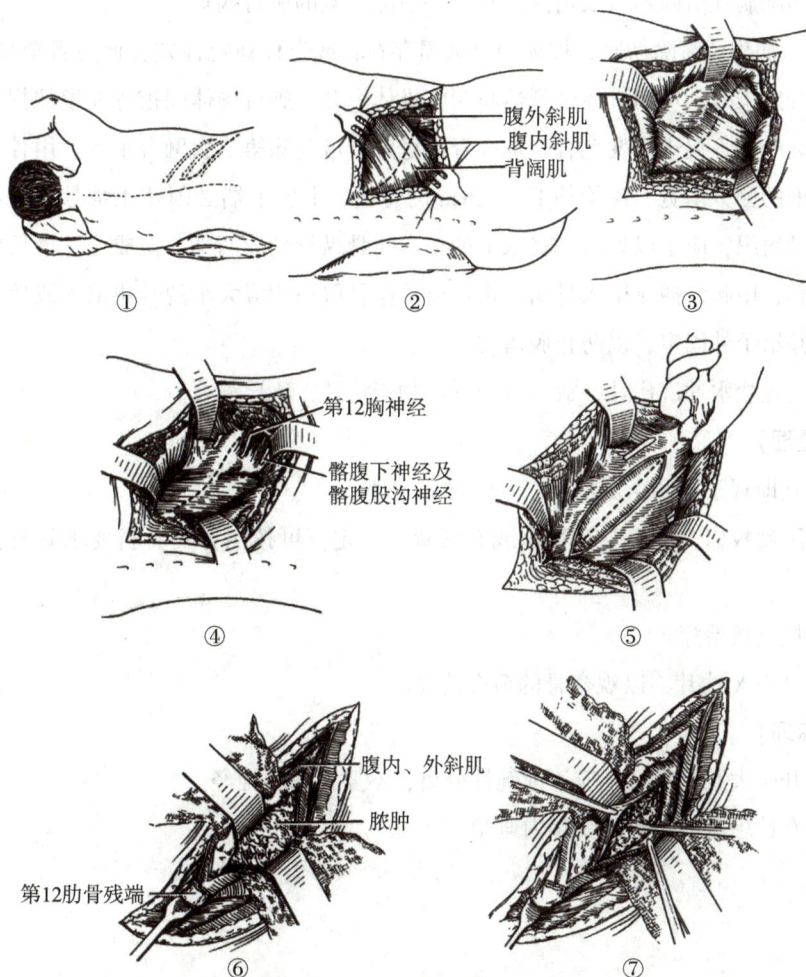

图 20 - 54　胸腰椎结核病灶清除术

1. 切口　自第 10 胸椎棘突旁开 3 ~ 4cm 处起，先与棘突平行向下，延伸至第 12 肋骨横突，然后转向外侧，沿第 12 肋骨至游离端，止于髂前上棘内上方 3 ~ 4cm 处。

2. 显露病灶　切开皮肤、皮下组织和筋膜，并分别向两侧适当剥离，显露斜方肌、背阔肌和腹外斜肌，沿脊柱方向纵向切开斜方肌下部和背阔肌的上部，而后沿第 12 肋骨下缘切开背阔肌和后下锯肌，将上述肌肉向两侧牵开，显露竖脊肌外侧部分并将之分离。切断后下锯肌，显露第 12 肋骨，骨膜下剥离肋骨，先在横突平面切断第 12 肋骨，显露病灶，再将第 12 肋骨全部切断。

沿着第 12 肋骨远端下缘和髂前上棘之间，切开腹外、腹内斜肌和腹横肌后，将肌瓣分别向前后牵开，即可见到腹膜后脂肪和腹膜。用纱布球在后腹膜和脓肿壁前侧之间进行分离，并将腹膜和腹腔内容物、肾脏和输尿管一并推向中线，直达腰 1 和腰 2 椎体。随后沿第 12 肋骨床做骨膜下部分切开，将肋骨床、胸壁和膈肌与胸膜分开。

用上述方法去除第 11 和 12 肋骨头颈。

3. 清除病灶　在直视下吸尽脓液，刮除结核性肉芽、坏死组织，清除死骨及坏死的椎间盘等。有时死骨在椎体深处，表面仅见小的骨瘘孔，容易忽略，应对照 X 线片、CT 片及术中发现来定位，然后用骨凿扩大瘘孔，摘除死骨。如死骨偏于椎体后方，为预防损伤脊髓，宜采用椎管侧壁切除病灶清除术方法清除病灶，并清除对侧的所有病灶。

4. 植骨　如病灶清除彻底，椎体间有缺损存在，或脊柱稳定性差，而患者全身情况良好，病灶又无混合感染时，可用椎体牵开器将两端椎体牵开，施行椎体间植骨充填缺损，以预防和矫正部分后突畸形，促进病变愈合，加强脊柱稳定，可免除第二次融合手术。用骨凿在两个或两个以上病椎的侧方凿宽、深均约 1～1.5cm 的骨槽，上、下端必须达正常骨质。骨槽内如有椎间盘及软骨组织，应予以切除。将取下的正常肋骨纵行剖成两半，截成比骨槽长度稍长的骨段，重叠一起，用肠线捆住植入骨槽。也可以从髂骨取一相应大小的骨块植入或植入带有碎骨块的钛网，并给予外固定，以防止脱落。

用无菌生理盐水冲洗病灶，放置抗结核药物于病灶，逐层缝合。

【术后处理】

1. 术后立即观察神经恢复情况，及时对症处理。

2. 术后卧硬板床，不需要石膏床或石膏背心固定，可按照脊柱骨折要求翻身，注意防止褥疮发生。

3. 继续抗结核治疗。

4. 定期复查 X 线片，以观察骨的愈合情况。

【注意事项】

1. 当切开腰大肌脓肿时，应逐渐钝性分离，不要损伤腰神经。

2. 已婚女性患者在病愈后 3 年内避孕。

第四节　耻骨联合分离内固定术

【适应证】

1. 不稳定性型骨折（Tile C）分离移位。

2. 耻骨联合分离大于 2.5cm。

【禁忌证】

1. 患者严重创伤，病情不稳定。

2. 严重开放性骨折，清创不充分。

3. 碾压伤造成皮肤破坏，不能耐受手术切口。

4. 耻骨后间隙污染。

5. 严重骨质疏松症和严重粉碎性骨折，无法行坚强内固定。

【术前准备】

1. 影像学资料如骨盆前后位、骨盆出口位、骨盆入口位 X 线片或三维 CT 检查。

2. 如严重骨盆骨折或内脏损伤，应全面检查，必要时相关科室会诊。

3. 如有尿道损伤，给予对症处置。

【麻醉】

椎管内麻醉或全身麻醉。

【体位】

取仰卧位。

【手术步骤】

1. 切口　采用耻骨联合上方入路。

2. 复位　对于单纯的外旋移位可通过应用点式复位钳临时固定耻骨联合。对于合并前后和垂直移位，则使用骨盆复位钳复位，先将 2 枚皮质骨螺丝钉分别置于耻骨联合前方两侧，拧入至仅仅露出螺丝钉头，然后将骨盆复位钳的两个缺口卡入螺丝钉头下方，利用骨盆复位钳复位后，锁紧作为临时固定（图 20 - 55）。

3. 固定　选择耻骨联合接骨板或重建接骨板，如果患者体型较大或属陈旧性损伤，复位困难者，可以考虑在耻骨联合上方和前方各使用一块接骨板进行固定。因为该部位通常骨量不充分，固定螺丝钉的长度要足够，这就需要在钻孔时手指贴于耻骨联合后部为钻孔方向提供指引。放置负压引流，有利于减少术后感染发生。逐层缝合。

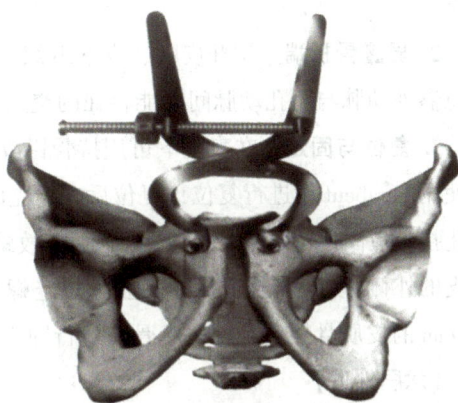

图 20 - 55　骨盆复位钳复位

【术后处理】

1. 术后预防性使用抗生素，去除骨盆带固定，早期床上活动，避免发生褥疮、肺炎。其他部位骨折者视病情 2 周后扶拐部分负重行走，6 周后弃拐行走。

2. 口服预防静脉血栓的药物。

【注意事项】

1. 首先抗休克，处理内脏损伤，待病情平稳后施行手术。

2. 显露时注意在耻骨联合后方骨膜下剥离，避免损伤膀胱。

3. 术中清理血肿及增生占位的纤维组织时注意辨认膀胱、尿道，甚至精索等解剖结构，以防损伤。

4. 预防下肢深静脉血栓。

第五节　耻骨支骨折内固定术

【适应证】

有明显骨折移位和后方骨盆环结构失稳的骨折。

【禁忌证】

同耻骨联合分离内固定术。

【术前准备】

同耻骨联合分离内固定术。

【麻醉】

椎管内麻醉或全身麻醉。

【体位】

取仰卧位。

【手术步骤】

1. 切口 采用耻骨联合上方入路,切口可偏患处。如果骨折靠近髋臼,可采用髂腹股沟入路。

2. 显露骨折端 切开皮肤、皮下组织,暴露耻骨支的骨折端。对耻骨支进行显露时,应注意髂外动脉与闭孔动脉间可能存在的交通支。

3. 复位与固定 在直视下可用持骨钳或点式复位钳复位。对于陈旧性骨折,复位困难时,可使用 Farabeuf 钳进行复位,复位后,用克氏针自耻骨联合贯穿骨折端,作为临时固定。选用重建接骨板固定,每个骨折段可用 2~3 枚螺丝钉固定,接骨板塑形应与骨的外形吻合。对耻骨支的外侧进行固定时,应该避免固定螺丝钉进入髋臼。也可以用超长的螺丝钉(3.5~4.5mm 的皮质骨螺丝钉)对耻骨支进行固定,其方法与前面所述的克氏针固定耻骨支相同。

【术后处理】

单纯耻骨支骨折术后应该卧床 4 周,如果出现在 C 型骨折时,术后制动时间可延长至 8 周。

【注意事项】

同耻骨联合分离内固定术。

第六节　髋臼后壁骨折内固定术

【适应证】

1. 髋臼后壁骨折,合并髋关节后脱位和后壁骨块的粉碎。

2. 合并髋臼软骨下骨的压缩或股骨头骨折。

【禁忌证】

同耻骨联合分离内固定术。

【术前准备】

1. 详细神经系统查体以排除神经损伤,如坐骨神经等。

2. 其余同耻骨联合分离内固定术。

【麻醉】

硬膜外麻醉或全身麻醉。

【体位】

仰卧位或侧卧位。

【手术步骤】

1. 切口　采用后方入路（Kocher – Langenbeck 入路），切口从髂后上棘的外下 4 ~ 6cm 开始，沿臀大肌纤维方向切开臀肌筋膜并分开臀大肌（术中注意保护坐骨神经），有坐骨神经损伤者行坐骨神经探查。

2. 显露骨折端　用骨膜剥离器在关节囊浅层向后柱和臼后上方剥离，显露骨折和关节囊。探查骨折的范围，显露骨折部位。

3. 复位与固定　如髋臼关节面塌陷，可撬起抬高与股骨头相匹配，骨缺损处在附近取骨做植骨处理。复位后壁骨块，用带球形尖端的顶棒顶压。如果骨折块较大而且完整，可以使用克氏针临时固定。若后壁骨折块较大而且完整，先用拉力螺丝钉固定，再用一接骨板进行保护，注意螺丝钉不要进入关节，用透视确认。放置负压引流，逐层缝合。

【术后处理】

1. 术后常规置负压引流 24 ~ 48 小时。

2. 术后行患侧下肢皮牵引，根据骨折固定的稳定程度和愈合情况确定皮牵引时间。

3. 术后第 1 天即行被动活动及主动肌肉等长收缩锻炼，在牵引状态下早期行髋关节主动功能锻炼，3 个月后逐渐负重。

【注意事项】

1. 手术时首先清理关节腔内小碎骨块及血肿，带关节面的骨块尽量予以保留。

2. 显露骨折端后，尽可能保留后壁骨块上的关节囊和软组织附着以减少坏死吸收的危险，掀开后壁骨块，轴向牵引下肢，详细检查髋臼有无塌陷、股骨头有无骨折、关节内有无碎骨块。

3. 如合并后柱骨折，应先复位后柱骨折再复位髋臼后壁骨折。

4. 复杂粉碎性骨折复位可利用股骨头的同心圆复位，重建髋臼的完整性。

5. 术中应尽量不要剥离与关节囊及臼唇软骨相连的骨块，因其是骨折块血供的主要来源，过多的剥离将影响骨折的愈合，甚至缺血坏死。

第七节　骨盆骨折外固定术

【适应证】

1. 不稳定的骨盆骨折、脱位，尤其是合并休克、多发性骨折或内脏损伤。

2. 旋转不稳定型骨盆骨折。

3. 旋转伴垂直不稳定型骨盆骨折在其他方式辅助下控制旋转不稳定。

【禁忌证】

1. 穿针处有皮肤感染和皮肤病；患者不能配合外固定治疗；严重骨质疏松。

2. 严重粉碎骨折无法穿针的髂骨骨折。

【术前准备】

1. 影像学资料如骨盆前后位、骨盆出口位、骨盆入口位 X 线片或三维 CT。

2. 如严重骨盆骨折或内脏损伤，应全面检查，必要时相关科室会诊。

NOTE

【麻醉】

硬膜外麻醉或全身麻醉。

【体位】

取仰卧位。

【手术步骤】

1. 选择外固定器　选择好组合式骨盆骨折外固定器。

2. 复位　依靠牵引和手法旋转矫正骨盆向上与旋转移位。对骶髂关节骨折脱位的患者，手术者用手置于伤侧髂嵴向足和腰侧推动髂骨来帮助复位，在股骨髁上穿针做骨牵引。在非紧急情况下，一般宜先行下肢骨牵引，用 15～20kg 大重量牵引整复脱位。对不伴有半侧骨盆脱位的前环骨折及耻骨联合分离，只用外固定器固定，无须做下肢骨牵引。

3. 固定　在复位后于髂前上棘后 2cm 处和髂嵴中部沿髂嵴方向穿入一侧的锥形螺纹半针；两侧分别用连杆和钢针固定夹连接两侧的锥形螺纹半针以连接杆定位，并行连接固定（图 20－56）。进一步复位达到临床复位标准，用两个骨盆弓连接、固定两侧直连杆并用万向接头连接固定两个骨盆弓。可根据骨折脱位的类型情况行加压或延长。

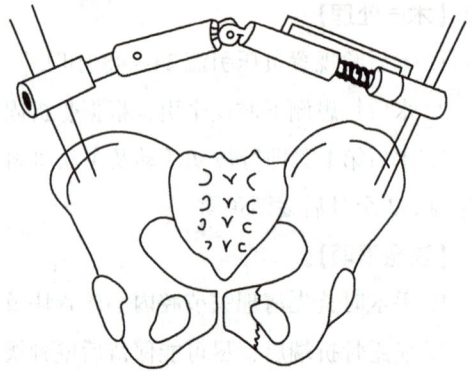

图 20－56　骨盆骨折的外固定架

【术后处理】

1. 术后常规针孔包扎、护理。

2. 使用抗生素，预防感染。

3. 定期检查，如有移位，及时调整。

4. 术后允许翻身，3～5 天后可自行坐起。垂直不稳定型骨折固定 10～12 周后去除外固定，旋转不稳定型固定 6～8 周。髋部骨折脱位固定时间一般为 6～8 周，必要时可延长至 12 周。

【注意事项】

1. 抢救休克时不要追求良好的复位。包括垂直不稳定型骨折脱位，局部麻醉下，大体复位后予以固定都能取得良好的效果。生命体征稳定后再次进行复位调整。复位时不要借助固定针、连接杆和加压杆，主要靠手法作用在骨盆进行复位。

2. 穿针操作注意髂骨倾斜角度，防止固定针穿出内外板使固定效果下降。穿针时可在外板外用克氏针定位作为参照。钻孔时只钻透髂骨嵴即可，可不进行扩孔。拧入半针时凭手感可知是否穿出内外板。固定针安放完毕后用手摇动检查稳定情况。

3. 耻骨穿针注意防止损伤周围血管、神经、膀胱、尿道。

4. 髂前下棘穿针防止穿针进入髋臼。必要时使用 X 线透视引导。

5. 伴有垂直不稳定的骨折脱位，除在抢救时外必须结合其他方式进行固定，否则会发生再移位。

6. 注意针道的感染和松动。